カラーアトラス
基礎組織病理学 第4版

カラーアトラス
基礎組織病理学 第4版

A. スティーヴンス, J. S. ロウ, B. ヤング

[監訳]
今井　大　　山川　光徳

[翻訳]
松田　幹夫	内藤　眞	吉野　正	伊藤　雅文
八木橋操六	和田　龍一	石原　得博	阿部　正文
森　尚義	榎本　克彦	竹屋　元裕	増田　友之
出張　玲子	西川　俊郎	河上　牧夫	仙波　秀峰
横崎　宏	中村　眞一	中沼　安二	増永　敦子
光谷　俊幸	定平　吉都	伊禮　功	西村　広健
菊池　昌弘	大島　孝一	糸山　進次	杉江　茂幸
森　秀樹	廣瀬　善信	森谷　卓也	阪本　晴彦
笹野　公伸	志沢聡一郎	前田　邦彦	澤井　高志
三浦　康宏	馬場　広子	小林　槇雄	(執筆順)

西村書店

Wheater's Basic Histopathology: a colour atlas and text
Fourth edition

By

Alan Stevens
MBBS, FRCPath
Consultant Histopathologist to Queen's Medical Centre University Hospital NHS Trust,
Nottingham, UK

James S. Lowe
BMedSci, BMBS, DM, FRCPath
Professor of Neuropathology, University of Nottingham Medical School
Honorary Consultant Histopathologist to Queen's Medical Centre University Hospital NHS Trust,
Nottingham, UK

Barbara Young
Bsc Med Sci (Hons), PhD, MB BChir, MRCP, FRCPA
Senior Staff Specialist in Anatomical Pathology, PaLMS, Royal North Shore Hospital
Clinical Associate Professor, University of Sydney, Sydney, Australia

Drawings by
Philip J. Deakin
BSc Hons (Sheffield), MB ChB (Sheffield)
General Medical Practitioner, Sheffield, UK

Copyright © Elsevier Science Limited 2002
Authorized translation from the original English edition, ISBN: 0-443-07001-6 published by Churchill Livingstone,
an imprint of Elsevier Science Limited.
Japanese edition copyright © Nishimura Co., Ltd., 2004
All rights reserved.

監訳者序文

『カラーアトラス基礎組織病理学』の原著初版が出版されて18年目を迎え，さらにバージョンアップした第4版が出版された．このように長年にわたって高い評価を得ている教科書はあまり類をみない．本書が愛読されている理由として，病理学を理解する上で基礎となる題材が既に初版から盛り込まれ，さらに，適宜，日進月歩の医学の進歩に見合った改訂がなされていることが挙げられる．

『カラーアトラス基礎組織病理学 第4版』は，前版の体裁を踏襲しつつ，高画質の顕微鏡写真と詳しい説明文から成っている．各章の最初には簡潔なフローチャートや図表が並べてあり，その分野が概観できるようになっており，この点が他のアトラス本と異なる本書ならではの特徴でもある．また本版では，顕微鏡写真のデジタル画像化・サイズの拡大・レイアウトの変更もなされ，さらに新たな顕微鏡写真が追加されてページ数も増えた．

現在，日本の医学教育はかつてない大改革のまっただ中にある．problem-based learning チュートリアル教育，モデル・コア・カリキュラム，コンピュータを用いた全国レベルの共用試験，客観的臨床能力試験 objective structured clinical examination（OSCE）などが，一気に導入されようとしている．医学生には，常に問題解決型の自学自習の姿勢が求められ，医学的な基礎知識の習得度が試験され，患者を診察するための基本的な技能の習得が要求される．従来，医学生が学ぶべき内容やその習得レベルについては各医学部・医科大学独自の，あるいは個々の教官の判断に任せられていたが，今後は全国的に（将来は国際的に）共通したレベルが設定される．さらに，これらの変革は医学に関連する他の分野にも拡大する方向にある．したがって，病理学教育に使用される教科書もこのような変革に即したものでなければならない．また，多くの疾病が分子レベルで理解される傾向にあり，病理学においても分子病理学の分野が重視されつつある．しかし，分子病理学を理解する上では，細胞・組織レベルの病理学の習得が必須である．

このような状況下で本書は，習得すべき必須の疾患が題材とされ，しかも写真についての詳細な解説が付されており，学生が自学自習するのに最適な病理アトラス本であると確信している．医学生・歯学生のみならず，看護学や獣医学を学ぶ学生，病理学に関わる専門技術者，卒後臨床研修医にも必携と思われる．加えて，本書が病理学教育を行う先生がたの一助になれば望外の喜びである．

蔵王山麓にて

訳者を代表して　今井　　大
山川　光徳

第4版への序文

この第4版においても，私たちは前版の体裁を踏襲し，主要な病理学的所見を示す高画質の顕微鏡写真と詳細な解説から成る教本を目指した．各章では，全体の状況が概観できるように導入部から稿が起こされ，これに関連した簡潔なフローチャート，イラスト，および今日の状況を加味して改訂された表が並べてある．本文は必要に応じて最新の内容に改め，幾つかの項では，最新の話題についての現時点における考え方を強調しつつ明示して，分かりやすく書き直した．さらに第4版における主要な変更点は，新しい顕微鏡写真を加えたことと，以前に使用した写真の多くをコンピュータ上でデジタル画像に改訂したことである．顕微鏡写真の多くはデジタルカメラで新たに撮影した．写真によってはサイズを拡大し，分かりやすいレイアウトにすることを心掛け，ページ数も増やした．

この第4版には，17年前の初版で使用したままの顕微鏡写真がいまだに含まれている．これらのオリジナル写真は，私たちの親愛なる友人であり初版の共著者でもある Paul Wheater によって撮影されたものであるが，コンピュータで何の修正も加える必要がなかったことにとても満足している．

Alan Stevens, James Lowe, Barbara Young
Nottingham and Sydney, 2002

初版への序文

　病理組織学は，どの医学および歯学教育課程にあっても病理学教育の基本的な要素であるが，顕微鏡観察の範囲や内容，比重のおかれ方については各施設においてかなりまちまちである．さらに前臨床または臨床学年のどの段階で病理学の教育が行われるかについても統一がない．この本は，こうした多くの相違をふまえたうえで，各学習者の要求にできるだけ合致するように工夫した．私たちは実際的な顕微鏡観察が病理学教育の重要な部分であると信じており，そのため講義室や組織学の研究室で行われているように，適切なカラー写真を選んでこれに論議の焦点をおくという方法を採用したのである．内容は各図につけられた一連の詳細な解説により構成されているが，それは写真の上でみえる像を説明するだけではなく，事柄を病理過程の理論的・臨床的な意味合いと関連づけて解説するためである．したがって，本書は沢山の挿図の入った病理学入門書というよりも——たしかに解説はふつうのアトラスよりは長いが，といって決してすべてを網羅しているわけではないので——，むしろスタンダードとされている優れた病理学書に対する，組織病理学分野の併読書として用いられるべきであろう．

　全体の主題は2部に分けられており，第1部では基礎になる病理過程を，第2部では各器官・系統の病理学で通常よくみる疾患を取り扱っている．私たちの材料は，できるだけ身近な病気についての生検，剖検標本から取った．通常あまりみられない疾患は，それが病理学上の重要なプリンシプルを含んでいるときに限って取り入れた．ヘマトキシリン・エオジン（HE）染色は，病理学の研究室では標準的な方法であり，本書の標本も主としてこれによっている．しかし特殊な染色が適切と思われたときはこれを用いた．倍率は数字で示すことをせず，単に低倍率，中倍率，高倍率とした．おそらくこのほうが学習者に役立つと思われたからである．

　この本が教室における実習の手引として役立つとともに，学習者の個人的な勉強の助けにもなることを願っている．もともとは前臨床または臨床課程の医学・歯学生に向けられたものだが，例えば獣医学部の学生，研究室における組織病理学の専門技術者，大学院入試で外科学と病理学が課目になる人にも必ず役立つと思う．

Nottingham, 1985

P.R.W.
H.G.B.
A.S.
J.L.

謝　辞

　本書のようにカラーアトラスを基本とする教科書では，莫大な枚数の写真スライドが何度も吟味され，その中からほんの一部のスライドのみが厳選されて，最終的に図版として掲載される．

　このような作業に多大なご尽力をいただいた，ノッティンガム州 Queen's Medical Centre（QMC）の組織病理学講座および Royal North Shore 病院 Pacific Laboratory Medicine Services（PaLMS）の解剖病理学講座の British Medical Science（BMS）スタッフに，特にノッティンガムの Janet Palmer, Anne Wilson, Ian Wilson, Carol Dunn と Liz Bakowski に，そしてシドニーの Adele Clarkson, Rob Stewart, Dianne Reader と Liam O'Donnell に深謝する．また，症例を快くご提示いただいた PaLMS 解剖病理学講座の専門医と助手スタッフ全員にも厚く感謝する．図15.4(b)の写真を供与していただいた R. P. Eckstein 助教授にも特別に感謝したい．電子顕微鏡写真とアクリルリジン切片は，ノッティンガムの Trevor Gray, Stan Terras, Neil Hand と Jane Watson に作製していただいた．

　ノッティンガムの QMC 組織病理学講座の Anne Kane は，この第4版のために，初版〜第3版で使われた多くの写真を巧みにそして辛抱強く手直ししてくれ，また，新しい顕微鏡写真を高解像度のデジタル画像にしてくれた．彼女の深甚なる努力に感謝する．また，文書入力作業を手伝ってくれたノッティンガムの Isabella Streeter, Linda Dewdney と Irene Smith にも感謝する．

　著者らは，Elsevier Science のスタッフ，特に本版の大半にわたって我々に助言してくれた Jim Killgore に，そして常に編集について気配りしてくれた Timothy Horne に深謝する．

目 次

監訳者序文　v
第4版への序文　v
初版への序文　vi
謝　辞　vi
翻訳者一覧　viii

第1部　基礎的な病理過程　Basic Pathological Processes

第1章　傷害に対する細胞反応　Cellular responses to injury　2
第2章　急性炎症とその治癒，修復　Acute inflammation, healing and repair　10
第3章　慢性炎症　Chronic inflammation　25
第4章　組織学的に重要な感染症　Infections of histological importance　35
第5章　アミロイドーシス　Amyloidosis　56
第6章　成長障害　Disorders of growth　61
第7章　腫　瘍　Neoplasm　68
第8章　粥状動脈硬化症　Atherosclerosis　86
第9章　血栓症と塞栓症　Thrombosis and embolism　95
第10章　梗　塞　Infarction　101

第2部　器官の病理組織学　Basic Systems Pathology

第11章　心臓血管系　Cardiovascular system　110
第12章　呼吸器系　Respiratory system　122
第13章　消化管系　Alimentary system　134
第14章　肝・胆道系と膵臓　Hepatobiliary system and pancreas　154
第15章　泌尿器系　Urinary system　165
第16章　リンパ系ならびに造血系　Lymphoid and hemopoietic systems　185
第17章　女性生殖器系　Female reproductive system　198
第18章　乳　腺　Breast　216
第19章　男性生殖器系　Male reproductive system　224
第20章　内分泌系　Endocrine system　232
第21章　皮　膚　Skin　242
第22章　骨格系　Skeletal system　258
第23章　神経系　Nervous system　268

付録：通常よく利用される染色法についての注釈　284
和文索引　286
欧文索引　293

翻訳者一覧

*（　）は翻訳担当章。
*所属先は2004年3月現在におけるものを掲載した。

■監訳者

今井　　大	山形大学 名誉教授	
山川　光徳	山形大学医学部 発達生体防御学講座 病態病理学分野	

■翻訳者

松田　幹夫	山形県立保健医療大学 看護学科	（第1章）
内藤　　眞	新潟大学大学院 医歯学総合研究科　細胞機能講座 分子細胞病理学分野	（第2章）
吉野　　正	岡山大学大学院 医歯学総合研究科 病理・病態学	（第3章）
伊藤　雅文	名古屋大学医学部附属病院 病理部	（第4章）
八木橋操六	弘前大学医学部 病理学第1講座	（第4章）
和田　龍一	弘前大学医学部 病理学第1講座	（第4章）
石原　得博	山口大学医学部 構造制御病態学講座	（第5章）
阿部　正文	福島県立医科大学医学部 病理学第1講座	（第6章）
森　　尚義	名古屋大学大学院 病理病態学講座 生体反応病理学	（第7章）
榎本　克彦	秋田大学医学部 病理病態医学講座　分子病態・腫瘍病態学分野	（第7章）
竹屋　元裕	熊本大学大学院 医学薬学研究部 細胞病理学分野	（第8章）
増田　友之	岩手医科大学医学部 病理学第2講座	（第9章）
出張　玲子	山形大学医学部 発達生体防御学講座 病態病理学分野	（第10章）
西川　俊郎	東京女子医科大学 中央検査部 病院病理科	（第11章）
河上　牧夫	東京慈恵会医科大学 病院病理部	（第12章）
仙波　秀峰	神戸大学大学院 医学系研究科 外科病理学分野	（第13章）
横崎　　宏	神戸大学大学院 医学系研究科 外科病理学分野	（第13章）
中村　眞一	岩手医科大学医学部 臨床病理	（第13章）
中沼　安二	金沢大学大学院 医学系研究科 形態機能病理学教室	（第14章）
増永　敦子	昭和大学藤が丘病院 病院病理科	（第15章）
光谷　俊幸	昭和大学藤が丘病院 病院病理科	（第15章）
定平　吉都	川崎医科大学 病理学	（第15章）
伊禮　　功	川崎医科大学 病理学	（第15章）
西村　広健	川崎医科大学 病理学	（第15章）
菊池　昌弘	福岡大学医学部 病理学	（第16章）
大島　孝一	福岡大学医学部 病理学	（第16章）
糸山　進次	埼玉医科大学総合医療センター 病理部	（第16章）
杉江　茂幸	金沢医科大学医学部 病理学第1	（第17章）
森　　秀樹	岐阜大学医学部 生命細胞医科学講座 腫瘍病理学	（第17章）
廣瀬　善信	岐阜大学医学部 生命細胞医科学講座 腫瘍病理学	（第17章）
森谷　卓也	東北大学病院 病理部	（第18章）
阪本　晴彦	香川大学医学部 炎症病理学	（第19章）
笹野　公伸	東北大学医学部 病理診断学	（第20章）
志沢聡一郎	東北大学病院 病理部	（第20章）
前田　邦彦	山形大学医学部 発達生体防御学講座 病態病理学分野	（第21章）
澤井　高志	岩手医科大学 病理学第1	（第22章）
三浦　康宏	岩手医科大学 病理学第1	（第22章）
馬場　広子	東京薬科大学 機能形態学教室	（第23章）
小林　槙雄	東京女子医科大学医学部 病理学第1	（第23章）

第1部
基礎的な病理過程
Basic Pathological Processes

第 1 章 傷害に対する細胞反応
Cellular responses to injury 2

第 2 章 急性炎症とその治癒，修復
Acute inflammation, healing and repair 10

第 3 章 慢性炎症 Chronic inflammation 25

第 4 章 組織学的に重要な感染症
Infections of histological importance 35

第 5 章 アミロイドーシス Amyloidosis 56

第 6 章 成長障害 Disorders of growth 61

第 7 章 腫　瘍 Neoplasm 68

第 8 章 粥状動脈硬化症 Atherosclerosis 86

第 9 章 血栓症と塞栓症 Thrombosis and embolism 95

第10章 梗　塞 Infarction 101

第1章 傷害に対する細胞反応
Cellular responses to injury

はじめに

　常に変化するまわりの環境に対して細胞はかなりの程度まで順応していかなければならない。この順応のほとんどは生化学的レベルのもので，それは代謝機能の巧緻な調節として表れる。しかし，多くの順応はまた構造の変化も伴ってくるためにこれを顕微鏡で観察することもできる。この構造の変化は組織の正常な成長様式の範囲内で起こるのが普通である。例えば，妊娠のときには甲状腺刺激ホルモンが増加し，甲状腺上皮に作用して甲状腺は腫大してくる。これは正常範囲の刺激に対する生理的細胞順応の一例である。一方，正常の生理的範囲を超える環境変化があると，細胞は傷害されたり，あるいはまた適切に機能できなくなってくる。この場合，その刺激は**病的 pathological** と呼ばれる。

　環境の変化に対する細胞の反応様式を**図1.1**に示す。細胞が環境の変化にうまく順応できた場合は，正常状態に戻るか順応変化を起こす。順応変化については第6章で述べる。うまく順応できなかった場合にはその細胞は死滅することになる。本章では，細胞が環境変化に反応する際と，うまく反応できなくて細胞死に至る際の形態変化について考えてみる。さらに，環境変化への順応に失敗して腫瘍発生へとつながる場合もあるが，それについては第7章で述べる。

　傷害刺激に出会った細胞の運命は，一部は傷の大きさにもよるが，また一部はその傷に対して細胞がいかに脆いかにもかかってくる。たとえば，線維芽細胞と比べ脳の神経細胞は，低酸素状態に対し，は

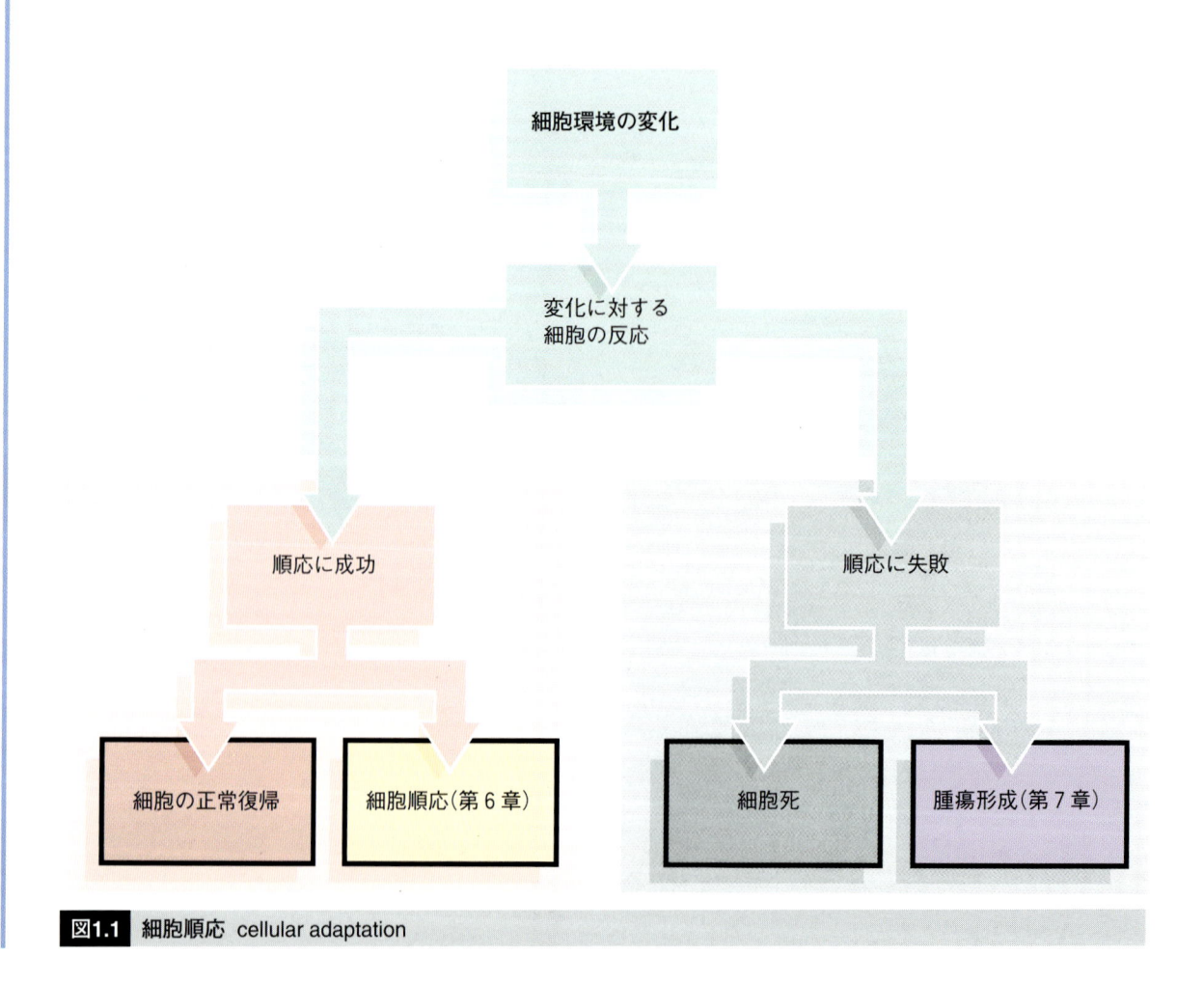

図1.1 細胞順応 cellular adaptation

るかに傷害を受けやすい。

　細胞が傷害刺激に出会うと，形態変化がみられる前に細胞ストレス反応が起こる。この反応では多くの遺伝子に活動停止が起こり，ストレス蛋白をコードする一連の遺伝子が活性化され，これが細胞保護効果をもたらす。この反応は決まった形態変化を起こさないが，ストレス蛋白は免疫化学的に証明することができる。細胞傷害に至る通常の経路とその結末は**図1.2**にまとめてある。

傷害に対する細胞反応　Response of cells to injury（図1.2）

　一旦，傷害刺激に遭った細胞の究極の運命は，その傷害が選択的に細胞内小器官を侵すか，細胞全体を侵すかによる。細胞が，なぜ壊死ではなくアポトーシスに陥るのかを決定する理由はまだ不明であるが，しかしその答えは細胞生物学的にはみえ始めている。細胞構成成分に対して，エネルギー供給なども含めて小さな傷害の場合は，細胞変性とよばれる形態変化をきたしてくる。もっとも一般的な構造変化は**混濁腫脹** cloudy swelling，**水腫状変性** hydropic degeneration，それに**脂肪変性（変化）** fatty change (degeneration)である（**図1.4**，**図1.5**）。重要なことは，これらの形態学的変化は，原因となる環境の変化が除去されるか無効となると，可逆的であるということである。つまりこの状況では，細胞は自己貪食によって損傷小器官を除去し，新しい蛋白を合成して正常に復する。しかし常にこのようにうまくいくとは限らず，そのときには傷害細胞は死んでしまう（後述）。

　細胞が，多くの細胞内小器官に対する非選択的，不可逆的な傷害を受けると，反応不能となり死ぬ。細胞死に伴う一連の形態変化を**壊死** necrosis と呼ぶ（**図1.6**，**図1.7**）。壊死はまた，細胞変性が起こった後に傷害刺激がなくならない場合にも生じる。

　ある鍵となる細胞成分に対する選択的損傷は，それが引き金となって細胞死がプログラムされる。これが**アポトーシス** apoptosis である。これは細胞内のシグナル機構が細胞の破壊をもたらす，高度に構築された過程である。DNA，細胞表面膜あるいはミトコンドリアに対する損傷は，このアポトーシスのための重要な刺激となる。さらに，ある細胞は初期の反応を起こして細胞変性（亜致死的細胞傷害）を示し，細胞死へのプログラムが進行しアポトーシスによって死んでしまう。

　第7章で述べるが，ここでは，細胞に対するある種の傷害刺激が非致死的DNA損傷の原因となり，突然変異を引き起こし，そして**異形成** dysplasiaや**腫瘍（新形成** neoplasia）を発生させるということに注意したい。

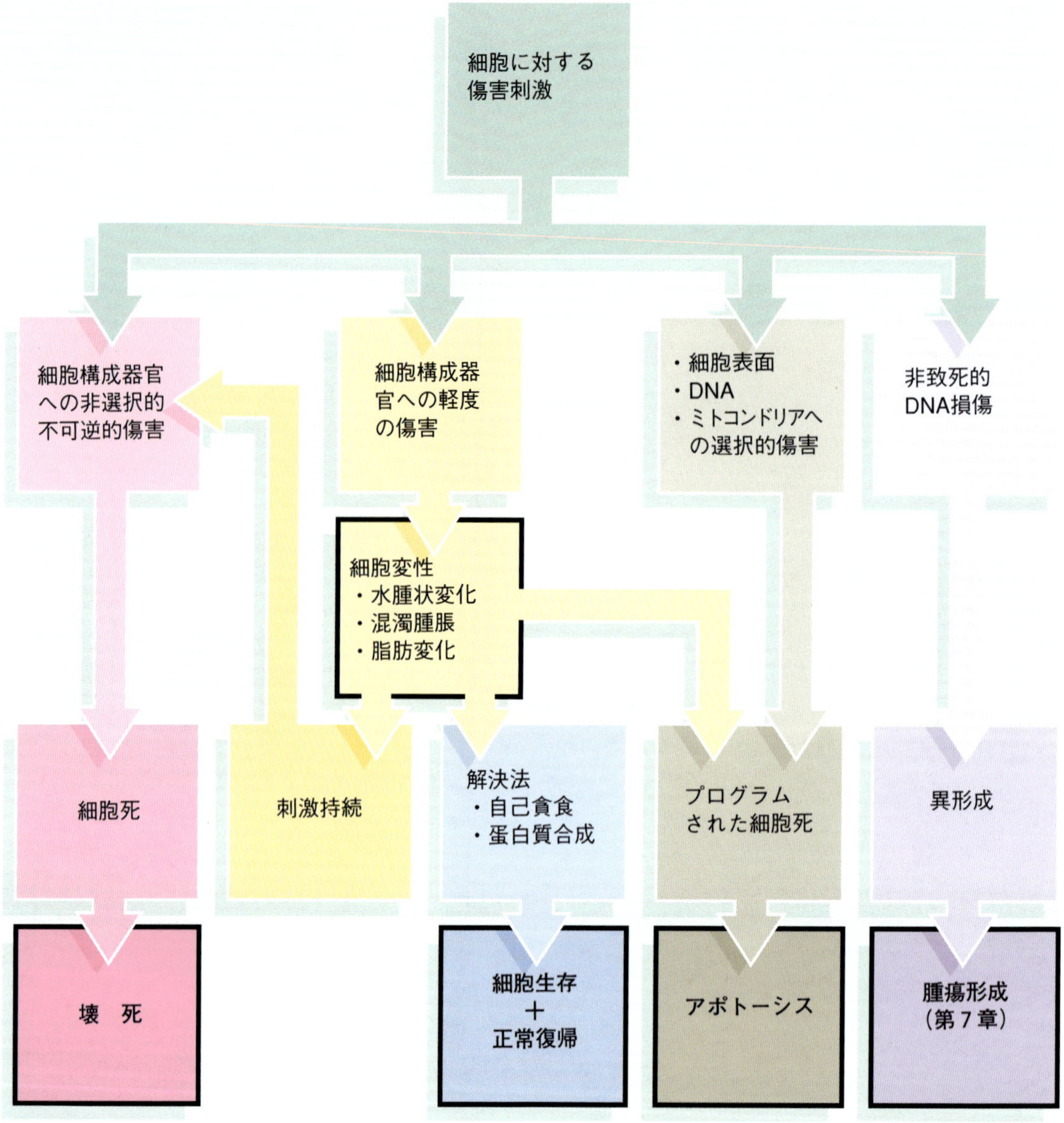

図1.2 傷害に対する細胞反応　▶解説は前ページ

第1章 傷害に対する細胞反応

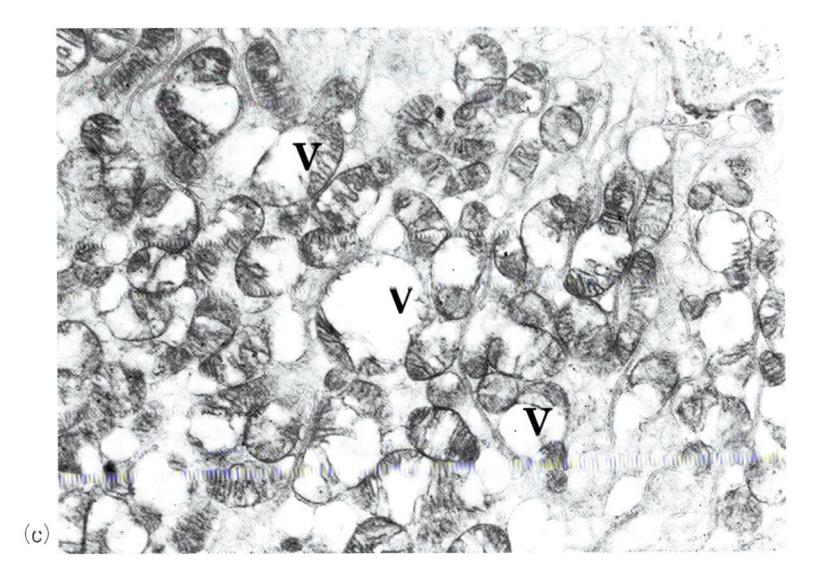

図1.3 傷害に対する細胞の初期反応 early cellular responses to injury
(a) 正常細胞
(b) 可逆的細胞損傷
(c) 電子顕微鏡像

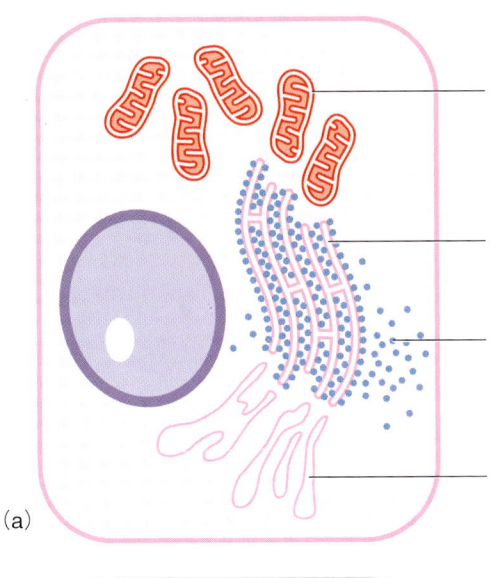

(a) の図注:
- ミトコンドリア：酸化的リン酸化によるエネルギー供給
- リボソームの密着した粗面小胞体
- 胞体内遊離リボソーム
- 細胞内膜系器官

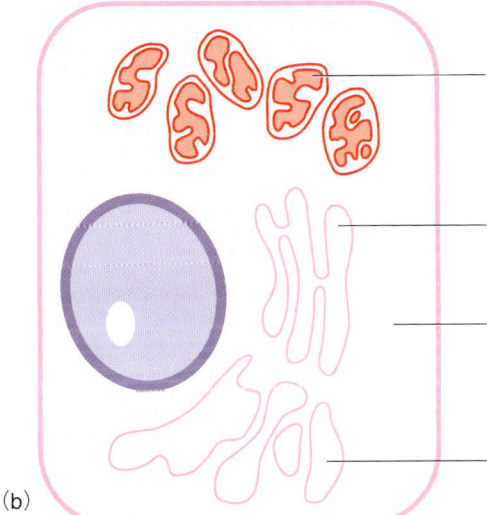

(b) の図注:
- クリステの障害に伴うミトコンドリアの膨化（軽度膨化）
- 表面リボソームの消失に伴う粗面小胞体の膨化
- 胞体内遊離リボソームの消失
- 細胞内膜系器官の膨化

亜致死的細胞損傷の最初の超微形態学的変化は膜系小器官の腫脹で，特に小胞体とミトコンドリアにみられる。

図(c)は低酸素により損傷した腎尿細管上皮の電子顕微鏡像である。ミトコンドリアの大部分が膨化している。規則的なクリステ（内側膜）の重層に対して，いくつかではクリステを押し裂くような空隙あるいは空胞 vacuole（V）をみる。これはおそらく，膜のナトリウム・ポンプの酵素損傷が始まり，そのために電解質と水分が貯留した結果と考えられる。この変化は，有害刺激が細胞死を起こすのに十分でなければ本質的には可逆的である。さらに刺激が大きければクリステは破壊され，ミトコンドリアの膨化がさらに高度になり高電子密度の小体を形成する。この段階では，変化はおそらく不可逆性となりATP産生が他の細胞機能を維持するには不十分となって細胞死に至る。

他の初期の細胞傷害の所見としては，細胞質ないし粗面小胞体表面のリボソームの消失がある。細胞内膜系，特に小胞体が拡張，膨化する。この膨化はやがて空胞となり光学顕微鏡でも観察可能となる（図1.4参照）。致死的傷害は他の小器官，特に，ライソソームの分解を引き起こし，そこから放出された加水分解酵素によって細胞の自己消化（**自己融解** autolysis）をもたらす。

ミトコンドリアは細胞死をもたらす変換装置と考えられる。
- 少数のミトコンドリアに選択的損傷が加わると，細胞内シグナルがアポトーシスによる細胞死を促進する。
- 多くのミトコンドリアに大きな損傷が加わると細胞は死に，壊死に陥る。

第1部 基礎的な病理過程

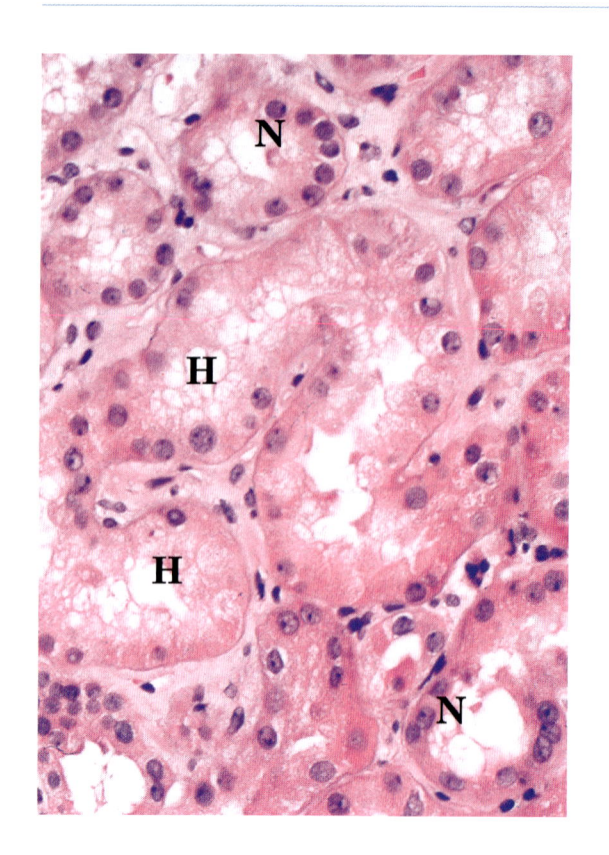

図1.4 水腫状変性 hydropic degeneration：腎（高倍率）

　細胞傷害の最も初期の顕微鏡的変化は胞体の染色性の低下であり，これは膜系小器官の腫脹によるものである。正常の胞体はヘマトキシリン・エオジン（HE）染色で青みを帯びた淡紅色に染まる。この青色（好塩基性）は主にリボソーム RNA の存在による。亜致死的な細胞損傷ではリボソームの数が減少し青色の染色性が消失する。小胞体とミトコンドリアの腫脹によってさらに胞体の染色性は淡くなる。これが**混濁腫脹** cloudy swelling と記載されるものであるが，分かりにくく識別が難しい。さらに小器官の腫脹が進むと細胞は水分貯留をきたし胞体内に真の空胞が出現してくるが，こうなると染色性は低下し好塩基性が完全にみられなくなる。この段階が**水腫状変性**と呼ばれる状態である。

　この写真は，重篤な低血圧のために血流の消失した腎の切片である。損傷のない尿細管では正常に染色された上皮細胞（ N ）が並んでみられる。いくつかの尿細管が損傷して淡く空胞化して水腫状変性（ H ）を呈している。このような腎尿細管の損傷は急性の腎不全を招く。

　混濁腫脹と水腫状変性は膜のイオンポンプの機能不全を表すが，これは細胞の ATP 欠乏と，それにつづく水分の貯留のためである。

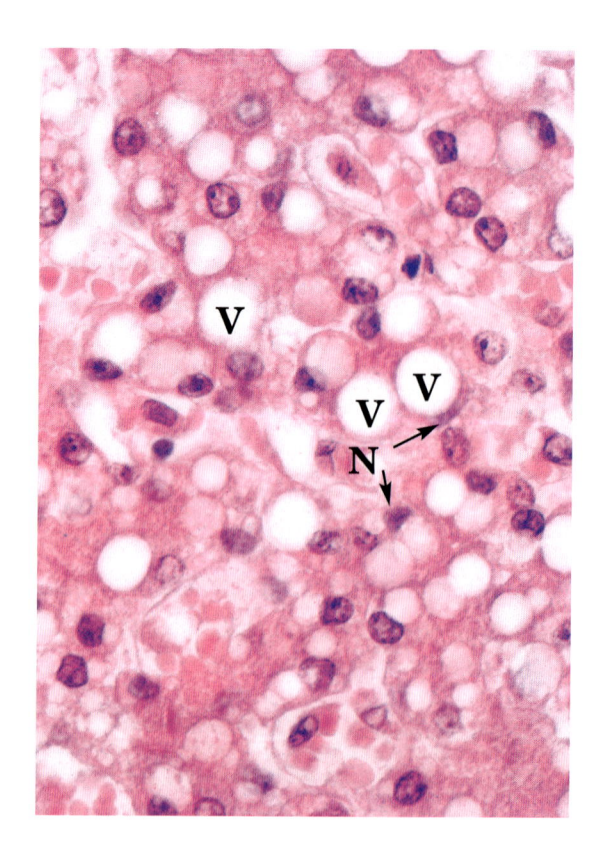

図1.5 脂肪変性 fatty change (degeneration)：肝（高倍率）

　脂肪変性は亜致死性代謝性変調のもう1つの表れで，高エネルギーを必要とする臓器の細胞に起こるものである。この例としては肝がもっとも一般的であるが，心筋や腎でも起こる。脂肪変性の原因としては通常，毒物（特にアルコールやクロロフォルムなどのハロゲン化炭水化合物），慢性の低酸素状態，糖尿病と肥満などが挙げられる。脂肪酸の代謝が障害されると細胞の中にトリグリセリド（脂肪）が蓄積し，膜に非結合性の空胞を形成するために核が本来の位置からずれてくる。

　この例はアルコール中毒患者の肝で，肝細胞内で大型の空胞（ V ）が核 nucleus（ N ）の偏移を伴ってみられる。通常の標本作製過程では有機溶剤が使われるために脂肪は溶出して空虚になり，何も染まらない部分となる。しかし凍結切片では脂肪が保存され，特殊染色で染め出すことができる。

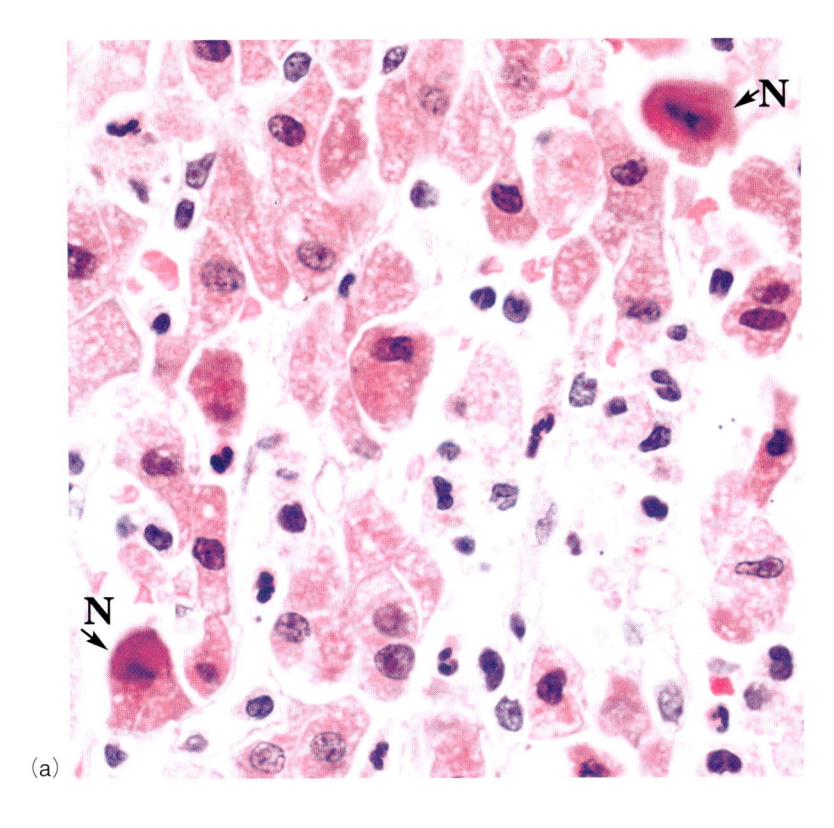

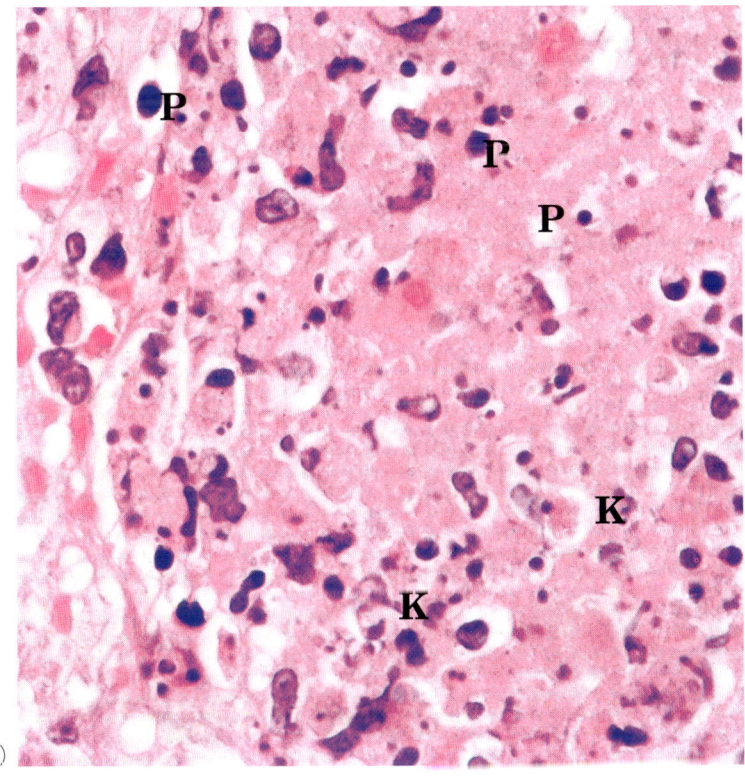

図1.6 細胞壊死 cell necrosis
(a) 肝（高倍率）
(b) 腎皮質（高倍率）

細胞に不可逆的な傷害が続くと**壊死 necrosis**とよばれる一連の形態学的変化をきたす。

図(a)は肝毒性であるパラセタモールで傷害された肝の切片標本である。多数の肝細胞の染色性が低下し、少数のものでは亜致死的傷害を示す胞体内空胞の形成が始まっている。また、いくつかの細胞では壊死 necrosis（N）の形態像を呈している。死んだ細胞は鮮紅色（好酸性）に染まりほかの細胞より目立って見える。これは構造蛋白が変性して均一な凝集塊を形成したものである。各々の壊死細胞では、生きている細胞に比べ核が小さく、濃縮されヘマトキシリンに濃染する（好塩基性）。この核の濃縮は**核濃縮 pyknosis**と呼ばれるがこれは末期の嫌気性代謝のためにpHが低下しクロマチンが凝集した結果と考えられる。

さらに進んだ核の変化が、壊死に陥った腎の一部分の図(b)でみられる。濃縮核 pyknotic nucleus（P）は強い塩基性の円形小体として目立っている。これらの核の変化は胞体の変化もともなっていることに注意したい。胞体は形を失い、細胞輪郭（細胞膜）は不明瞭となる。

さらに変性が続くと濃縮した核はバラバラとなり、変性した核質の小片となる。この変化は**核崩壊 karyorrhexis**（K）といわれる。

細胞内の水解酵素が遊離して核が完全に壊れると、ヘマトキシリンとの結合部分が消失してくる。この過程が**核融解 karyolysis**であり、これが完全に終了すると死細胞は無核の均質好酸性塊となる。

壊死でみられる多くの形態学的変化はライソソーム酵素の作用で起こるが、これは細胞内の膜崩壊によってもたらされるのである。

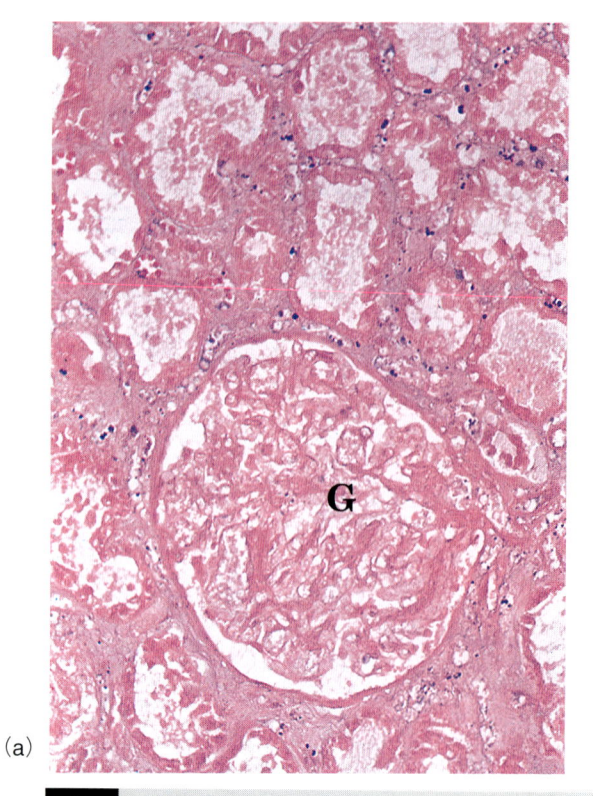

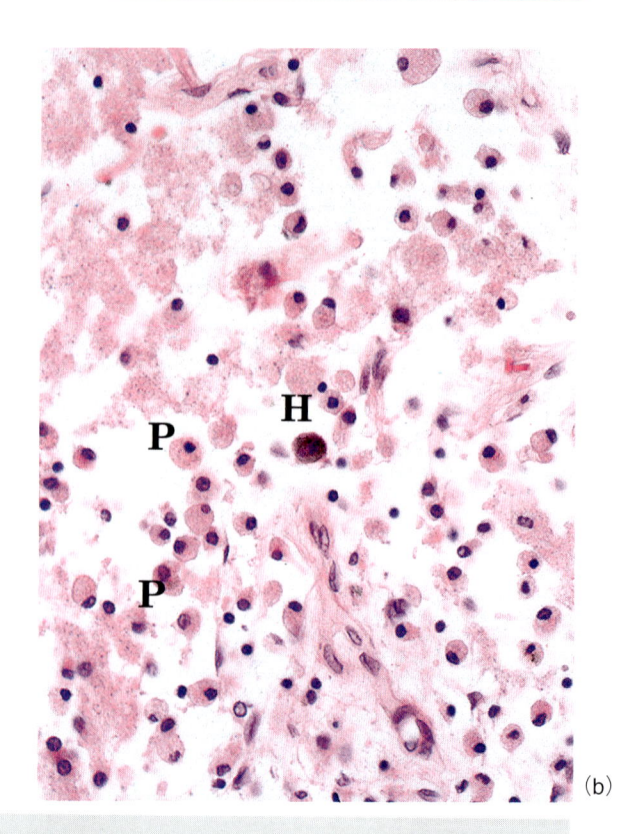

図1.7　組織の壊死様式　patterns of tissue necrosis
(a) 凝固壊死：腎（中倍率），(b) 融解壊死：脳（高倍率）

　組織壊死については従来から，**凝固** coagulative，**融解（液化）** colliquative，**乾酪** caseous の主な3型が記載されてきた。これらは，壊死組織の肉眼的所見をもとに表現されたものである。凝固壊死では，調理した後のように組織が硬くなる。融解壊死では死組織は半液状となり，乾酪壊死ではクリームチーズを思わせる軟らかい硬度を有している。これらの肉眼所見は組織学的所見ともよく関連している。

　凝固壊死の部分では，細胞は死んでいても細胞輪郭や組織の構築が組織学的に識別できる。この形の壊死のもっとも多い原因は，動脈内の酸素を多く含む血液の減少による虚血である。

　乾酪壊死が起こった部分では，細胞は死滅し，もとの組織が識別できないような無構造の蛋白質塊を形成する。典型的な乾酪壊死は結核の際にみられるが，このいくつかは第4章に示してある。

　融解壊死という語は，はじめ，動脈閉塞によって起こる脳の壊死（脳梗塞）の肉眼所見に用いられたもので，壊死部分が半液状物質によって占められている状態の記載である。しかし，この所見は或る型の壊死に特異的というものではなく，はじめ凝固の形で始まった壊死が組織融解した結果起こるもので，すべての組織で細胞死に続いて直ちに起こってくる一般的な現象である。死組織の融解は組織の構成と壊死の原因の両者を反映してくる。脳では，細胞外構造蛋白（レチクリンやコラーゲン）が比較的少なく，自己融解が起こると組織構築が急速に失われ，その結果，死細胞の半液状塊形成が速やかに行われる。他の部位では，死組織の融解は，実際には膿瘍（**図2.13**参照）のような化膿性（膿形成性）細菌に関連した例などに限られてくる。

　図(a)は梗塞腎における凝固壊死の例である。少数の核濃縮，核崩壊に陥った核残渣を除いては核質の融解が起こっているが，糸球体 glomerulus（G）と周囲の尿細管の構造がまだ認識できる。

　図(b)は脳軟化における融解状態で，ここでは組織構築は残されていない。もっと早い時期の脳の融解状態は**図23.2**で見ることができる。壊死脳組織はピンク色に染まった細胞残渣で広範に置換されており，変性物を取り込んだ貪食細胞 phagocytic cell（P）を伴っている。貪食細胞の中にはヘモジデリン色素 hemosiderin pigment（H）を含むものもあるが，これはヘモグロビンの破壊産物であり，組織内の出血があったことを示している。

　壊死の第4の型は**類線維素（フィブリノイド）壊死** fibrinoid necrosis として知られ，主として血管壁に生ずるものであるが，これについては第11章で述べる。

第1章 傷害に対する細胞反応

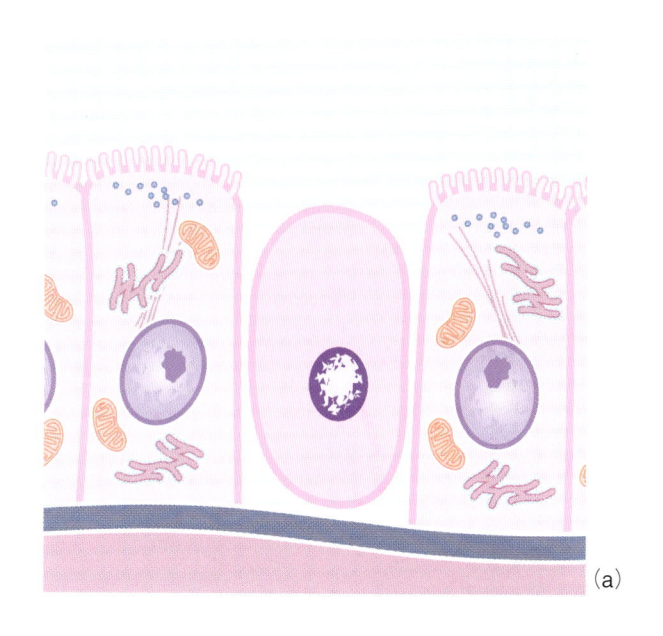

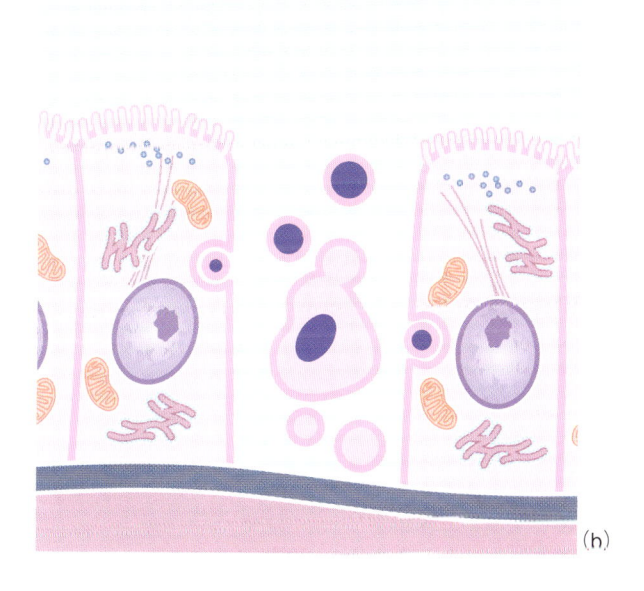

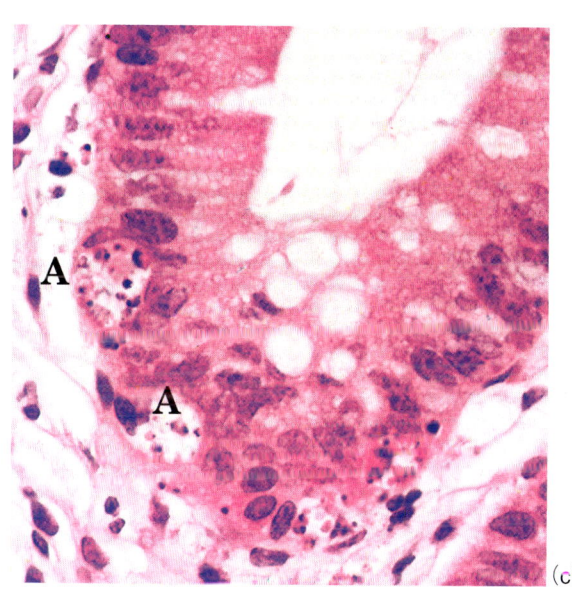

図1.8 アポトーシス apoptosis
(a) 初期
(b) 後期
(c) 大腸腺管におけるアポトーシス（高倍率）

細胞に対するある刺激が，**アポトーシス**とよばれる過程を通してプログラムされた細胞の死をもたらし，細胞の除去を制御している。アポトーシスは正常の生理的過程，たとえば発育や細胞回転においてみられるが，また傷害を受けた，あるいは罹患した細胞の除去にも重要な機能を果たしている。正常細胞はその監視遺伝子をスイッチ・オフし，細胞死をもたらす遺伝子を発現する。アポトーシスが開始されると細胞は一連の独特な構造変化を起こしてくる。

図(a)では細胞がいかにして独自の表面構造や，他の細胞との接着と構造を失い，"丸く"なっていくかを示している。この時期では，カスパーゼと呼ばれる蛋白分解酵素が細胞蛋白を切断する一方，エンドヌクレアーゼがクロマチンを分解する。核は核膜下にクロマチンの濃縮を伴い収縮する。

図(b)は細胞が急速に破砕し多数の**アポトーシス小体 apoptotic body** になる様子を示している。このアポトーシス小体はそれぞれが膜と結合しており，多数の核残渣を含んでいる。各断片はまだ生きている状態である。表面膜は隣接細胞に貪食を促す因子を発現している。

多くの刺激でアポトーシスが活性化される。細胞膜傷害，ミトコンドリアの傷害，DNAの損傷，ウィルス感染，それに免疫反応による攻撃などがすべて通常の引き金になる。アポトーシスによって細胞が除去されることは，炎症反応などにおいて細胞死を引き起こさないような組織反応の際にも個々の細胞が除去されうるという利点がある。

図(c)は骨髄移植を受けた患者の大腸腺管におけるアポトーシスで，供与者（ドナー）の免疫細胞が宿主の組織，この例では大腸の上皮細胞，を攻撃する移植片対宿主病 graft-versus-host disease（GVHD）におけるものである。

少なくとも3個の進行したアポトーシス細胞（A）が多数の塊状の**アポトーシス小体**を形成しているのがみられる。

腫瘍病理においては，アポトーシスは腫瘍の増殖を制限する大きな要因である。アポトーシスを阻害する因子が腫瘍細胞によって産生されることが，制御不能の増殖に進んでいく重要な機構となっているのである。

第2章　急性炎症とその治癒，修復
Acute inflammation, healing and repair

はじめに

炎症とは機械的外傷，組織の壊死や感染などの様々な有害刺激によって引き起こされる組織損傷に対する一般的な反応である。炎症の目的は，傷害物質の破壊(包み込み)や修復の過程を開始し，損傷組織に生理的機能を回復させることである。炎症は**急性炎症** acute inflammation と**慢性炎症** chronic inflammation に分けられるが，両者はしばしば連続的である。組織損傷の原因の多くは急性炎症反応を引き起こし，ある種の傷害(例：ウイルス感染，異物反応，真菌感染など)は発症時から典型的な慢性炎症反応をもたらす。急性炎症は**消散** resolve して，または**瘢痕を伴って治癒** heal by scarring するが，慢性炎症に進行し，急性炎症と慢性炎症が共存することも珍しくない。この章では急性炎症とその後の出来事について記載し，慢性炎症については第3章で取り扱う。急性炎症と慢性炎症の多くの例は第4章で説明する。

急性炎症には下記に示すように，3つの重要な要素があり，それらは相互に関わり合う。

- **血管拡張** vascular dilatation
  - 血管平滑筋の弛緩によって組織に血液が充満する(**充血** hyperemia)。
- **内皮細胞の活性化** endothelial activation
  - 内皮細胞の血管透過性が亢進し，血漿蛋白を組織に漏出させる。
  - 内皮細胞表面に接着因子が表出して，好中球を付着させる。
  - 血管拡張物質を産生する。
- **好中球の活性化** neutrophil activation
  - 好中球表面に接着因子が表出され，内皮細胞へ接着する。
  - 運動性が亢進し，血管内から周囲組織へ遊出する。
  - 殺菌機能が増加する。

図2.1 急性炎症初期の機構　mechanism of early acute inflammation　　▶図は次ページ

急性炎症は組織損傷のタイプや程度によって，分または時間単位で発生し，通常，数時間～数日持続する。血管拡張，血管透過性の亢進，好中球の活性化と移動はそれぞれ相互依存的な過程であり，この3つの過程は炎症反応を十分に引き起こすために必要である。組織損傷の直後には細動脈が短期間収縮し，数秒後には拡張して組織の血流量は増加する。同時に，毛細血管の内皮細胞の間隙から蛋白の豊富な血漿が組織に漏出するようになる。拡張した毛細血管は赤血球で充満し，血流はよどみ，停止する。血流が遅くなることで好中球が内皮細胞に接触しやすくなり，好中球は**接着因子** adhesion molecule の発現を増加させる。好中球が内皮細胞に接触するにつれ，好中球表面の接着因子は内皮細胞上のそれに対応する受容体に結合する。好中球の活性化はさらに好中球を接着しやすくする。同時に組織内では血漿由来の蛋白が様々な変化を遂げる。**補体カスケード** complement cascade が作用(alternative pathway)し始めると，広範な活性を有する成分をつくり出す。**免疫グロブリン** immunoglobulin はどんな病原体にも結合して動けなくし，免疫複合体を形成し，それはさらに補体を活性化する(classical pathway)。**フィブリノーゲン** fibrinogen は分解されて**フィブリン** fibrin 網を形成し，フィブリンモノマーを重合してその運動を制約すると同時に病原体を捕捉し，また好中球移動のための足場を形成する。組織内の水分の増加は，免疫複合体や抗原性物質をリンパ節へ運ぶリンパ流の増加をもたらし，リンパ節では何日にもわたって特異的な免疫反応が起きる。好中球は血管内皮の基底膜を通過し，**化学遊走因子** chemotactic factor の濃度勾配に沿って移動する。損傷部位に到達すると活性化好中球は壊死に陥った細胞片や病原体を貪食する。好中球の活性化はその貪食と殺菌作用をより効率的にする。補体や抗体による細菌のオプソニン化は貪食をより容易にする。

この一連の過程は損傷組織，細菌，血漿蛋白，好中球由来の多数の化学的メディエーターによって調節されている。これらメディエーターにとってもっとも重要なことは活動の場所がどこかということである。いくつかのメディエーターは多様な作用を示すことに留意しなければならない。

第2章 急性炎症とその治癒，修復

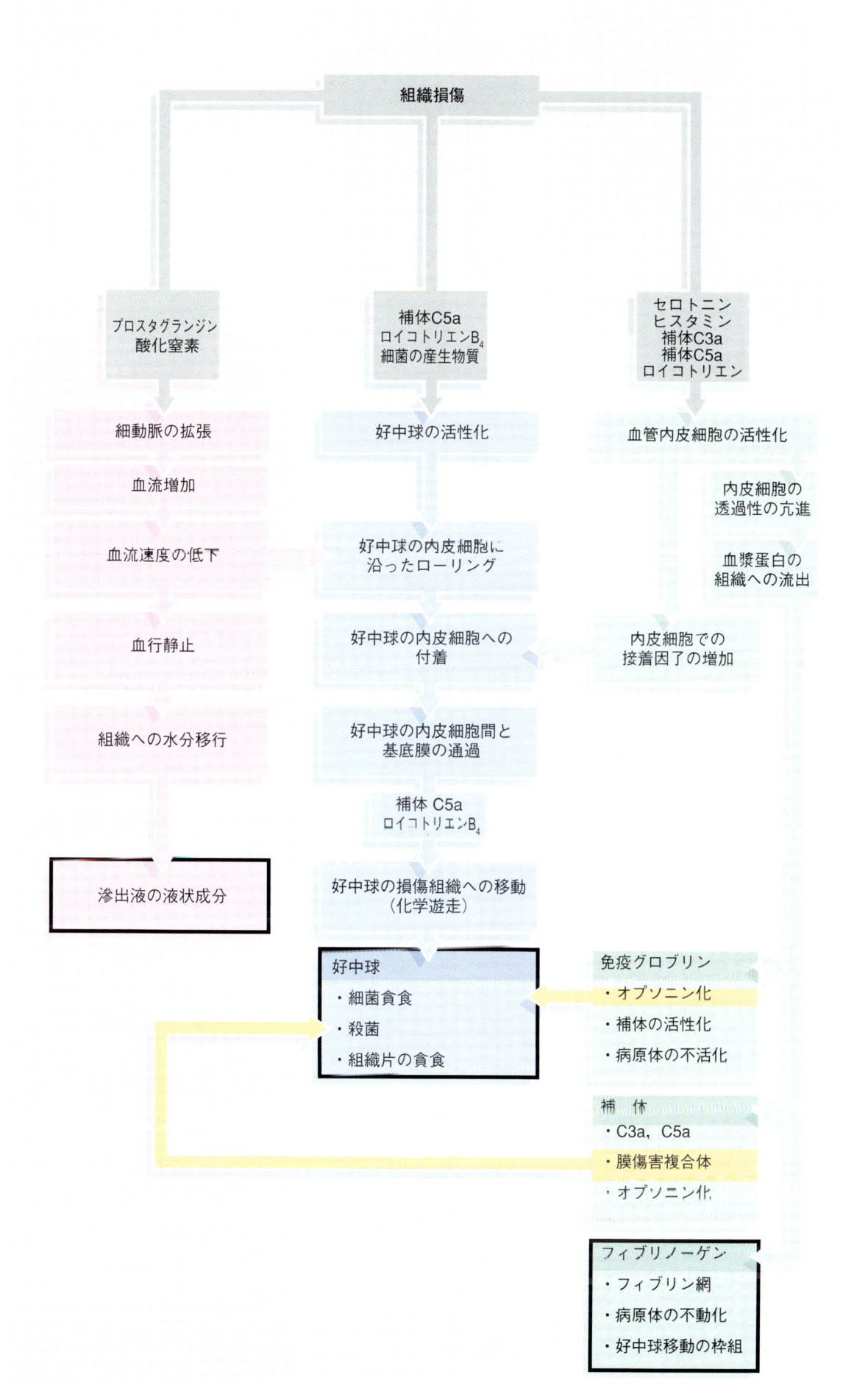

```
                        組織損傷
          ┌───────────────┼───────────────┐
          ▼               ▼               ▼
    プロスタグランジン    補体C5a       セロトニン
    酸化窒素          ロイコトリエンB₄   ヒスタミン
                     細菌の産生物質    補体C3a
                                    補体C5a
                                    ロイコトリエン
          │               │               │
          ▼               ▼               ▼
    細動脈の拡張       好中球の活性化    血管内皮細胞の活性化

    血流増加                           内皮細胞の
                                      透過性の亢進
    血流速度の低下    好中球の内皮細胞に
                     沿ったローリング    血漿蛋白の
                                      組織への流出
    血行静止         好中球の内皮細胞への  内皮細胞での
                     付着             接着因子の増加

    組織への水分移行  好中球の内皮細胞間と
                     基底膜の通過

                     補体 C5a
                     ロイコトリエンB₄

                     好中球の損傷組織への
    ┌──────────┐    移動
    │滲出液の液状成分│    （化学遊走）
    └──────────┘

              ┌─好中球────────┐   免疫グロブリン
              │ ・細菌貪食     │◀── ・オプソニン化
              │ ・殺菌        │     ・補体の活性化
              │ ・組織片の貪食 │     ・病原体の不活化
              └──────────────┘

                                   補 体
                                   ・C3a, C5a
                                   ・膜傷害複合体
                                   ・オプソニン化

                                   フィブリノーゲン
                                   ・フィブリン網
                                   ・病原体の不動化
                                   ・好中球移動の枠組
```

第Ⅰ部 基礎的な病理過程

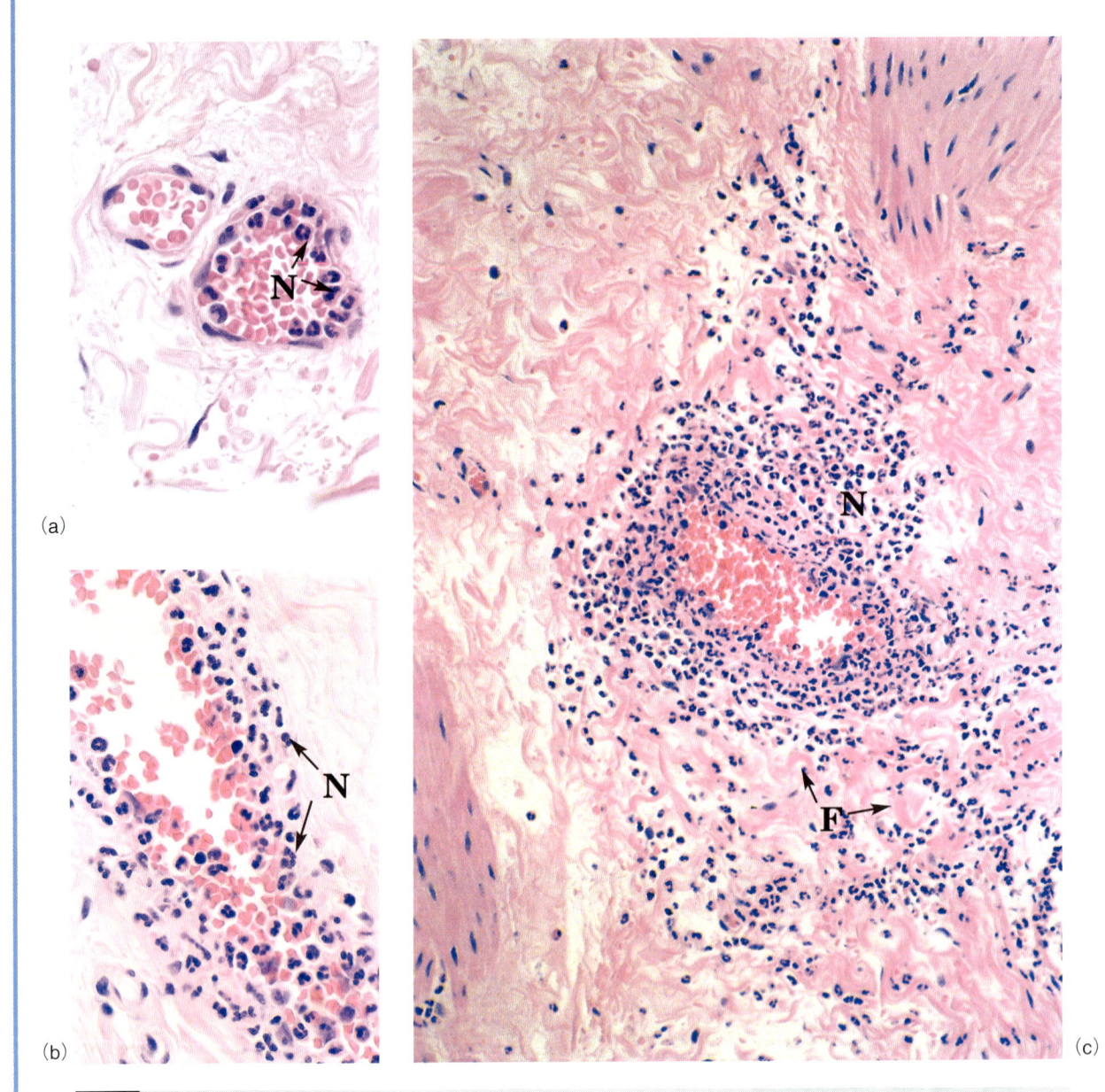

図2.2 急性炎症滲出物の形成 formation of acute inflammatory exudate
(a)血管の初期変化（高倍率），(b)好中球の遊走（高倍率），(c)初期の滲出性変化（低倍率）

　図2.2の一連の図は急性炎症反応の初期相において連続性に起きる出来事を示している。図(a)では2つの細い毛細血管がみられ，いずれも拡張し，より大きい血管の中には好中球 neutrophil（N）が血管の末梢部に並んでいる。**舗装** pavementation と呼ばれる過程である。この好中球は内皮細胞に付着している。周囲の結合組織はコラーゲン束間の液体の貯留（**浮腫** edema）のため間隙が明るくみえる。血漿蛋白はみえないけれども同様に組織内にも存在する。凝固のための血漿蛋白フィブリノーゲンは不溶性のフィブリン（**線維素**）に変化し，組織内に網目構造をつくる。

　好中球は内皮細胞間に偽足を伸ばして血管壁を通過し，内皮細胞の基底膜に侵入し，図(b)のように周囲の結合組織に移動する。いったん血管外の組織（N）に入ると，好中球は補体の C5a などの化学遊走因子によって組織傷害部へ引き寄せられ，この因子の濃度の高い方向へ移動する（**化学遊走** chemotaxis）。これは図(c)にみられる。組織傷害部において好中球は微生物の破壊に重要な働きをする。微生物の貪食は，微生物を免疫グロブリンや補体で包み込むこと（**オプソニン化**）により促進され，活性化された好中球はより効率的に病原体を殺す。3つの要素，すなわち，水，蛋白〔フィブリン fibrin（F）を含む〕，好中球（N）は典型的な**急性炎症滲出物**である。

　化学的メディエーターはこの図ではみえないけれども，この過程を調節する。血管拡張は**プロスタグランジン**や**一酸化窒素** nitric oxide によって調節される。血管透過性の亢進は血管作動性アミン，セロトニンやヒスタミン，**補体** C5a, C3a, **ロイコトリエン** leukotriene C_4, D_4, E_4, **血小板活性化因子** platelet activating factor (PAF)，**サブスタンス P** substance P によって調節される。白血球の活性化や化学遊走性は，C5a，ロイコトリエン B_4，様々な**ケモカイン** chemokine や細菌の産物によって影響される。

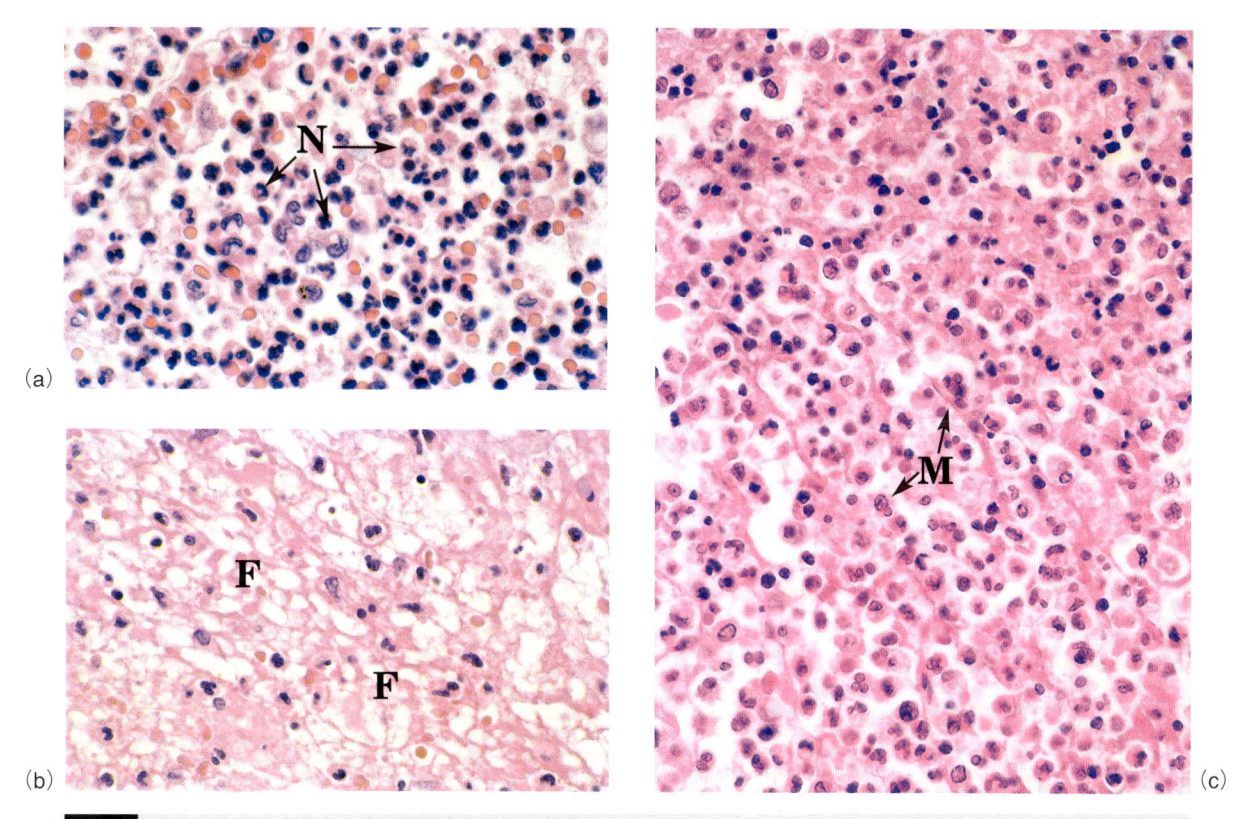

図2.3 急性炎症滲出物 acute inflammatory exudate
(a)好中球の滲出（高倍率），(b)フィブリンの豊富な滲出物，(c)好中球とフィブリンの混合した滲出物（中倍率）

　急性炎症の滲出物の質は，傷害組織の状態や性質，関与する毒性因子のタイプによって異なる。上の図は好中球（N）の数とフィブリン（F）の量が異なる急性炎症を示す。フィブリンの束はHE染色では明るいピンクにみえる。

　図(a)は好中球（N）が主体の急性炎症滲出であり，通常原因は細菌感染である。好中球の豊富な滲出物は一般に「膿 pus」と呼ばれ，このタイプの炎症は**急性化膿性炎症** acute purulent inflammation と呼ばれる。

　図(b)はフィブリン（F）が主体の急性炎症滲出物（**線維素性滲出物** fibrinous exudate）で，これはほとんど漿膜表面に起こる（図2.6(b)参照）。

　図(c)は遅い段階であり，好中球とフィブリンが混合した滲出物に少数のマクロファージ macrophage（M）が入ってきている。

　血管外に出ると，好中球は傷害組織の壊死細胞片を取り込み，ライソソーム酵素で消化する。大葉性肺炎（図2.4参照）のように細菌によって組織破壊が起こる場合は，好中球は原因菌を貪食し，殺す。好中球の活動には制約があり，ライソソーム酵素を再生できない。それで殺菌のために過酸化水素を産生する**呼吸バースト（爆発）** respiratory burst の後に，好中球は変性を起こす。成熟した好中球は3日しか生存しないが，循環から新たな動員があるため急性炎症での好中球の数は維持される。急性炎症の全身反応をみると骨髄から末梢血へ好中球が放出され，**好中球増多症** neutrophil leukocytosis を起こしている。変性好中球は核の濃縮（pyknosis），崩壊（karyorrhexis）やそれに続く細胞質の崩壊によって見分けられる。

　急性炎症の初期段階で主役を演じるのは好中球であるが，24時間以内に傷害組織にマクロファージが移入し，48〜72時間には主体を占める。マクロファージは血液中の単球に由来する。マクロファージ（M）は図(c)に少数認められるが，好中球と同様に貪食機能を発揮し，変性好中球やフィブリン網を除去する。好中球と異なり，マクロファージはライソソーム酵素を再生し，活性を維持できる。単球は特異的免疫反応を開始する抗原提示細胞としても作用する。

　急性炎症の滲出物の運命は傷害因子の性質や壊れやすさ，組織傷害の程度や傷害を受ける組織の性質など様々な要因に依存する。

　急性炎症は**消散** resolution，**器質化** organisation と**創傷治癒** repair，**膿瘍形成** abscess formation，そして**慢性炎症**という4つの状態に至る。

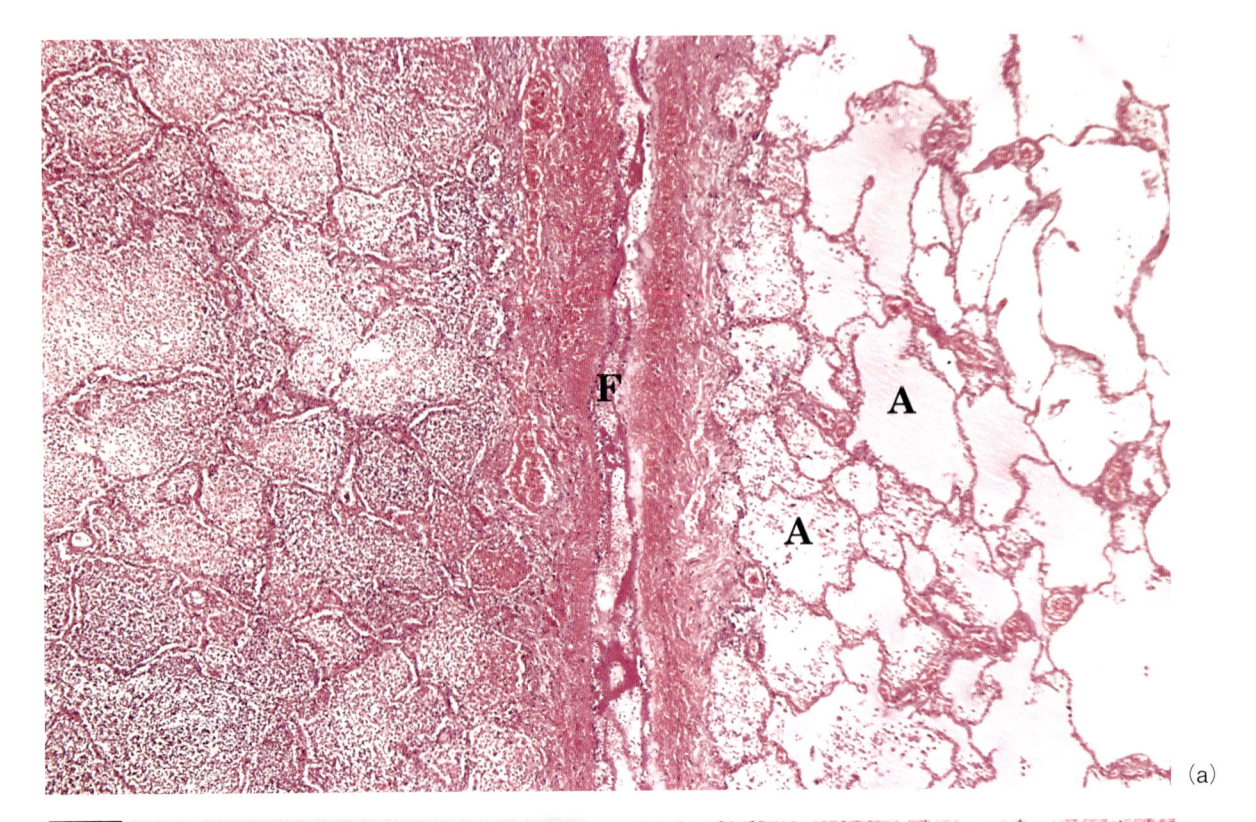

図2.4 肺の急性炎症：大葉性肺炎
acute inflammation of lung : lobar pneumonia
(a)低倍率，(b)中倍率

　肺実質の急性炎症の重要な原因の1つは細菌感染で，大葉性肺炎を起こす。しかし，もっとも一般的な肺炎は気管支から隣接した肺実質に感染が広がる気管支肺炎（図12.5参照）である。大葉性肺炎は以前より少なくなったが，1つの肺葉が大量の液，フィブリンや好中球の流入によって充実性になる。この型の肺炎は肺炎双球菌（Streptococcus pneumoniae）によって起きることがもっとも多い。

　図(a)の肺の一部に垂直に走行する葉間の間隙 interlobar fissure（F）がみられる。左の肺組織では肺胞がフィブリンを伴い，紫色に染まる炎症細胞（主に好中球）によって充満されている。これは**硬化 consolidation** と呼ばれる。肺胞壁ははっきりみえる。密な炎症性滲出物は葉間の間隙で境界されている。図中右の肺組織では薄いピンク色に染まる漿液性滲出物が肺胞 alveolus（A）に充満し，好中球も浸潤しており，急性炎症の初期の変化である。

　もう少し倍率を上げた図(b)では，肺胞壁の毛細血管（C）は血液で拡張している。肺胞腔は，豊富な好中球とピンクに染まる少量のフィブリンからなる急性炎症滲出物で充満している。時に大型で丸い単核細胞であるマクロファージ（M）もみられるが，急性期には少ない。

　もし治療をしないと，大葉性肺炎では次の3つの経過のいずれかをたどる。この標本の患者のように死亡するか，完全に消散（図2.8）するか，または，まれではあるが，滲出物が器質化し，その結果肺組織に永久的線維化をもたらす。

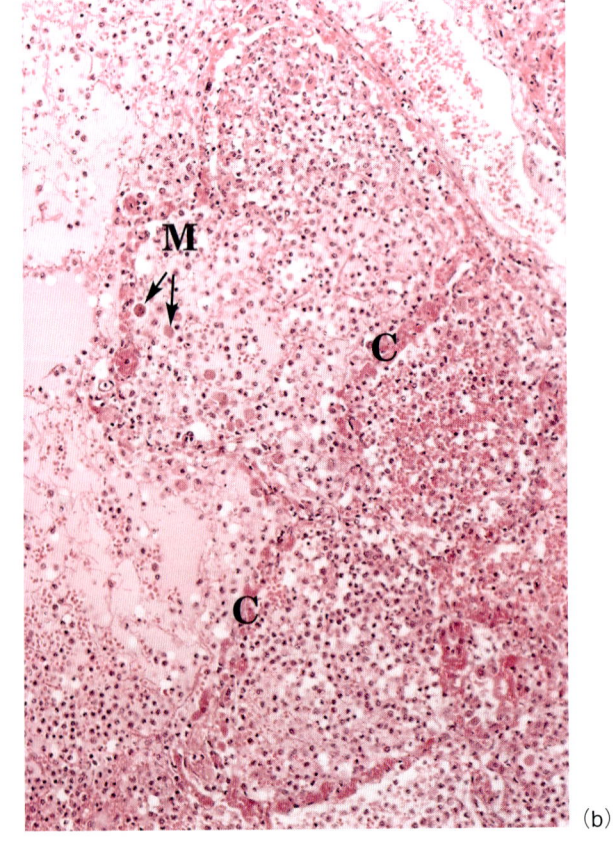

急性炎症の臨床的特徴と名称
Clinical features of nomenclature of acute inflammatory processes

急性炎症における血管性の滲出現象は臨床的特徴としてみられ、それは1世紀にCelsusによって記載されている。**Celsusの主徴(4徴候)** cardinal signs of Celsus と呼ばれている〔訳註：なお、( )内はCelsusにより記載された名称である〕。

- 充血による**発赤** redness（rubor）
- 体液の滲出と充血による**腫脹** swelling（tumor）
- 充血による**発熱** heat（calor）
- ブラジキニンとプロスタグランジン E_2（PGE_2）の放出による**疼痛** pain（dolor）

後にGalenは次の1項目を加えた。
- 上記の原因の複合による**機能障害**（functio laesa）

臨床的には急性炎症の患者は気分が悪く、熱がある。これは血液中に放出されたサイトカイン〔インターロイキン1,6 interleukin-1,6：腫瘍壊死因子 tumor necrosis factor（TNF）：プロスタグランジン prostaglandin〕の視床下部への作用による。検査ではふつう好中球数が増加する。

各組織の炎症を表すには、組織の名前（またはそのギリシャ語名やラテン語名）に接尾語 "-itis" を付ける。例えば虫垂 appendix の炎症は**虫垂炎** appendicitis であり、卵管 salpinx の炎症は**卵管炎** salpingitis、心外膜 pericardium の炎症は**心外膜炎** pericarditis となる。この原則はほとんどの組織に適応されるが、伝統的・臨床的に用いられている例外もある。例えば胸膜 pleura の急性炎症は通常、**胸膜炎** pleurisy と呼ばれ、皮下組織の炎症は**蜂巣〔窩〕織炎** cellulitis と称される。急性炎症の種々の例については本書の後半の章の中で説明する。急性炎症の一般名称を**図2.5**にまとめた。この表にあげた炎症の原因は、各タイプの炎症反応を起こす最も一般的な要因を示す。

図2.5 一般的急性炎症の名称と病因 nomenclature and etiology of common types of inflammation

組織	急性炎症	典型的な原因
髄膜 meninges	髄膜炎 meningitis	細菌、ウイルス
脳 brain	脳炎 encephalitis	ウイルス
肺 lung	肺炎 pneumonia	細菌
胸膜 pleura	胸膜炎 pleurisy	細菌、ウイルス
心外膜 pericardium	心外膜炎 pericarditis	細菌、ウイルス、心筋梗塞
食道 esophagus	食道炎 esophagitis	胃酸逆流、真菌
胃 stomach	胃炎 gastritis	アルコール中毒、*Helicobacter pylori* 感染
結腸 colon	結腸炎 colitis	細菌、潰瘍性大腸炎
直腸 rectum	直腸炎 proctitis	潰瘍性大腸炎
虫垂 appendix	虫垂炎 appendicitis	糞便閉塞
肝 liver	肝炎 hepatitis	アルコール中毒、ウイルス
胆嚢 gallbladder	胆嚢炎 cholecystitis	細菌
膵臓 pancreas	膵炎 pancreatitis	膵消化酵素放出
膀胱 urinary bladder	膀胱炎 cystitis	細菌
骨 bone	骨髄炎 osteomyelitis	細菌
皮下組織 subcutaneous tissue	蜂巣織炎 cellulitis	細菌
関節 joint	関節炎 arthritis	細菌、ウイルス、免疫複合体沈着
動脈 artery	動脈炎 arteritis	免疫複合体沈着

急性炎症の形態像 Morphological types of acute inflammation

急性炎症の基本的過程はすべての組織において同一であるが，異なった条件下では炎症反応にしばしば質的な違いがみられる．臨床的に広く用いられている炎症用語には次のようなものがある．

- **化膿性炎症 suppurative inflammation（purulent inflammation）**：炎症性滲出物のなかでも好中球がことに多い急性炎症である．化膿性炎症は細菌感染の結果であり，最も多くみられ，好中球（生きたものも死んだものも），壊死組織，急性炎症滲出液の混合した半流動物質は**膿**と呼ばれ，そのため**化膿性炎症**という用語で呼ばれる．これは**図2.6**(a)に示してある．半流動性膿汁が組織のある場所に貯溜するのが**膿瘍 abscess** である（**図2.13**）．細菌と同様に好中球ライソソーム酵素の放出も組織破壊に関与する．化膿性炎症を引き起こす細菌は**化膿菌 pyogenic bacteria** と呼ばれ，多量の好中球の浸潤を引き起こし，組織を破壊する．化膿菌にはブドウ球菌 *Staphylococcus*，連鎖球菌 *Streptococcus*（*S. pyogenes*, *S. pneumoniae*），大腸菌 *Escherichia coli* やナイセリア菌 *Neisseria*（meningococci や gonococci）がある．

- **線維素性炎症 fibrinous inflammation**：多量の血漿蛋白を含む滲出液を特徴とする急性炎症である．血漿由来のフィブリノーゲンはフィブリンに変化し，組織内に沈着する．この種の炎症は胸膜，心外膜，腹膜などの体腔を形成する膜組織によくみられ，マットのようにフィブリン層を形成して隣接組織表面同士の癒着を生じる〔**図2.6**(b)〕．

- **漿液性炎症 serous inflammation**：血漿蛋白成分や細胞成分の少ない液が滲出する急性炎症である．これはしばしば**濾出液 transudate** と呼ばれ，比重は1.012未満と定義され，比重が1.020以上の**滲出液 exudate** と対比される．この型の炎症は火傷に対する皮膚の反応としてよくみられる．

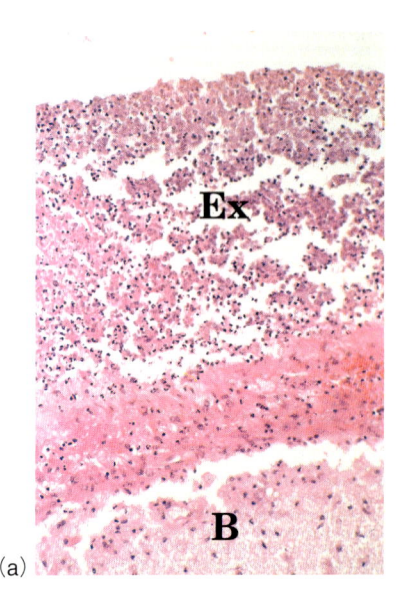

図2.6 化膿性および線維素性炎症
purulent and fibrinous inflammation
(a)化膿性炎症：急性髄膜炎 acute meningitis（低倍率）
(b)線維素性炎症：急性心外膜炎 acute pericarditis（低倍率）

これらの図は化膿性炎症と線維素性炎症を対比したものである．脳を取り囲む髄膜の急性炎症〔図(a)〕は線維素の極めて少ない1例である．急性髄膜炎では，滲出物はほとんど浮腫液と好中球である．

急性髄膜炎はたいてい *Neisseria meningitidis* や *Streptococcus pneumoniae* などの細菌感染による．ウイルス性や抗酸菌（結核菌）性髄膜炎では発症時から慢性炎症反応を示すことが特徴で，臨床的にも症状が軽度であることを反映する．髄膜に病原性細菌が感染すると，クモ膜下腔には多数の好中球を含む急性炎症の滲出物を形成する．肉眼的には濃いクリーム様液にみえ，このような反応はしばしば急性化膿性炎症と呼ばれる．この図では，脳（B）表面のクモ膜下腔に存在する細胞成分の密な滲出物 exudate（Ex）に注目してもらいたい．

急性炎症の滲出物が漿膜表面を被う場合，滲出物は線維素が主体であることが多い．肉眼的にもともと平滑だった表面はざらざらしてけば立ったフィブリン層に被われる．これは急性心嚢炎〔図(b)〕や急性胸膜炎，急性腹膜炎にみられる．この低倍率の図では，滲出物（Ex）は心外膜 pericardium（P）の心嚢側に多量に付着している．心筋はみられないが，心外膜の脂肪織 epicardial fat（F）は認められる．急性心嚢炎はその下にある心筋の壊死（**心筋梗塞** myocardial infarction）に続発して起きることが多い．急性炎症性滲出物はピンク色に染まるフィブリン塊と少数の好中球からなっている．

このような漿膜の滲出物は一般的には肉芽組織の増殖によって器質化し，さらに膠原線維が豊富な瘢痕形成へと移行し，隣接した組織表面は癒着する．もしこの過程が腹腔に起これば，腸管はこの線維性癒着によって閉塞されてしまう．

急性炎症の転帰 Outcomes of acute inflammation

急性炎症は傷害因子を中和し，組織機能を修復することを目的とする過程である。急性炎症はもし患者が生存した場合，次の4つの主要な転帰をたどる。**消散，瘢痕を伴っての治癒，膿瘍形成，そして慢性炎症への進行**である。以下3つの要因がこれらの転帰を決定する。

- 組織損傷の程度
- 損傷組織（細胞）の**再生**能力
- 組織傷害因子の種類

消散 resolution とは正常構造と機能の完全な回復を意味する。これは組織傷害の結合組織構築が保たれ，傷害組織が十分な再生能力を有するときにのみ起きる。例としては日焼け（紫外線による皮膚の急性炎症）や大葉性肺炎の構築と機能の完全治癒が挙げられる（図**2.8**）。**再生** regeneration は消散機序において重要な役割を果たす。例えば，肺炎後の肺胞上皮の再生である。もう1つの例は外傷後の末梢神経における軸索突起の再生である。後者の再生能は神経細胞の元気の良さに左右される。しかしこれは細胞の一部の再生であって，新しい細胞の形成ではない。

線維化による治癒 healing by fibrosis（瘢痕形成 scar formation）は組織の結合組織構築が高度に破壊されたり，細胞の再生能力がない場合にみられる。死んだ組織や急性炎症滲出物はまず貪食細胞によって除去される（図**2.7**）。組織欠損部は，肉芽組織 granulation tissue と呼ばれる，血管が豊富な結合組織で埋められる（図**2.9**）。これが**器質化** organization である。肉芽組織は次第に膠原線維を産生して，**線維性（膠原線維性）瘢痕** fibrous (collagenous) scar を形成し，**修復** repair する（図**2.10**，図**2.11**）。本来の細胞の損失や瘢痕組織による組織構築の歪みにもかかわらず，構築は再統合される。骨折後の新しい骨形成（図**2.12**）や，脳の星状膠細胞性瘢痕 astrocytic scar 形成も修復の1例である。

膿瘍形成は，急性炎症反応が組織傷害の原因を破壊，除去できない場合に生じ，慢性炎症を伴う。これは化膿菌感染の場合によくみられる。急性炎症の進行につれ，組織の液化が進み，膿を形成する。この周辺を慢性炎症が取り囲み，線維性組織を形成して化膿病巣と境界をつくる（図**2.13**）。

慢性炎症は，急性炎症の原因となった傷害因子が長期間残存した時にみられ，組織破壊，炎症，器質化と修復が共存する。傷害因子には最初から慢性の反応を起こすものもある。慢性炎症については第3章で詳述する。

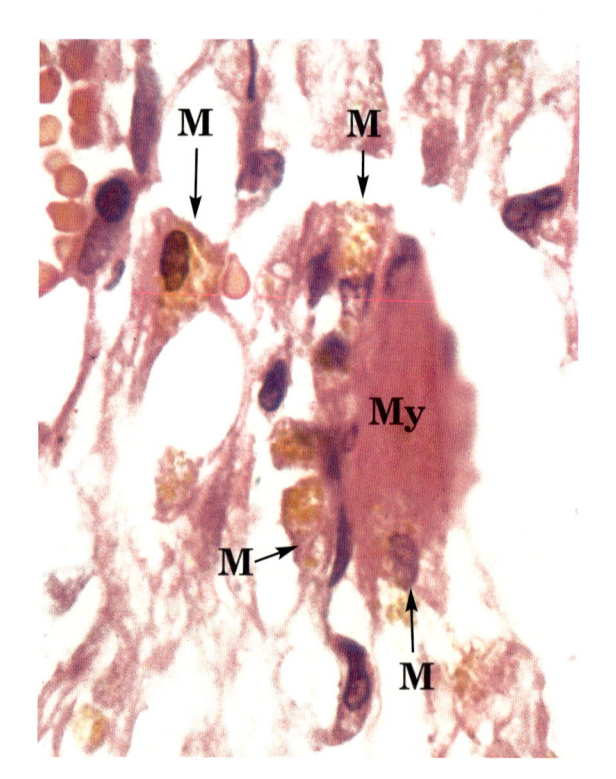

図2.7 急性炎症の初期の転帰：マクロファージの集積 early outcome of acute inflammation: macrophage accumulation （高倍率）

　急性炎症の2，3日後からマクロファージが増加，集積する。マクロファージは好中球と同様に化学遊走（走化）因子の作用で組織に侵入する。マクロファージは細胞片，死んだ好中球やフィブリンを貪食する。同時にリンパ球も傷害組織に浸潤し，侵入抗原に対する免疫反応が進行する。

　本図は，動脈からの血液供給を絶たれたため壊死に陥った心筋（**心筋梗塞**）である。急性炎症反応はほとんど終わり，主体を占めた好中球やフィブリンはマクロファージによって除去されている。残っているのは壊死に陥った心筋の残骸 myocardial remnant（My）を含む柔らかく疎な組織である。その変性心筋の1つがマクロファージ（M）に取り込まれている。ここでは，マクロファージは褐色顆粒を蓄積した泡沫状の細胞質を有する細胞として観察される。褐色顆粒はヘモグロビン由来の鉄を含んだ色素（ヘモジデリン hemosiderin）である。心筋梗塞に続発する現象の詳細については**図10.2**で説明する。

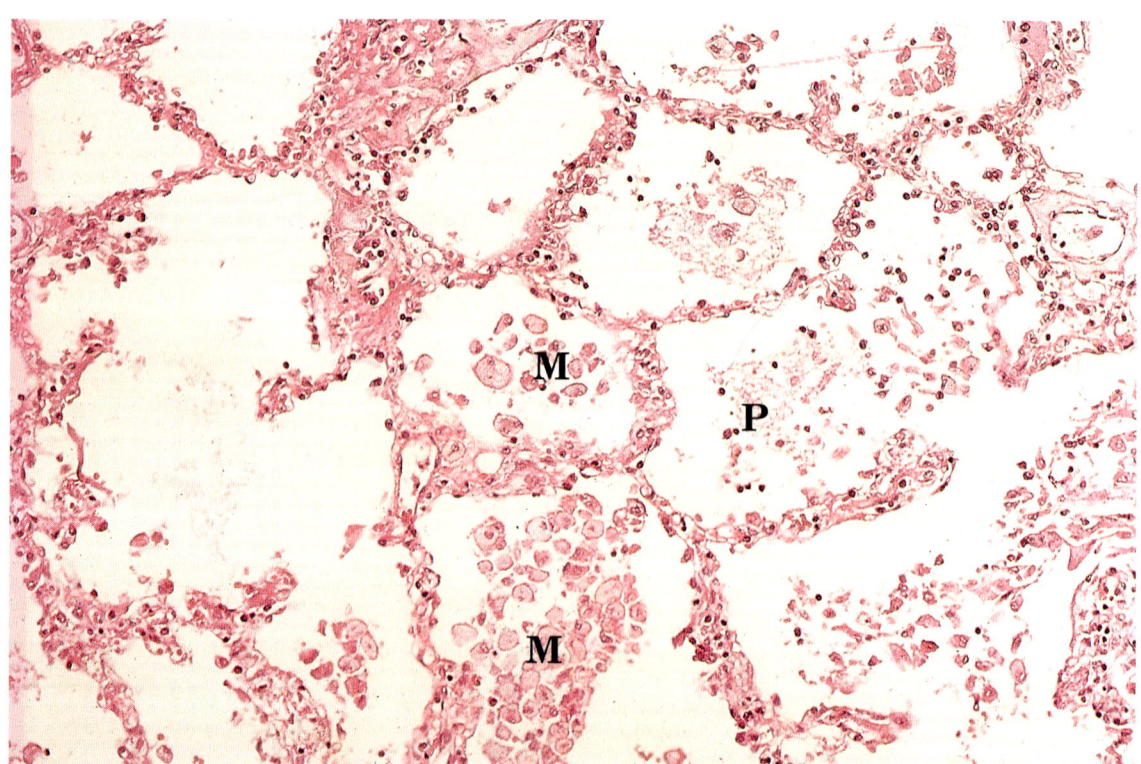

図2.8 急性炎症の消散：大葉性肺炎 resolution of acute inflammation: lobar pneumonia （高倍率）

　傷害性刺激が急性炎症反応を引き起こすにもかかわらず，実際の組織傷害は軽微にとどまることがある。こういう場合，滲出物は吸収され，器質化による修復が起こらず，したがって瘢痕を残さない。

　この現象は細菌感染（通常，肺炎球菌）による大葉性肺炎でみられる（**図2.4**参照）。1つ以上の肺葉の肺胞が急性炎症性滲出物によって充満するので，呼吸機能の低下は重大となり，致命的な**低酸素血症** hypoxia を招く。大葉性肺炎は，抗生物質出現以前の世代の若年者に多い死因の1つであった。

　細菌は炎症巣に滲出した好中球に貪食され，フィブリンは血漿や好中球のライソソーム由来の**フィブリン融解酵素** fibrinolysin によって破壊される。マクロファージ（M）が動員され，死んだ好中球や血管外に出た赤血球などの細胞片を貪食する。液成分と変性蛋白に富んだ物質（P）やマクロファージは，肺胞壁の血管や間質のリンパ管から循環系に吸収される。または褐色の痰として喀出される。このようにして肺胞腔から滲出物が取り払われ，ガス交換が復活する。肺胞上皮が再生し，正常の構造と機能を回復する。

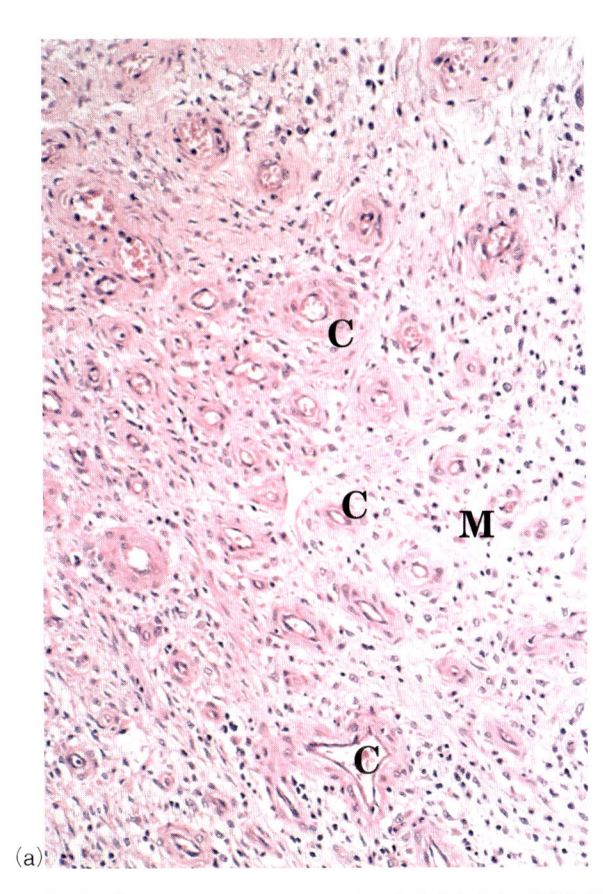

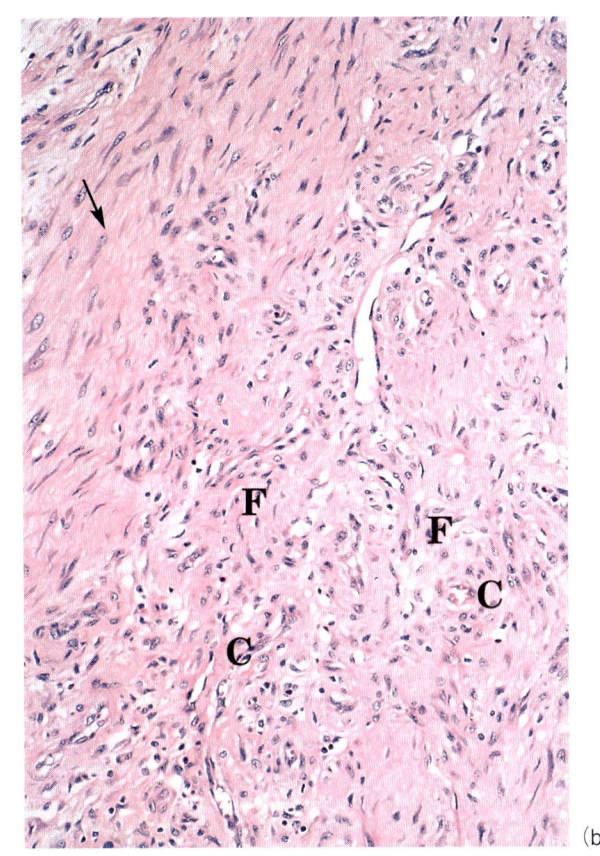

図2.9 肉芽組織 granulation tissue
(a)血管性肉芽組織（高倍率），(b)線維性肉芽組織（高倍率）

結合組織に大きな損傷があると，組織傷害や急性炎症のあった部位は血管増生，線維芽細胞，マクロファージ，リンパ球，形質細胞によって占められ，この組織を**肉芽組織**と呼ぶ。

毛細血管 capillary（C）は傷害部位の周辺にある血管の出芽に由来し(**血管新生** angiogenesis)，図(a)に示すように互いに結びついたネットワークを形成する。初期の**血管性肉芽組織** vascular granulation tissue では，毛細血管の間隙は，マクロファージ（M），リンパ球，増殖する線維芽細胞，および疎な結合組織の基質によって埋められている。この時期の毛細血管は壁が薄く漏れやすく，赤血球や液成分が血管外に滲出する。

時間が経つにつれて血管成分は減少し，コラーゲン（膠原）成分が増加し，リンパ球やマクロファージの多くは循環系に戻る。この過程が進行すると図(b)のように，多数の太い線維芽細胞（F）が観察され，残存リンパ球は少なくなり，血管（C）は目立たなくなる。この成熟したコラーゲン線維成分の豊富な組織を**線維性肉芽組織** fibrous granulation tissue という。線維芽細胞から産生されたコラーゲンがきちんと再構築される(矢印)と，線維性肉芽組織は図2.11にみられるような**線維性瘢痕** fibrous scar の初期像を呈する。

傷害原因，損傷部位の如何を問わず，肉芽組織は創傷治癒に関わる。皮膚の切開創のように傷口がぴったり合って，真の組織欠損はわずかである場合，**一次治癒** healing by primary intention という。一方，組織欠損が大きく，凝血や組織片で充満している場合，**二次治癒** healing by secondary intention と呼び，器質化や肉芽組織による傷の修復には相当な時間を要する(図2.10)。

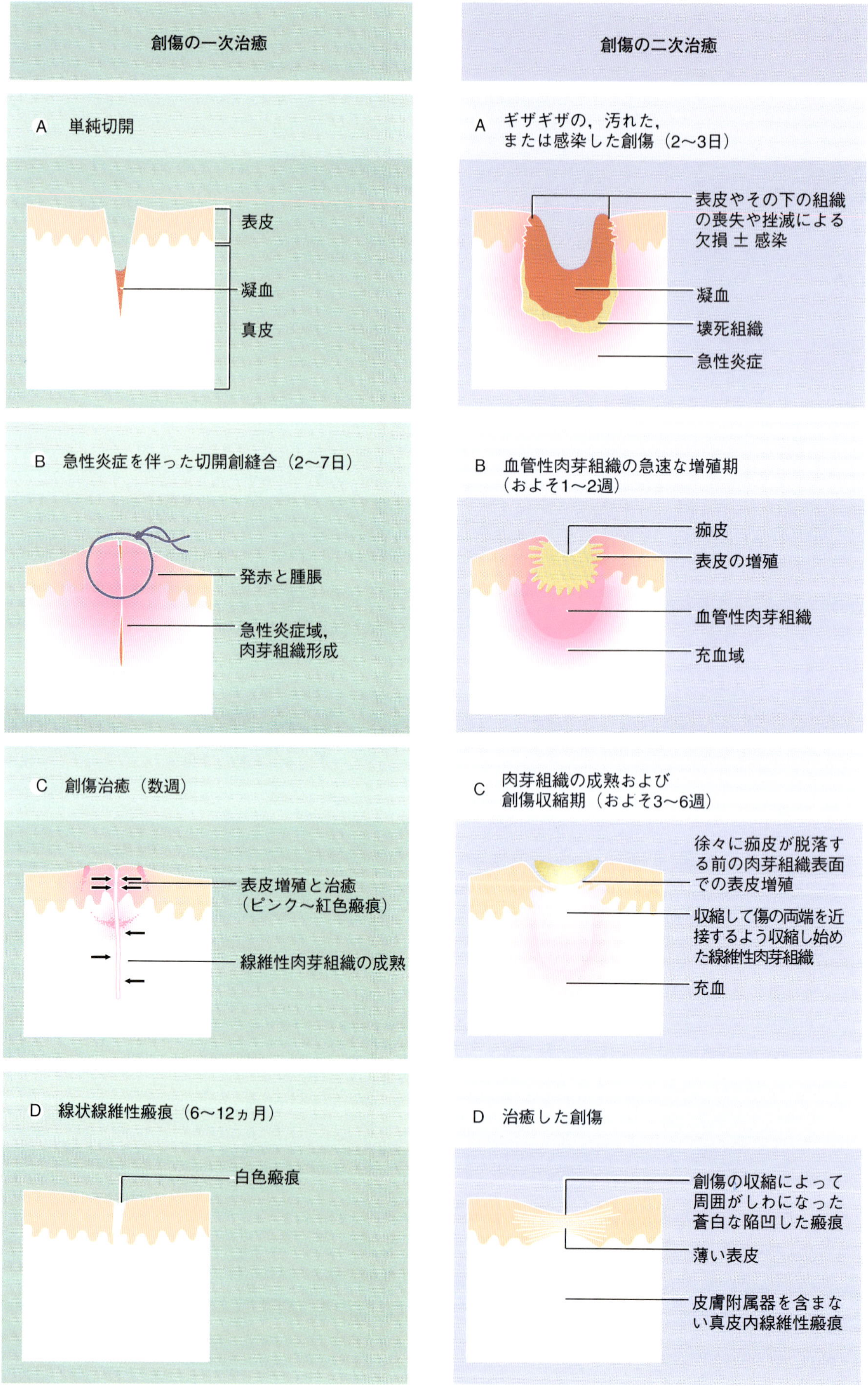

創傷の一次治癒	創傷の二次治癒
A 単純切開	A ギザギザの，汚れた，または感染した創傷（2〜3日）
（表皮／凝血／真皮）	表皮やその下の組織の喪失や挫滅による欠損 ± 感染／凝血／壊死組織／急性炎症
B 急性炎症を伴った切開創縫合（2〜7日）	B 血管性肉芽組織の急速な増殖期（およそ1〜2週）
発赤と腫脹／急性炎症域，肉芽組織形成	痂皮／表皮の増殖／血管性肉芽組織／充血域
C 創傷治癒（数週）	C 肉芽組織の成熟および創傷収縮期（およそ3〜6週）
表皮増殖と治癒（ピンク〜紅色瘢痕）／線維性肉芽組織の成熟	徐々に痂皮が脱落する前の肉芽組織表面での表皮増殖／収縮して傷の両端を近接するよう収縮し始めた線維性肉芽組織／充血
D 線状線維性瘢痕（6〜12ヵ月）	D 治癒した創傷
白色瘢痕	創傷の収縮によって周囲がしわになった蒼白な陥凹した瘢痕／薄い表皮／皮膚附属器を含まない真皮内線維性瘢痕

図2.10 創傷の一次治癒と二次治癒

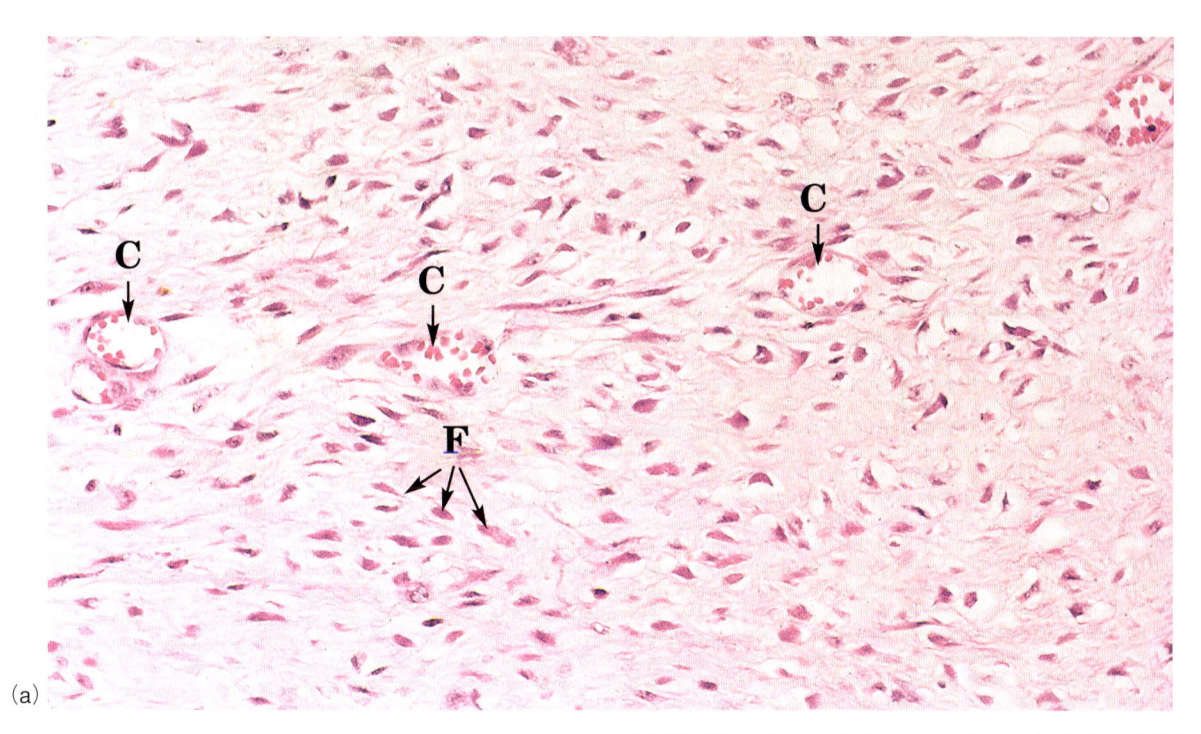

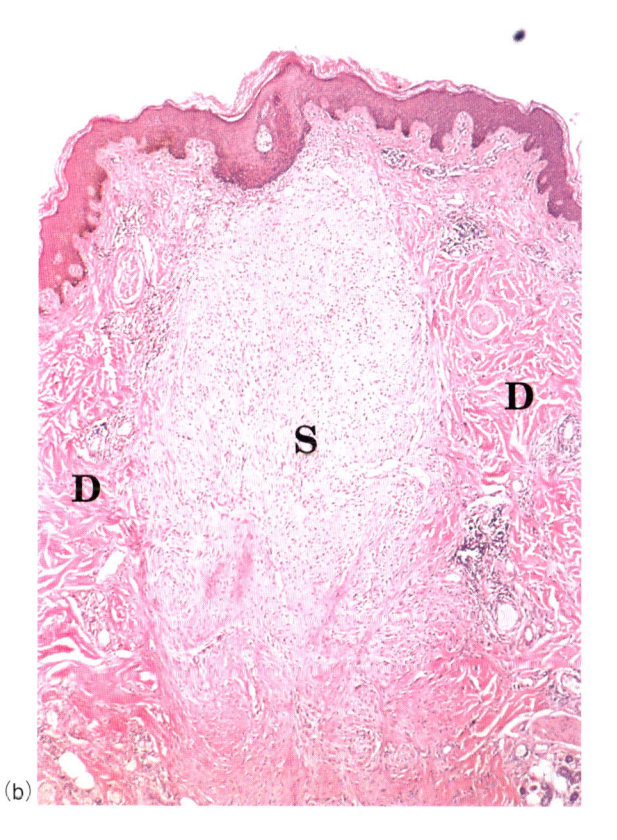

図2.11 線維性瘢痕 fibrous scar
(a) 線維性瘢痕組織（高倍率）
(b) 皮膚の瘢痕（低倍率）

　線維性肉芽組織内にコラーゲンが沈着するには何週もの時間がかかる。コラーゲン線維は，修復組織に加わる張力に対し，力学的に耐えられるよう適切な方向に形成される。時間が経つにつれて，太めで代謝の活発な既存の線維芽細胞は萎縮し，図(a)のようにはっきりしなくなり，初期の線維性瘢痕になる。濃縮した核をもつ非活動性の線維芽細胞（ F ）に注目してほしい。少数の毛細血管（ C ）がみられる新しい瘢痕で，肉眼的には赤くみえる。

　図(b)は，皮膚腫瘍の生検による切開創の新しい瘢痕である。未熟な線維性組織が白っぽくみえる瘢痕 scar（ S ）をつくり，両側のピンクにみえる正常の真皮組織 dermal tissue（ D ）を二分している。瘢痕内には皮膚附属器はない。数ヵ月，数年の間に瘢痕組織の細胞密度や毛細血管は減少し，瘢痕は収縮して肉眼的にもほとんど分からなくなる。皮膚や粘膜が治癒するときは，傷の辺縁から上皮の増殖が起こり（上皮再生），表面が被われることにも注意。

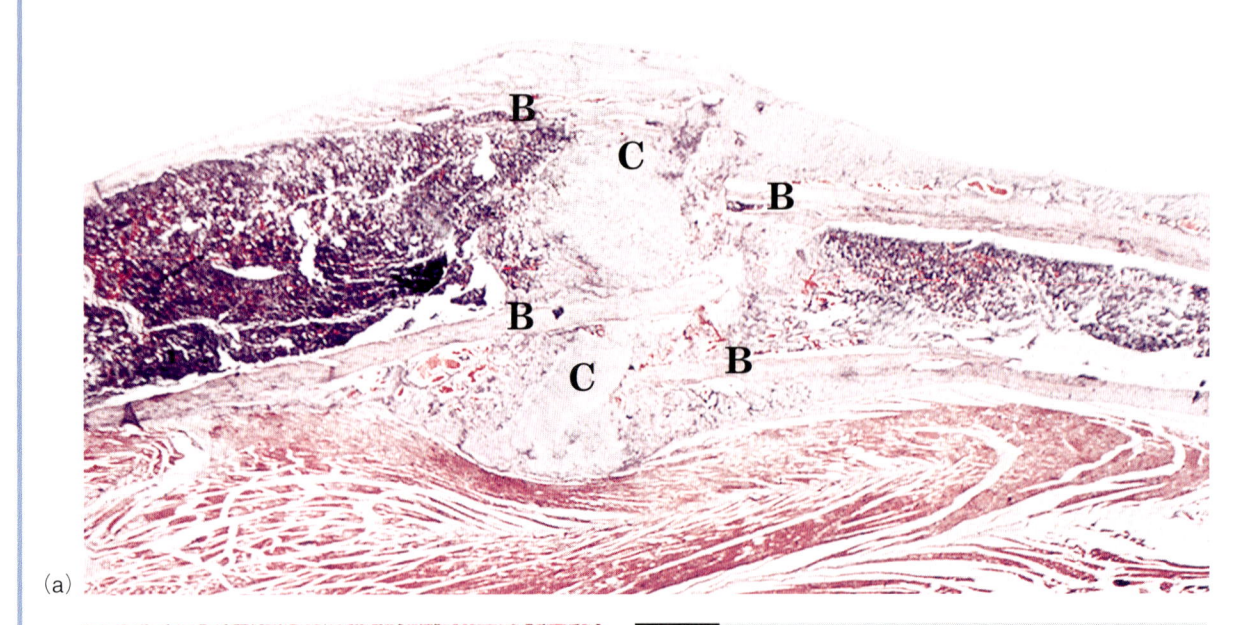

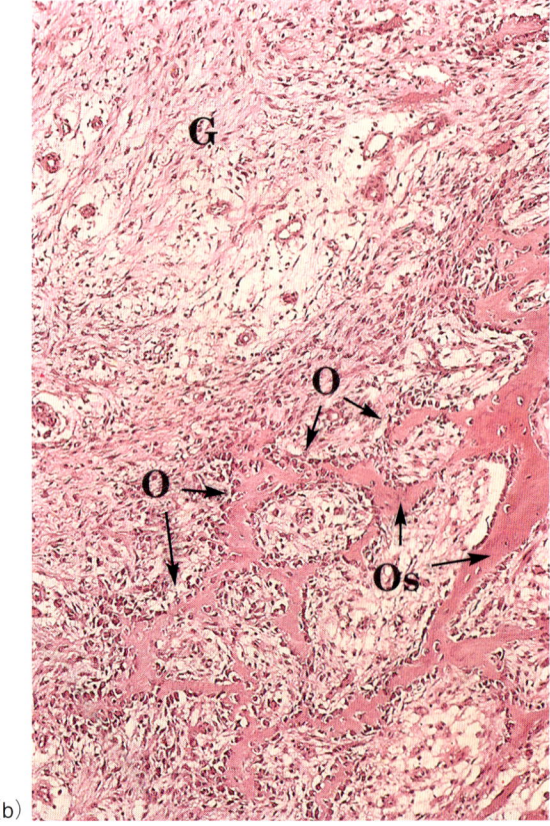

図2.12 特殊な修復：骨における治癒
specialized repair：healing in bone
(a)低倍率，(b)高倍率

多くの組織での線維性瘢痕は傷害組織を非特異的組織に置き換えるが，機能的にはふつう支障はない。しかし，骨では損傷組織が線維性瘢痕組織に置き換わると機能回復はむずかしくなる。そのため特別な型の肉芽組織が形成され，最終的には新しい骨になる。

骨折に続いて骨折部やその周囲に出血が起き，**血腫** hematoma という凝血の塊ができる。最初の急性炎症反応に引き続いて，すみやかに血腫の器質化が起こり，図2.9のような肉芽組織が形成される。骨折の場合，肉芽組織は**予備仮骨** provisional callus（C）と呼ばれ，骨折部の両骨端周囲（B）をひとまず大ざっぱに結合する〔図(a)〕。

正常の肉芽組織と対照的に，骨の肉芽組織は骨の無機基質からなる**類骨** osteoid をつくる骨芽細胞 osteoblast を含んでいる。図(b)上部の典型的な肉芽組織 granulation tissue（G）がピンク色に染まる新生類骨 newly formed osteoid（Os）に移行し，骨芽細胞（O）が後者を取り囲んでいる。類骨組織は石灰化して骨折部両端に**骨性仮骨** bony callus をつくる。最初，無秩序に形成された骨（**平織りパターンの骨** woven bone）は，2，3ヵ月後には局所の力学的ストレスに十分耐えられるよう骨芽細胞と破骨細胞によって広範に再構築され，梁構造を有する層状の骨になる。最終的に骨構造と機能は正常に回復する。

第2章 急性炎症とその治癒，修復

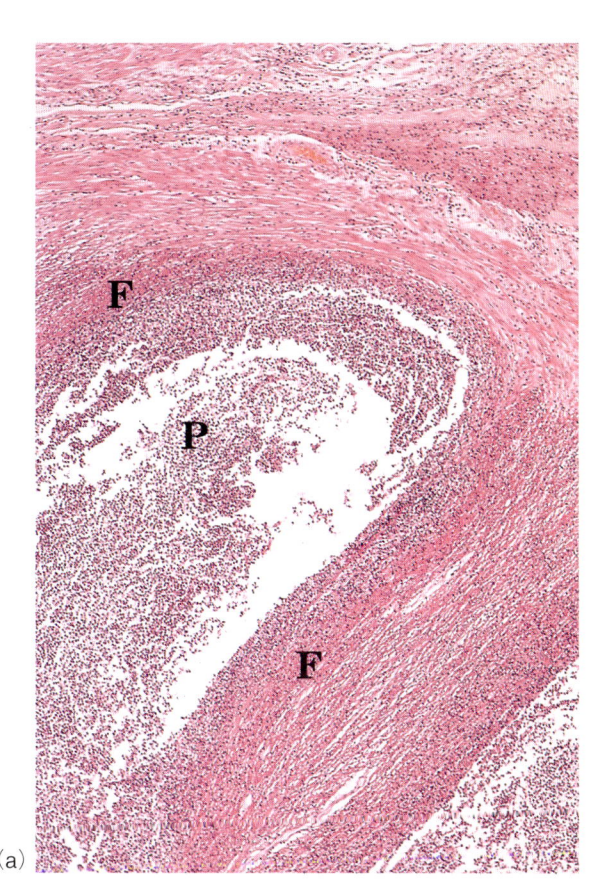

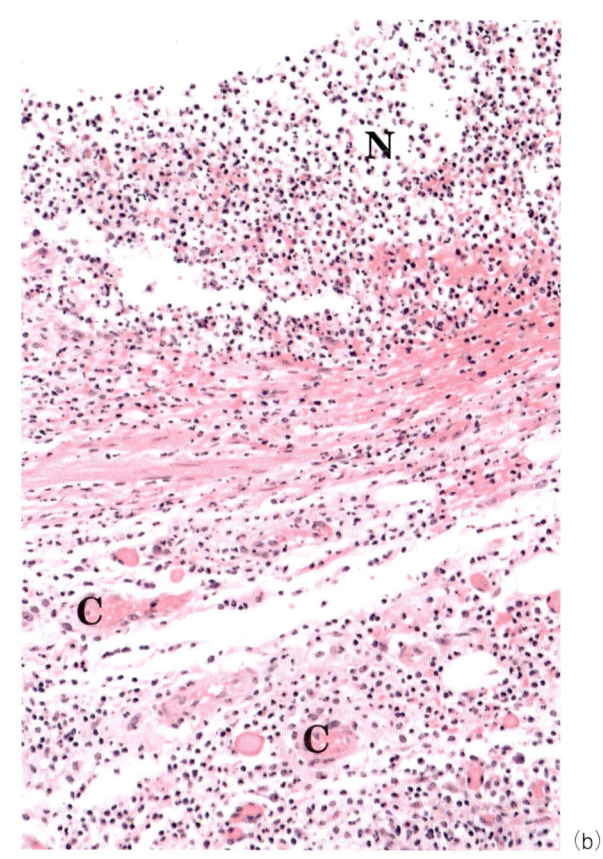

図2.13 膿瘍形成 abscess formation （a）低倍率，（b）高倍率

　膿瘍とは膿が局所に貯溜することである。これは通常，黄色ブドウ球菌 *Staphylococcus aureus* のような化膿菌により生じ，広範な組織傷害を伴う。これらの原因菌は好中球を主体とする滲出を起こす。このような場合，多数の好中球が死んでライソソーム酵素を放出し，白血球の自己融解を起こす。その結果出来る粘稠な液が膿であり，死んだ，または死滅しつつある好中球，壊死性組織破片，少量のフィブリンを含む急性炎症滲出液からなる。化膿菌は膿瘍腔の中にしばしば生きていて，病変が拡大することがある。これは**急性膿瘍** acute abscess と呼ばれる。しかし普通初期段階で膿瘍壁の器質化や修復によって病変の拡張がくいとめられる。このようにして膿瘍は被包され，細菌を含む膿を隔離し，それ以上の拡大を防ぐ。壁を肉芽組織で囲まれた膿瘍が**慢性膿瘍** chronic abscess である。一方，もし毒性の強い細菌が多数存在すると，このような器質化や修復が成立せず，周囲組織を破壊して膿瘍は拡大する。このように組織破壊と修復活動が共存する状態が**慢性炎症**である（第3章参照）。

　図（a）は大腸壁の膿瘍である。中心に紫色に染まる膿（ P ）がある。その境界はピンクに染まるフィブリン（ F ）の層である。しかし，膿瘍壁の器質化はほとんどみられない。したがって，これは急性膿瘍である。図（b）は慢性膿瘍壁と膿瘍腔の高倍率像で，膿瘍腔内の好中球（ N ）と組織破片，炎症を伴った肉芽組織内の毛細血管（ C ）がみられる。

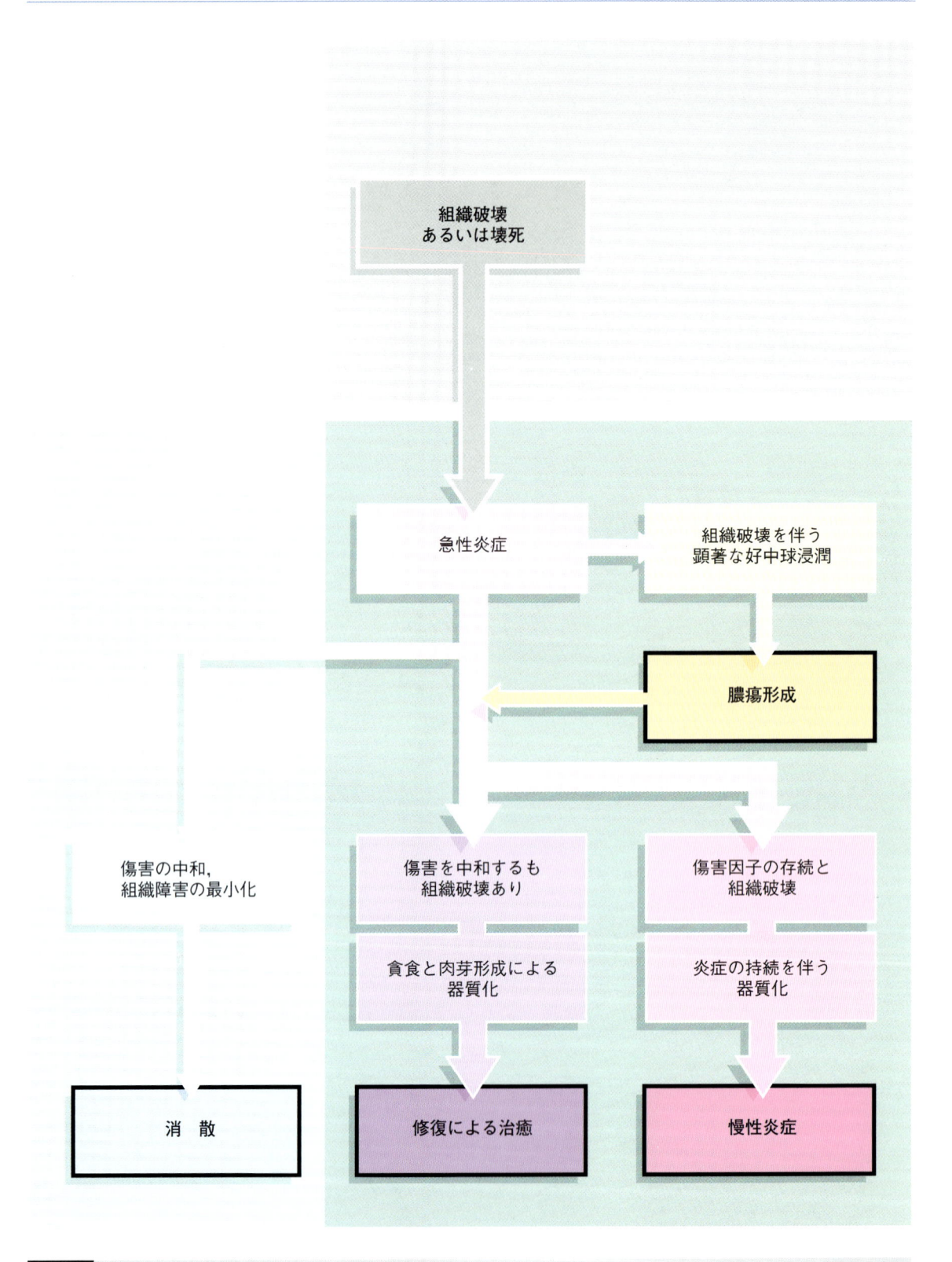

図2.14 急性炎症の転帰 outcome of acute inflammation

このフローチャートは，急性炎症に引き続いて起きる主なプロセスを要約したものである。完全な消散は一般的ではなく，線維化による（線維性瘢痕を残す）治癒か，慢性炎症に移行する。

第3章　慢性炎症
Chronic inflammation

　慢性炎症は週単位，月単位で続く炎症であり，種々の刺激や炎症機転により様々な形態的変化，病理学的所見を示す。それらの変化は原因により1対1になっている場合もあるが，しばしばいくつかの所見が重複して観察される。「慢性炎症」をひとことで表現するならば，**継続する組織傷害** ongoing tissue damage である。組織の傷害は浸潤する炎症細胞によってもたらされることが多く，形態的には**慢性炎症性細胞浸潤** chronic inflammatory infiltrate と**線維化** fibrosis がみられる。

　慢性炎症は以下のように分類できる。

- **非特異的慢性炎症** non-specific chronic inflammation：急性炎症の反復再燃による。
- **特異的（原発性）慢性炎症** specific (primary) chronic inflammation：急性炎症の初期像を欠き，炎症の原因に対して発症時から慢性炎症を示す。
- **肉芽腫性炎症** granulomatous inflammation：特異的慢性炎症の中で，類上皮マクロファージの集塊である肉芽腫が出現するものをさす。

非特異的慢性炎症　Non-specific chronic inflammation

　慢性炎症は急性炎症（第2章参照）に続いて起こることがある。これは急性炎症反応がもたらす有害な組織傷害性をうまくコントロールできないために起こる。そのような場合，組織傷害，急性炎症，肉芽組織，組織修復，慢性炎症の像が一度に観察される。つまり，急性炎症所見を伴う組織傷害が一部にみられ，その近くに線維化や慢性炎症性細胞浸潤という慢性炎症像が同時にみられるのである。浸潤する慢性炎症性細胞は組織マクロファージ，リンパ球，形質細胞が主体で（図3.1），急性炎症で好中球が主体となっていることと対照的である。この種の慢性炎症は組織の破壊と修復のバランスによって成り立っている。疾患の経過をみると，時として組織破壊が主体となる急性期を繰り返すことがあり，その急性期の間には組織修復を伴った慢性炎症が起こりうる。これを示す好適例として，慢性消化性潰瘍がある（図3.2）。その初期には浅い急性潰瘍があり，それが月単位，時には年単位で続くことがある。その間，慢性炎症所見を伴いつつ潰瘍は拡大したり，一旦治癒過程に入って縮小したり，という種々の像を示すのである。別の例としては，慢性の膿瘍がある。

　非特異的慢性炎症がどのような結末になるかは，局所的あるいは全身の状態に左右される。すなわち，組織傷害が拡大してしまうか，あるいは治癒過程が促進されるかがこれにより決定される。慢性炎症が治癒する場合は通常の場合，炎症巣が線維化して終結する。

　慢性炎症の治癒を妨げる原因としては次のようなものがある。

- 栄養不良。
- 免疫抑制状態。
- 異物を排除できず持ち続ける。
- 壊死組織が残る。
- 血液が病変部に供給されない。

　治癒が促進される因子としては次のものがある。

- 適切な抗生物質の投与。
- 外科的に異物が摘出される。
- 壊死組織が外科的に取り除かれる。
- 栄養状態の改善（例．ビタミン等の適切な投与）。

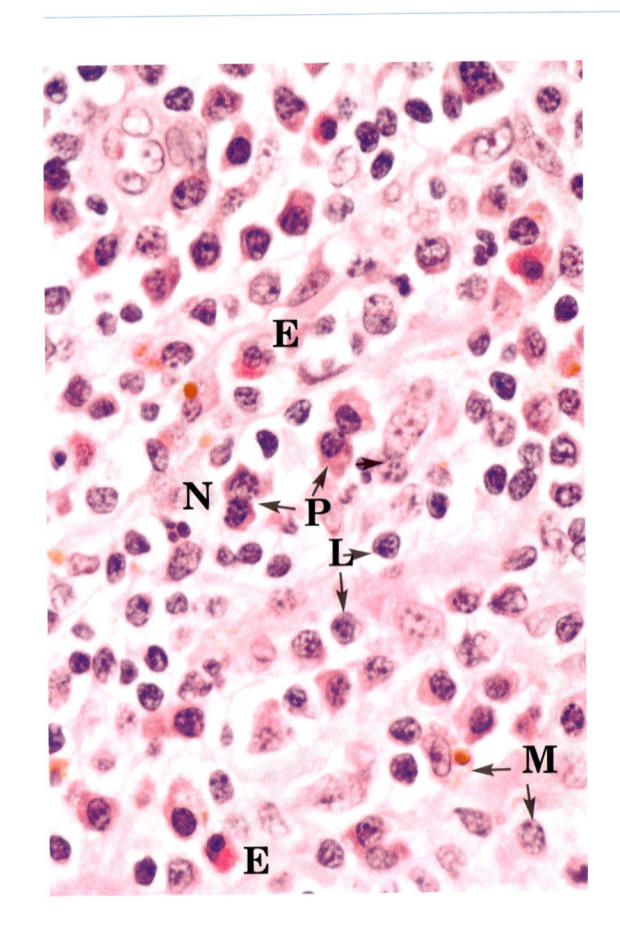

図3.1 慢性炎症性細胞 chronic inflammatory cell
（高倍率）

慢性炎症性細胞にはリンパ球，形質細胞，好酸球，マクロファージがあり，慢性炎症巣にこれらの細胞が認められる。

本図にはこれらの細胞が認められる。形質細胞 plasma cell（P）は両染性細胞質（紫色の部分）と「時計の文字盤」*に似たクロマチンパターンを示す核が特徴である。リンパ球 lymphocyte（L）は濃染する円形核と狭小な好塩基性胞体を有する。マクロファージ macrophage（M）は類円形あるいはインゲン豆形の核と淡い胞体からなるが，脂肪を貪食した場合はしばしば泡沫状を呈する。好酸球 eosinophil（E）は二分葉核と鮮やかな紅色の顆粒を有している。非特異的慢性炎症では，上記の細胞とともに好中球 neutrophil（N）や多数の線維芽細胞が混じることが多い。炎症が始まって数週間あるいは数ヵ月ののち，組織破壊性の機転がなくなり修復機転が充分働くと，これらの炎症性細胞は病変部から消腿する。

*訳註：「車軸様」とも表現する。

図3.2 慢性消化性潰瘍 chronic peptic ulceration ▶図は次ページ
(a)潰瘍の全体像（低倍率），(b)潰瘍浅層（中倍率），(c)潰瘍深層（中倍率）

非特異的慢性炎症の特徴を示すよい例として，胃酸による胃十二指腸潰瘍がある。大部分の症例ではヘリコバクター・ピロリ *Helicobacter pylori* 感染を伴っている。この病変は**慢性消化性潰瘍** chronic peptic ulcer と呼ばれる。

潰瘍は胃壁に対する攻撃因子（胃酸と消化性酵素）と防御因子（胃の粘液，局所的アルカリ）のバランスを欠いた結果生じる。ヘリコバクター・ピロリは表面の粘液を壊す酵素を産生するばかりでなく，直接的に上皮も傷害する。その結果，胃酸が粘膜に直接作用し急性の潰瘍を形成するのである。この過程を止める機構がなければ，胃十二指腸の壁を全層性に破壊し穿孔してしまう。その結果，上部消化管の内容物が腹腔内に漏れ出すという重大な状態になってしまう（図**13.8**参照）。しかしながら，通常の場合，急性炎症反応によりこの破壊的状態の進行は止められる。組織の修復は，肉芽組織の形成から始まり，攻撃因子が抑えられていれば，線維性瘢痕を形成し治癒する。これは，単発的急性炎症の過程である。しかし，急性炎症反応により潰瘍の進展が一旦止まったあとも攻撃因子による組織破壊が継続すると，修復過程も同時に起こり慢性炎症状態となるのである。つまり，慢性消化性潰瘍は攻撃因子による組織破壊と組織修復のバランスを反映した状態といえる。

図(a)で慢性炎症の顕微鏡所見をみてみよう。潰瘍の表面には**壊死層** slough（Sl）がある。これは好酸性の壊死物質（これはしばしば**壊死塊** necrotic slough と表現される）と滲出性のフィブリン，好中球からなる。壊死層の下には，血管性肉芽組織 vascular granulation tissue（V）があり，中倍率の図(b)にその詳細を示す。

また肉芽層の下には線維性肉芽組織 fibrous granulation tissue（F）が観察される。これは図(c)でより詳細に示す。潰瘍底部の最深部には膠原線維に富んだ線維性瘢痕組織 fibrous scar tissue（Sc）が形成されている〔図(a)〕。また潰瘍部分に接して固有筋層（M）が完全に断裂しているのがわかる。これ以外に潰瘍部分によくみる所見としては，大型の血管（動脈が多い）が潰瘍底部にあり，それらが傷つくことで胃内に大量出血をきたすことがある。これを吐いた場合を**吐血** hematemesis といい，便として出た場合を**下血** melena という（胃酸の影響で黒色になって「タール便」と表現される）。

慢性消化性潰瘍が最終的にどのようになるかは，胃酸の攻撃因子と再生性の因子のバランスによって決定される。治癒機転が進行した場合は，線維性組織が徐々に潰瘍のクレーターを修復してゆき，再生性粘膜が潰瘍周囲から粘膜欠損部を補うように進展して線維性の部分を被う。固有筋層などの欠損部も線維化により補われるのである。以前に潰瘍があった部分は瘢痕部がひきつれて粘膜が集中するようになる。

消化性潰瘍を治癒にもっていく環境を得るためには，抗生物質を使ってヘリコバクター・ピロリ菌を除菌することと，H_2レセプターブロッカーなどを用いて胃酸分泌を抑制することが重要である。逆に潰瘍を増悪させてしまう因子には，種々の原因により胃酸分泌が亢進すること（これは，特に十二指腸潰瘍で顕著である）や他の感染症に同時にかかること，あるいはステロイド剤や非ステロイド性抗炎症薬など潰瘍を副作用とする薬剤の使用などがある。このような状態があると再生力が削がれるのである。

第3章 慢性炎症　27

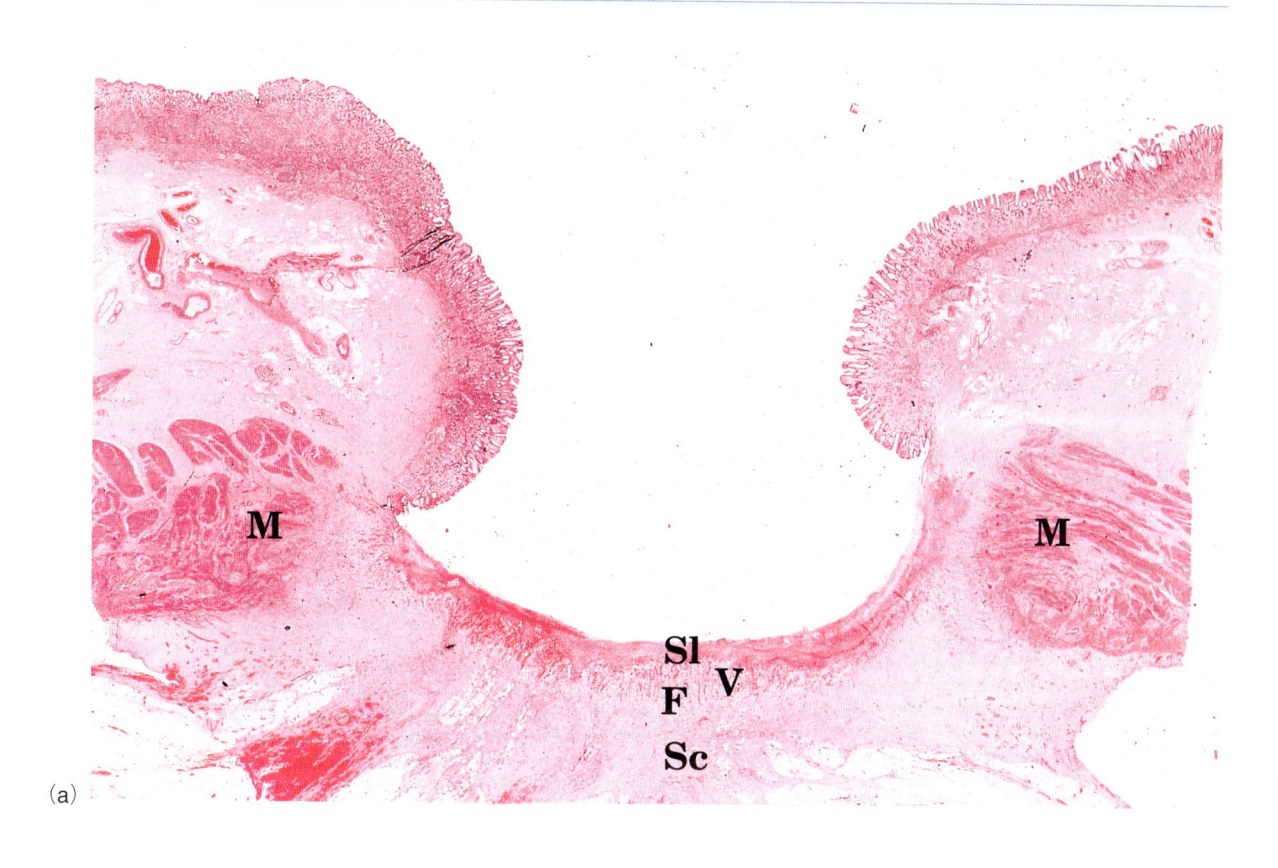

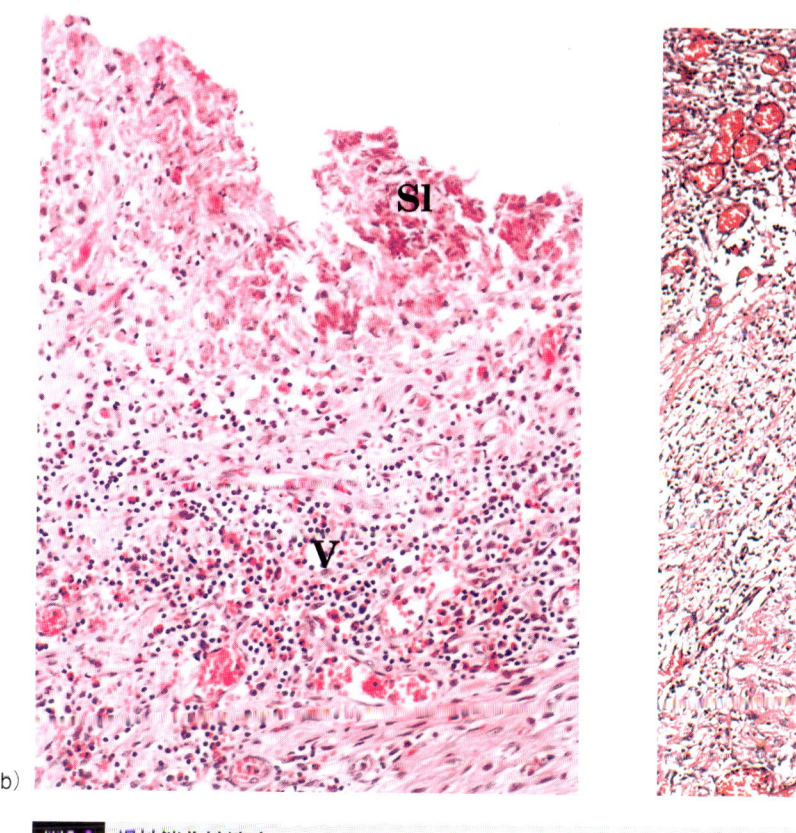

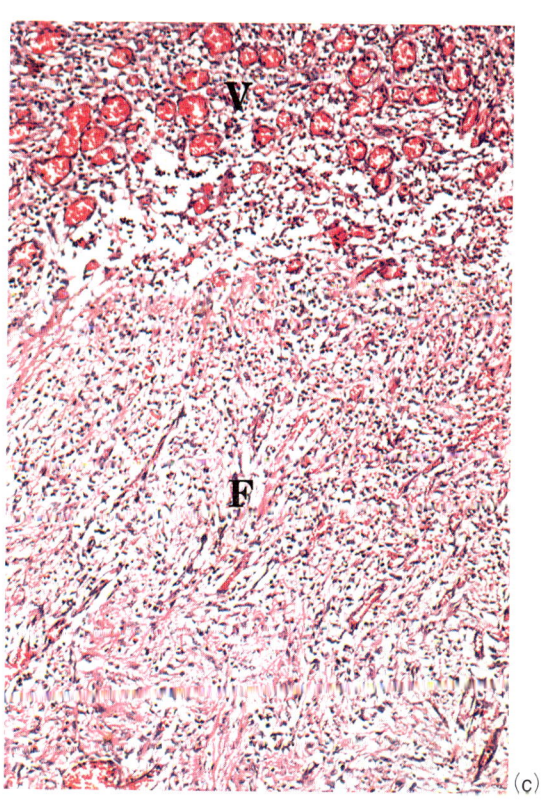

図3.2　慢性消化性潰瘍　▶解説は前ページ

図3.3 気管支拡張症 bronchiectasis（低倍率） ▶図は次ページ

　気管支拡張症は気管支における慢性炎症であり，気管支壁の破壊と不可逆性の拡張がみられる。

　気管支壁の損傷では，多くの場合繰り返される感染症の既往がある。これにより，粘膜が産生する分泌物が貯留し，正常気管支壁の弾性板や平滑筋が破壊されるのである。このような損傷はとくに気道が部分的あるいは完全に閉塞することにより助長される。気管支壁の弾性板，平滑筋は消失し，初期には線維性血管性肉芽組織が形成され，のちに膠原線維組織により置換される。この変化のため壁は脆弱となり，気道拡張が起こり，ますます気道分泌物の貯留が起こる。そして，その状態では細菌の排除ができず，感染症が起こりやすく悪循環となる。

　本図には，2本の異常な気管支がみられる。いずれも膿 pus（P）が充満している。双方とも壁には線維性血管性肉芽組織 fibrovascular granulation tissue（G）が形成されており，核の濃染した細胞が認められる。これらは形質細胞とリンパ球である。気管支拡張症は組織の破壊と修復機転が同時にみられる例であり，前述のように慢性炎症の本態的所見がみられる。

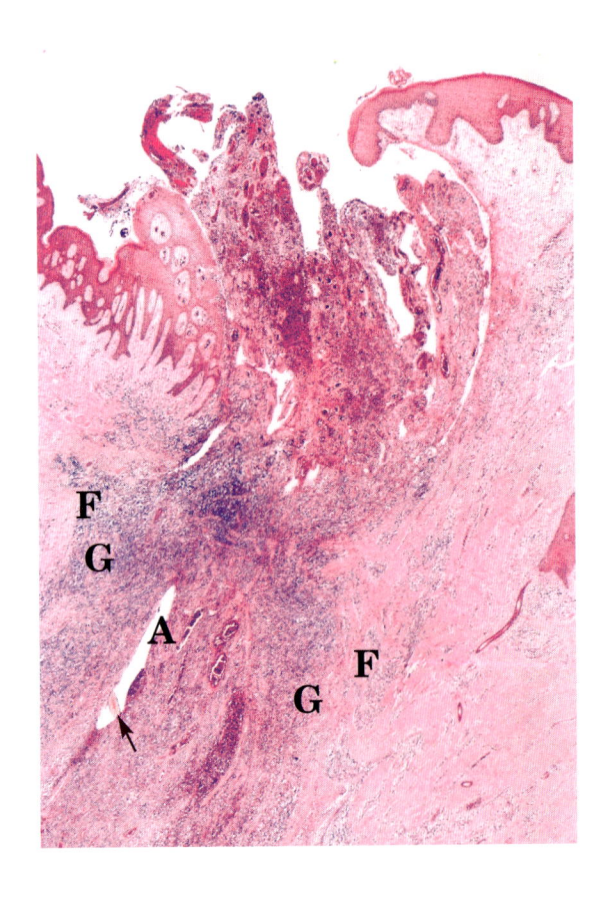

図3.4 毛巣嚢胞 pilonidal sinus（低倍率）

　慢性膿瘍の典型的例は**毛巣嚢胞***である。これは皮下の慢性膿瘍であり，多くは座骨尾骨の部位に発生する。破壊された毛包から出た体毛は膿瘍内にあり，慢性炎症を引き起こす。この毛は貪食されにくいので治癒機転を遅らせる原因になる。二次的な感染はより経過を複雑にする。この部を被う上皮は増生し，深部へも伸びていって膿瘍腔まで**瘻孔洞**(sinus)を形成することがある（本図では示されていない）。

　図には皮下膿瘍腔 subcutaneous abscess cavity（A）があり，その壁は肉芽組織 granulation tissue（G）からなる。壁にはリンパ球，形質細胞が多数認められる。周辺真皮には線維化 fibrosis（F）があり，これは生体反応として線維性の修復機転が働いた結果である。

　他の慢性炎症病変と同様，毛巣嚢胞を治癒させるためには病変が継続する原因となっている洞構造，膿瘍全体を外科的に摘出するか，同部を開放することによってのみ達成される。

＊訳註：毛巣瘻 pilonidal fistula ともいう。

図3.5 潰瘍性大腸炎 ulcerative colitis （a）低倍率，（b）中倍率，（c）高倍率 ▶図は次ページ

　潰瘍性大腸炎は再燃を繰り返す原因不明の大腸の炎症性疾患である。その特徴は，病勢の落ち着いた時期もあるが，それが一転し粘膜の甚だしい急性炎症が再燃し潰瘍形成することである。急性炎症がおさまっている時期には粘膜固有層には慢性炎症性細胞浸潤がみられる（図3.1）。急性増悪を示すときには，浅く広い潰瘍が出現し，潰瘍を免れ取り残された粘膜は慢性炎症を伴ってポリープ状となる。これは**偽ポリープ** pseudopolyp と呼ばれる。

　図(a)〜(c)は長い臨床経過を示す潰瘍性大腸炎の症例である。図(a)の偽ポリープ（P）の表面には上皮 epithelium（Ep）があり，その周囲には潰瘍化した大腸粘膜 ulcerated colonic mucosa（U）が観察される。図(b)は急性炎症が落ち着いた時期である。急性炎症を受けたときに破壊された陰窩がみられる。陰窩は正常に比べて短縮しており，部分的に消失している。再生性の変化として，陰窩が分岐している branching（B）。慢性炎症性細胞浸潤は，図(c)でよくわかる。粘膜固有層にシート状のリンパ球，形質細胞の浸潤が認められる。本図には大腸粘膜上皮の再生性変化も出ている。再生性上皮の核は腫大しており，さかんに増殖して未成熟であることを示している。この像は種々の炎症性上皮や治癒に向かっている上皮で観察される変化であり，腫瘍性と関連がある**異形成** dysplasia とは区別する必要がある（第6,7章参照）。真の異形成も長い経過の潰瘍性大腸炎でみられることがあり，それ自身では目立った害を示すことはないが，癌の前駆病変となることがある。癌は潰瘍性大腸炎の重要な合併症である。

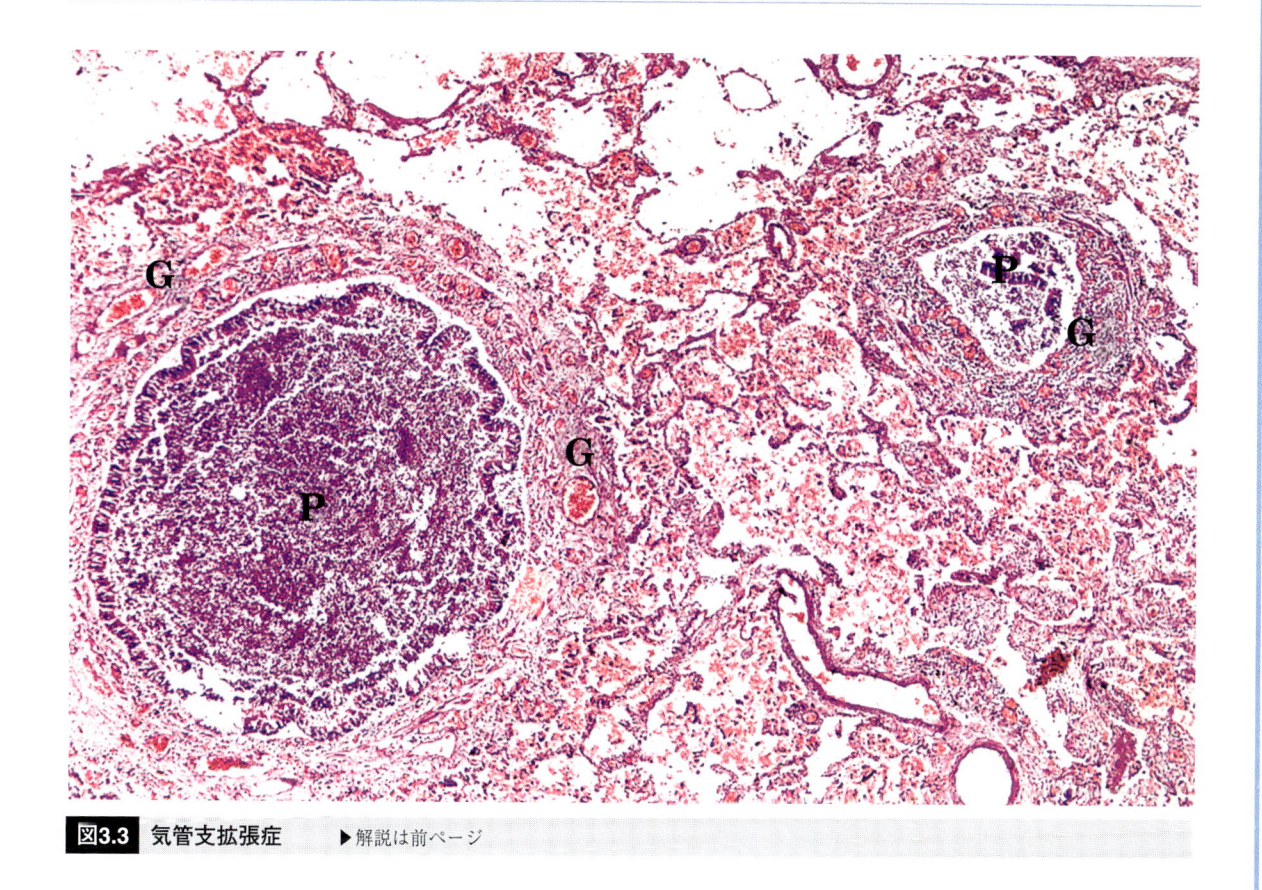

第3章 慢性炎症　29

図3.3　気管支拡張症　　▶解説は前ページ

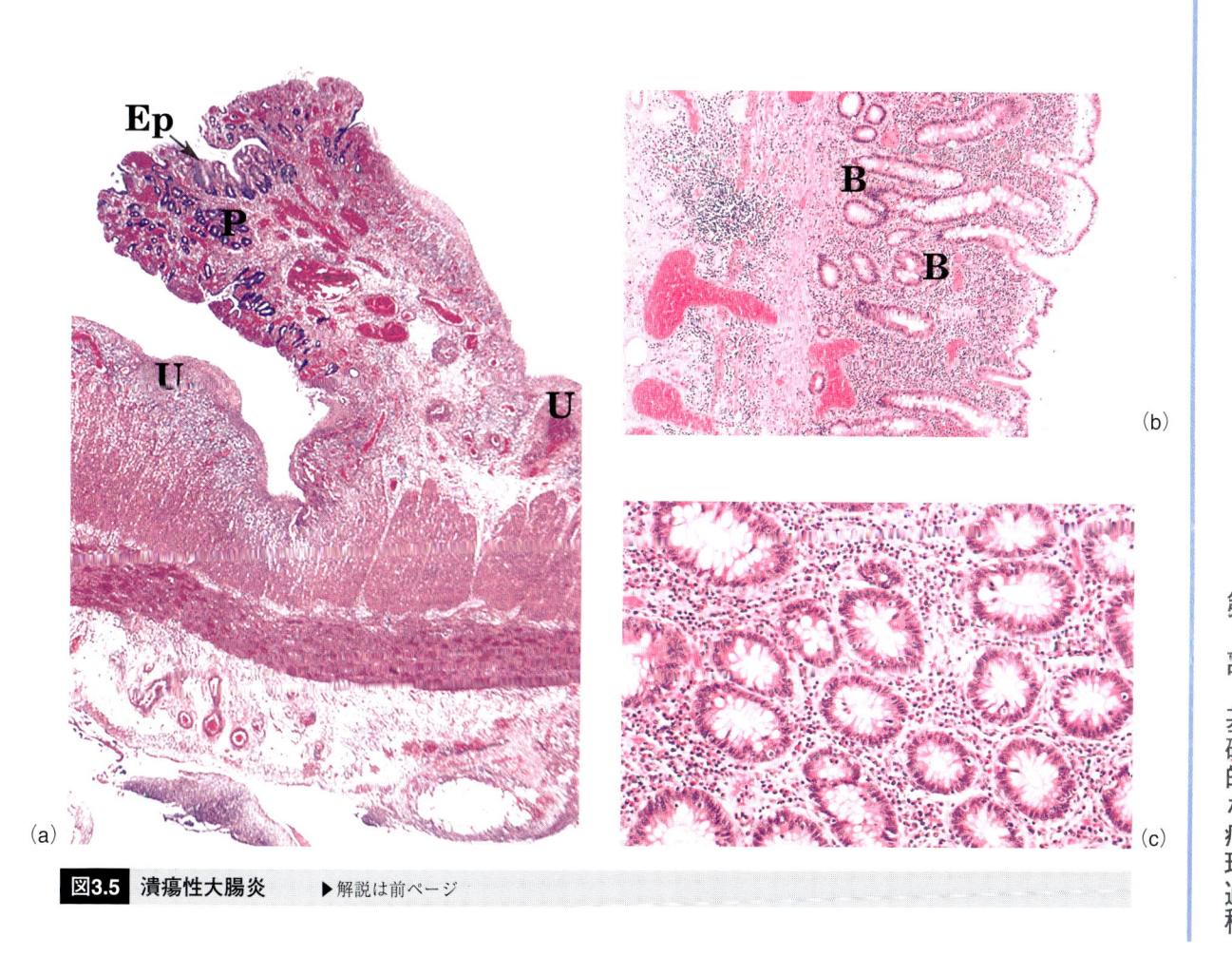

(a)

(b)

(c)

図3.5　潰瘍性大腸炎　　▶解説は前ページ

第1部　基礎的な病理過程

特異的(原発性)慢性炎症 Specific (primary) chronic inflammation

　この慢性炎症は非特異的慢性炎症とは異なった機序で発生する。特異的慢性炎症には**肉芽腫性** granulomatous と**非肉芽腫性** non-granulomatous の2タイプがある。慢性炎症の重要な特徴の1つはマクロファージの活性化であり，慢性炎症反応の中心的役割を担う。マクロファージは免疫現象でも非免疫現象でも活性化される。活性化マクロファージは異物貪食能や微生物などの殺傷能力がより効率的であるばかりでなく，他の炎症性細胞の動態を制御する多数の因子(例：走化性因子やリンフォカイン)や線維化を誘導する因子(例：線維化サイトカインや増殖因子)も分泌するのである。どのような原因が原発性慢性炎症を引き起こすかを以下に示す。

◆免疫学的機序が関わるもの
- **梅毒** syphilis や**イチゴ腫** yaws の原因となるトレポネーマ *Treponema* のような弱毒菌。
- ウイルスや抗酸菌 *Mycobacteria* のような細胞内増殖を示す病原体。
- **外因によるアレルギー性肺胞炎** extrinsic allergic alveolitis のような過敏性反応。
- **全身性エリテマトーデス** systemic lupus erythematosus のような自己免疫性疾患。
- 真菌，原虫，寄生虫の感染。

◆非免疫学的機序によるもの
- 異物 foreign body に対する反応。
- 珪酸 silica，滑石 talc，アスベスト asbestos，ベリリウム beryllium のような有害物質。

　免疫学的機序が関与する特異的慢性炎症には肉芽腫が出現する場合としない場合がある。この非肉芽腫性慢性炎症のよい例としてはB型肝炎ウイルスによる**慢性活動性肝炎** chronic active hepatitis がある(図14.5参照)。ウイルスが感染した肝細胞は細胞性免疫反応を引き起こし，細胞傷害性T細胞がウイルスに感染した肝細胞を破壊する。被感染者の中には有効な免疫反応によりB型肝炎ウイルスを短期間で排除する者もあるが，リンパ球浸潤が月単位や年単位で持続する場合もある。後者の場合には肝細胞の破壊が持続し，線維化を伴って肝硬変に至ることもある。他の多くの慢性炎症例と同様に肝炎における組織傷害はウイルス自身によるものではなく，免疫学的機序によって引き起こされるのである。非免疫学的機序による慢性炎症ではどのような機序が働いているか不明瞭な場合もあるが，珪酸はそれ自身で直接マクロファージを活性化し，その結果マクロファージから炎症反応や線維化を起こす種々の因子が出されることが判明している。

肉芽腫性炎症 Granulomatous inflammation

　肉芽腫性炎症とは**類上皮マクロファージ** epithelioid macrophage が出現する炎症反応であり，マクロファージ由来の**多核巨細胞** multinucleate giant cell がしばしば観察される。類上皮という言葉は，マクロファージが集簇し，上皮(扁平上皮)細胞に一見似た形をとることに由来している。この**肉芽腫** granuloma (細胞集塊 cluster)は境界明瞭で，周囲にはリンパ球，マクロファージ，線維芽細胞と種々の程度の線維化がみられる。肉芽腫の大きさは様々で，時にはより大型で類上皮細胞がびまん性にみられるような場合もある。肉芽腫性原発性慢性炎症には，免疫学的機序が働いているものと非免疫学的なものとがある。免疫学的機序が働く代表例は，**遅延型過敏性反応** delayed hypersensitivity response が関与する結核にみることができる(第4章参照)。抗酸菌の抗原によりT細胞が刺激され，分裂し，ヘルパーT細胞が産生される。このヘルパーT細胞はリンフォカインを分泌しマクロファージを類上皮細胞，巨細胞に導くのである。

　非免疫学的機序によるものの代表例は，手術後の糸や皮膚に刺さったバラのとげなどに対する異物反応である。図3.10にその1例を示している。これは糞便中の植物性残渣が腸管粘膜に入った結果，形成されたものである。クローン病やサルコイドーシス sarcoidosis にも類上皮細胞結節が観察されるが，これらに免疫機序が働いているかどうかは不明である。今まで多くの研究者がこれらの原因となりそうな病原体を追究しているが，現段階では同定されておらず，発症機序は解明されていない。

　「肉芽腫」という言葉が多用されるので，その定義をもう少し明らかにしておく必要がある。一般に，肉芽腫とは類上皮マクロファージの集塊をさし，第2章で出てきた肉芽組織とは区別されるべきである。しかしながら，紛らわしいことに過去には肉芽腫と肉芽組織とを同義的に使っていたことがあり，そのためいくつかの例では古い混同した名称が残っている。例えば，歯根部の歯根肉芽腫 apical granuloma* や化膿性肉芽腫 pyogenic granuloma (分葉状血管腫 lobular hemangioma)で，これらは外傷の治癒過程に出た肉芽組織であるが，類上皮性マクロファージは登場しない。

　肉芽腫の中には中心部に壊死を示すことがある。乾酪性の壊死は結核に非常に高率に認められる(第4章参照)。この乾酪壊死 caseous necrosis は肉眼的に壊死巣がクリームチーズに似ている (caseous = like cream cheese)ために命名された。光顕的にこの壊死巣は一様に好酸性で細胞成分をほとんど認め

(→次ページ※につづく)

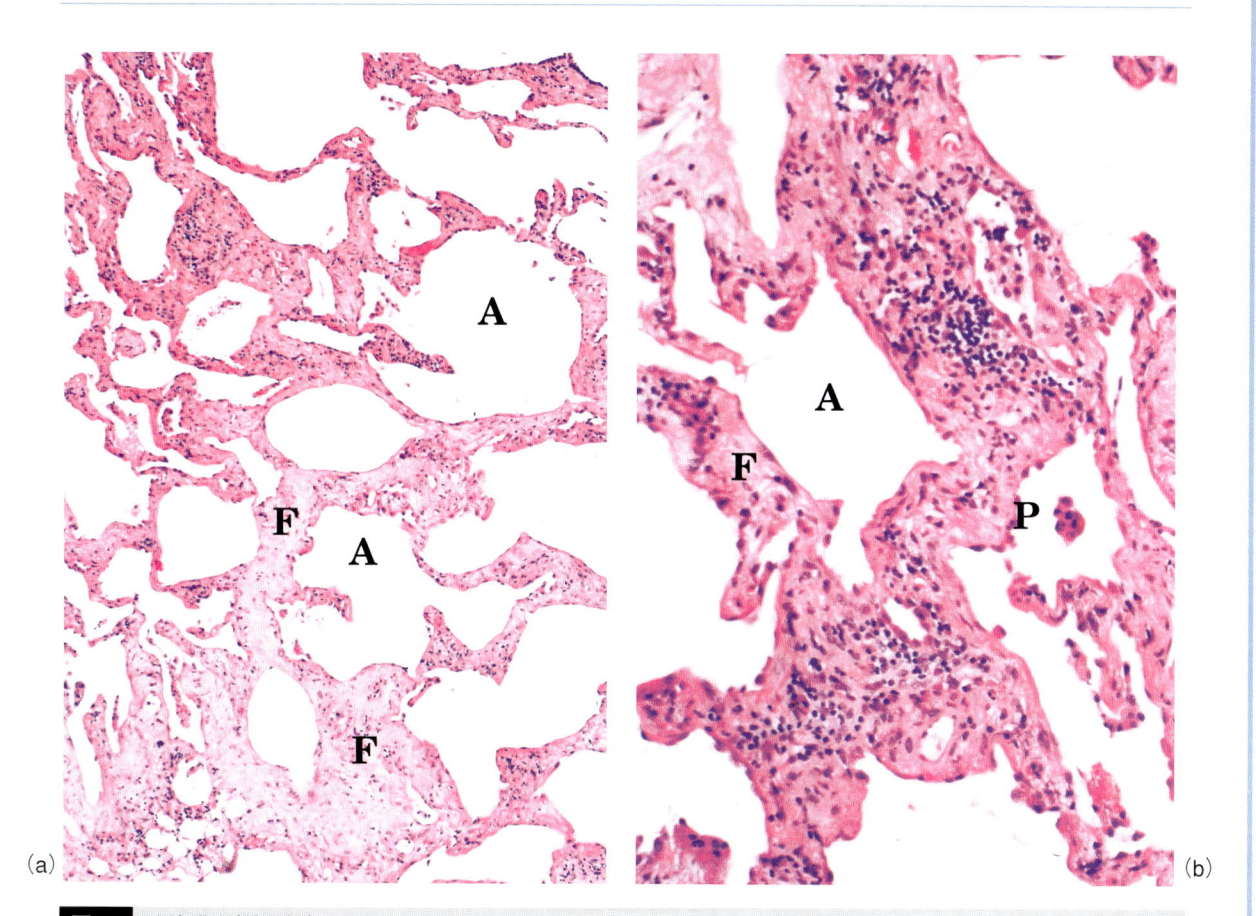

図3.6 肺線維症（特発性）pulmonary fibrosis（idiopathic）(a) 低倍率，(b) 高倍率

　特発性肺線維症（特発性線維化肺胞炎 cryptogenic fibrosing alveolitis と呼ぶこともある）は慢性炎症で，その初期段階に慢性炎症性細胞がみられる好適例である。その初期段階は**間質性肺炎** interstitial pneumonitis（**通常型間質性肺炎** usual interstitial pneumonitis とも呼ぶ）である。これは未知の破壊性の要因が肺胞への炎症反応を惹起するのである（自己抗原に対する異常な免疫状態：自己免疫反応であるかもしれない）。

　図はより病変の進行した状態を示すが，肺胞壁は厚い線維性組織（F）により肥厚している。肺胞壁が肥厚することによって，変形するとともにガス交換能が著しく低下する。最終的段階になると肺胞の変形および融合が進み，1つひとつの肺胞 alveolus が拡張する〔alveolar space（A）〕。この状態は肉眼的に蜂の巣に似ているので**蜂巣肺** honeycomb lung と呼ばれている。さらに，本来扁平で薄い肺胞上皮は過形成あるいは再生により腫大したⅡ型肺胞上皮に置換されてしまい，ガス交換能がますます低下する。図(b)をみると，浸潤したリンパ球，形質細胞，Ⅱ型肺胞上皮の過形成 type Ⅱ pneumocyte hyperplasia（P）がよくわかる。

　通常型間質性肺炎（特発性線維化肺胞炎）は知らぬ間に病変が進行する疾患で，息切れやばち指で気づかれることがある。しかし，肺線維症は通常型間質肺炎に特異的なものではなく，組織学的に他の疾患の終末像でも認められる。その例としては，未熟児に対する高酸素療法により引き起こされる，**びまん性肺胞傷害** diffuse alveolar damage（**硝子膜症** hyaline membrane disease：図12.10参照）や，急性ウイルス性肺炎，外来抗原によるアレルギー性肺臓炎，薬物中毒，粟粒性結核症，膠原病，サルコイドーシスなどがある。これらの疾患の中には初期段階に肉芽腫性炎症をみるものがあり，そのような場合の終末像には肺胞間質の線維化だけでなく肉芽腫をみることもある。

（※前ページ「肉芽腫性炎症」からのつづき）

ない。結核との鑑別が問題になる，非定型抗酸菌症では肉芽腫の中心部に壊死をみるが，その部分には好中球を主体とする化膿性炎症を伴っている。化膿性炎症と壊死を示すものは「化膿性肉芽腫」と呼ばれる。ここで壊死について強調するのは，他の病変，例えばクローン病やサルコイドーシスの肉芽腫ではまず壊死がみられず，重要な鑑別点となるためである。

＊訳註：apical granuloma のほか，periapical granuloma や radicular granuloma ともいう。

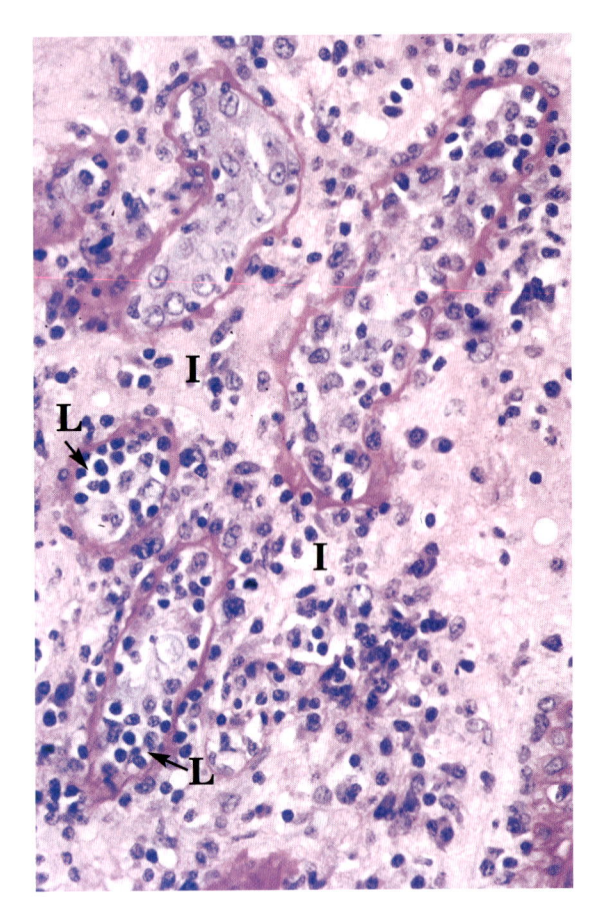

図3.7 移植片拒絶 tranplant rejection：腎（低倍率）

臓器移植は，移植を受ける側（被移植者 recipient）にとって非自己の組織を入れることである。臓器提供者（ドナー）donor と被移植者の HLA 型が完全に一致することは，両者が一卵性双生児以外では極めてまれである。ドナー側の HLA 抗原は被移植者の中で**細胞性免疫反応** cell-mediated immune response を引き起こし，活性化したT細胞が異物として認識する移植片に浸潤し，ドナーの細胞を破壊し体外に排出しようとする。以上の説明は，大変複雑な移植片拒絶反応をおおざっぱにまとめたものであり，詳細は第15章で述べる。

本図は移植腎に対する細胞性免疫反応を示している。間質 interstitium（I）には多数のリンパ球浸潤を認めるが，その多くはT細胞である。基底膜に囲まれた尿細管は萎縮し（atrophic），間質には線維化をみる。リンパ球（L）は間質のみならず尿細管の基底膜内，上皮間にも浸潤している（これは**尿細管炎 tubulitis** と呼ばれる）。これらのリンパ球は尿細管上皮を攻撃して，尿細管は傷害され消失することもある。このようにしてネフロンの一部が消失すれば，当然ネフロン全体が侵されることになり，結果として移植腎は機能を果たさなくなるのである。この過程は，他の慢性炎症と同様に，組織傷害は炎症性細胞浸潤によって起こる。移植腎は拒絶反応がなければ被移植者に害をもたらすことはないので，もし拒絶免疫反応がなければ，廃絶された腎の機能を取り戻すという臨床的な成果をあげることができる。すなわち細胞性免疫による拒絶反応を抑えることができれば移植腎が機能し，被移植者が血液透析から解放されるのである。この目的のために，移植時には種々の免疫抑制薬が投与される。

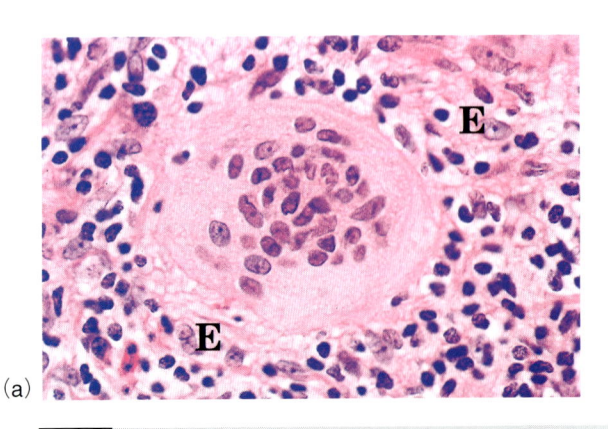

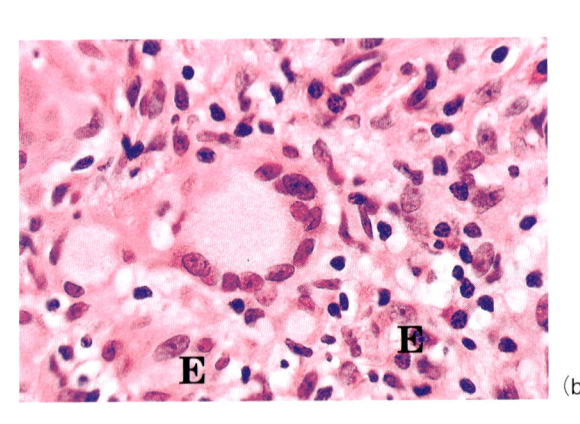

図3.8 巨細胞 giant cell （a）異物型巨細胞（高倍率），（b）ラングハンス巨細胞（高倍率）

先述（p.30「肉芽腫性炎症」の項参照）のように，多核巨細胞は類上皮マクロファージの融合によって形成される。これは普遍的ではないが，肉芽腫性慢性炎症にかなり特徴的な細胞である。図は巨細胞の典型的な像を示す。図（a）は**異物型巨細胞** foreign body giant cell である。細胞の中心部に集簇する核は，付近の類上皮性マクロファージ epithelioid macrophage（E）のそれとよく似ている。これらの細胞は異物，例えば手術糸や皮膚に刺さったとげなどがある部位に出現する。巨細胞は通常類上皮細胞とともに観察される。ここにみられる類上皮細胞は，結核やサルコイドーシスなどでみられるような境界明瞭な肉芽腫を形成する場合もあるが，そうでない場合もある。

次に示す重要な巨細胞は，**ラングハンス巨細胞** Langhans' giant cell である。これは結核でよく出現する。図（b）にみられるように，多核性ラングハンス型巨細胞の核は馬の蹄鉄のように細胞の辺縁部に存在する。この巨細胞の周辺には類上皮細胞 epithelioid cell（E）が認められる。

類上皮細胞も巨細胞も貪食像はあまりなく，むしろ分泌細胞として働いている。両方の細胞とも好酸性の広い胞体をもっており，粗面小胞体が豊富にあることを示している。これは貪食能に富んだマクロファージが淡い泡沫状の胞体をもっていることと対照的である。ラングハンス型巨細胞と異物型巨細胞はそれぞれ別々の肉芽腫性炎症に出現するように言われているが，実際にはそうでなく，各種の肉芽腫性炎症で両者とも出現しうる。

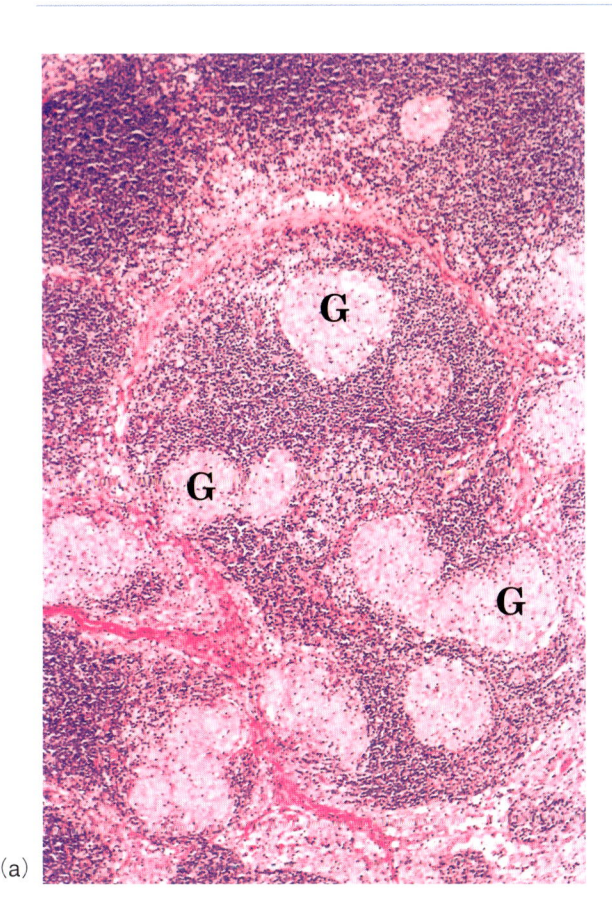

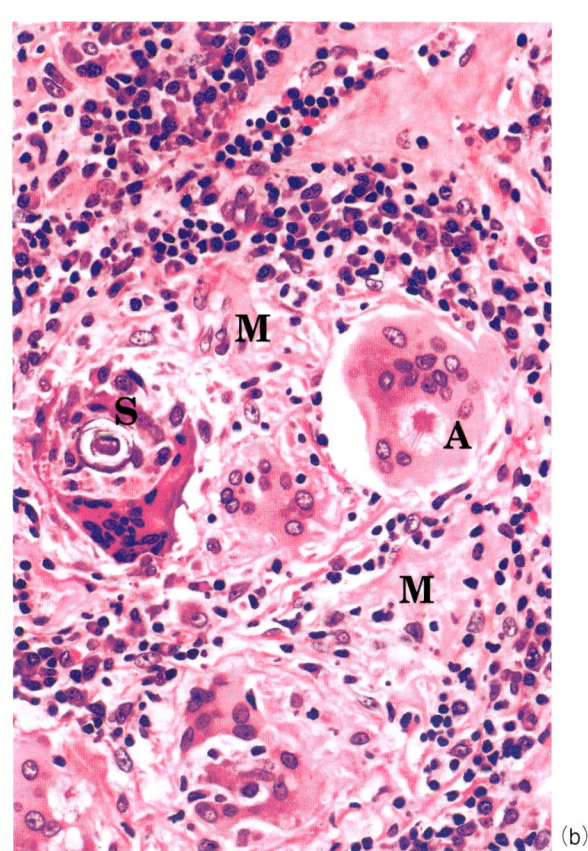

図3.9 サルコイドーシス sarcoidosis
(a)リンパ節のサルコイドーシス（中倍率），(b)サルコイド肉芽腫（高倍率）

　サルコイドーシスは原因不明の慢性肉芽腫性炎症である。境界明瞭で結核と類似点の多い肉芽腫がいろいろな臓器に出現する（第4章参照）。結核と大きく異なる点は，サルコイドーシスの肉芽腫には結核のような乾酪壊死がみられないことである。サルコイドーシスでも大型の肉芽腫の場合には時にごく小範囲の壊死をみることがあるが，結核のように目立つものはなく例外的といってよい。

　サルコイドーシスの肉芽腫は脾，肝，皮膚，リンパ節など全身諸臓器に出現しうるが，肺でも高頻度に出現し，ごま塩や胡椒をまいたように沢山の病変が出現することもある。多くの症例では肺門部のリンパ節が肉芽腫を伴って腫大する。胸部X線写真でも認識できるような両側性肺門リンパ節腫脹は診断的価値が高い。

　図(a)は典型的リンパ節病変の一部を示す。乾酪壊死を伴わない肉芽腫（G）がみられる。中心部に乾酪壊死がないので，サルコイドーシスの肉芽腫は結核のそれと異なり，類上皮性マクロファージ層の幅が広い。結核と同様，サルコイド肉芽腫 sarcoid granuloma はリンパ球により囲繞されるが，その程度はサルコイドーシスのほうがやや不明瞭である。リンパ節以外の臓器では，肉芽腫はリンパ球や線維芽細胞を周りに伴わずに存在し，むき出しnakedとなっている。

　図(b)は**サルコイド肉芽腫**の典型的な高倍率像である。類上皮性マクロファージ（M）が広く帯状になっていることがわかる。多核巨細胞は多くの肉芽腫でみられる。サルコイド巨細胞には2つの細胞質封入体様構造をみることがある。それは，好酸性で星形の**星芒体 asteroid body**（A）と石灰化物が小さな層状の同心円構造を示す**シャウマン体 Schaumann's body**（S）である。これらは有名な封入体であるが，実際にみることはまれである。また，これらはサルコイド巨細胞の特徴ではあるが，サルコイドーシスに特異的ではなく，他の慢性炎症性肉芽腫でも出現しうる。

　サルコイドーシスは慢性遷延性の病気であり，しばしば臨床徴候を欠く。長く落ち着いた経過を示す症例では，肉芽腫に巨細胞が残っていても全体としては細胞成分が減少し，線維化が著明になる。肺では最終的に肺線維症や蜂巣肺 honeycomb lung になることもあり（図3.6参照），そのような場合は慢性呼吸不全になってしまう。

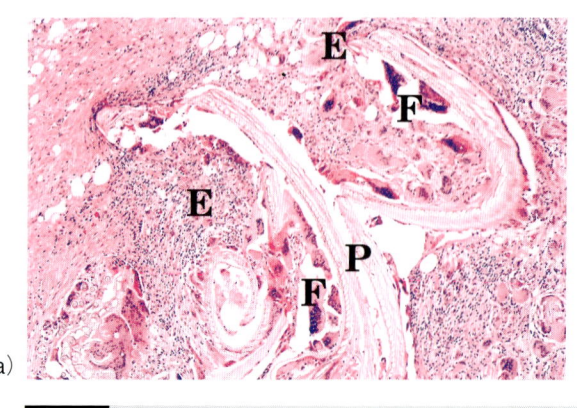

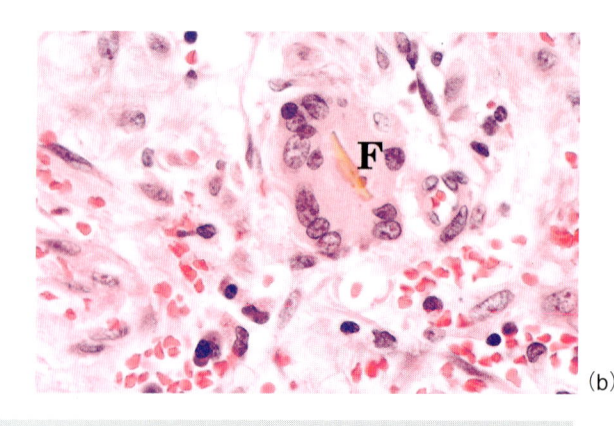

図3.10 異物反応 foreign body reaction
（a）異物肉芽腫（低倍率），（b）（異物性）封入体をもつ巨細胞（高倍率）

細胞が消化分解できない異物がある場合はサルコイドーシスに似たような慢性肉芽腫性反応を認めることがある。このような異物に対する反応をよくみる例は，滑石（タルク）や澱粉（手術処置中に手術用手袋についている粉が組織内に入り込む），手術縫合糸，木片，金属や硝子の破片，珪酸やベリリウムを肺に吸入した職業上の塵肺，など数多く挙げられる。肺への吸入は臨床上重要である。なぜなら，そのような塵肺は肺線維症に進展することがあるためである。このような外来性異物は偏光顕微鏡を使うと偏光性を示すので，肉芽腫や巨細胞内に異物を同定することができる。

低倍率像の図(a)は，腸管粘膜が壁内に陥入した憩室から起こった**憩室炎** diverticulitis の症例である。便に含まれた植物性物質（P）が腸管壁内に入り，異物肉芽腫を形成している。植物性物質は消化されず，周囲にそれを取り込もうとする異物型巨細胞 foreign body giant cell（F）と類上皮細胞 epithelioid cell（E）が他の炎症性細胞とともに多数認められる。高倍率像の図(b)ではラングハンス型巨細胞があり，その胞体内には貪食された異物（F）の破片がみられる。

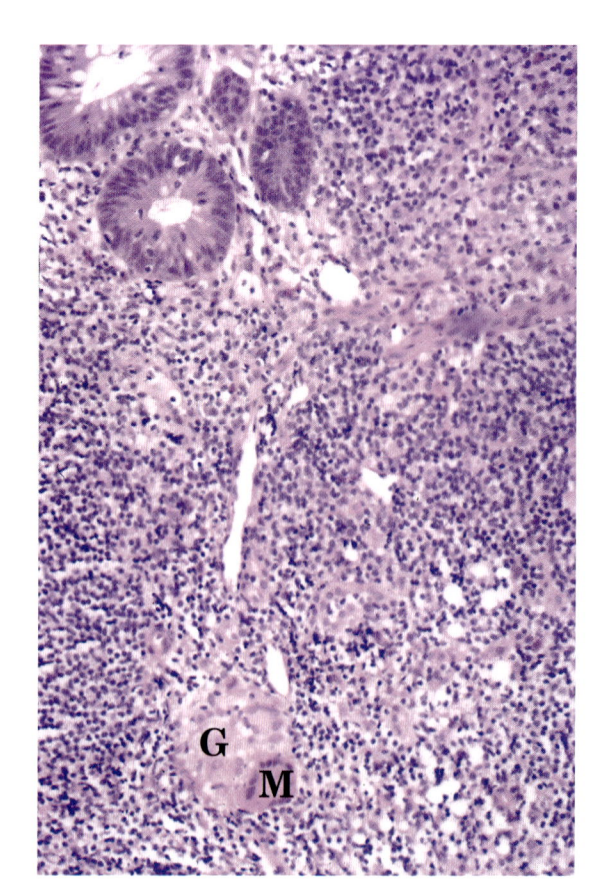

図3.11 クローン病 Crohn's disease（高倍率）

クローン病も原因不明の慢性肉芽腫性疾患である。典型例では大腸，小腸が侵されるが，口唇から肛門まで消化管のどこも侵される可能性がある。また，まれではあるが皮膚が侵されることもある。この疾患の特徴は，消化管では全層性に慢性炎症反応がみられることである。浸潤する炎症細胞は，リンパ球，形質細胞と好酸球である。典型例でみられる肉芽腫は種々の大きさであるが，症例によっては認められないこともある。

本図の高倍率像では大腸の粘膜固有層と粘膜下層が出ている。図の上部にいくつかの腺窩がみられる。粘膜下には類上皮細胞が集簇し，境界明瞭な小型の肉芽腫（G）を形成している。この肉芽腫には多核巨細胞 multinucleate giant cell（M）も観察される。種々の炎症細胞による密な浸潤が粘膜固有層と粘膜下層にみられる。クローン病における肉芽腫はしばしば散在性にあるにすぎないが，潰瘍性大腸炎と鑑別するときにはクローン病を示唆する大変重要な所見である。クローン病については，第13章に特徴を詳細に述べる（**図13.16**参照）。

第4章　組織学的に重要な感染症
Infections of histological importance

はじめに

多くの感染症は生検標本の特徴的組織像により診断が可能である。実際多くの症例では，まず生検組織の光顕的所見から感染症が疑われ，臨床医が疑った感染病原体は，生検診断により他の細菌学的手段と同様に確定診断される。組織学的所見はしばしば特徴的であるが，通常は細菌培養や血清学的手段による感染病原体の確定を必要とする。さらに，病理医は電顕的手技や，特異抗体を用いた免疫組織学的検索，特殊染色など様々な方法による確定診断も可能である。AIDS や臓器移植患者などの免疫抑制患者に発生する多くの感染症は，しばしばその診断が困難であり，そのような患者の増加により，病理組織学的な感染症診断の重要性は増している。本章では，通常の病理組織診断の過程で重要な感染症を概説し，組織における感染病原体の出現様式と，それらによる臓器変化のパターンを図示する。

細菌感染症 Bacterial infection

多くの細菌（化膿性細菌）は滲出性変化を伴う急性炎症を引き起こし，炎症性滲出性病変は多くの疾患の臨床病態の基本となる〔例：大葉性肺炎（図2.4），気管支肺炎（図12.5），急性髄膜炎（図2.6）〕。臓器変化のパターンは化膿性細菌の種類にかかわらず共通であり，細菌の同定は細菌学的手技によってのみ可能である。その他，細菌による病変は産生される毒素の直接的作用による，細胞や組織の壊死〔例：*Clostridium difficile* が産生する毒素による大腸粘膜表層上皮細胞の破壊（図 4.1）〕や，細菌（例：抗酸菌属，トレポネーマ属など）によってはIV型遅延型過敏反応により，特徴的な組織学的所見を形成する。

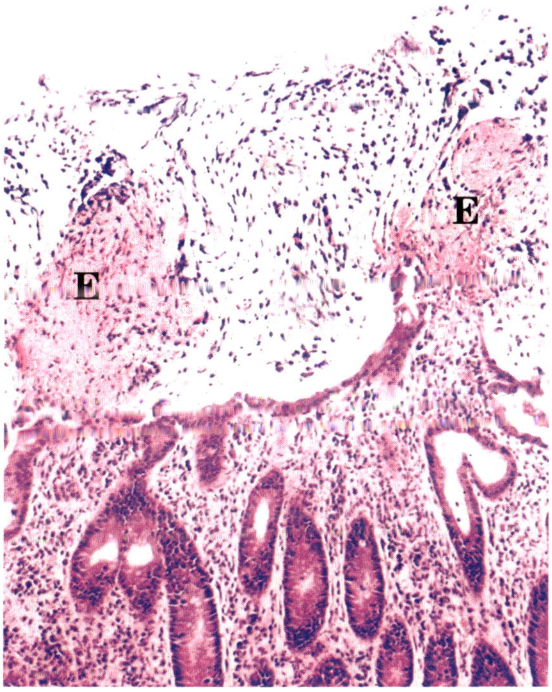

図4.1 偽膜性大腸炎 pseudomembranous colitis（中倍率）

偽膜性大腸炎では，大腸粘膜表層上皮細胞の限局性壊死を形成し，壊死組織はフィブリンを主体とする急性滲出性炎症性変化による膜状物（ E ）により置換される。しばしば老人で経口抗生剤投与後に発症する。抗生物質は腸管の常在細菌叢を破壊し，*Clostridium difficile* の増殖を引き起こす。この細菌は，毒素産生により，大腸粘膜上皮細胞の巣状の壊死を引き起こし，致死的である。

粘膜表層の壊死が特徴的であり，火山の噴火にたとえられるような多発性の壊死物質の盛り上がりを呈する。粘膜深層にはほとんど病変を伴わない。

抗酸菌感染症 Mycobacterial infection

多くの抗酸菌属感染症は，特徴的な組織反応により組織学的に診断が可能である。この病原体は，細菌培養での増殖が遅く，迅速な同定が困難であり，生検組織による早期診断が重要である。結核菌 *Mycobacterium tuberculosis* は結核の原因菌であり，近年再び増加し，薬剤耐性菌の出現も問題となっている。また癩菌 *Mycobacterium leprae* は癩病の原因菌である。その他の病原性抗酸菌（非定型抗酸菌属）も疾患の原因となる。

抗酸菌感染組織像の重要な点を列挙する。

- 慢性肉芽腫性病変を呈する。
- 乾酪壊死（図4.2）は結核菌感染に特徴的である。
- 化膿性肉芽腫（中心性壊死に好中球を伴う肉芽腫）はその他の非定型抗酸菌感染でみられる。
- 原因病原体は病理組織標本を用いた特殊染色（チール−ネールセン染色 Ziehl-Neelsen stain，ウェード−ファイト染色 Wade-Fite stain）によりしばしば同定可能である。

図4.2 肺結核早期病変 early pulmonary tuberculosis　▶図は次ページ
(a)早期結核結節（中倍率），(b)早期結核結節（高倍率），(c)後期結核結節（中倍率），(d)後期結核結節（高倍率）

結核の組織病変の特徴は**結核結節** tubercle として知られる肉芽腫にある。

結核菌が経気道的に肺に達し，肺の末梢に分布し，一過性の不完全な好中球反応を引き起こす。病原体は，表面を厚く被う糖脂質膜により，好中球酵素活性に抵抗性で生き延びる。結核菌はその後マクロファージに貪食され，マクロファージ細胞質内で分裂し増殖する。マクロファージはTリンパ球に結核菌抗原を提示し，活性化したTリンパ球はIV型細胞性免疫反応を引き起こす。感作リンパ球は，様々な可溶性因子（サイトカイン）を産生し，マクロファージを活性化し，結核菌を殺菌する物質の分泌を促進する。活性化したマクロファージは好酸性で顆粒状の広い細胞質を有する大型細胞となり，上皮細胞と類似した形態から，類上皮細胞として知られる細胞になる（第3章参照）。これらの類上皮細胞は結核結節を含む肉芽腫の主要成分となる。

図(a)は早期結核結節の全体像で，図(b)がその高倍率像である。結核結節の中心部には結核菌を含む乾酪壊死 caseous necrosis（CN）を認める。結核菌は特殊染色により抗酸菌として同定可能である（図4.11参照）。乾酪壊死は広い細胞質を有する類上皮細胞（M）の層に取り囲まれる。マクロファージは多核巨細胞を呈し，**ラングハンス巨細胞** Langhans' giant cell（L）と呼ばれる。定型的なラングハンス巨細胞の詳細は図3.8に示されている。マクロファージの辺縁をリンパ球が取り巻く。

中心部乾酪壊死の拡大により，結核結節は大きくなり，辺縁のマクロファージ，リンパ球の層は薄くなる。図(c)で示す，より進行した結核結節と図(a)を比較すると明らかである。さらに進展すると紡錘形線維芽細胞 spindle-shaped fibroblast（F）が結核結節のリンパ球層に出現し，類上皮細胞により産生された因子で刺激され，膠原線維を増生する。この過程は図(c)と図(d)に示す。

このステージでは，結核結節は2つのうちいずれかの変化を呈する。結核菌が生き延び，菌量が多い場合，特に宿主の抵抗性が低い（例：衰弱した患者，あるいは免疫抑制患者）場合では，急速に乾酪壊死が拡大し結核結節が増大する。マクロファージ−リンパ球−線維芽細胞による防御反応が感染を制御しえなかった場合には，例えば結核性気管支肺炎に進展する（図4.5参照）。一方，生体防御が感染力に優った場合には，マクロファージ−リンパ球−線維芽細胞による防御反応が結核結節の増大を抑え，線維芽細胞の増生が感染の進展を強固に阻止する。これらの線維芽細胞による膠原線維産生はカプセルを強固にし，結核菌を含む壊死組織を封じ込め，感染の進展を阻害する（図4.3参照）。膠原線維の層や壊死組織には石灰化が生じる。肺においては肉芽腫のマクロファージは炭粉を貪食する。

結核の初期感染では，肺の早期結核結節は**ゴーン初期変化群** Ghon focus として知られ，中肺野の胸膜下に通常認められる。この病変が増大したり，先に述べた線維化の過程に進展することはまれである。肺病変が治癒する前に，結核菌がリンパ管を経由して，肺門部リンパ節に進展した場合は，同様な結核結節を形成する。肺門部リンパ節結核感染からの進展様式については図4.3〜4.9で示す。

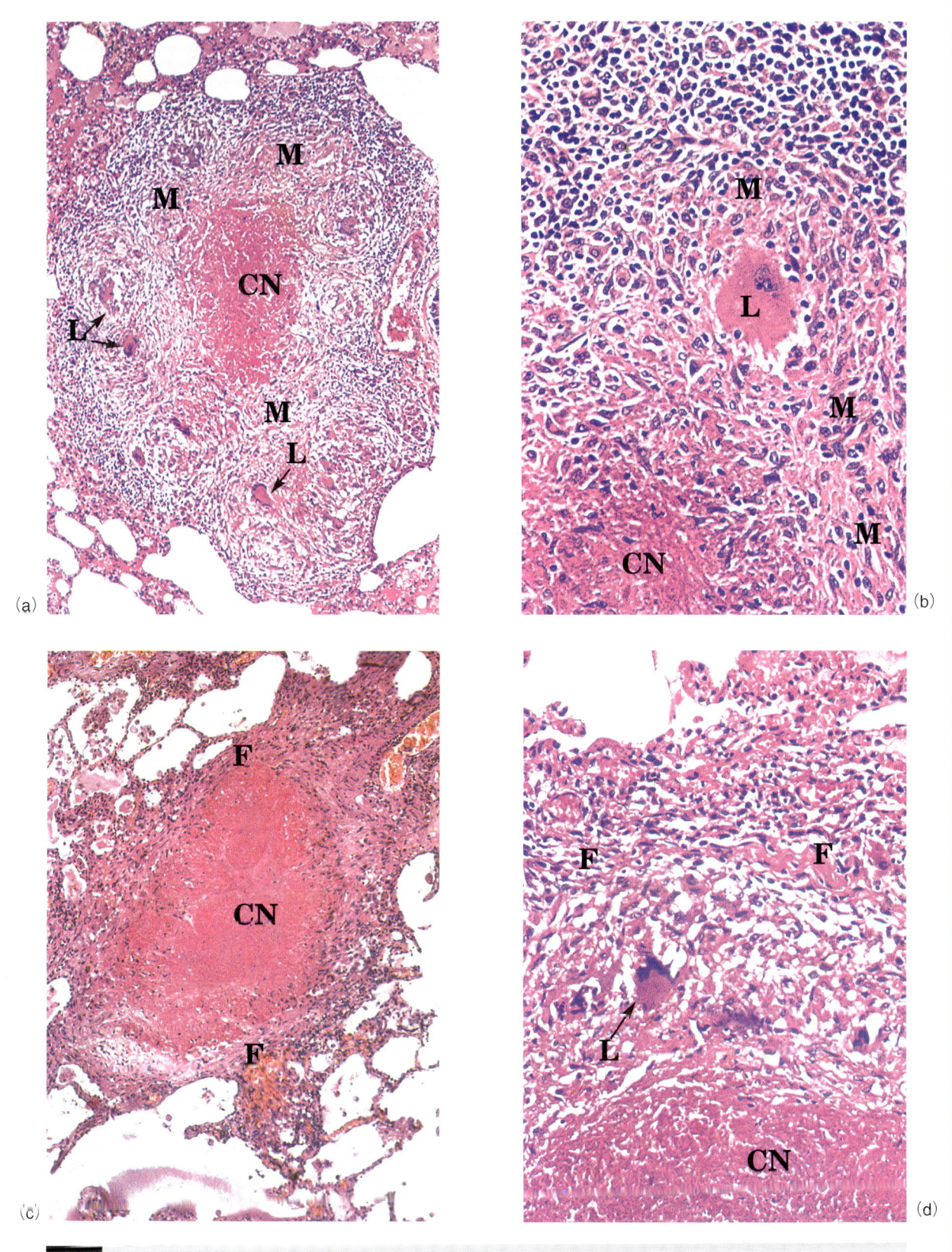

第4章 組織学的に重要な感染症　37

図4.2 肺結核早期病変　▶解説は前ページ

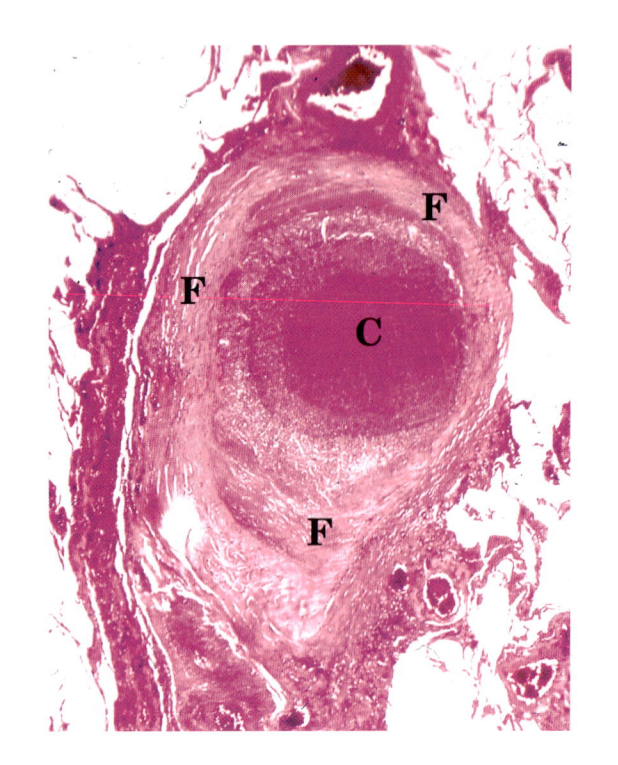

図4.3 線維化乾酪性結核結節
fibrocaseous tuberculous nodule（低倍率）

　肺結核症例の多くは主として小児であり，ゴーン初期変化群は小さな線維化結節を残すのみの線維化病変として治癒し，しばしば石灰化を伴う。しかし症例によっては，初期感染病巣やその治癒病変を指摘できないことがある。免疫抑制状態などにより，初期感染病巣の再活性化による活動性病変を発症し，後になって初期感染病巣の成立が明らかとなる場合がある。

　いずれの場合でも，病変は**アスマン病巣** Assmann focus と呼ばれる肺尖部病変を伴う。この病変は，さらに感染の進展を呈するか，化学療法により本図に示すような線維化乾酪性病変となる。肥厚した線維化部分（F）は乾酪壊死物質 caseous necrotic material（C）を完全に取り巻く。この症例ではわずかな石灰沈着が認められる。

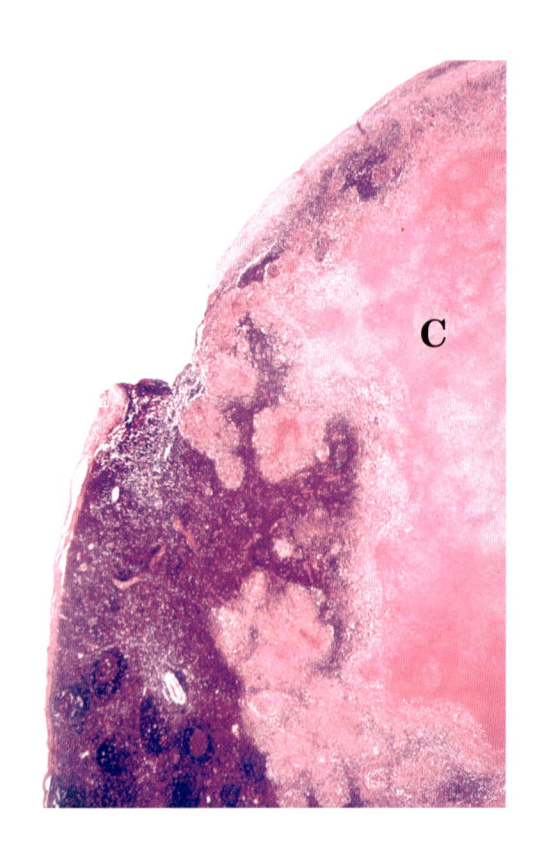

図4.4 リンパ節結核
tuberculous lymph node（低倍率）

　小児肺におけるゴーン初期変化群においては，結核菌は肺のリンパ管を経由して所属リンパ節に達し，肺と同様な乾酪壊死を伴う結核結節を形成する。肺のゴーン初期変化群と所属リンパ節（傍気管リンパ節）の結核病巣は，**一次結核** primary complex あるいは**ゴーン初期変化群**と呼ばれる。

　小児期感染の転帰は，リンパ節病変の変化に依存する。多くの場合，小児期の感染抵抗性は強く，線維化病変として治癒し，肺の末梢や所属リンパ節に線維石灰化した小結節を残す。一方，患者の抵抗性が不十分な場合には，リンパ節結核病変はマクロファージ，リンパ球，線維芽細胞による反応が弱く大きな乾酪壊死病変を形成する。腫大したリンパ節病変は，被膜が破れ，多数の結核菌を含む乾酪壊死物質を周囲組織に散布する。腫大したリンパ節病変が，近傍の気管支に潰瘍形成をきたした場合，結核性気管支肺炎を引き起こしたり（**図4.5**参照），血管内に破れた場合には，結核菌の全身への播種を引き起こす（**図4.6**参照）。本図では結核結節は腫大し，リンパ節は乾酪壊死（C）により置換され，取り巻く細胞反応の領域はわずかである。壊死はほとんどリンパ節被膜に達し，破れる寸前である。

第4章 組織学的に重要な感染症

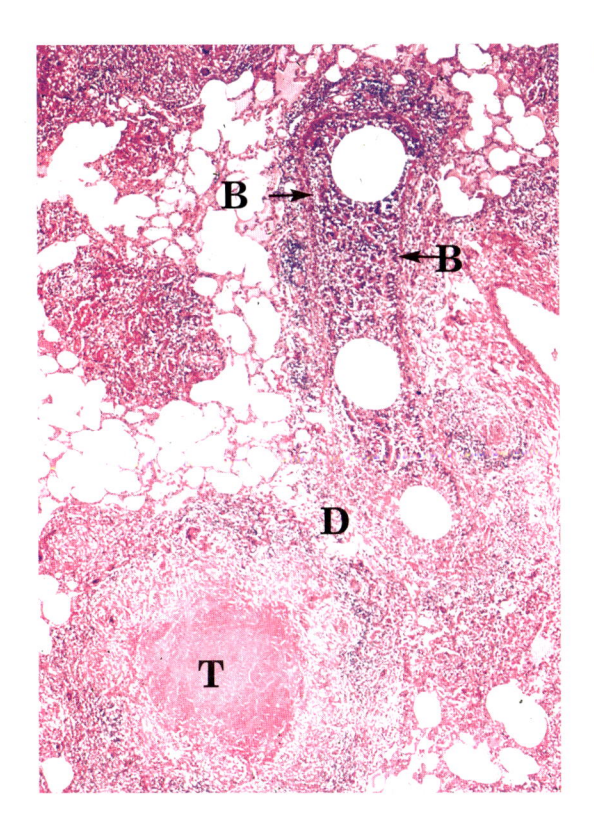

図4.5 結核性気管支肺炎
tuberculous bronchopneumonia（中倍率）

腫大したリンパ節病変や肺尖部アスマン病巣により，気管支壁が浸潤された場合，さまざまなルートを経由して結核菌は気管支内腔に散らばる。喀痰中に喀出された場合，飛沫感染によりヒト感染をきたし，ときに喉頭に感染病巣を形成する（**喉頭結核** tuberculous laryngitis）。病原体を含む喀痰を飲み込んだ場合には，**結核性食道炎** tuberculous esophagitis や**結核性回腸炎** tuberculous ileitis を続発する。喀痰が同側あるいは対側肺の気道に沈下した場合には，気管支粘膜を破壊し，病原体は気管支周囲組織に浸潤し，乾酪病巣を形成する。この肺病変は**結核性気管支肺炎**と呼ばれる。

本図は，結核性気管支肺炎の初期病変を示す。（B）の矢印で示される細気管支壁の内腔に感染物質を認める。細気管支壁の一部は破壊され（D），結核菌の浸潤により近傍の肺胞領域に乾酪結節 caseating tubercle（T）を形成する。これらの多くの病変は，急速に拡大し，通常は下葉に互いに癒合した乾酪性病変を形成する。これが「奔馬性結核 galloping consumption」として恐れられる病態である。

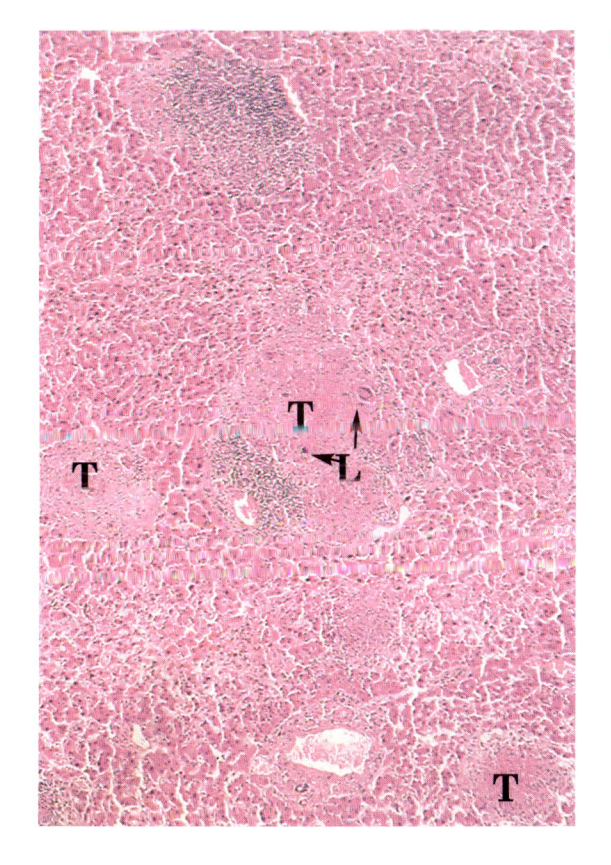

図4.6 粟粒結核
miliary tuberculosis（中倍率）

破裂した結核性リンパ節病変（あるいは急速に増大する一次結核後の病変）が血管壁を侵食した場合，多量の結核菌が循環系に流入し微小循環に定着する。侵食された血管が肺動脈の場合には病原体は肺の他の部位に散布され，肺静脈の分枝が侵食された場合は全身循環に散布され，特に肝，腎，脾などの臓器に散布病変を形成する。この経路を展開する場合には，新たな結核病巣を全身性に形成する。この多発性病変の発生により，通常臨床的に急速に悪化し，死に至る場合が多いので，それぞれの病巣が大きくなることはまれである。それぞれの病変の肉眼所見が粟粒に似ることから，**粟粒結核**として知られる。

本図は，肺結核から血行性散布された肝の初期粟粒結核結節（T）を示す。2つの結核結節はラングハンス巨細胞（L）を伴い，大きな結核結節は早期の中心性乾酪壊死病変を示す。

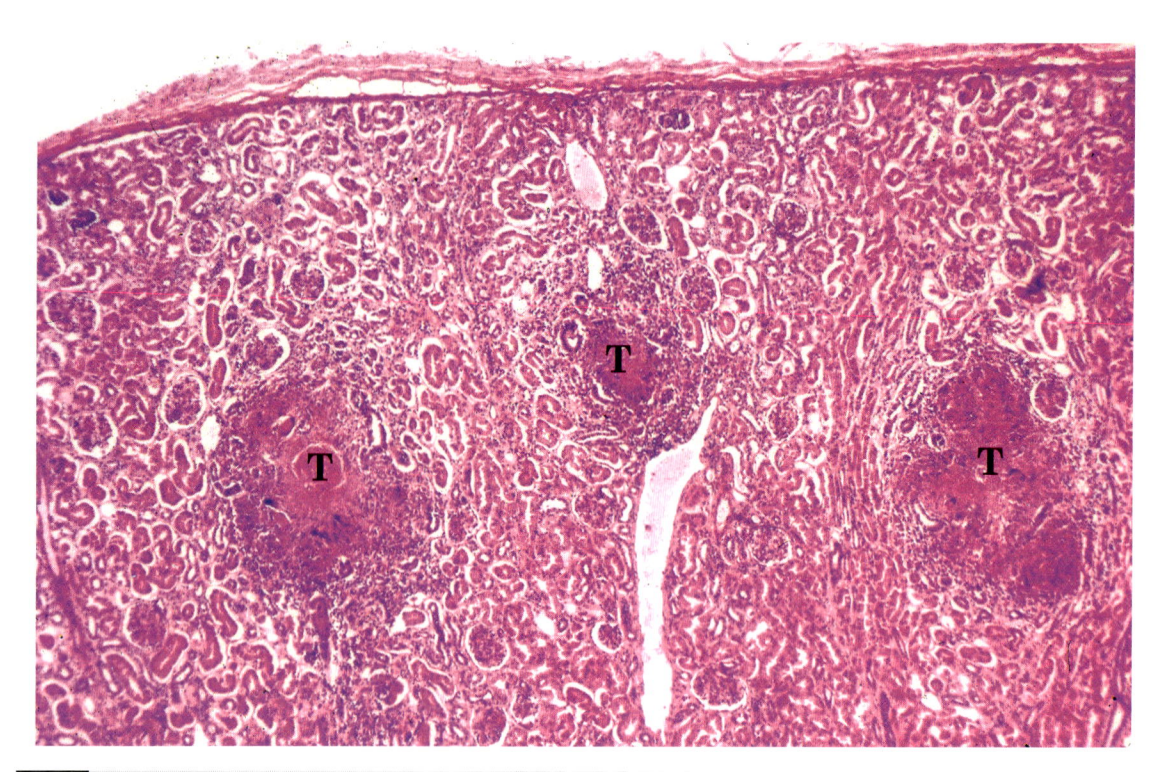

図4.7 腎結核 renal tuberculosis（中倍率）

　多くの肺結核においては，局所および全身的な生体防御機能により，重篤感染や血行性散布（粟粒結核）は比較的まれな病態である。しかし，比較的少量の結核菌が血行性に，多くの臓器に散布される場合がある。

　弱毒性や高い宿主抵抗性などにより，血中の細菌の多くは，無毒化され，定着した部位で重篤な病変を形成しない。臓器によっては，細菌は休眠状態で生き延び，宿主免疫の一過性あるいは持続的な不全状態で，再活性化する場合があり，初期感染病巣の治癒後長期間経ても生じうる。特徴的な乾酪性肉芽腫形成性の活動性結核が，長い年月の後に初感染病変と離れた組織に再現することもある。この現象は，**転移性臓器結核** metastatic organ tuberculosis あるいは**孤立性臓器結核** isolated organ tuberculosis と呼ばれ，腎，副腎，髄膜，骨，卵管，子宮内膜や副睾丸に多くみられる。

　本図には，腎皮質に小さな結核結節（T）を形成する腎病変を示す。肉芽腫は典型的な中心性乾酪壊死を伴う結核結節を形成し，大きな結核結節は互いに癒合する傾向にある。この病変は腎皮質，髄質を破壊性に進展し，癒合した大きな結核結節は腎盂腎杯組織に乾酪物質を溜め，**結核性膿腎症** tuberculous pyonephrosis として知られる病態を形成する。進展した病態は尿管，膀胱を巻き込む。腎結核はしばしば両側性で，腎不全を引き起こす。

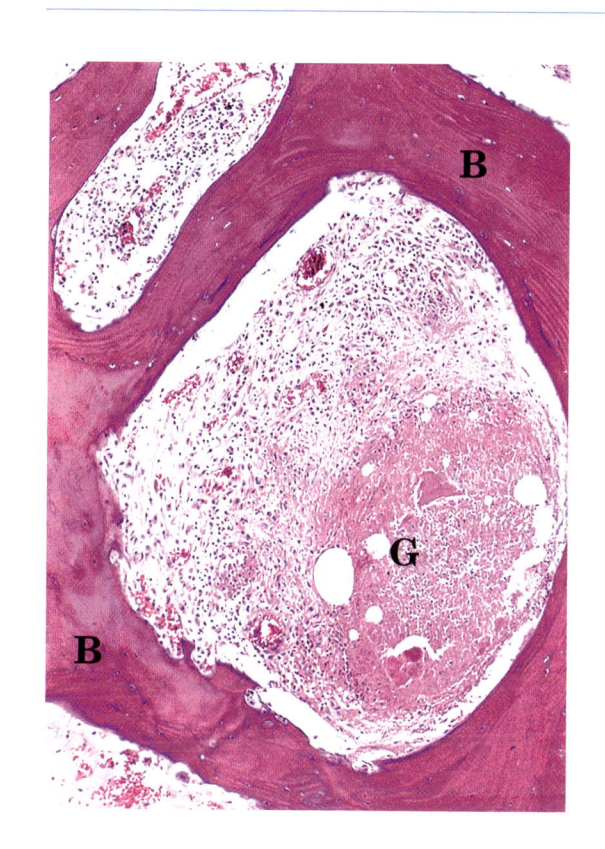

第4章 組織学的に重要な感染症　41

図4.8 骨結核
tuberculosis of bone（中倍率）

　骨結核（結核性骨髄炎 tuberculous osteomyelitis）はしばしば長管骨，隣接する関節，脊椎骨に生じ，脊椎骨病変は Potts病として知られる圧迫骨折を形成する。長管骨では，病変は限局し，疼痛を伴い，腫瘍様の腫脹を呈し，皮膚との間に慢性瘻孔を形成する場合がある。関節を巻き込む関節結核（**結核性関節炎** tuberculous arthritis）は小児にもっとも多く，しばしば股関節や脊椎の Potts病の部分症である脊椎関節を侵す（**結核性脊椎炎** tuberculous spondylitis）。

　その他の臓器と同様に，定型的な結核病変は乾酪性肉芽腫 caseating granuloma（G）であり，骨梁 bony trabecula（B）の破壊性進展を引き起こす。感染病変は骨髄の網状組織を進展し，周囲の皮質骨を破壊する。

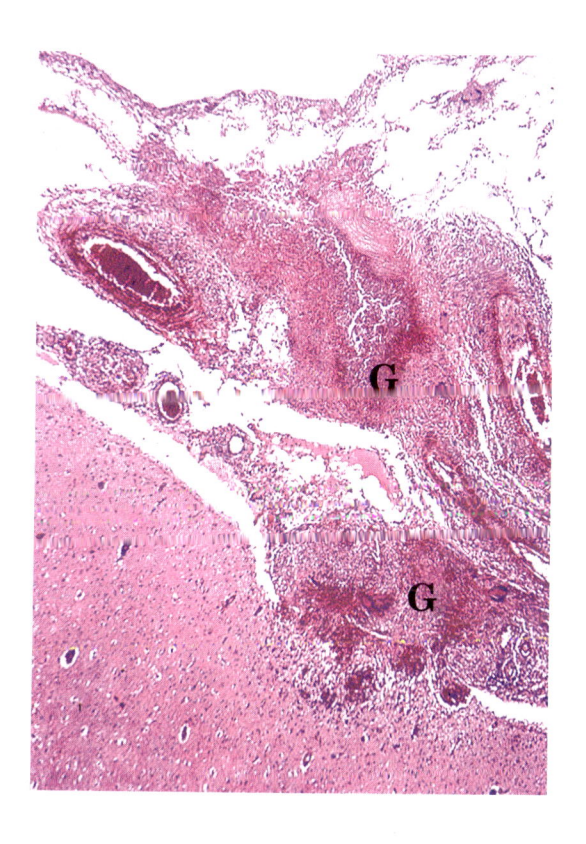

図4.9 結核性髄膜炎
tuberculous meningitis（中倍率）

　結核性髄膜炎は，まれではあるが致死的な肺結核の合併症である。多くは脳底部あるいは脊髄を侵す。

　中心性乾酪壊死を伴う結核性肉芽腫 tuberculous granuloma（G）は，軟膜にみられ，周囲脳組織に進展し，脳脊髄神経を侵す。

　肉芽腫内のラングハンス巨細胞は比較的乏しいが，高度なリンパ球浸潤が必発である。髄液中への多数のリンパ球出現は結核性髄膜炎と化膿性髄膜炎の鑑別に有用であり，化膿性髄膜炎では好中球が主体である〔図2.6(a)比較参照〕。

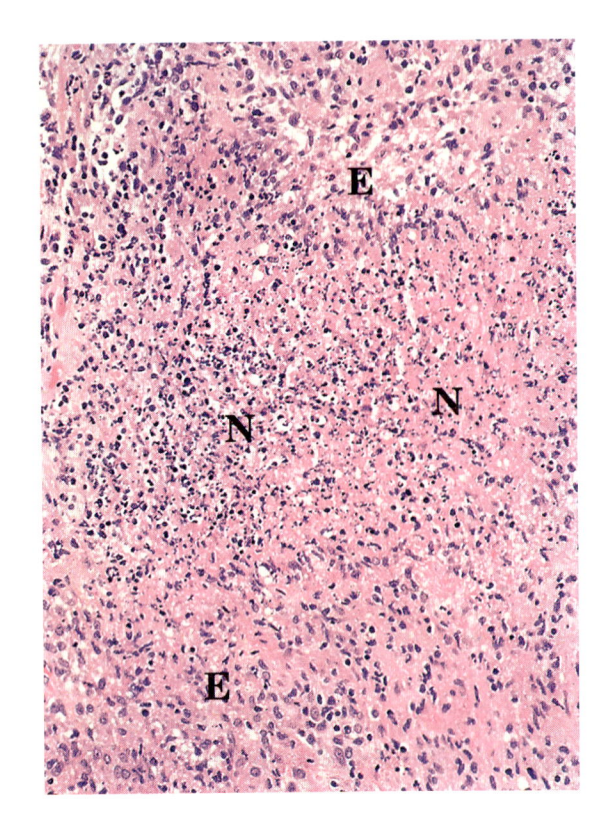

図4.10 リンパ節の非定型抗酸菌感染 atypical mycobacterial infection involving lymph node（中倍率）

Mycobacterium avium-intracellulare-scrofulaceum (MAIS)感染は小児頸部リンパ節ではまれではない。これらの病原体が感染しうる他のリスクグループはAIDS患者で，高度な免疫抑制状態により通常全身感染に進展し，特に肝，リンパ節，脾臓に感染病巣を形成する。これらの患者では，通常免疫反応が欠損し，組織学的所見では，リンパ球浸潤を伴わない類上皮細胞や泡沫マクロファージの集簇を認める。

健常児のMAIS感染リンパ節病変を図に示す。リンパ組織は，類上皮細胞（ E ）のシート状の増生からなる肉芽腫性炎症に置換される。結核菌感染と異なり，MAIS感染の肉芽腫は乾酪壊死ではなく好中球集簇 aggregate of neutrophil（ N ）からなる化膿性壊死を伴う。この例で示すように巨細胞はわずかである。

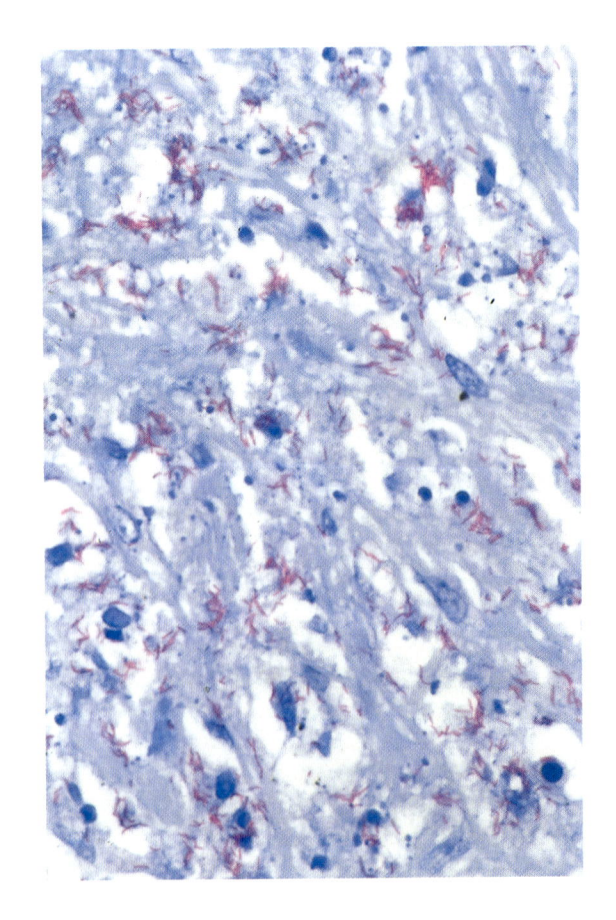

図4.11 結核菌 *Mycobacterium*（ZN染色，高倍率）

結核菌および非定型抗酸菌は通常のHE染色では観察されない。組織において抗酸菌を証明するためには，チール-ネールセン（ZN）染色 Ziehl-Neelsen stain が必要である。この染色は酸処理後に残存するマイコバクテリアの細胞膜物質を同定する。マイコバクテリアが抗酸菌と呼ばれる所以である。高倍率での観察で，赤紫色に染色される曲がった桿菌が類上皮細胞を背景に集簇性に認められる。免疫能を有する患者では，これらの細菌は極めて乏しく，見出すことは困難であるが，乾酪性肉芽腫病変にたとえ1細菌でも見出されれば結核と診断可能である。本図で示すように免疫不全患者では，MAIS感染であっても病原体が多数観察される。

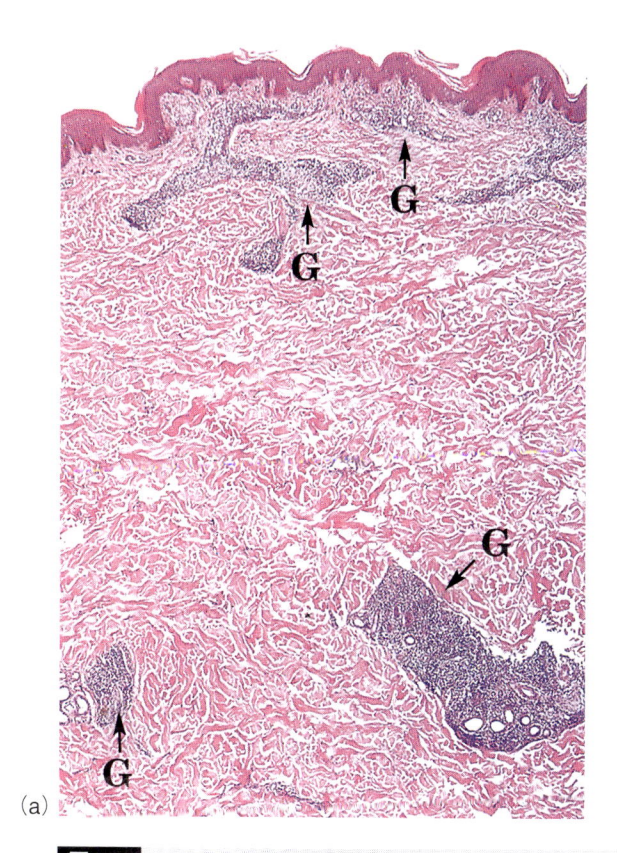

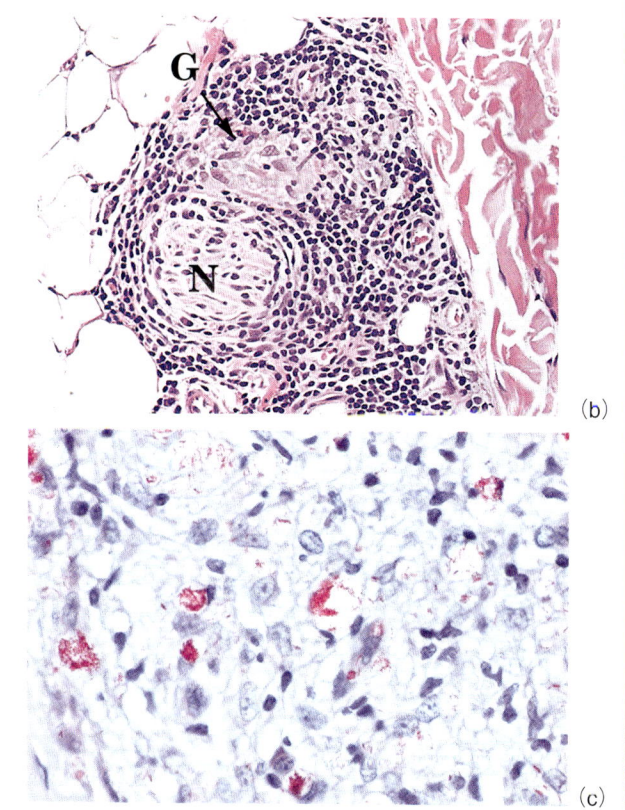

第4章 組織学的に重要な感染症　43

図4.12 ハンセン（癩）病 Hansen disease (leprosy)
(a)皮膚病変 dermal infiltration（低倍率），(b)神経侵襲 nerve involvement（高倍率）
(c)癩腫型ハンセン（癩）病におけるウェード-ファイト染色（高倍率）

　ハンセン病は *Mycobacterium leprae* 感染により生じる。細菌に対する組織反応は感染患者の免疫反応に依存する。**類結核型** tuberculoid form では活動性細胞性免疫反応と肉芽腫形成があり，乾酪壊死を欠くものの結核と類似の反応である。**癩腫型** lepromatous form は細胞性免疫反応を欠き，多数の細菌を含むマクロファージの浸潤からなる。類結核型および癩腫型の中間型のハンセン病も存在する。

　臨床的に，癩腫型は真皮および皮下組織に細菌と脂肪を含むマクロファージの結節状病変を形成する。この疾患は，癩菌が増殖するためにはより低温な部分を必要とするため，顔面，耳，腕，膝や臀部を侵す。一方，類結核型は斑状皮膚病変を呈し，末梢神経の炎症性破壊に進展し，無痛性のために四肢に無知覚傷害を繰り返し，荒廃していく。

　図(a)には類結核型の皮膚病変を示す。強いリンパ球浸潤で囲まれた組織球性肉芽腫（G）は真皮全層に観察され，特に神経周囲に強くみられる。高倍率像を図(b)に示すが，末梢神経（N）は肉芽腫（G）に伴う多数のリンパ球浸潤に取り囲まれる。図(c)はウェード-ファイト染色像を示すが，この染色は結核に対するZN染色と類似した染色で，細菌は赤紫色に染色される。結核菌と癩菌の類似性は容易に識別できる。

トレポネーマ感染症 Treponemal infection

世界で最も多い**トレポネーマ感染症**は，梅毒トレポネーマ *Treponema pallidum* による梅毒である。イチゴ腫 yaws や熱帯白斑性皮膚病 pinta は熱帯地域以外ではまれなトレポネーマ感染症である。

図4.13 梅毒 syphilis
(a) 肝臓の梅毒結節（低倍率）
(b) 梅毒性大動脈炎（中倍率）　▶図(b)は次ページ

現在ではまれではあるものの，晩期梅毒は特異的慢性炎症の1つとしてあげられる。感染病原菌はらせん状の梅毒トレポネーマ *Treponema pallidum* で，通常の生体防御には抵抗性で，免疫系による過敏反応を伴う典型的な慢性炎症反応として進行性の興味深い病理および臨床所見を呈する。典型的には，疾患は長い期間にわたる3段階の病期からなる。

通常，病原菌は陰部粘膜を通過して体内に入り，**下疳** chancre といわれる小さな**初期硬結** primary lesion を形成する。下疳は隆起性の赤色の結節で，上皮下の結合組織中の形質細胞やリンパ球の集簇からなる。時にこの段階で下疳が潰瘍を形成することもあるが，しばしば無痛性で気づかぬまま過ごす。下疳が形成される頃には，病原体は著しく増殖し，リンパ行性に所属リンパ節に散布され，さらに血流にのり全身性の菌血症 bacteremia となる。下疳とそれに付随する菌血症（**第1期梅毒** primary syphilis）は，数週〜数ヵ月をかけて，広範な皮疹と，しばしば湿潤した丘疹状の陰部病変と，口腔潰瘍に特徴づけられる一過性の**第2期**へ移行する。これらの粘膜病変は組織学的には初期硬結と類似し，多数のトレポネーマ病原体を認める。この段階は最も接触感染しやすいが，患者の状態は良好で，全身性の感染症である他の兆候は，全身性のリンパ節腫大と血清検査が陽性となることのみである。

未治療患者の多くでは，生体防御により感染は治癒し，以前の感染の証拠となる血清検査も消失してしまう。不幸なことに，未治療群の中には1〜数年をかけて第2期から**第3期梅毒** tertiary syphilis となる。第3期梅毒の病変は局所性もしくはびまん性で，局所性の病変は肉芽腫性炎症の**ゴム腫** gumma として知られる。第3期梅毒はどの臓器や組織でも起こるが，臨床的な終末像はかなり異なる。びまん性の第3期梅毒では，心血管系，とくに上行大動脈が最も侵され，数は少ないものの中枢神経系も侵される。**脊髄癆** tabes dorsalis と**進行性麻痺** general paralysis of insane (GPI)は，中枢神経梅毒 neurosyphilis の主たる2つの臨床兆候である。第3期梅毒の局所性病変では，ゴム腫は肝臓，骨，睾丸や他の部位に認められ，臨床的な終末像はその性状や局所の組織破壊の程度に依存している。

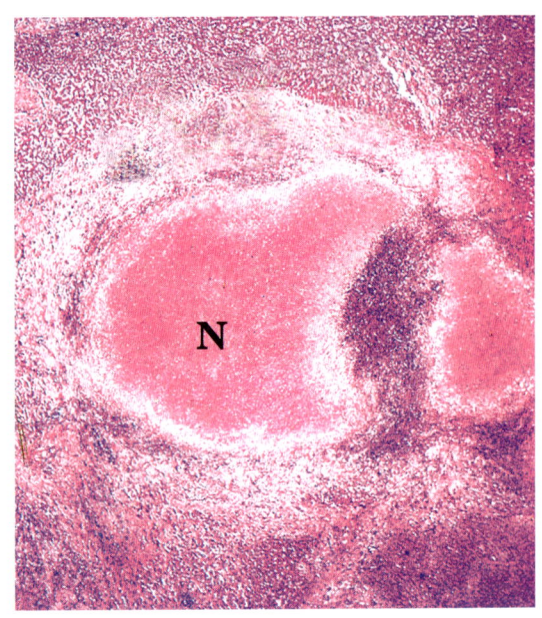

図(a)に典型的なゴム腫を示す。活動性のゴム腫では，類上皮細胞，リンパ球，形質細胞，線維芽細胞に取り囲まれた一様な凝固壊死巣 coagulative necrosis（N）を中心に認める。肝臓の梅毒結節 syphilitic gumma の線維性治癒巣は，肝臓の表面を疎に分断し，**分葉肝** hepar lobatum と呼ばれる。

図(b)は第3期梅毒のびまん性病変の典型的な**梅毒性大動脈炎** syphilitic aortitis である。びまん性第3期梅毒，そして第1期もしくは第2期梅毒の典型的病変は小動脈の慢性炎症で，壁の肥厚，特に内皮細胞の腫大が目立ち，血管周囲性のリンパ球や形質細胞浸潤を伴う**閉塞性動脈内膜炎** endarteritis obliterans としてもみられる。大動脈では，血管炎は外膜の栄養血管やその中膜に分布する枝に及ぶ。中膜にみられる紫色の部分は小血管周囲のリンパ球浸潤である。中膜の血管平滑筋や弾性線維は虚血のため変性し，大動脈壁は膠原線維で置き換えられる。残存したエラスチン elastin（E）は好酸性に染色されている。大動脈の弾力と収縮性の低下は進行性に動脈の拡張をきたし，通常，上行大動脈や弓部に**大動脈瘤** aortic aneurysm を形成する。

(b)

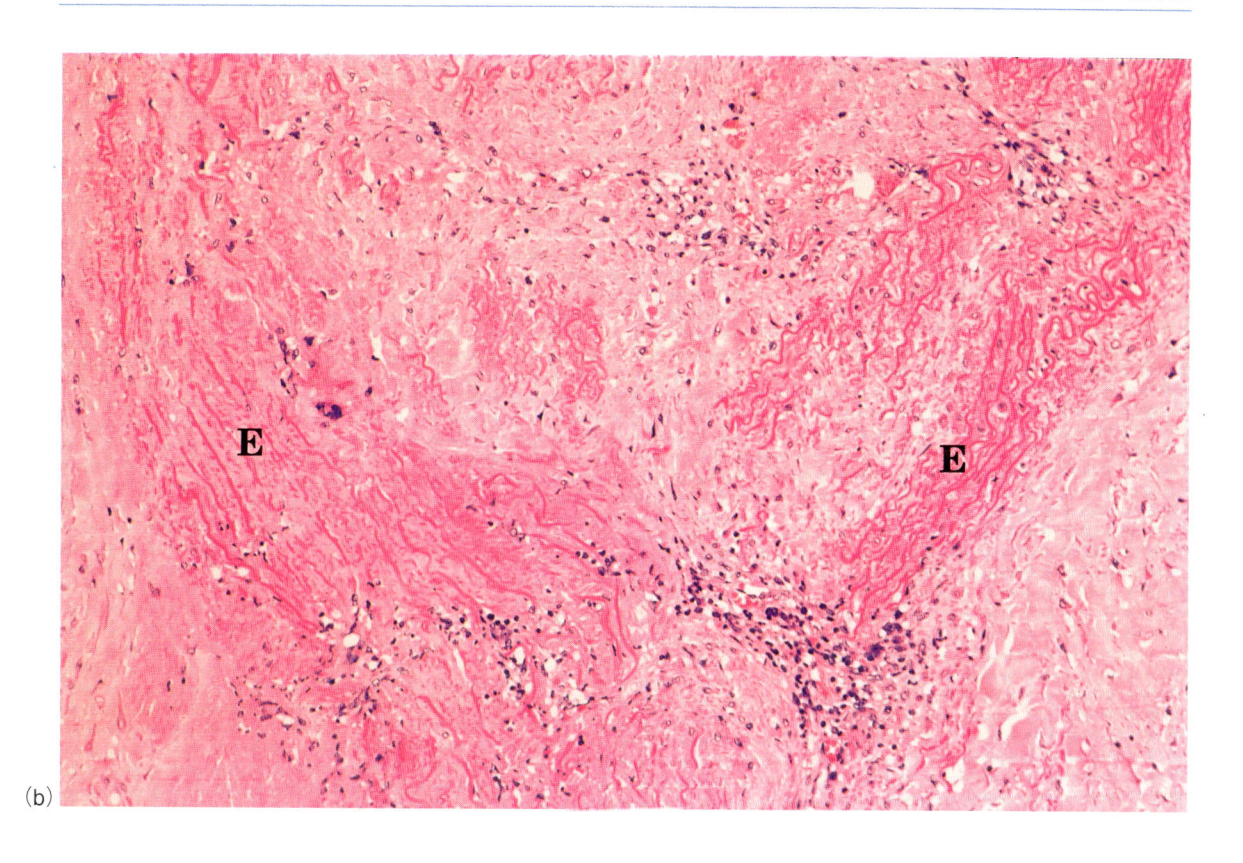

ウイルス感染症 Viral infection

ウイルスは次の3つの様式で感染症を引き起こす。

- 直接的に、または間接的に宿主細胞が異物として認識され、宿主自身の免疫系により破壊されるように宿主のゲノムを改変し、感染細胞の死を引き起こす。
- 感染細胞の異常な増殖を引き起こす。これは感染細胞における悪性腫瘍の発生において重要な因子である。ヒトパピローマウイルス（HPV）はこの点で重要なウイルスである。
- 核の中で自らを複製し、潜在性感染を引き起こす。

ウイルスの培養やウイルスに対する抗体価の上昇は診断上重要であるが、ある種のウイルス感染症はその特徴的組織所見から診断が可能である。個々のウイルスは光学顕微鏡で観察するには小さすぎるが、宿主細胞の中で多数のウイルスが集簇している場合には、核内、細胞質、またはその両方のウイルス封入体として観察される。封入体はその原因ウイルスの組織学的同定の鍵となり、また電子顕微鏡や免疫組織学によりそれが確認可能である。

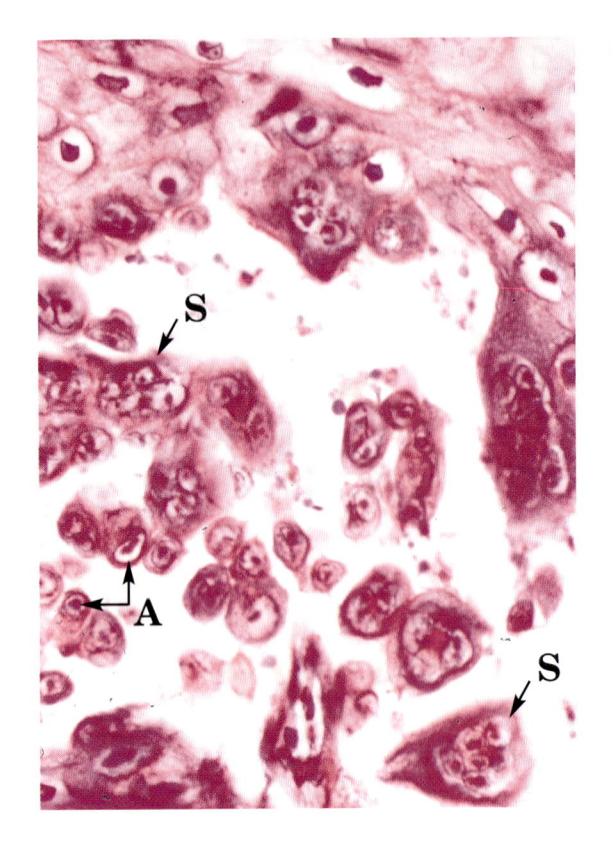

図4.14 皮膚ヘルペスウイルス感染症
herpes virus infection of skin（高倍率）

単純ヘルペスウイルス1型 herpes simplex virus type 1（HSV-1）および2型 herpes simplex virus type 2（HSV-2）はいわゆる"cold sore"と陰部ヘルペスといわれる皮膚疹を引き起こす。一方，水痘ウイルス chicken pox virus（*Herpes zoster*）は**帯状疱疹** shingles を引き起こす。正常免疫状態の個体にあっては，ヘルペスウイルスは潜在性感染として神経組織に残存し，間欠的に再活性化される。その際ウイルスは表皮細胞または粘膜上皮細胞中で複製し，これらの細胞を破壊する。臨床的には発赤を伴う水疱が連なる特徴的な所見がみられる。水疱は上皮細胞の水腫様変性と壊死から形成される。

本図は帯状疱疹の患者から採取された標本である。大型で好酸性の核内封入体（A）は宿主の核クロマチンを外側に押しやっている。これらは完全な，もしくは壊れたウイルス封入体の集まりである。他の特徴的な所見は図に示されるように，上皮細胞の融合，多核の合胞体 syncytia（S）の形成である。感染した細胞はしばしば大型化し，それとともに大型の核を有する。

多くの病変は自然治癒するが，潜在性のウイルスDNAは神経細胞に残存し，後に臨床症状を呈するようになる。

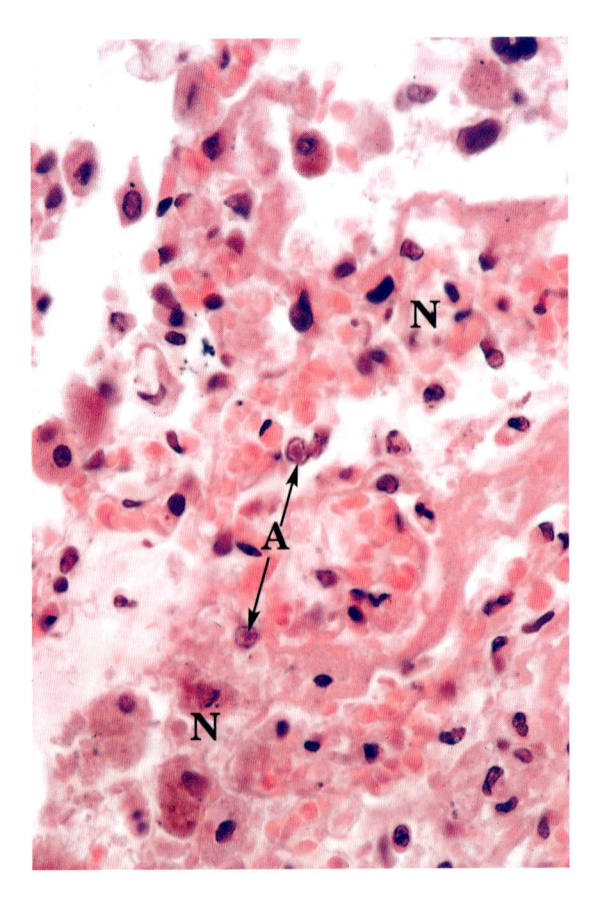

図4.15 ヘルペス肺炎
herpes pneumonitis（高倍率）

AIDS患者や免疫抑制療法を受けている免疫不全の患者では，ヘルペスウイルスは正常免疫状態の宿主でみるような局所性の自然治癒性の皮疹よりも，皮膚や内臓に広がる感染を引き起こす。組織学的には同様の所見を示す。

本図は AIDS患者から採取された肺の組織で，単純ヘルペスウイルス肺炎 herpes simplex pneumonitis の像である。散在性に核内封入体（A）を有する細胞が認められる。しかしこれらはまれで，見つけるのは困難なこともある。加えて肺の壊死（N）がみられ，組織内に軽度のリンパ球浸潤が認められる。

免疫不全患者では，脳，食道，肝臓に感染がよくみられる。この他にびまん性感染をきたす危険性を有するのは新生児で，活動性の感染を有する産道を通り抜ける際に感染する。新生児は免疫学的に比較的易感染性であり，リンパ節，脾臓，肺，肝臓，副腎，中枢神経などに及ぶ広範な感染により死亡することもある。

第4章 組織学的に重要な感染症

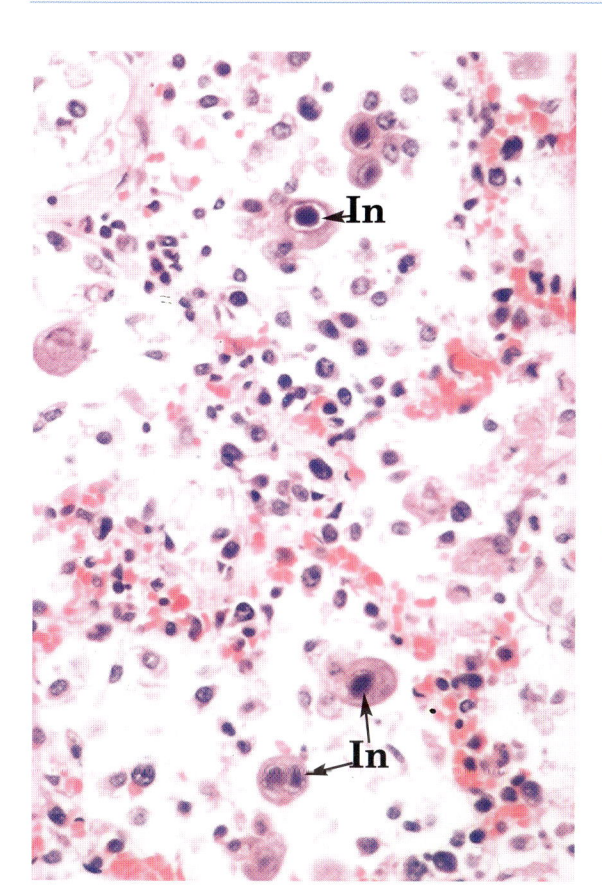

図4.16 サイトメガロウイルス感染
cytomegalovirus infection（高倍率）

ヘルペスウイルス群のひとつである**サイトメガロウイルス** cytomegalovirus（CMV）は，正常免疫状態の個体では軽度の非特異的感染を引き起こす．成人の多くは中年までに一度感染し，特異抗体を有する．CMVは白血球に感染し，何年も白血球内に潜在する．何らかの理由により免疫不全状態となると全身性の感染となる．感染臓器は肺，脳，網膜，消化管，腎臓に及ぶ．

図にサイトメガロウイルス肺炎を示す．特徴的な所見は，著明な大型細胞で，濃染する核内封入体 inclusion body（In）を有する．封入体周囲には眩暈 halo がみられる．細胞質内封入体も時にみられることがあるが，図には示されていない．局所性の壊死も時にみられるものの，あったとしても軽度の炎症をみる程度である．サイトメガロウイルス封入体は上皮細胞，内皮細胞やマクロファージ内にみられるが，他のヘルペスウイルス感染と同様，その数は多くはない．

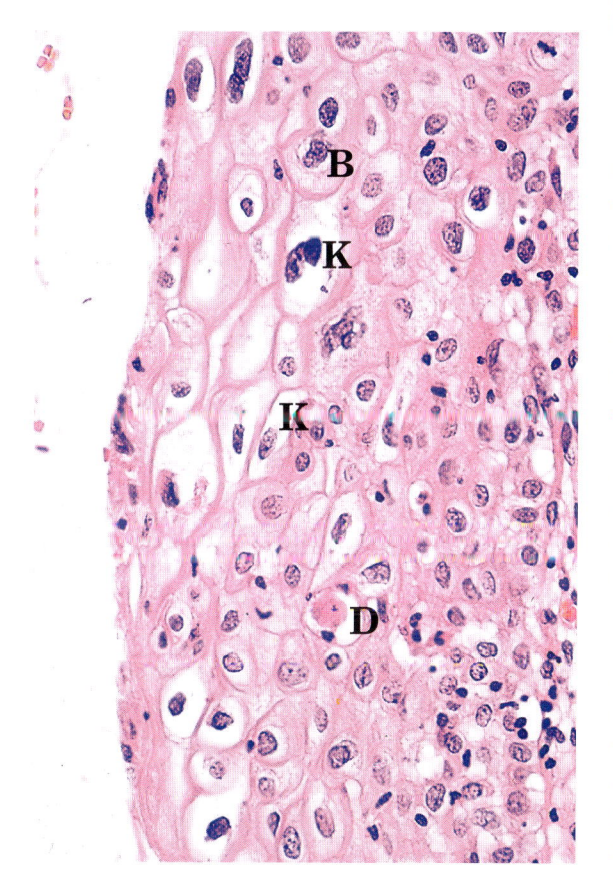

図4.17 ヒトパピローマウイルス
human papilloma virus（高倍率）

ヒトパピローマウイルス human papilloma virus（HPV）は皮膚や外陰部のウイルス性疣贅を起こす．HPVは**子宮頸部上皮内腫瘍** cervical intraepithelial neoplasia（CIN）と頸部，腟，外陰部やその他の部位の浸潤性扁平上皮癌 invasive squamous cell carcinoma と密接な関連を有する．

HPVは扁平上皮に感染し，上皮細胞の特徴的な形態学的変化をきたす．上皮は通常肥厚（有棘層肥厚 acanthotic）するか乳頭状の尖圭コンジローム condyloma acuminatum の形態を示す．上皮浅層への感染により，核クロマチンの増加と核の不整を示す．著明な細胞質内の眩暈 halo もみられる．これらの細胞は**コイロサイト** koilocyte（K）と呼ばれる．加えて上皮には二核の細胞 binucleate cell（B）や個細胞角化 individual cell keratinization を示す異角化細胞 dyskeratotic cell（D）がみられる．

上記に示すような変化は，女性のCIN Iの標本のような低悪性度の子宮頸部上皮内腫瘍にみられる．高悪性度の子宮頸部上皮内腫瘍では，こういった変化は明らかではなく，むしろより高度な異形成 more advanced dysplasia が前景に出る．HPV感染は高度悪性度の子宮頸部上皮内腫瘍のほとんどの症例で，分子生物学的手法によりその存在が証明される（**図17.4**参照）．

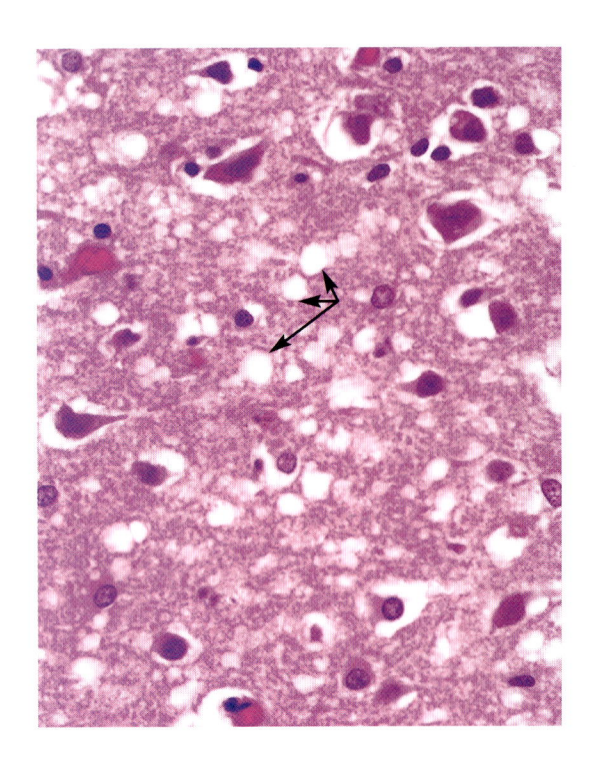

図4.18 プリオン病による海綿状脳症
spongiform encephalopathy caused by prion disease（高倍率）

海綿状脳症は通常の病原体と異なる，**プリオン** prion と呼ばれる核酸を有さない蛋白のみからなる伝染性病原体により起こる。この疾患では脳内に**プリオン蛋白** prion protein（PrP）と呼ばれる，修飾された細胞膜蛋白質が過剰に蓄積する。正常のプリオン蛋白が，異常プリオン蛋白と接したときに，進行性に異常構造をとり，疾患が引き起こされると考えられている。

よく知られているのは Creutzfeldt-Jakob病（CJD）で，発症後2年以内に死に至る急激な進行性の痴呆である。**変異型CJD**（variant CJD）では，**ウシ海綿状脳症** bovine spongiform encephalopathy（BSE）を罹患したウシの肉製品を食べることで異常プリオンが感染する，と現在のところ考えられている。

特徴的な組織所見は，海綿状変性（矢印）といわれる大脳皮質の空胞化である。神経細胞の変性や消失，星状膠細胞性のグリオーシスがみられる。免疫染色では，脳内に異常プリオンの蓄積が証明され，それらは時にアミロイド斑として認められる。

真菌感染症 Fungal infection

真菌感染症は局所性の皮膚感染から，免疫不全患者における生命を脅かすような全身性の感染をきたす場合までいろいろある。真菌感染による炎症反応には3つの型がみられる。第1の典型的組織像は肉芽腫性炎症で，中心膿瘍性壊死を伴う。第2の組織像は主に好中球からなる細胞浸潤を伴う急性炎症である。これは，カンジダの食道感染で認められる。第3の組織像は皮膚真菌 dermatophytic fungus の皮膚表層の感染で，ごく弱い炎症反応がみられる。

真菌は通常のルーチンの HE染色でははっきりとは認められないが，ジアスターゼ処理PAS反応や鍍銀染色により真菌の厚い壁が明らかにされる。ある種の真菌では，その菌糸の特徴的な形と構造や，酵母の出芽パターンにより容易に組織学的に同定される。しかしながら，真菌種の同定には培養による確認が好ましい。図4.19～図4.23はルーチンの組織検査でよくみられるいくつかの真菌を提示している。診断上重要な点は，粘膜や皮膚表面にあるカンジダなどの酵母の存在は，必ずしも活動性の感染を意味しないことである。これらは通常常在菌である。菌糸の存在や，多くの場合はそれに見合った炎症反応の存在などから，菌の活動性の侵襲が明らかにされる必要がある。

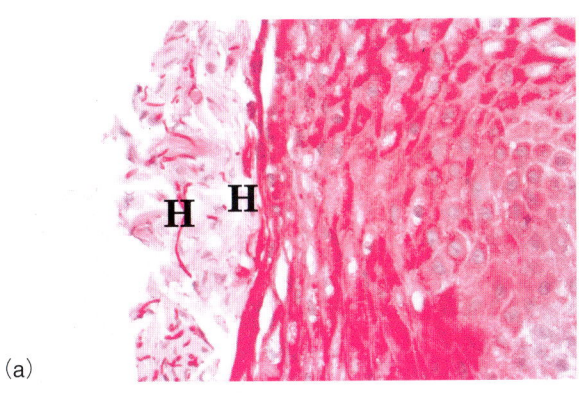

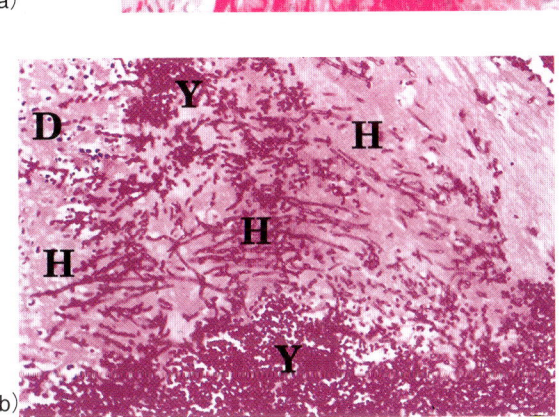

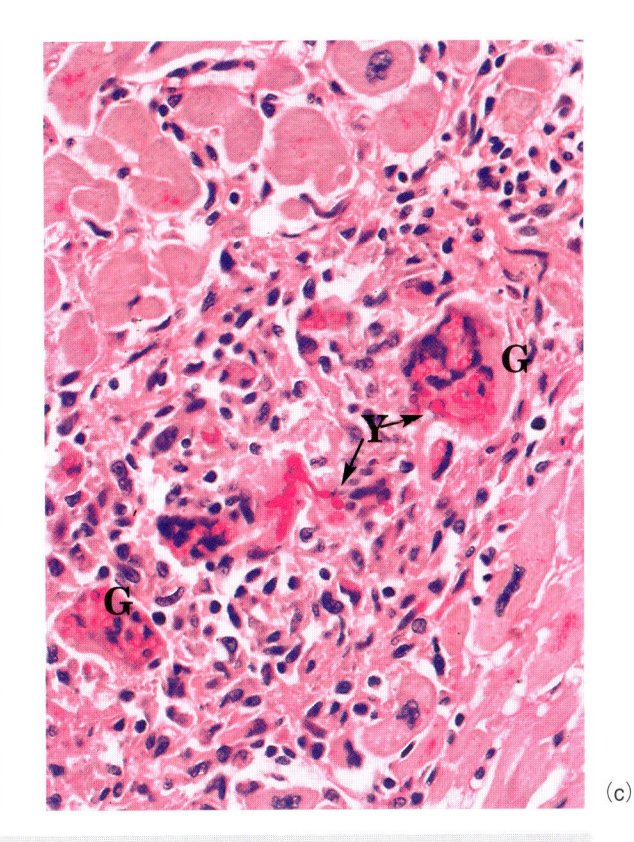

図4.19 カンジダ症 candidiasis
(a)口腔カンジダ症（PAS反応，中倍率），(b)食道カンジダ症（PAS反応，高倍率）
(c)心筋カンジダ症（PAS反応，高倍率）

　Candida albicans は，皮膚，口腔，陰部に普遍的に存在する常在真菌で，菌糸／菌糸体として，また円形の酵母としても存在する。これらは通常は常在菌であるが，時に病原性を示し，感染した皮膚に発赤や痛みを伴い，しばしばケラチン産生の増加と真菌の菌糸からなる白色の表面膜形成を伴う。よく侵される部位は，口腔(口腔カンジダ症 oral candidiasis もしくは鵞口瘡 thrush)と外陰腟(外陰腟カンジダ症 candidal vulvo-vaginitis)である。通常，これらは衰弱した場合や全身性の抗生物質投与により，正常の細菌叢を破壊し，真菌の増殖を許すことにより発症する。

　免疫不全患者では，さらに重篤な感染が起こりうる。上皮の感染症はより重篤で症状も強く，多数の菌糸や酵母様の菌体が認められる〔図(b)〕。病原体は血流に入り，免疫不全患者では多くの臓器に菌体を伴う播種性カンジダ症となる〔図(c)〕。

　図(a)は多数の抗生物質を投与されていた鵞口瘡の患者の口腔粘膜で，主に菌糸状 hyphal（ H ）の形態を示すカンジダがみられる。

　図(b)は末期癌で衰弱した患者の食道で，菌糸状（ H ）や酵母様 yeast（ Y ）の形態のカンジダがみられる。厚い表面膜を形成する著明な壊死物質（ D ）を認める。感染は重篤な口腔咽頭の鵞口瘡として始まり，食道へ広がった。

　図(c)は心筋中の小さな肉芽腫の巨細胞 giant cell（ G ）にみられた酵母様（ Y ）のカンジダである。しばしばカンジダの血液播種は，好中球からなる膿瘍 pus を形成するが，この患者は重症の免疫不全患者であったため，急性炎症反応を示さなかった。

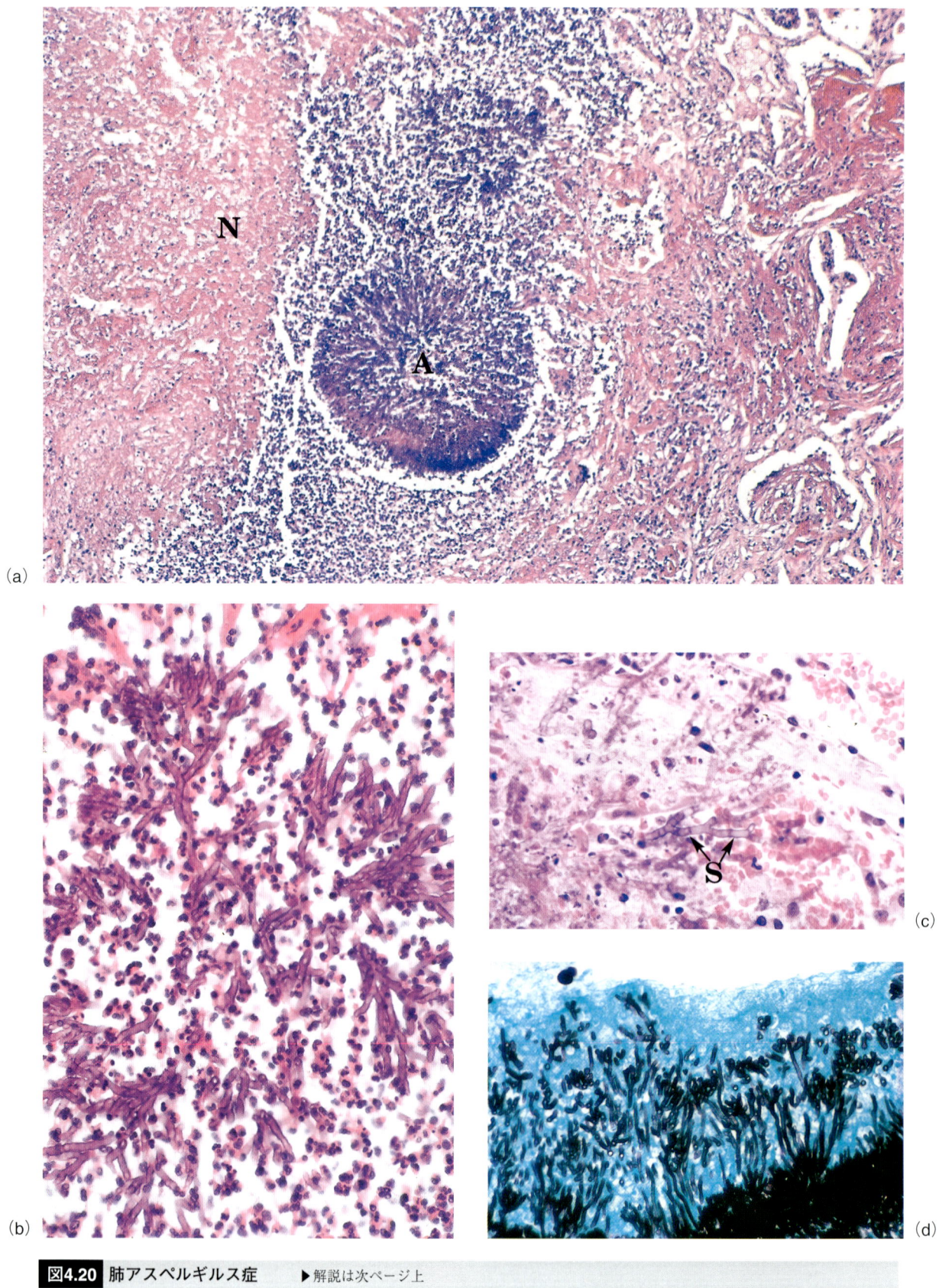

図4.20 肺アスペルギルス症 ▶解説は次ページ上

図4.20 肺アスペルギルス症 pulmonary aspergillosis
(a)中倍率，(b)高倍率，(c)高倍率，(d)鍍銀染色，高倍率　▶図は前ページ

アスペルギルス aspergillus は普遍的に存在する真菌で，健常人でも肺のアレルギー反応を起こす。これは通常「醸造者の肺 brewer's lung」と呼ばれ，**外因性アレルギー性肺胞炎** extrinsic allergic alveolitis といわれる疾患群の1つである。この場合，アスペルギルスの菌が増殖したり，肺に侵襲することはない。気管支喘息の患者では，組織侵襲を伴わないアスペルギルスが増殖している場合もある。このような患者では，**アレルギー性気管支肺アスペルギルス症** allergic bronchopulmonary aspergillosis として，喘息が悪化する傾向がある。すなわち，恒常的にアスペルギルス抗原に曝露されることにより，アスペルギルスに対する過敏反応を示す。アスペルギルスは古い結核空洞などの，以前から存在している膿瘍腔に集塊を形成し，**菌球（アスペルギローマ）** fungus ball (aspergilloma)を形成する。侵襲性アスペルギルス感染症は免疫不全患者に起こる。

図(a)は肺の侵襲性アスペルギルス症の中倍率像である。アスペルギルス菌糸(A)の集塊は主に好中球からなる炎症性細胞浸潤に取り囲まれている。これに接しているのは，壊死肺組織(N)である。

図(b)は高倍率でのアスペルギルスの菌糸の集塊を示す。特徴的な鋭角の分枝を図(c)に示す。菌糸は分節し，**隔壁** septa (S)により区切られる。鍍銀染色でのアスペルギルスの典型像を図(d)に示した。菌糸がはっきり観察される。

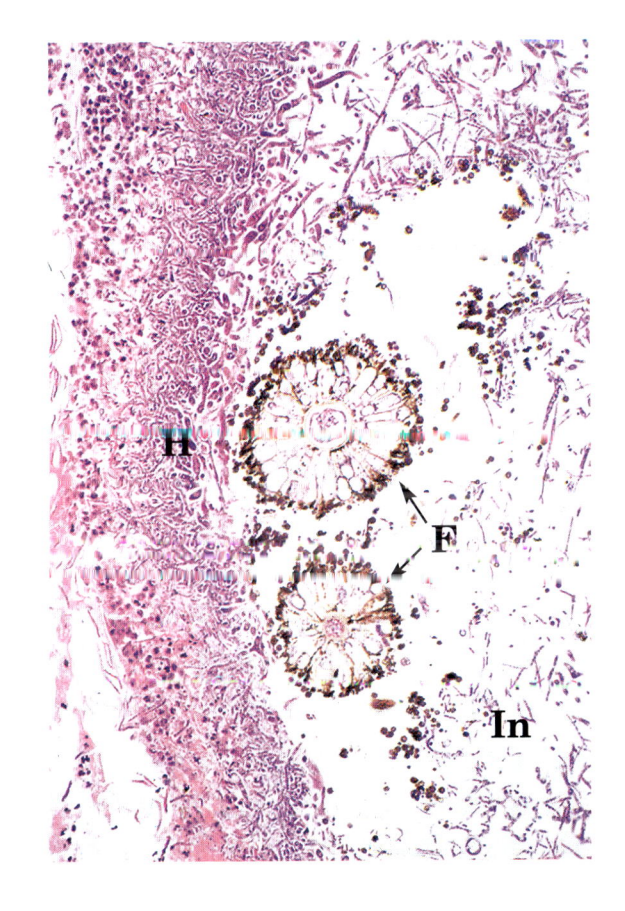

図4.21 黒色アスペルギルス
Aspergillus niger（中倍率）

図には，慢性外耳道炎の患者の外耳道から採取された *Aspergillus niger* の菌糸 hypha (H)と炎症細胞(In)をみる。図中央には，特徴的な**子実体** fruiting body (F)もしくは**分生子** conidia が認められる。これらは黒色である以外は，他のアスペルギルスの子実体と同様である。黒褐色の色素が子実体の周辺部にみられ，このために「黒色アスペルギルス」の名前が付されている。この真菌は外耳，主に外耳道の感染症（慢性外耳道炎）の主たる起炎菌である。

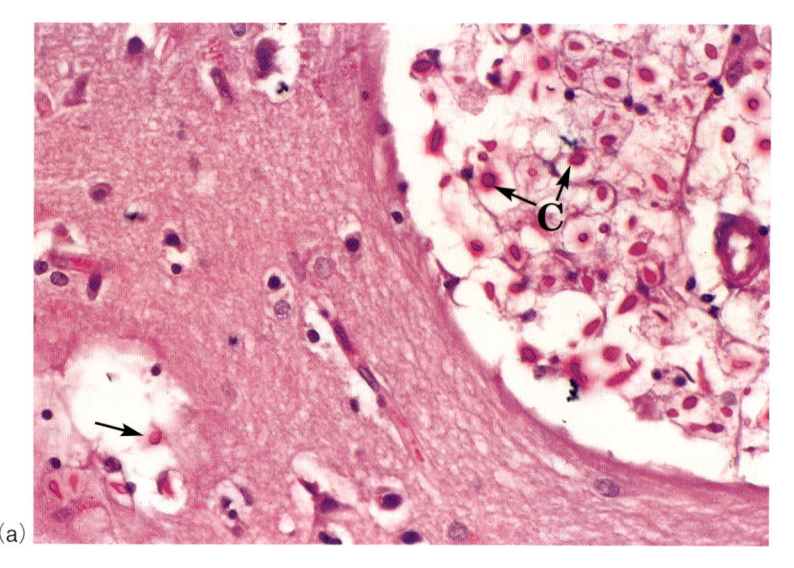

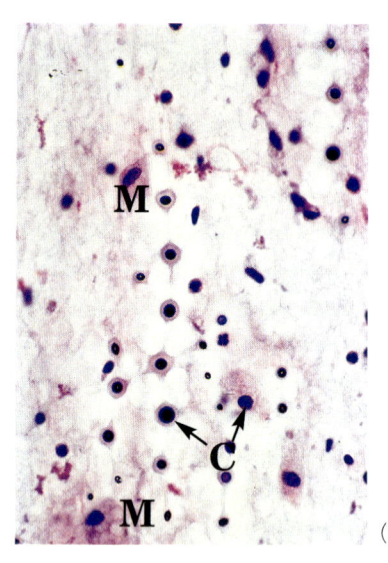

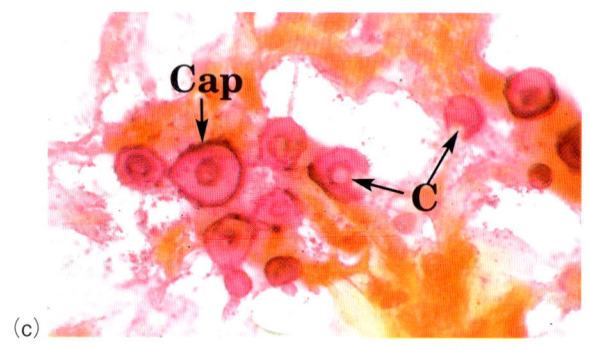

図4.22 クリプトコッカス cryptococcus
(a)脳（PAS反応，中倍率）
(b)吸引細胞診（ギムザ染色，高倍率）
(c)針生検（ムチカルミン染色，高倍率）

　クリプトコッカス *Cryptococcus neoformans* は，AIDS，血液悪性腫瘍や移植患者など免疫抑制状態の患者の，多くの臓器に重篤な感染症を起こす酵母である。しかしながら，健常人においても髄膜炎，脳髄膜炎や肺の感染症をしばしば引き起こす。

　図(a)は脳クリプトコッカス症の典型的組織像である。この微生物がVirchow-Robin血管周囲腔内に小囊胞を形成しているのが認められる。この病変は"soap bubble"病変といわれる。クリプトコッカス（ C ）はPAS反応でマゼンタ（深紅色）に染色され，この微生物の厚い莢膜は透明帯として認められる。病原体（矢印）は浮腫を示す周囲の脳組織に浸潤している。この微生物感染の典型像として，患者の免疫不全状態を反映して炎症反応はほとんどみられない。しかしながら，非免疫不全状態の患者の慢性感染では，この微生物は肉芽腫性反応を引き起こす。

　肺ではクリプトコッカスはびまん性感染を引き起こす。しかしながら，健常人では孤立性の集塊を形成することもある。このような症例では，実際，肉芽腫の形成がみられ，病原体の集塊を含むゼリー状の中心部がマクロファージ，リンパ球，巨細胞の厚い層に囲まれる。

　図(b)と(c)は，以前ヘビースモーカーであった患者の胸部X線写真で，孤立性腫瘤として認められた病変である。気管支原発の癌が疑われ，吸引細胞診 fine needle aspiration biopsy（FNAB）が行われた。悪性腫瘍細胞はみられず，図(b)に示すように，塗抹標本で多数のクリプトコッカス（ C ）が認められた。ギムザ染色では病原体は紫色に染色され，透明の莢膜に包まれている。背景には泡沫状の細胞質を有するマクロファージ（ M ）も少数認められる。同時に採取された針生検 needle biopsy 組織を図(c)に示す。ムチカルミン染色ではクリプトコッカス（ C ）が1つひとつはっきりと染色され，莢膜 capsule（ Cap ）はやや薄く染色される。

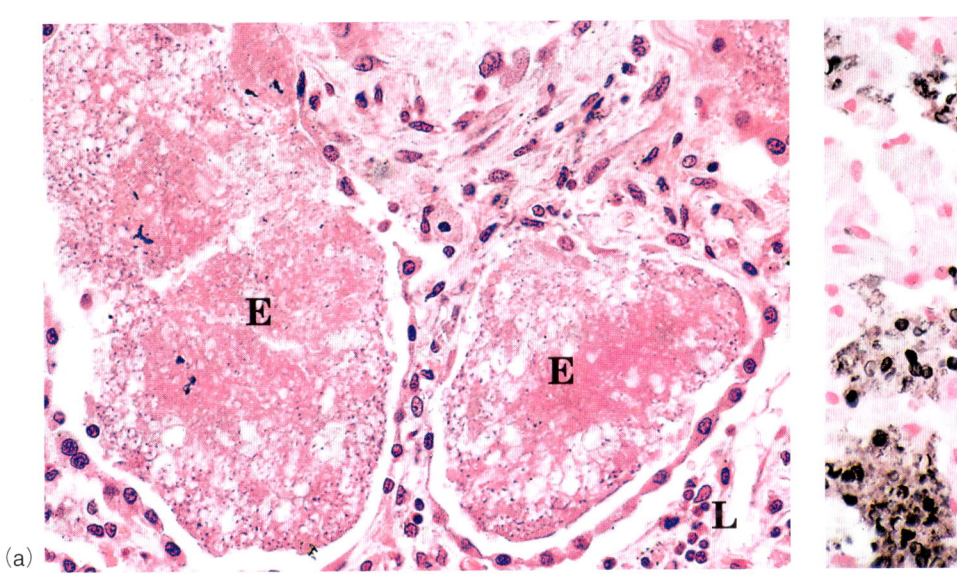

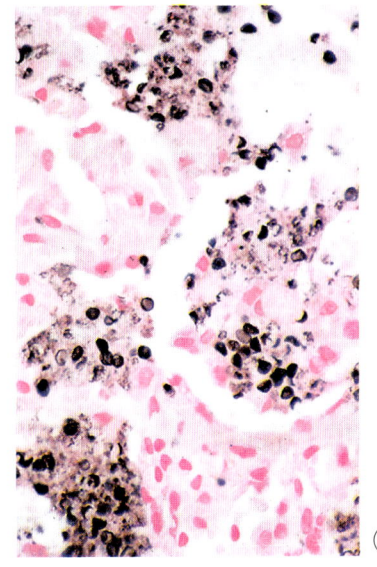

第4章 組織学的に重要な感染症　53

図4.23 ニューモシスティス肺炎 pneumocystis in lung
(a) HE染色，中倍率，(b) 鍍銀染色，中倍率

ニューモシスティス・カリニ *Pneumocystis carinii* は以前は原虫とされていたが，現在では真菌に分類される傾向がある。この病原体は健常人にも普遍的に存在し，通常疾患を惹起しない。ニューモシスティスは種々の原因による免疫不全患者で起こりうるものの，AIDSの時代になり注目を引くこととなった。

AIDS患者では，ニューモシスティスはその末期に典型的でしばしば致死的なびまん性肺炎を引き起こす。診断は困難なこともあり，経気管支肺生検がしばしば必要となる。

図(a)にみるように，病原体はHE染色では明らかではない。肺胞腔は泡沫状の無細胞性の滲出物 exudate（E）で満たされ，肺胞壁にはリンパ球（L）の間質浸潤がみられる。炎症性細胞浸潤は軽微なものから，硝子膜形成，毛細血管の拡張や赤血球の滲出を伴うびまん性肺胞傷害 diffuse alveolar damage（図12.10参照）を示す強いものまでみられる。

図(b)に示すように，病原体の証明には鍍銀染色が必要である。病原体はティーカップのような形態を示し，直径は4～6μmである。ギムザ染色やトルイジン青染色でも染色可能であり，これらの染色は喀痰や経気管支的肺胞洗浄標本にも用いられる。AIDS患者ではしばしばサイトメガロウイルスのような他の病原体の感染を同時に伴うことがしばしばある（図4.16参照）。

原虫および蠕虫 Protozoa and helminths

病理学的重要性をもつ数々の原虫のうち，通常，いくつかのものが組織学的に診断される。これらの病原体のうち多くが，第三世界の特定地域での罹患率と死亡率の増大をもたらしている。しかしながら世界旅行や移住により，世界中どこでもみられるようになった。

原虫は単細胞生物で，無性生殖でも有性生殖でも増殖できる。多くは単数もしくは複数の宿主を介する，複雑な生活史を持っている。**ジアルジア鞭毛虫** *Giardia lamblia* は世界中でみられる小腸感染を起こす原虫で，第10章で詳しく解説する。マラリアとアメーバ症は本章で述べる。

多くの種類の蠕虫が人間に感染する。これらは他の解剖学的部位を通過する場合もあるが，多くは腸管に感染する。**蟯虫** *Enterobius vermicularis* と**イヌ回虫** *Toxocara canis* のような線虫は世界中で認められるが，**バンクロフト糸状虫** *Wucheria bancrofti* と**ロア糸状虫** *Loa loa* のような他の種類のものは熱帯地方でのみ認められる。**住血吸虫症** schistosomiasis は組織学的に特に重要であり，本章で解説する。

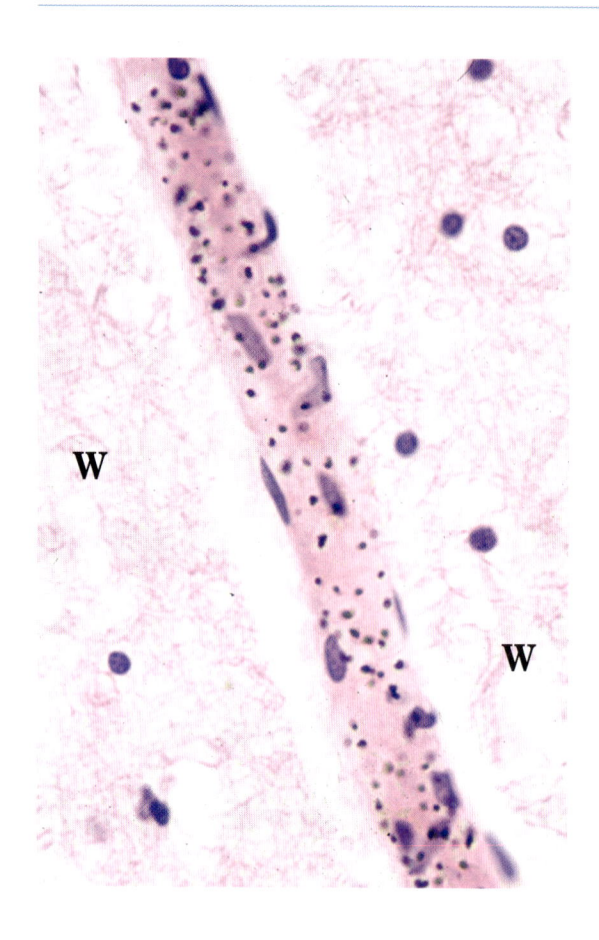

図4.24 脳マラリア cerebral malaria（高倍率）

マラリアは4種類の**マラリア原虫** plasmodium により引き起こされ，熱帯や亜熱帯地方に多く，主たる死因となっている。蚊の長吻を通して血液中に入った後，メロゾイト merozoite は赤血球に入る。赤血球内でこれらは分裂を繰り返し，破れ，さらに新たな赤血球に感染する。生活史の中で有性生殖は蚊の体内で行われる。**熱帯熱マラリア** *Falciparum malaria* はマラリアの中で最も病原性の強い種類で，脳感染はその主たる死因である。図に示すように脳実質は特徴的にうっ血し，拡張した小血管には黒褐色の点としてみられるマラリア原虫を有する赤血球が充満している。熱帯熱マラリアでは，赤血球が血管内皮細胞に接着するような特徴を有しており，血流を遮断する。血管周辺の白質（ W ）は浮腫をきたし，うっ血した血管はしばしば破裂し，環状出血 ring hemorrhage をきたす。

有効な治療を行わなければ，脳マラリアはほぼ常に死亡に至る。マラリアの薬剤抵抗性は治療をより難しいものにしている。マラリア原虫は他の組織の赤血球内にもみられ，通常血液塗抹標本により診断される。マラリア原虫の種類は，その特徴的な形態により鑑別することができる。マラリアを起こす他の種類，三日熱マラリア *P. vivax*，卵形マラリア *P. ovale* と四日熱マラリア *P. malariae* はより軽症の感染症で，繰り返すこともある。熱帯熱マラリア *P. falciparum* は脳マラリアに加えて，貧血，肺浮腫，腎不全，ショック，低血糖を起こす。

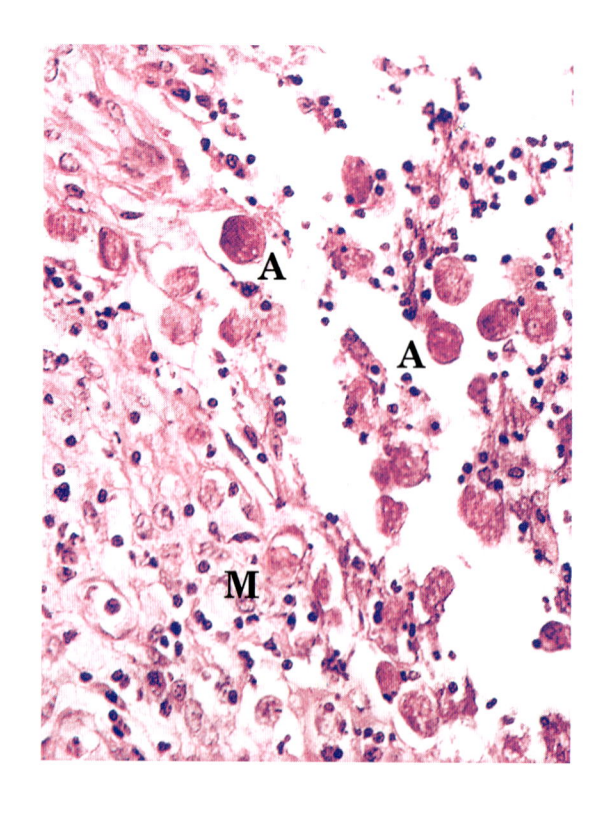

図4.25 アメーバ症 amebiasis（PAS反応，高倍率）

赤痢アメーバ *Entamoeba histolytica* 感染は世界中でみられる。この微生物はヒトにのみ感染し，世界人口の10％（すなわち5億5千万人!）のヒトが大腸にこの微生物を有していると考えられている。しかしながら，臨床的感染症状を呈するのはその20％以下である。通常みられる感染症は**アメーバ赤痢** amebic dysentery で，赤痢アメーバは大腸や直腸の粘膜に侵入し，痛みを伴う血性下痢をきたす。病理学的には粘膜が破壊され，特徴的なフラスコ型の下掘れした潰瘍を形成する。時に潰瘍は穿孔する。

図は大腸粘膜 colonic mucosa （ M ）の潰瘍に付着したアメーバ（ A ）を示している。赤痢アメーバ *Entamoeba* はマクロファージよりやや大きい。アメーバは赤血球を貪食し，組織上で認めることができる（本図には示されていない）。病巣には多数の好中球や形質細胞の混合した炎症反応を伴うが，肉芽腫性の変化はみられない。微生物は大腸の動脈に浸潤して閉塞させ，虚血性の壊死を引き起こすこともある。

アメーバは肝臓に広がり，**アメーバ膿瘍** amebic abscess を形成し，そこから肺や胸膜，また腹膜，心嚢腔に広がることもある。性感染による子宮頸部や陰茎への感染もしばしば起こりうる。

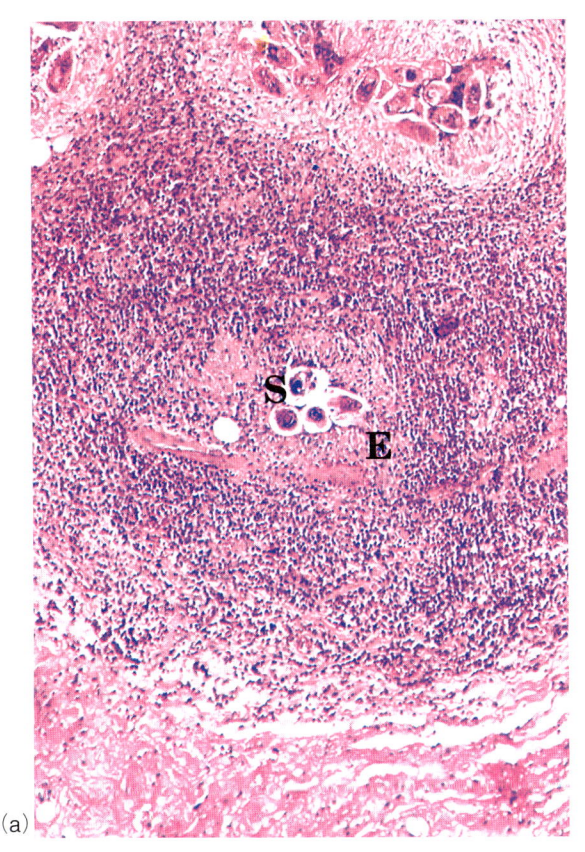

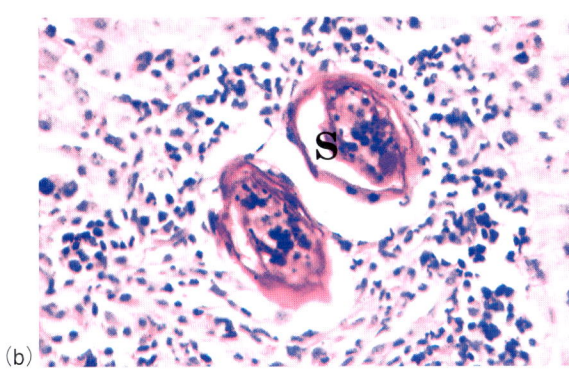

図4.26 住血吸虫症 schistosomiasis
(a)中倍率, (b)高倍率

住血吸虫症は, 吸虫綱の微生物(吸虫類 fluke)である住血吸虫 *Schistosoma* によって引き起こされる全身性の寄生虫感染症である。3種のものが病理学的に重要である。これらの住血吸虫の生活史は, 中間宿主として巻貝, 固有宿主としてヒトを含み, 巻貝から遊離した幼虫もしくは**セルカリア** cercaria のいる水中で遊泳したり働いたりしている最中にヒトに感染する。セルカリアは皮膚を貫通し**幼住血吸虫** schistosomulum に変形する過程を経て, 静脈系を通り肺の血管に到達し4週間かかって成熟し, さらに全身循環へ入る。吸虫は肝臓の門脈(マンソン住血吸虫 *S. mansoni* と日本住血吸虫 *S. japonicum*), また骨盤の静脈(ビルハルツ住血吸虫 *S. haematobium*)に達する。そこで吸虫は成熟し何年にもわたり存在する。これらの部位で成虫は交尾し, 雌は1日あたり3,000個の卵を産卵する。いくつかの卵は尿や糞便とともに個体を離れ新鮮な水に達して孵化し, 鞭毛を有する**ミラシジウム** miracidium となり, 中間宿主の巻貝に感染する。他の卵は, マンソン住血吸虫と日本住血吸虫では小腸, 大腸と肝臓に, ビルハルツ住血吸虫では膀胱と直腸に貯留し, 広範な線維化へと進行する著明な肉芽腫性反応を引き起こす。肝臓では, 虫卵が存在する門脈領域で著明な線維化を伴う。住血吸虫症は世界中の門脈圧亢進症の主たる原因である。ビルハルツ住血吸虫は膀胱で同様の反応を惹起し, 乳頭腫や潰瘍, 拘縮を起こす。慢性炎症は異形成 dysplasia や悪性腫瘍を引き起こす原因となる。虫卵が肺や中枢神経など他の多くの部位で認められることもある。

図(a)は大腸の住血吸虫の虫卵(S)の中倍率像である。虫卵の集塊は類上皮細胞(E), 巨細胞と好酸球に囲まれている。

図(b)は2つの住血吸虫卵(S)の高倍率像である。虫卵はその大ささや突起の位置により, どの住血吸虫由来のものであるか同定することができる。この例では, 突起は末端部に位置しており, ビルハルツ住血吸虫 *S. haematobium* 由来であると考えられる。

第5章 アミロイドーシス
Amyloidosis

はじめに

　アミロイドーシス amyloidosis とはアミロイドと呼ばれる異常線維蛋白が細胞外に沈着した状態である。多くの組織や臓器に沈着する**全身性アミロイド** systemic amyloid と，1つの臓器に沈着する**限局性アミロイド** localized amyloid がある。アミロイドはコンゴ赤の染色性および超微構造的に直径10～15nmの硬い線維により特徴づけられる。アミロイドは図5.2に示すように，異なったペプチドからなり，そのペプチドはアミロイドとして沈着した物質の90～95％を構成している。これらのペプチドの重要な特徴はβ-シート β-pleated sheet 蛋白構造を形成していることである。これは絹の構造に類似し蛋白分解に対して非常に抵抗性である。これらのペプチドは超微構造的には線維構造からなっている（図5.1）。さらにすべてのタイプのアミロイドは全体の構成成分の5～10％を占める糖蛋白である**アミロイド蛋白P** amyloid protein P を含んでいる。

　アミロイドを形成しているペプチドは生理的にみられる蛋白質に由来している。例えば，ALアミロイド蛋白 AL amyloid protein は多発性骨髄腫における悪性の形質細胞のクローンによって過剰に産生された免疫グロブリン軽鎖の種々のセグメントからなっている。AAアミロイド蛋白 AA amyloid protein は慢性の炎症状態において過度に産生される急性期蛋白 acute phase protein である，正常の血清蛋白に由来する。さらにまた，種々の蛋白に対してコードしている遺伝子の多様性によって引き起こされる沢山の家族性遺伝性アミロイドーシス heredo-familial amyloidosis がある。

　アミロイドーシスは以前にはアミロイドを合併する基礎疾患があるか否かによって**原発性** primary と**続発性** secondary に分類されていた。この分類は，アミロイド蛋白のペプチド構造が明らかになり，このペプチド構造による分類が臨床的により有用であることから新分類（蛋白による分類：図5.2）にとって代わられた。

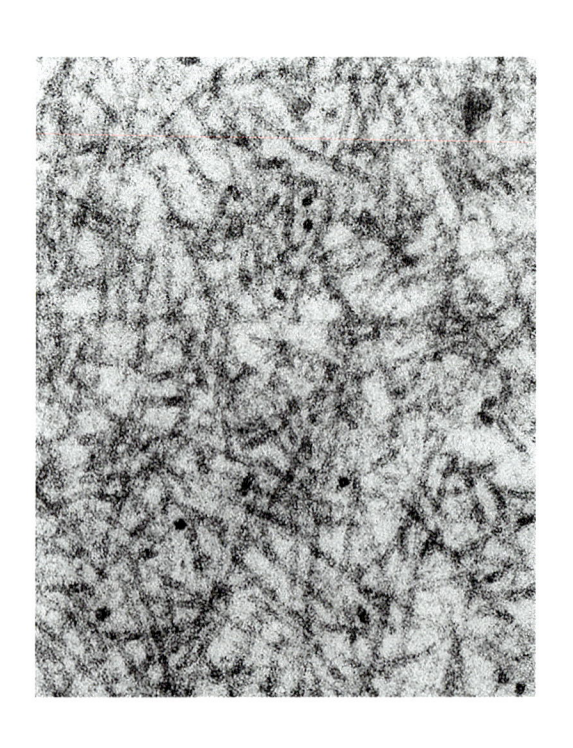

図5.1 アミロイドの超微構造
amyloid ultrastructure（電子顕微鏡）

　電子顕微鏡検索はアミロイドが組織に少量で，特殊染色でも同定できない場合には有用な方法である。この電顕像は蛋白尿（尿に過度に蛋白が漏れる）を生じた患者の腎糸球体に沈着したアミロイドを示す。生検した腎臓の光学顕微鏡像であり，糸球体の基底膜の肥厚がみられる。その肥厚した基底膜の一部の電顕像はアミロイドの沈着を示す。

　アミロイドは電顕的にみると，線維よりなっている。各線維はβ-シートの細線維よりなる前駆体ペプチドからなっている。

　この例では，アミロイドは長期の関節リウマチ患者に続発したもので，おそらく血清アミロイドA蛋白タイプである（図5.2参照）。

アミロイドの分布および分類 Distribution and classification of amyloid

アミロイドは組織の細胞外に沈着し，HE染色標本では均質淡好酸性物質を呈し，コンゴ赤染色やシリウス赤染色によって組織学的に診断可能となる。コンゴ赤染色は通常診断目的で使われ，アミロイドは橙赤色に染まり，偏光顕微鏡で観察すると特徴的なグリーンの偏光を呈する。

アミロイドーシスは全身の多くの組織，特に腎臓，脾臓，肝臓，副腎および心臓を侵す(図5.3～図5.6)。血管壁(図5.8)や基底膜に沈着する傾向が強い。アミロイドの沈着が高度になると，細胞外組織を通過する正常の拡散を妨げたり，実質細胞を生理的に圧迫することによって，細胞の機能障害 dysfunction を生じる。

異なった病気におけるアミロイド蛋白のアミノ酸配列の分析は，図5.2で示されるように生化学を基盤にしたアミロイドの分類を可能にした。

形質細胞またはBリンパ球の単クローン性の異常増殖(多発性骨髄腫，形質細胞腫，非ホジキンB細胞リンパ腫)に合併するアミロイドは免疫グロブリン軽鎖(**AL蛋白**)の種々のセグメントからなる。

AAタイプのアミロイドは慢性炎症性疾患の一部の症例に合併する。この最終的結果は，炎症に反応して肝臓で産生され，血清中で循環する急性期蛋白である血清アミロイドA(血清AA)蛋白に由来するアミロイドの沈着である。このタイプのアミロイドをもたらす疾患の例は，結核，関節リウマチ，気管支拡張症および慢性骨髄炎である。なぜ，ある人にはアミロイドが沈着し，他の人には沈着しないかは不明である。

アミロイドの家族性タイプの1つにはトランスサイレチン(トランスサイレチンは血漿中でサイロキシンとレチノールを輸送することより，命名。以前はプレアルブミンと呼ばれていた)由来のアミロイドがある。家族性タイプの中のトランスサイレチンアミロイド transthyretin amyloid は β-シートアミロイド構造を形成しやすい蛋白におけるアミノ酸置換と関連している。

ペプチドを分泌する内分泌細胞の腫瘍では，ホルモンペプチドの異常な型に由来するアミロイドを合併する。よく知られている例は甲状腺の髄様癌における**カルシトニン由来アミロイド** calcitonin-derived amyloid の限局性の沈着である(図5.7)。

中枢神経系ではアルツハイマー病 Alzheimer's disease (図23.3参照)における限局性アミロイド沈着が最もよい例である。このアミロイドはその遺伝子が21番染色体にみられるβAPP(アミロイド前駆体蛋白)と呼ばれるペプチドに由来する。このβAAは，APPと呼ばれる正常神経蛋白である。これはダウン症候群 Down's syndrome (21トリソミー)において脳に沈着する同様の蛋白と関連している。

図5.2 アミロイドの分類 classification of amyloid

部位別	臨床	線維蛋白
全身性	多発性骨髄腫，B細胞リンパ腫	免疫グロブリン軽鎖(AL)
	慢性炎症	血清アミロイドA蛋白(AA)
	家族性地中海熱	血清アミロイドA蛋白(AA)
	家族性ニューロパチー	トランスサイレチン(プレアルブミン)
	透析に合併	β_2-ミクログロブリン
限局性	老人性心臓性アミロイド	トランスサイレチン(プレアルブミン)
	甲状腺髄様癌，インスリノーマ	カルシトニン遺伝子関連ペプチド
	2型糖尿病	アミリン
	アルツハイマー病，ダウン症候群	β蛋白(A4蛋白) (βAPP)
	脳アミロイドアンギオパチー	β蛋白(A4蛋白) (βAPP)

(a) (b)

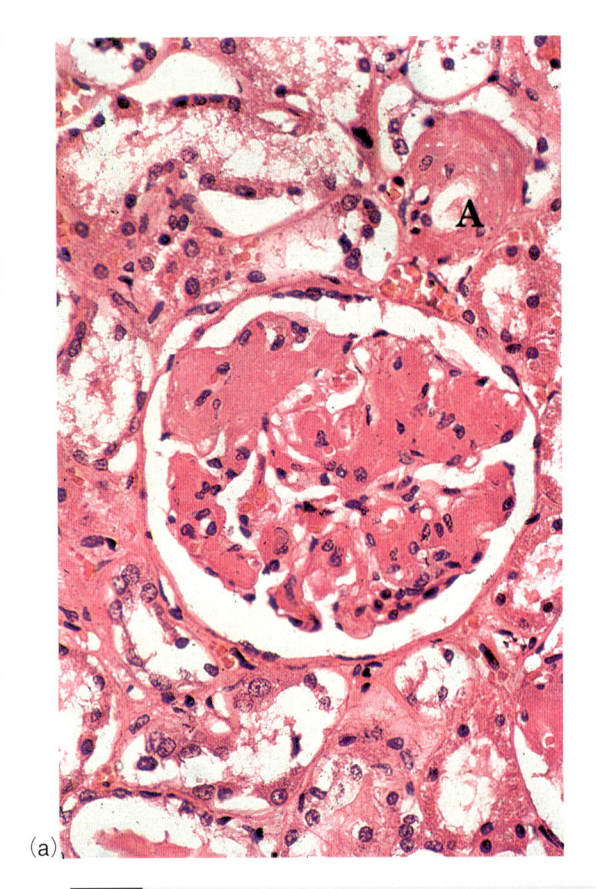

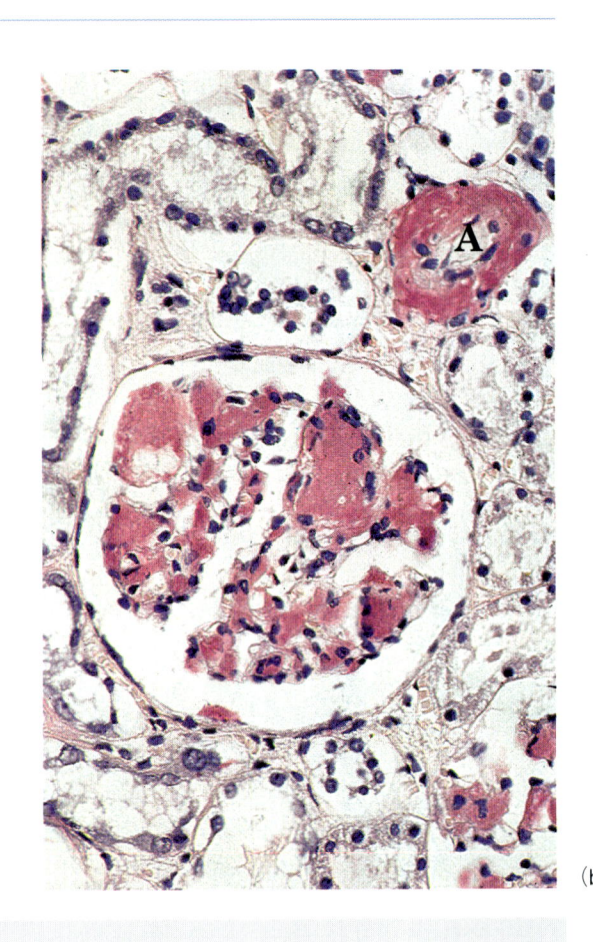

図5.3 腎臓アミロイドーシス renal amyloidosis
(a)HE染色（高倍率），(b)シリウス赤染色（高倍率）

　腎臓は全身性アミロイドーシスで最も侵されやすい臓器である。腎不全は最も重症な臨床的合併症の1つとされ，死因の大部分を占める。これらの切片は腎糸球体の連続切片で，20年間，関節リウマチの既往をもつ58歳の女性から剖検時に採取されたものである。これらの切片は主な特徴をはっきりさせるために，コントラストが際立つような組織学的方法で染色している。

　アミロイド沈着は，腎臓では通常糸球体のメサンギウムの中や毛細血管の基底膜の周りに始まる。病変が進行すると，毛細血管の閉塞，内皮細胞，メサンギウム細胞や足細胞の破綻がみられるようになる。さらにアミロイドの大きな塊によって糸球体が完全に置換される。同時に腎細動脈や動脈壁（ A ）にもアミロイドが沈着し，糸球体への血液供給の障害を引き起こす。尿細管の間の間質腔にもやはり沈着し，尿細管の機能障害が生ずる。図(a)は HE染色で，アミロイドは均質好酸性（ピンク色の部分）物質で正常構造からの鑑別が困難である。図(b)のようにコンゴ赤またはシリウス赤染色ではアミロイドは赤く染まり容易に識別できる。この例では糸球体と輸入細動脈にアミロイドが沈着している。

　腎臓のアミロイドーシスでは蛋白尿がみられ，しばしばネフローゼ症候群をきたすほど高度となる。アミロイド沈着が高度になるにつれて，糸球体の虚血や尿細管の萎縮を生じ慢性腎不全に至る。

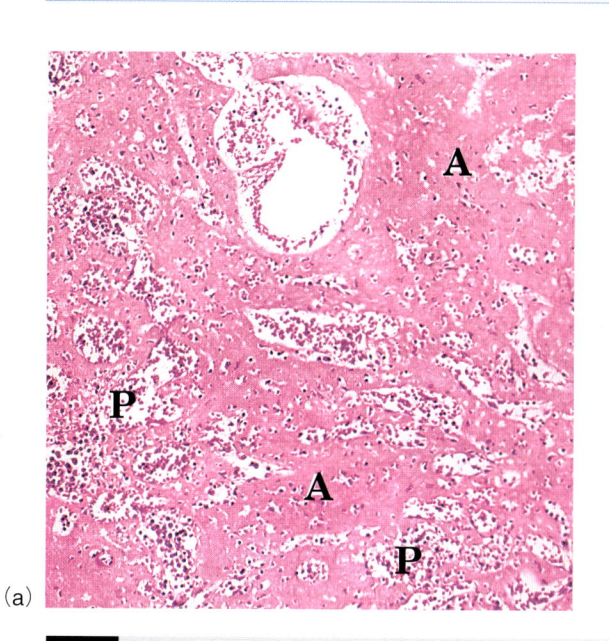

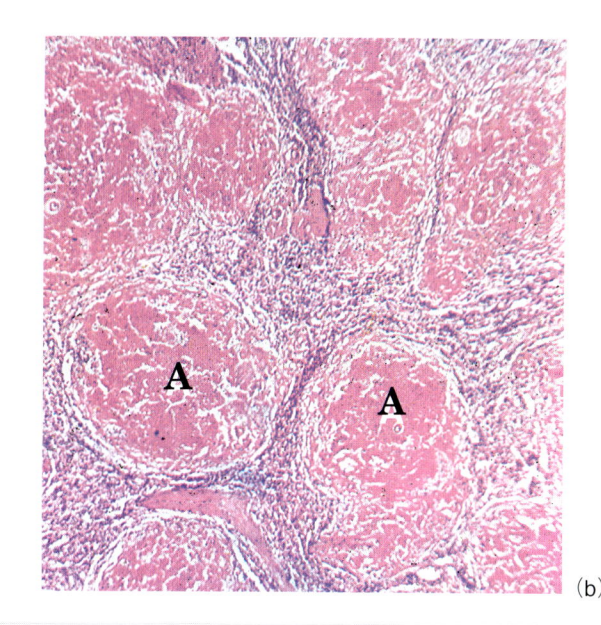

図5.4 脾臓アミロイドーシス splenic amyloidosis
(a)びまん(豚脂)型 diffuse (lardaceous) type（中倍率），(b)結節(サゴ)型 nodular (sago) type（中倍率）

　脾臓にみられるアミロイド沈着には**びまん型** diffuse と**結節型** nodular がある。

　図(a)は通常みられるびまん型である。脾臓アミロイドーシスは通常脾洞壁に沈着し，さらに沈着が進むと大きなびまん性の塊（ A ）を形成する。小さな赤脾髄 red pulp（ P ）とリンパ組織(白脾髄 white pulp：この図ではみられない)が残存している。割を入れたとき，脾臓が蝋様の硬さ waxy firmness のために，時に「豚脂様 lardaceous」と表現される。

　頻度は少ないが，図(b)で示すようないわゆるサゴ脾がみられ，アミロイド（ A ）は中心細動脈周囲のリンパ組織 periarteriolar lymphoid sheath に沈着する。肉眼的に脾臓の割面では多数の境界明瞭な小結節がみられ，この像がサゴに類似していることよりサゴ脾と名づけられた*。図ではピンク色に染まったアミロイド結節の中心部に小血管がみられる。

　脾臓のアミロイド沈着は臨床的に触知されるほどの脾腫を生じることもある。

*訳註：サゴは，サゴヤシの幹から採った食用の白い澱粉のことで，サゴ脾の組織像はあたかもそれを浮かしたスープのようにみえる。

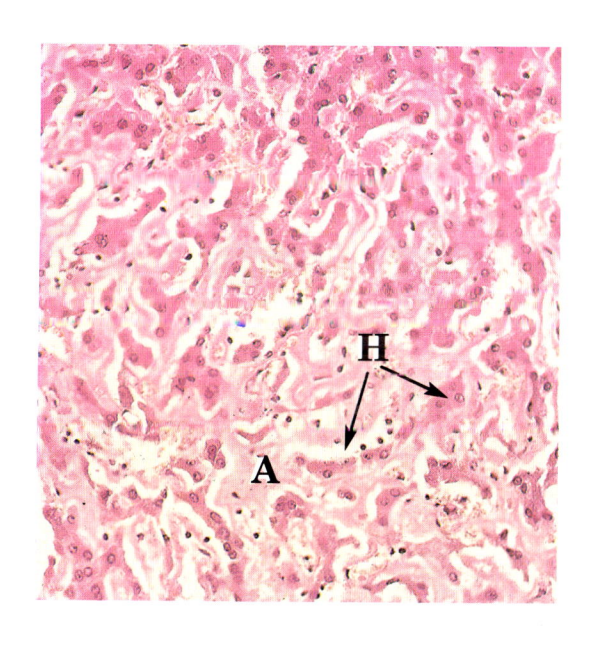

図5.5 肝臓アミロイドーシス
hepatic amyloidosis（高倍率）

　肝臓において，アミロイドは類洞内皮細胞と肝細胞の間(ディッセ腔 Disse space)に沈着する。アミロイド沈着が高度になるに従って，肝細胞はシート状に沈着したアミロイドによって圧迫萎縮に陥る。

　アミロイドは類洞内にピンク色に染まったリボン様の沈着（ A ）としてみられ，肝細胞 hepatocyte（ H ）は圧迫され萎縮している。

　臨床的には肝アミロイドーシスは肝腫(肝臓腫大)の原因となるかもしれない。しかしながら，肝臓が高度に侵されたときでさえも肝機能障害が証明されるのはまれである。

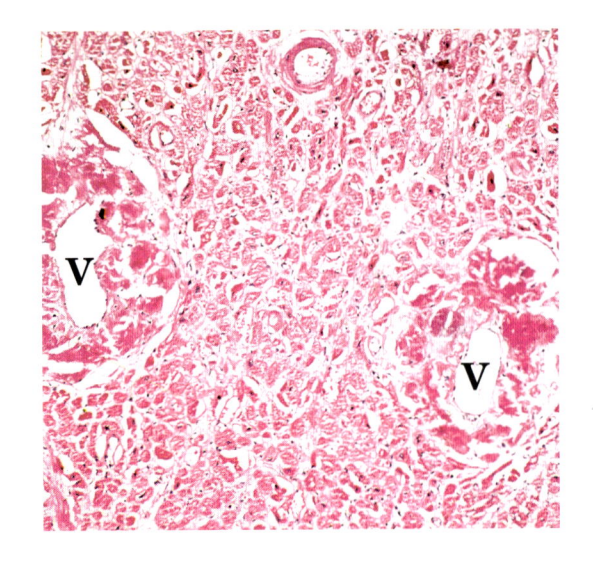

図5.6 心臓アミロイド cardiac amyloid（中倍率）

心臓のアミロイド沈着は高齢者の剖検例に偶発にみられることが多い。そのような例は，通常トランスサイレチン（プレアルブミン）に由来するアミロイドの沈着する老人性心臓アミロイド senile cardiac amyloid である。

心臓アミロイドーシスの最も高度な沈着例は家族性地中海熱 familial Mediterranean fever のように血清アミロイドA蛋白に由来する家族性遺伝性アミロイドーシス heredo-familial amyloidosis にみられる。心臓へのアミロイド沈着は全身性AAアミロイドーシス症例にもみられる。

心筋アミロイドーシス myocardial amyloidosis は心肥大を伴った難治性の心不全をもたらす。アミロイドの心内膜下沈着は刺激伝導系を侵すので，不整脈の原因となることがある。

本図の症例では，アミロイドは心筋の血管壁（V）に沈着し，心筋内に塊を形成している。

図5.7 甲状腺髄様癌のアミロイド amyloid in medullary carcinoma of thyroid（高倍率）

限局性アミロイドの例は甲状腺のカルシトニン分泌細胞由来の腫瘍，すなわち髄様癌にみられる。ピンク色に染まったアミロイド（A）の大きな塊は腫瘍細胞（T）によって分泌されたプレカルシトニンに由来する。このアミロイドは腫瘍内のみに存在し，全身性にはならない。限局性アミロイドのもう1つの例としては，インスリノーマと呼ばれる膵臓のランゲルハンス島 islets of Langerhans の腫瘍内のペプチドに由来するものがある*。本図の症例ではアミロイドはカルシトニン類似のペプチドに由来している。

これに反して，全身性アミロイドーシスはある腫瘍，例えば腎腺癌（血清アミロイドA蛋白由来），多発性骨髄腫や，ある種のB細胞リンパ腫（免疫グロブリン軽鎖由来）に合併する。

＊訳註：このアミロイドはアミリン由来で，高齢者や2型糖尿病患者のランゲルハンス島内にも沈着することがある。

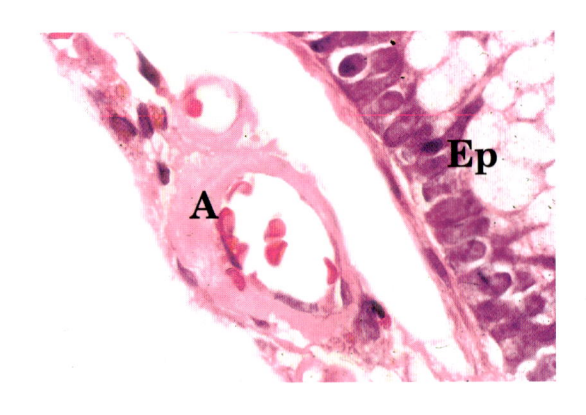

図5.8 直腸生検材料の血管壁アミロイド vessel amyloid in rectal biopsy（高倍率）

全身性アミロイドーシスの診断確定には組織の生検でアミロイドを証明する必要があり，生検部位としては直腸が最も普通である*。全身性アミロイドーシスの60〜70％においてアミロイドが直腸粘膜下層の血管壁にみられる。直腸の腺上皮細胞 glandular epithelium cell（Ep）と粘膜固有層の小さな血管壁がみられる。血管壁はピンク色に染まったアミロイド（A）のために均質に肥厚している。このような小血管のアミロイドは微量のため確認しにくいことが多い。そのときはコンゴ赤染色によって診断される**。

訳註
＊：本邦では胃生検を推奨する人もある。
＊＊：全例においてコンゴ赤染色および偏光顕微鏡による観察が必要である。

第6章　成長障害
Disorders of growth

はじめに

　細胞は刺激の性状に応じて基本的に異なったいくつかの方法で環境の変化に適応する。第1章で簡単に述べたように，細胞は過剰な刺激負担に適応できなくなると，変性あるいは細胞死に陥る。しかし，多くの軽度の有害刺激に対しては，細胞は成長様式を変えて適応する。これには，3つの主要な方法がある。

- 細胞の大きさの変化
- 細胞の分化・成熟の変化
- 細胞分裂比率の変化

　種々の異なった細胞型で構成されている臓器では，ある種の細胞型のみが刺激に反応して形態的，機能的に著しい変化を起こす。すべての組織には自己再生能と特定の細胞型に分化しうる能力を有する未分化な細胞集団（**幹細胞** stem cell）が存在する。正常組織は，幹細胞が分化した細胞集団を維持する方法に応じて3型に分けられる。

- 例えば腸管上皮では，幹細胞は分化した細胞集団を一定に保つため絶え間なく分裂，分化する。
- 幹細胞は，正常では分裂および分化しないが，例えば肝部分切除後のように，ある種の要求に応じて分裂，分化することができる（**条件付分裂細胞** facultative dividers）。
- 幹細胞は正常では分裂を示さないが，実験的環境のみで分裂を示すことがある。例えば心筋や脳は，機能的再生能を有していない（**分裂不能細胞** non-dividers）。

　血液供給，神経支配，ホルモン刺激，生理的ストレスあるいは生化学的変化のような細胞に対する外来因子は，臓器や組織における細胞成長の様式を決定している。特定の細胞型は内在性の特性によって，環境の変化が起こると成長様式の変化を生じる。このような反応は今日，細胞表面の特異的レセプターに作用する種々の成長促進因子によってコントロールされていることが明らかにされている。成長因子の濃度の変化，あるいは成長因子レセプターの発現の変化は細胞の成長に変化をもたらす。

増殖細胞集団 Increased cell mass

　ある臓器では機能性細胞集団の増加によって環境刺激に適応する。これには2つの機序がある。

- 細胞分裂による細胞数の増加。これは**過形成** hyperplasia と呼ばれる。
- 細胞の大きさの増加。これは**肥大** hypertrophy と呼ばれる。

　増殖細胞集団の重要な特徴は，環境刺激が消失すると変化した成長様式が停止し，しばしば組織が元の状態に戻ることである。肥大と過形成は多くの環境で生理的適応とみなされ，例として運動による骨格筋肥大や，妊娠中にみられる子宮筋の過形成や肥大が挙げられる。また多くの病的刺激も肥大や過形成の反応を起こす。これらの反応は多くの場合，正常の生理的反応と同じ機序によって起こる。月経周期の初期では子宮内膜は腺の迂曲化と腺上皮細胞の増加を伴って増殖する。例えば閉経期に過剰な濃度のエストロゲンが子宮内膜を刺激する場合や，安易なホルモン補充療法によって，過剰な濃度のエストロゲンが子宮内膜を刺激する場合，子宮内膜は増殖期子宮内膜に比して著しい内膜腺の増殖を示す。過形成の組織は腫瘍の性格を有していないが，腫瘍になる危険度が高くなる。このように子宮内膜増殖症は正常内膜に比して癌に進展しやすい。この危険度は過形成に異形成が合併するとさらに高くなる（**異型増殖症** atypical hyperplasia）。

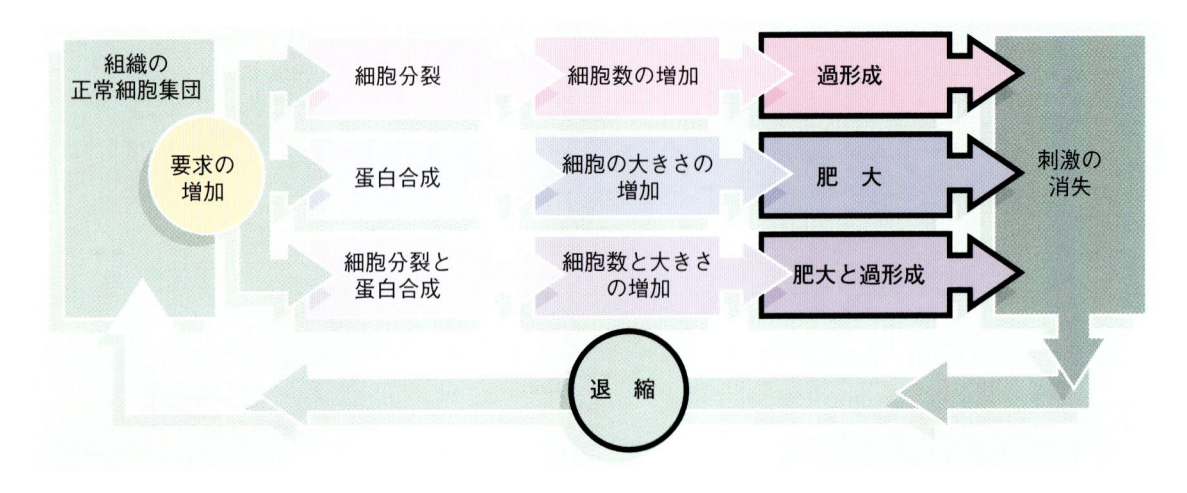

図6.1 機能性細胞集団の増加 increased functional mass

過形成についてあまり理解されていない理由として，過形成の過程が臓器全体あるいは組織全体に一様に起こらないことが挙げられる。例えば細胞成長の変化がみられない部位間に，過剰な細胞成長による結節形成がみられることがある。この現象は**結節性過形成 nodular hyperplasia** といわれ，甲状腺（**図20.5**参照），副腎（**図20.8**参照）および前立腺（**図19.9**参照）でみられる。

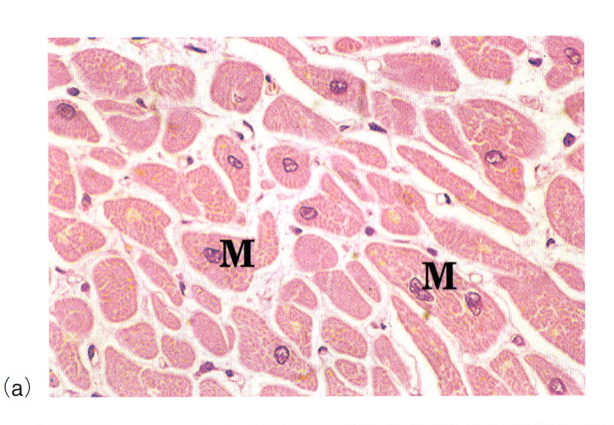

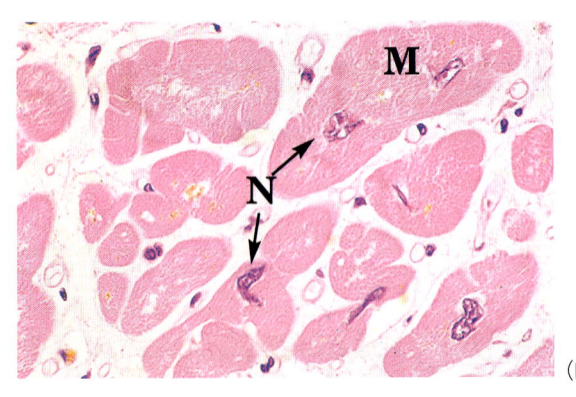

図6.2 肥大 hypertrophy
(a) 正常心筋（中倍率）
(b) 心筋肥大 hypertrophic myocardium（中倍率）

過形成を伴わない真性肥大は仕事負担の刺激が加わった筋肉のみにみられる。例えば成人の心筋がよい例である。心筋細胞は分裂する能力がないため過形成になることはない。全身性高血圧症，心弁膜狭窄症あるいは心弁膜閉鎖不全症の際に，一定期間以上心機能負担が増加すると心筋は肥大する。

図(a)には正常心筋 normal myocardium（ M ），一方，図(b)には同倍率で心筋細胞 myocardial cell（ M ）と核 nucleus（ N ）の腫大を示す。この腫大は仕事負担に適応するために生じた蛋白およびフィラメントの合成増加によるもので，このように心臓の大きさと重量が増加する。

その他筋肉肥大の例として，腫瘍による腸管慢性閉塞における腸管平滑筋肥大，慢性前立腺閉塞による膀胱排尿筋肥大および運動による骨格筋肥大がある。筋肉増強を望む運動家はアンドロゲンホルモンを内服することによって，運動による筋肉負担の効果を補強している。

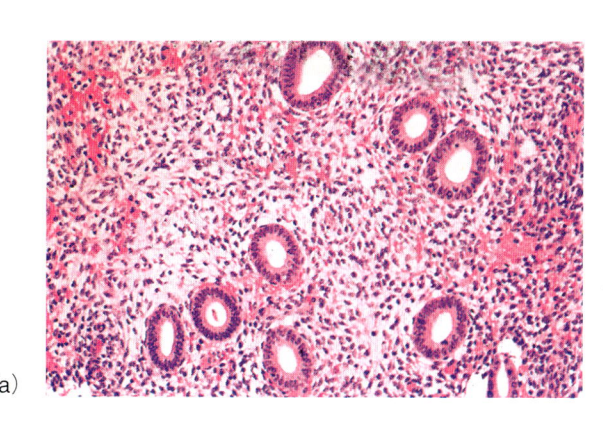

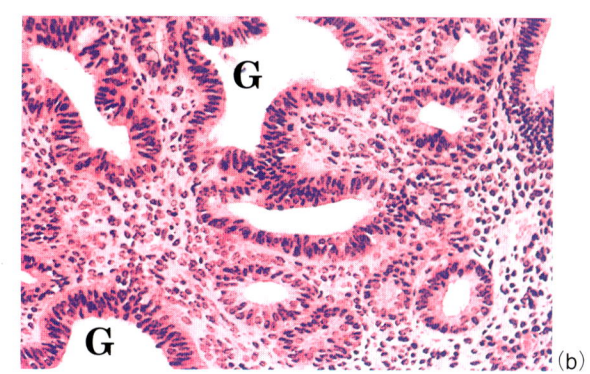

図6.3 過形成 hyperplasia
(a) 正常の増殖期子宮内膜（高倍率）
(b) 子宮内膜過形成（高倍率）

子宮内膜過形成 hyperplasia of endometrium は，異常なエストロゲン刺激があるときに起こる。

図(a)は正常な卵巣エストロゲン刺激に反応している増殖期子宮内膜 proliferative-phase endometrium を示す。

これに反し，図(b)は内膜腺の著しい過形成の像で，各内膜腺の腺上皮細胞の増殖が続くといくつかの内膜腺 gland（G）は嚢胞様の拡張を示す。加えて内膜腺は不整形で密になり，腺上皮は核重積像を示す。この症例はホルモン補充療法を受けた女性の例で，エストロゲンの作用がプロゲステロンによって平衡されなくなり，その結果，子宮内膜の持続的な成長が起こる。同様な変化は，エストロゲン産生卵巣腫瘍の子宮内膜でもみられる。このように過形成は，正常な生理的機序の著しい亢進によって起こる。

このような例では，異常なエストロゲン刺激が消失すると内膜成長は正常に戻る。

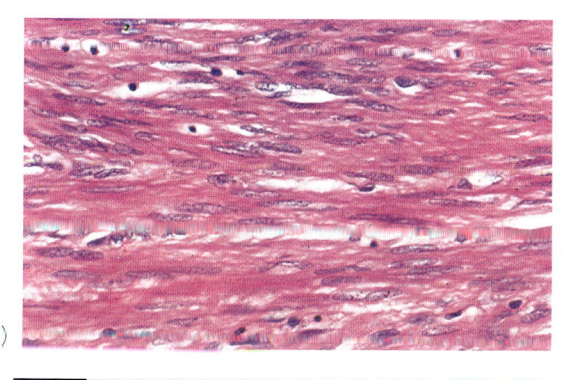

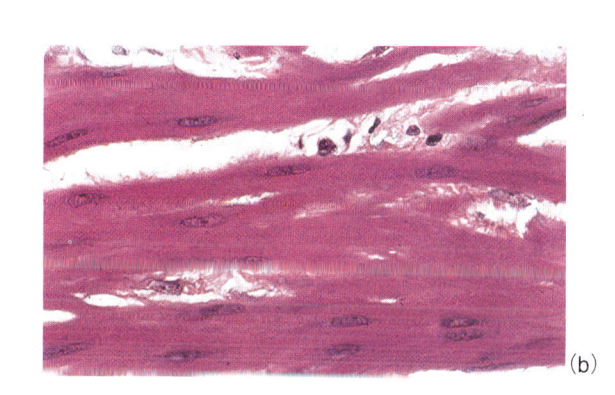

図6.4 肥大を伴う過形成 hyperplasia with hypertrophy
(a) 正常子宮筋層（高倍率）
(b) 妊娠子宮筋層 myometrium during pregnancy（高倍率）

肥大と過形成は機能的要求の増加に対する反応として同時に起こる。図(a)でみられる正常の子宮筋線維に比較して，妊娠中の子宮筋線維は同倍率でも著しく大きくなっていることが分かる。それらの大型核は蛋白合成の亢進を反映している。

子宮全体にわたって平滑筋細胞の数は過形成によって増加している。子宮では，時に子宮筋細胞の細胞分裂途上の核分裂像がみられることがある。

妊娠後は，一般に退縮 involution と呼ばれている生理的萎縮によって正常の大きさに戻る。

機能性細胞集団の減少 Reduction in functional cell mass

1つの組織で機能性細胞集団が減少すると，その組織は**萎縮** atrophy の状態にある，と表現される。萎縮の成立は細胞の大きさの減少や細胞数の減少によるもので，これは機能の低下につながる。萎縮した組織の肉眼的外観は機能性細胞の消失か他の組織で置換されているかどうかによって異なる。一般に萎縮が起こると機能性細胞の消失は脂肪組織や線維性組織で置換され，臓器全体の大きさは保たれる。脂肪組織や線維性組織で置換されないと臓器全体の大きさは縮小する。例として老人の睾丸や外来性のステロイド投与のためステロイド分泌が抑制された副腎が挙げられる。萎縮が生理的現象として起こると，それは**退縮** involution と呼ばれる。例として青年期の胸腺退縮が挙げられる。

萎縮は臓器の不完全な発育状態である**低形成** hypoplasia や胎生期の臓器発生不全である**無形成** agenesis とは区別されなければならない。一般に肥大や過形成を起こす反対の条件で萎縮が起こる。

骨格筋を使わずにいると筋細胞集団の消失が起こる。内分泌の刺激が消失すると，その標的臓器の萎縮が起こる。組織への血液供給が減少すると機能性細胞の消失が起こる。これは**虚血性萎縮** ischemic atrophy と呼ばれ，通常腎臓でみられる。

多くの萎縮した組織では**リポフスチン** lipofuscin と呼ばれる褐色色素が，萎縮した細胞内に蓄積する。これは細胞膜や細胞内小器官の崩壊によって生じた二次性ライソソーム内の変性した脂質性物質と考えられている。リポフスチンは特に老人の萎縮した心筋線維に蓄積し，これは**褐色萎縮** brown atrophy と呼ばれる。

硝子質（ヒアリン） hyaline は基底膜基質に類似する淡好酸性無構造物質による組織の置換を表す用語である。硝子質は萎縮あるいは細胞障害の共通した終末像であり，しばしば線維化を伴う。これは終末期の腎の特徴的な像である（**図15.1**参照）。

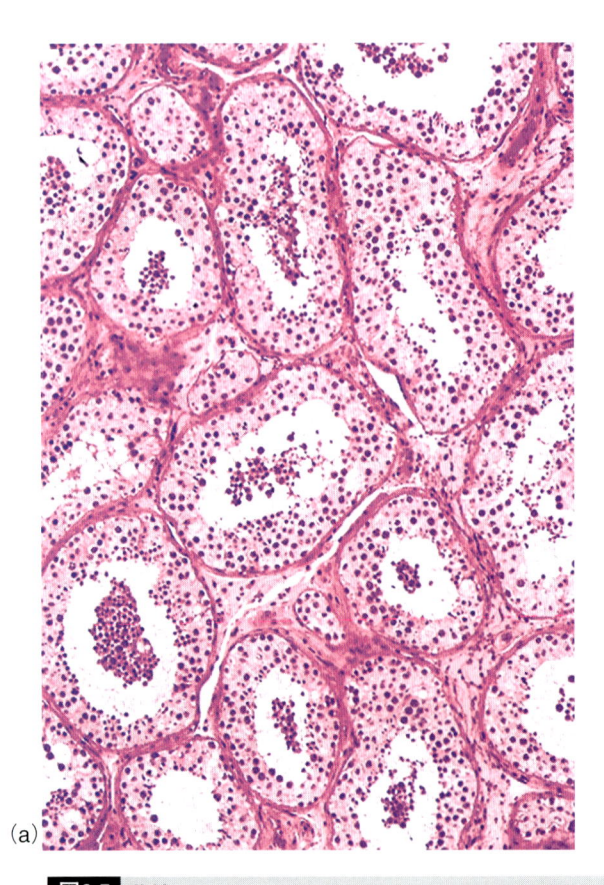

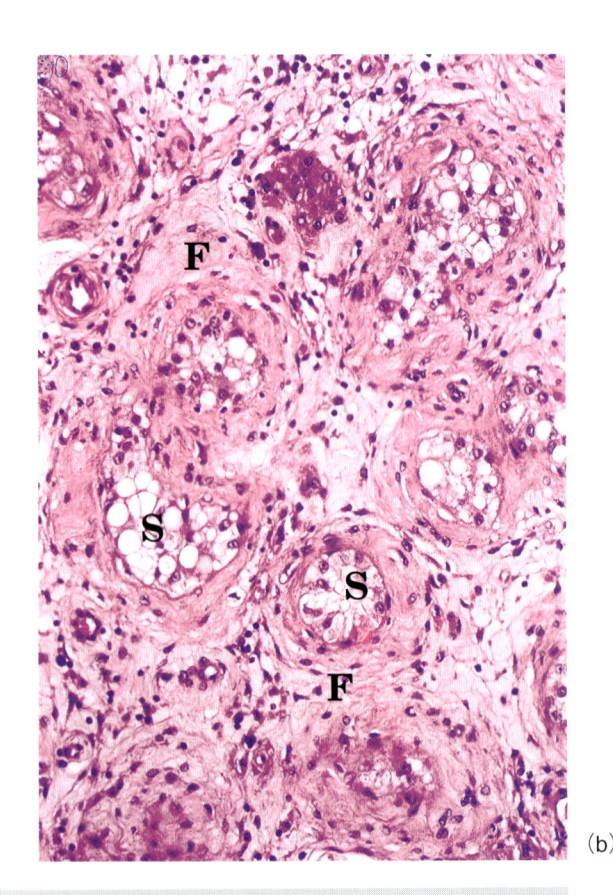

図6.5 萎縮 atrophy
(a)正常睾丸（高倍率），(b)萎縮睾丸 atrophic testis（高倍率）

図(b)は94歳男性の萎縮した睾丸の組織像である。図(a)の正常睾丸に比較して，萎縮した睾丸の精細管はほとんど精子形成能を示していないが，セルトリ細胞 Sertoli cell（S）は容易に見つけられる。精細管の基底膜は肥厚しピンク色を呈し，**硝子化（ヒアリン化）** hyalinization の状態である。間質には**線維性組織** fibrous tissue（F）の増加が認められる。組織の萎縮は細胞内小器官や酵素蛋白のような細胞質構成成分の減少による細胞の縮小や，アポトーシスによる細胞の消失によって起こる。

細胞分化の変化 Change in cell differentiation

細胞は環境の変化に適応するため分化した細胞の形態的変化を起こす。これは**化生** metaplasia と呼ばれる。その特徴は1つの分化成熟した細胞型が組織内の細胞型を置き換えることである。化生は病的環境変化に対応できるような細胞を産み出す適応反応と考えられている。例えば気管支の呼吸線毛円柱上皮は，喫煙による慢性刺激によって扁平上皮に置換される（**扁平上皮化生** squamous metaplasia）。同様に，子宮頸管円柱上皮は月経周期の環境変化に適応するため，重層扁平上皮に置換される〔図6.6(a)〕。また食道重層扁平上皮は胃酸の下部食道への逆流に適応するため，胃粘膜上皮あるいは小腸粘膜上皮に置換される〔図6.6(b)〕。

胃酸が下部食道へ逆流すると，幹細胞は扁平上皮に分化成熟する代わりに，胃酸から食道粘膜を守るために粘液産生円柱上皮に分化成熟する。刺激が消失すると，幹細胞は分化した元の細胞型に分化成熟する。

化生は通常上皮性組織で最もよくみられるが，間葉系組織でもみられることがある。例えば外傷による陳旧性線維組織に骨形成が起こる（**骨化生** osseous metaplasia）。化生は，過形成やもっと重要な病変である**異形成** dysplasia と共存することがある。

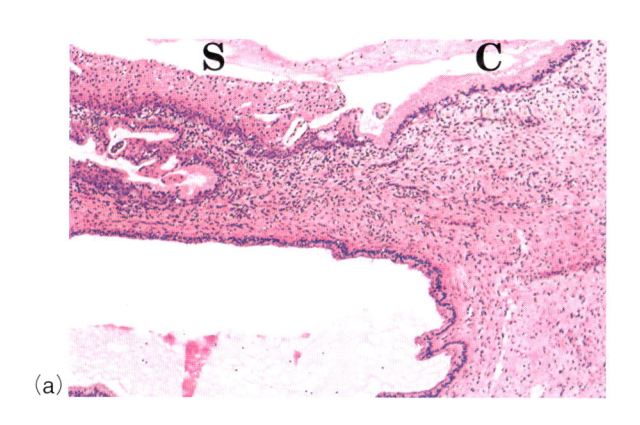

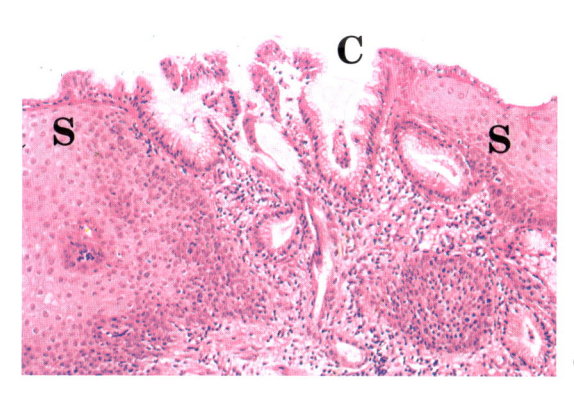

図6.6 化生 metaplasia
(a) 子宮頸部の扁平上皮化生 squamous metaplasia of cervix（中倍率）
(b) 下部食道の胃粘膜上皮化生 gastric metaplasia of lower esophagus（中倍率）

子宮頸部の扁平上皮化生は通常よくみられる像であることから，生理的に正常な像とみなされている。女性の生殖期間中，子宮頸部の形状は周期的に変化し，子宮頸管円柱上皮は腟部の環境にさらされる。この**外反** ectropion はしばしば**びらん** erosion と誤解されているが，肉眼的には外子宮口に滑らかでピンク色の上皮の部位としてみられる。その結果，子宮頸管上皮は図(a)のように重層扁平上皮で置き換えられている。左側の粘膜表面は成熟した重層扁平上皮 stratified squamous epithelium（S）で被われ，その下には，正常な粘液分泌円柱上皮からなる子宮頸管腺がみられる。また正常な粘液分泌円柱上皮 mucus-secreting columnar epithelium（C）は右側の粘膜表面を被っている。扁平上皮化生はやがて腺管に及ぶ。子宮頸部の炎症はこの化生性変化をさらに促進する。

図(b)では可逆的な変化が下部食道に起こり，左右の正常な本来の扁平上皮 squamous epithelium（S）は胃酸の逆流から上皮を保護するために粘液を産生する胃型の円柱上皮（C）で置き換えられている。これは**バレット食道** Barrett's esophagus として知られている。

細胞異型と異形成 Cellular atypia and dysplasia

　細胞は時に細胞分裂の亢進を示すことがある。これは細胞が十分に発達した細胞質構成成分を有する成熟細胞になる前に，新たな細胞分裂周期に入ることを意味する。このため形態的に異常な細胞集団が出現する。これらの細胞は高い核／胞体比を示し，豊富な濃染性の核クロマチンと1～数個の明瞭な核小体を備えた大型核を有する。この核の変化は細胞質の不完全な成熟と関連し，細胞質は乏しく，通常みられる特殊な細胞構造物，例えば粘液空胞や線毛を欠損する。これは**細胞分化の欠損** failure of differentiation と呼ばれ，細胞は**異型** atypia を示しているといわれる。

　細胞異型 cellular atypia は持続的な障害刺激による細胞破壊に対する，急速な細胞複製の結果として起こる。この場合，細胞異型は障害を受けた上皮を再生させるため細胞回転が高まることによって起こる。障害刺激が消失すると，細胞の異常は正常に戻り，細胞の十分な分化成熟が起こる。時に細胞異型が持続し，再生性変化とは全く異なることがある。この場合，異型細胞の集団は最終的に浸潤癌へ進展することがある。この種の持続的な細胞異型は**異形成**と呼ばれ，浸潤癌の前癌状態とみなされている。子宮頸部の擦過細胞診は前癌病変の指標となる異形成上皮細胞を検出することができる（**図17.4**参照）。

　病理医にとって組織障害に対する単なる再生性反応の細胞異型と前癌病変である異形成の細胞異型との鑑別は問題となるが，その鑑別は簡単にはできない。異形成は化生組織にたびたび発生し，異形成を起こす刺激はまた化生性変化を起こす。子宮頸部やバレット食道の化生上皮は，異形成や異形成から進展した腫瘍になる危険度が高い。異形成の細胞には分子生物学的な手法によって，悪性腫瘍においてみられるようないくつかの癌遺伝子や癌抑制遺伝子の異常が証明されている。異形成は将来腫瘍に進展する恐れがあることから，異形成に対する治療は悪性腫瘍への進展の危険性を最小限にするために行われる。子宮頸部塗抹標本の細胞診で異形成変化を見つけることが子宮頸癌スクリーニングの基本である（**図17.4**参照）。

図6.7 異形成 dysplasia　　　▶図は次ページ
(a)正常子宮頸部（高倍率）
(b)子宮頸部異形成 dysplasia in cervix（高倍率）
(c)正常皮膚（高倍率）
(d)皮膚異形成 dysplastic skin（高倍率）

　異形成は形態学的には不完全な分化成熟を示す細胞の増殖を特徴とする。異形成は通常子宮頸部や皮膚でみられ，両者の異形成例とも腫瘍化の傾向がある。

　図(a)は子宮頸部の正常な重層扁平上皮を示す。細胞増殖は小型で均一な暗染した幹細胞が存在する基底層 basal layer（B）に限局している。粘膜上皮の表面に向かって細胞が成熟するにつれ細胞質は広くなり，好酸性（ピンク色）を増してくる。表層に近い部分では細胞は次第に扁平化する。核／胞体比は基底層から表層に向かうにつれて小さくなる。

　これに比して図(b)は，正常でみられる規則正しい分化成熟の連続性が障害された異形成子宮頸部上皮を示す。全層にわたって細胞は正常よりも大型の核を有し，明瞭な核小体を有するものもみられる。核分裂像 mitotic figure（M）は基底層上によくみられる。細胞の核は正常に比して形，大きさとも多彩であり（**多形性** pleo-morphism），核／胞体比は正常に比して大である。子宮塗抹標本に大型核を有する表層細胞の出現を認めると，細胞診医は異形成を考える。

　図(c)と図(d)は同様に正常の皮膚と異形成の皮膚の差を示している。大型で，濃染性の核を有する細胞や多核細胞 multinucleate cell（N）が中間層を越えて増殖している異形成の標本では，正常細胞の層形成がどのように障害されているか着目すべきである。加えて，成熟障害の像は紫色に染色された核の残骸を有する角質層の肥厚としてみられる（**錯角化症** parakeratosis）。この角質層は臨床的には異形成病変部の皮膚肥厚や有鱗としてみられる。核分裂像（M）もまた基底層上に明らかに認められる。これらの像は両方とも浸潤癌に進展する傾向が強い。また，これらの像は高度になると**上皮内癌** carcinoma in situ といわれる。

第6章 成長障害　67

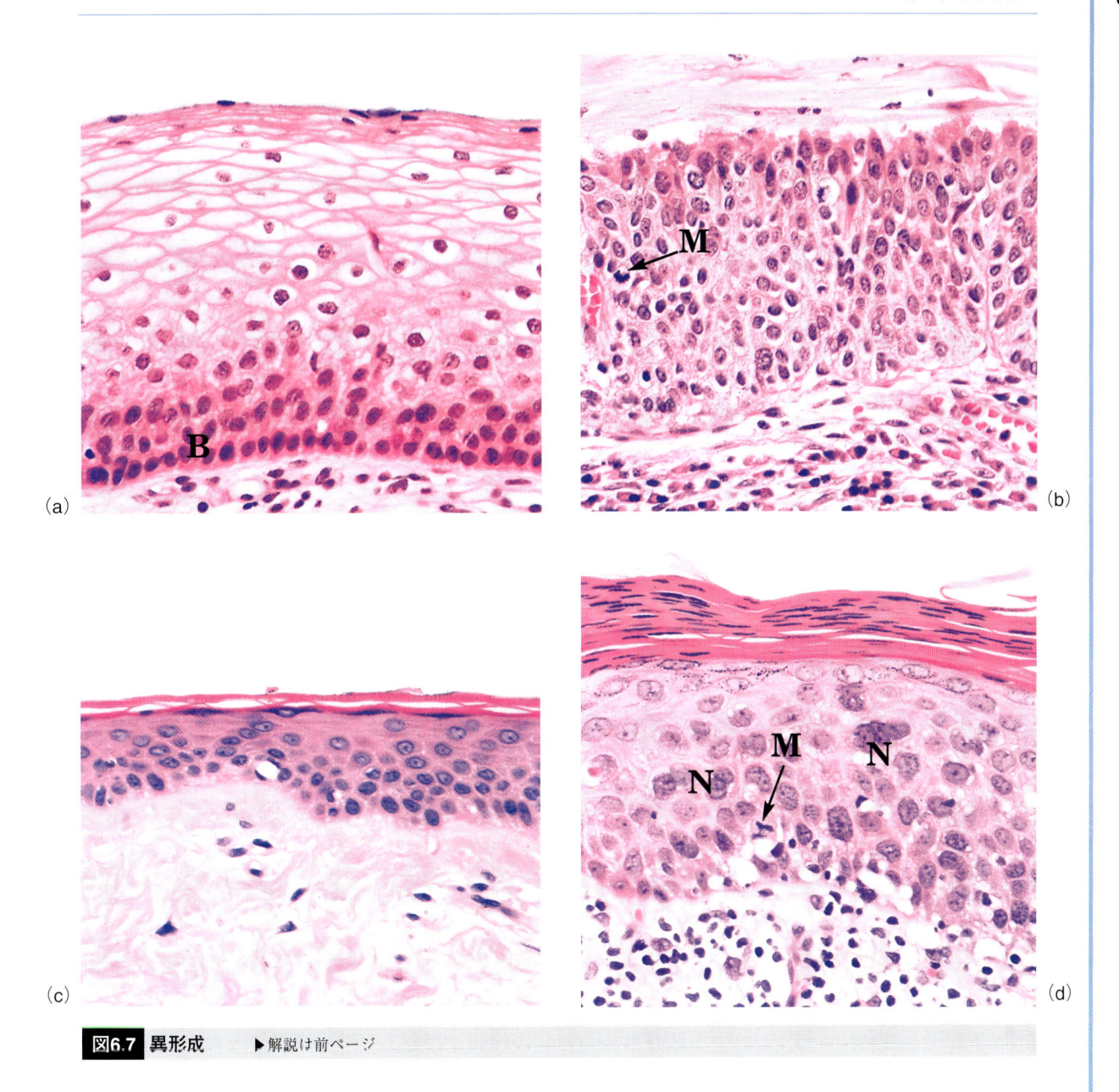

図6.7 異形成　▶解説は前ページ

第7章 腫瘍
Neoplasm

はじめに

　新生物では細胞の増殖と成長は持続的な外的刺激がなくても生ずる。**新形成** neoplasia という言葉は自律増殖的な細胞分裂の状態を表し、これによって生じる異常な集塊を**新生物** neoplasm と呼ぶ。腫瘍性増殖の状態は、前章で述べたような、異常な細胞増殖があるものの原因となる刺激が取り除かれると増殖が止まる**過形成** hyperplasia とは対照的である。

　慣用的に腫瘍性細胞集塊は**腫瘍** tumor と呼ばれる；このラテン語由来の語は、字義どおりに用いられることはもはや廃れてしまっているが、かつてはあらゆる組織腫脹を表すのに用いられたものである。腫瘍は異常な細胞増殖とともに異常な細胞成熟で特徴づけられる。正常細胞の増殖の特徴は、構成細胞が特別な機能に適応した形へ成熟していくことである。この適応は粘液空胞や神経分泌顆粒、微絨毛、ないしは線毛のような特化された構造の獲得を意味する。この構造的、機能的成熟の過程は**分化** differentiation と呼ばれる。ある特定の細胞系列の完全な成熟細胞は**高度に分化** highly differentiatedしているといえる。一方、未熟な前駆細胞ないし**幹細胞** stem cell は**未分化** undifferentiated であると記載される。どのような組織であろうと正常細胞は特徴的な分化の状態を有している。一方、腫瘍細胞は種々の分化状態を示し、一般的に高度に分化した状態を得ることができない。腫瘍は臨床的に以下の2つのグループに分けられる。

- **良性腫瘍** benign neoplasm：ゆっくり成長し、もとの場所に限局してとどまる。
- **悪性腫瘍** malignant neoplasm：急速に成長し、広範に広がる。

　組織像と生物学的態度とは大まかな関連があり、予後の予測を可能にしている。一般的に良性腫瘍は高度に分化している。悪性腫瘍の場合は種々の分化程度が認められる。スペクトルの一方の極では構成細胞は由来細胞に極めて似ており、この場合、腫瘍は**高分化型悪性腫瘍** well-differentiated malignant neoplasm と記載される。一方、構成細胞が由来細胞とほとんど似ていない場合、その腫瘍細胞は**低分化型** poorly differentiated と記載される。スペクトルの一極端にある、構成細胞が全く分化を示さない腫瘍は**退形成性腫瘍** anaplastic neoplasm と呼ばれ、多くの場合、形態的な立場のみでは細胞の起源を同定できない。一般的に腫瘍の分化程度はその生物学的態度に関連する。低分化型腫瘍は高分化型腫瘍より、より浸潤性でより侵襲性である。

図7.1 腫瘍分化の程度：大腸 degree of tumor differentiation:colon　　▶図は次ページ上
(a)正常粘膜（高倍率），(b)良性腫瘍（高倍率）
(c)高分化型悪性腫瘍（高倍率）
(d)低分化型腫瘍（高倍率）

　この一連の組織像は同じ組織から由来した腫瘍の種々の分化程度を表している。これは腸の粘液分泌円柱上皮であり、正常から良性さらに低分化型悪性腫瘍までの一連のスペクトルをみることができる。

　図(a)における正常の大腸粘膜と図(b)の良性腫瘍（管状腺腫）との類似性に注目せよ。両者では上皮細胞 epithelial cell（E）は高円柱状で規則正しい。主な違いは良性腫瘍の細胞は粘液 mucin（Mu）含有がより少なく、核はより大きく、より密集していることである。また良性腫瘍の核は、より大きいことにも注目せよ。

　図(c)の高分化型悪性腫瘍細胞は同様に高円柱状であるが、核は形、配列ともにより不整である。粘液の分泌はなく、多くの細胞は核で占められている。核は密集し、**重層化** stratification を示す。すなわち核はもはや細胞の基底側に沿って並んでいない。核小体は同様に大きく、大きさ、形ともに不規則である。

　一方、図(d)に示してある低分化型大腸腫瘍では、細胞は由来組織とほとんど類似せず、腺管をふち取って均等に並ぶのではなく、でたらめに並んでいる。細胞の大きさや核の形は著しい多様性を示す。分裂像 mitosis（M）がみられ、ほとんど粘液産生をみない。

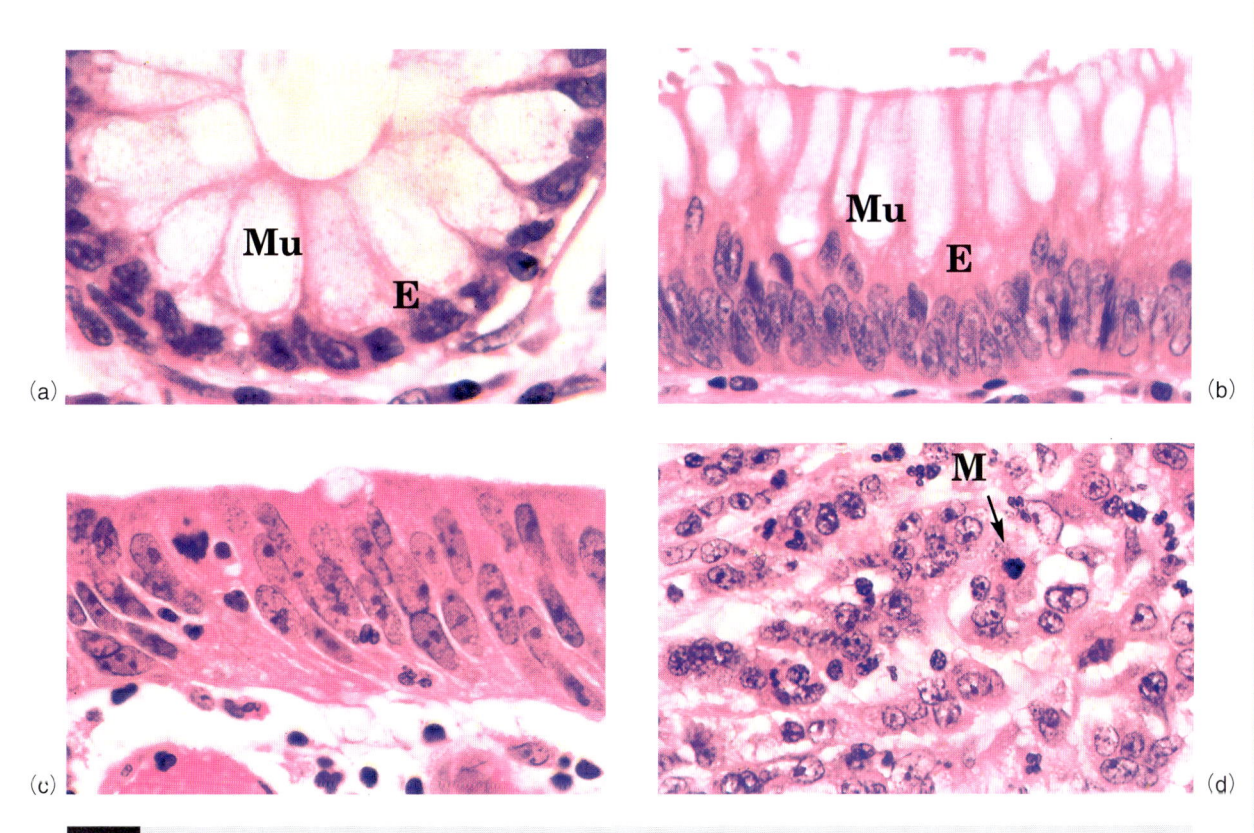

| 図7.1 | 腫瘍分化の程度：大腸　▶解説は前ページ

図7.2 悪性腫瘍の細胞学的特徴
cytological features of malignancy

多形性，核のクロマチン増量，異常な核分裂像などが悪性腫瘍の特徴で，通常良性腫瘍ではみられない。図で示す悪性腫瘍は細胞の大きさ，形にかなりの違いを認め(**細胞の多形性** cellular pleomorphism)，核の大きさ，形にも違いをみる(**核の多形性** nuclear pleomorphism)。さらに多くの核は非常に濃く染まっている(**核クロマチンの増加** nuclear hyperchromatism)。核のクロマチンパターンは粗く凝集しているのが特徴的である。核小体は同様に目立ち，多数の核小体を有する細胞もある。著しい細胞増殖がある場合には，核分裂を伴った数多くの細胞が認められるが，悪性腫瘍では多くの分裂像は異常を示す。2つのリング状の核分裂（M）に注目せよ。また悪性腫瘍では多数の分裂像がみられる。

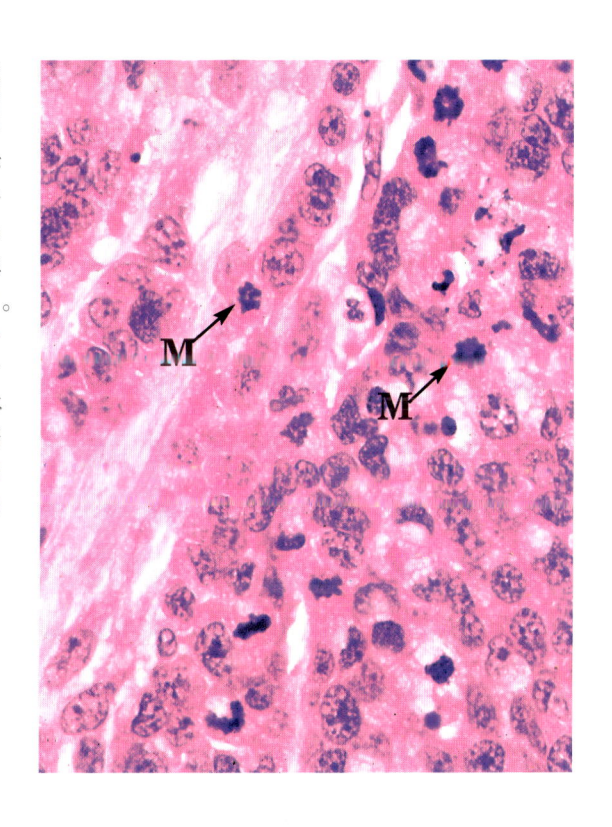

腫瘍の一般的特徴 General characteristics of neoplasms

既に述べたように腫瘍はその生物学的態度によって主として2つの広いグループに分けられる。

- 腫瘍の境界が明瞭で，細胞増生が完全に限局していれば，その腫瘍は**良性** benign と呼ばれる。
- 腫瘍の境界が不明瞭で腫瘍細胞が周囲組織に広がり，それを破壊するか離れた部位に広がる(転移)と，その腫瘍は**悪性** malignant と呼ばれる。

悪性腫瘍が増殖し，周囲組織を破壊すれば**浸潤** invasion と呼ばれる。悪性腫瘍のさらなる性質としては，主な腫瘍(**原発性腫瘍** primary tumor と呼ばれる)から離れたところで増殖し，原発巣と連続性がない腫瘍細胞の別の集団を形成することである。腫瘍の離れた増殖の特性を**転移** metastasis という。これによって生じる**二次性腫瘍** secondary tumor はしばしば**転移巣** metastases と呼ばれる。

一般的に良性腫瘍は比較的無害な生物学的態度をとり，悪性腫瘍はしばしば死に至る悪い影響を与える。しかしながらこれらの原則には例外があり，腫瘍の生物学的増殖態度以外の要因が予後を決めるのに重要となる。例えば脳幹の良性腫瘍は急速な死をもたらすが，皮膚の悪性腫瘍は何年もかかってゆっくりと増大する。

体重減少，食欲不振，発熱，全身倦怠感などの全身症状が悪性腫瘍ではしばしば認められる。多くの場合，これらの病態生理はよく分かっていないが，**腫瘍壊死因子** tumor necrosis factor などのサイトカインの分泌の影響などによる。良悪を問わず，ある腫瘍では由来組織の機能を保持している。もしこれが内分泌組織であれば，腫瘍は過剰のホルモンを分泌することにより悪い影響をもたらす。他の腫瘍では，由来組織では通常分泌されないホルモンを分泌し，例えば肺癌などによるパラソルモン parathormone の分泌などがある。これは**異所性ホルモン分泌** ectopic hormone secretion として知られており，臨床症状は**腫瘍随伴現象** paraneoplastic phenomenon といわれる。

悪性腫瘍の進展様式 Mode of spread of malignant neoplasm

主に4つの腫瘍進展様式がある。

- **局所浸潤** local invasion：浸潤性の腫瘍は最も直接的な経路で周囲組織に広がる傾向がある。例えば乳癌は被覆皮膚や深部の筋肉に浸潤し，子宮頸癌は直腸あるいは膀胱に浸潤する。
- **リンパ行性浸潤** lymphatic spread：腫瘍は原発巣から流出するリンパ管を通って広がることがある。その場合，腫瘍細胞は局所のリンパ節に行き，そこにとどまり二次性腫瘍を形成する。例えば乳癌は腋窩のリンパ節に広がるし，舌癌は頸部のリンパ節に広がる。
- **血行性浸潤** vascular spread：腫瘍は原発巣から流出する細静脈や静脈を経由して広がることがある。消化管の腫瘍は門脈を経由して，二次性腫瘍が非常によく生じる肝臓に広がる傾向がある。全身性の循環では，腫瘍細胞は肺の毛細血管に引っかかり肺の転移巣を形成する。
- **経体腔性浸潤** trans-celomic spread：ある種の腫瘍は腔内を経由して浸潤する。例えば腹腔や胸腔経由の浸潤がある。卵巣癌は腹腔内に浸潤し，大量の腫瘍塊を腹膜表面に形成する。

第7章 腫 瘍　71

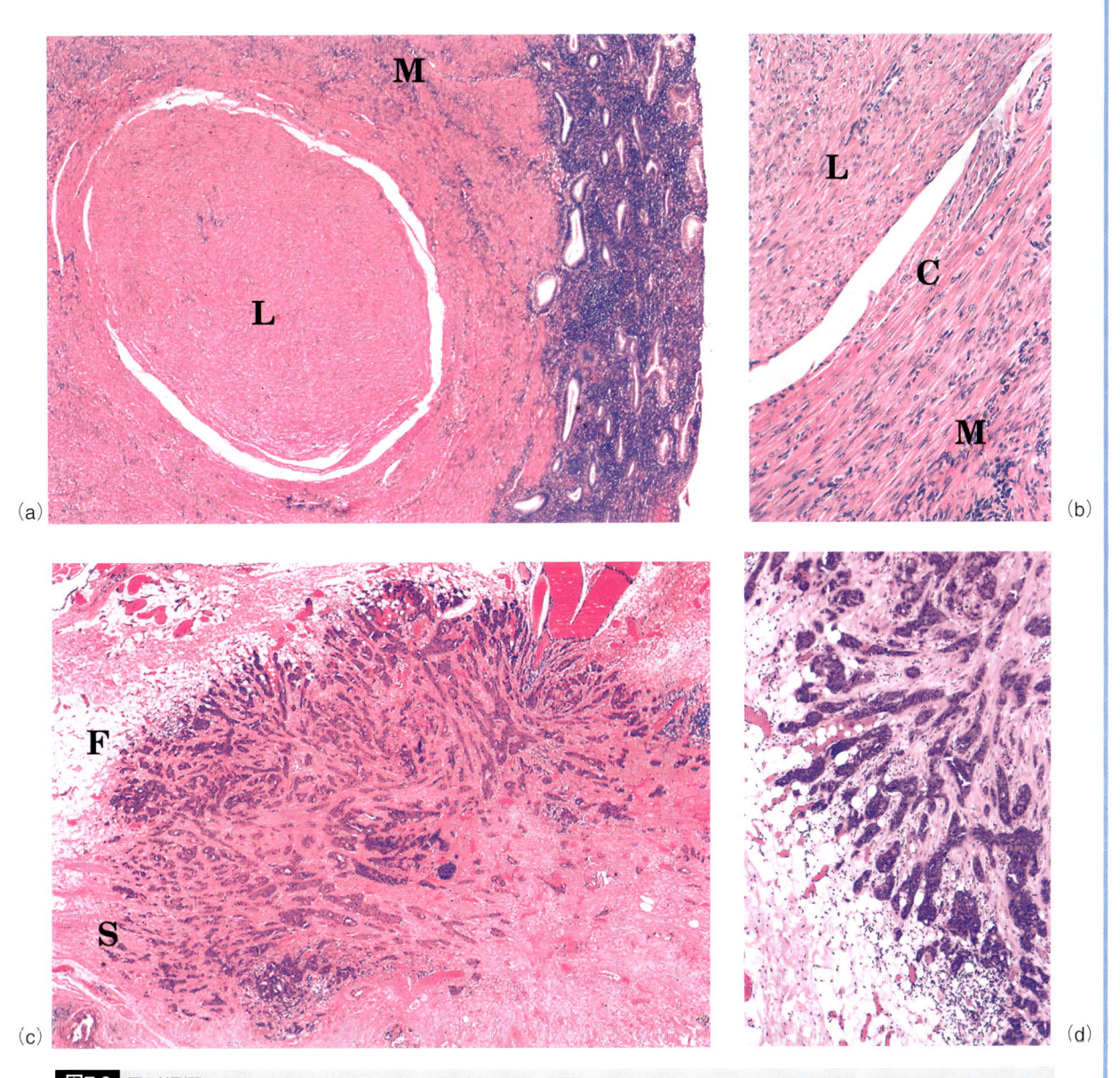

図7.3 局所浸潤 local invasion
(a)子宮筋の良性腫瘍（低倍率），(b)図(a)の病巣の境界（中倍率）
(c)乳腺の悪性腫瘍（低倍率），(d)図(c)の病巣の境界（中倍率）

　これらの図は固形臓器内での良性と悪性腫瘍の局所浸潤態度を比較したものである。

　図(a)は正常の子宮平滑筋 myometrium（M）に囲まれた良性腫瘍，すなわち平滑筋腫 leiomyoma（L）を示している。腫瘍の境界は図(b)により中倍率で示されている。腫瘍が明瞭な境界を有し，局所浸潤の所見を有していない。この腫瘍は左右対称に広がり子宮筋の支持組織を圧迫し，**偽被膜** pseudocapsule（C）を形成している。

　図(c)は女性の乳腺上皮の悪性腫瘍を示している。腫瘍が不規則な輪郭を有し，先端の腫瘍細胞が乳腺の脂肪組織 fatty tissue（F）に浸潤し，膠原性の間質 stroma（S）に浸潤していることに注目せよ。被膜を形成する傾向はみられない。境界不明瞭な腫瘍辺縁が図(d)に示されており，クロマチンの増量した悪性腫瘍細胞が周囲脂肪組織に浸潤しているのが認められる。

第1部　基礎的な病理過程

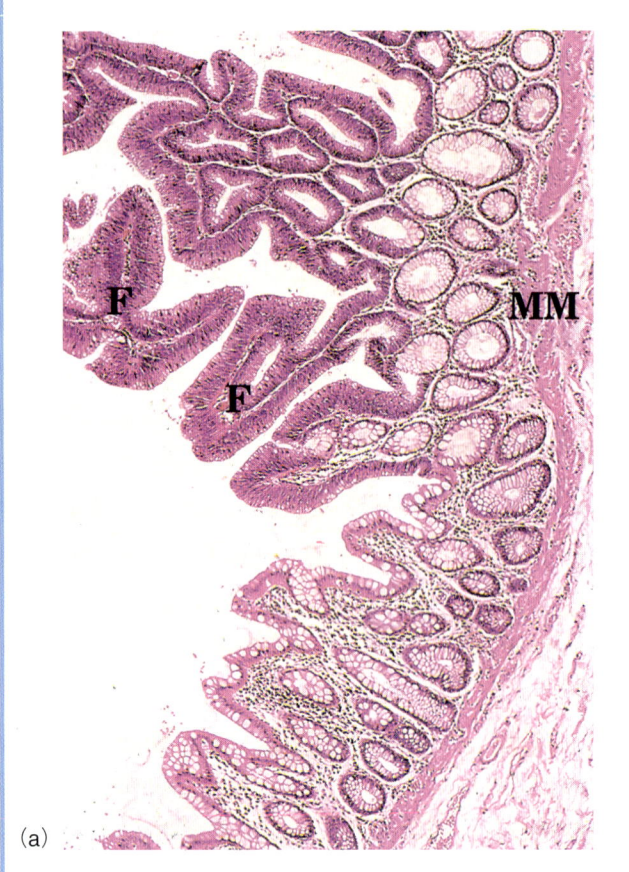

図7.4 上皮性腫瘍の浸潤の特徴：大腸
invasive characteristic of surface neoplasm：colon
(a)良性腫瘍：絨毛腺腫（中倍率）
(b)悪性腫瘍：腺癌（低倍率）

　表層上皮の良性腫瘍は通常いぼ状，乳頭状，あるいは結節状をなし，隆起性に増殖し，粘膜下に下方浸潤を示さない。

　図(a)は良性大腸腫瘍の一型を示している。この絨毛腺腫 villous adenoma は乳頭状の葉の形（ F ）をなして腔内に増殖し，間質の芯は中等度の異型上皮で被われている。下の粘膜筋板 muscularis mucosa（ MM ）は無傷で下方への腫瘍進展はない。

　悪性腫瘍は腔内に腫瘤をつくるだけでなく，上皮基底膜を越えて上皮下組織へ浸潤する。大腸腺癌 adenocarcinoma of colon の図(b)では，腫瘍細胞（ T ）は粘膜内に複雑な，異常な腺形成（ G ）をきたしている。悪性腺組織は同様に粘膜下組織 submucosa（ SM ）に浸潤し，粘膜筋板（ MM ）を破壊し，隣接する正常の粘膜 mucosa（ Muc ）下に浸潤しているのがみられる。この低倍率像でさえ，悪性細胞が秩序を乱し，密集し，良性腫瘍の細胞より分化が低いことが明らかである。正常と比べて良性，悪性病巣いずれでもクロマチンが増量していることに注目せよ。同様の腫瘍の高倍率像は図7.1に示してある。

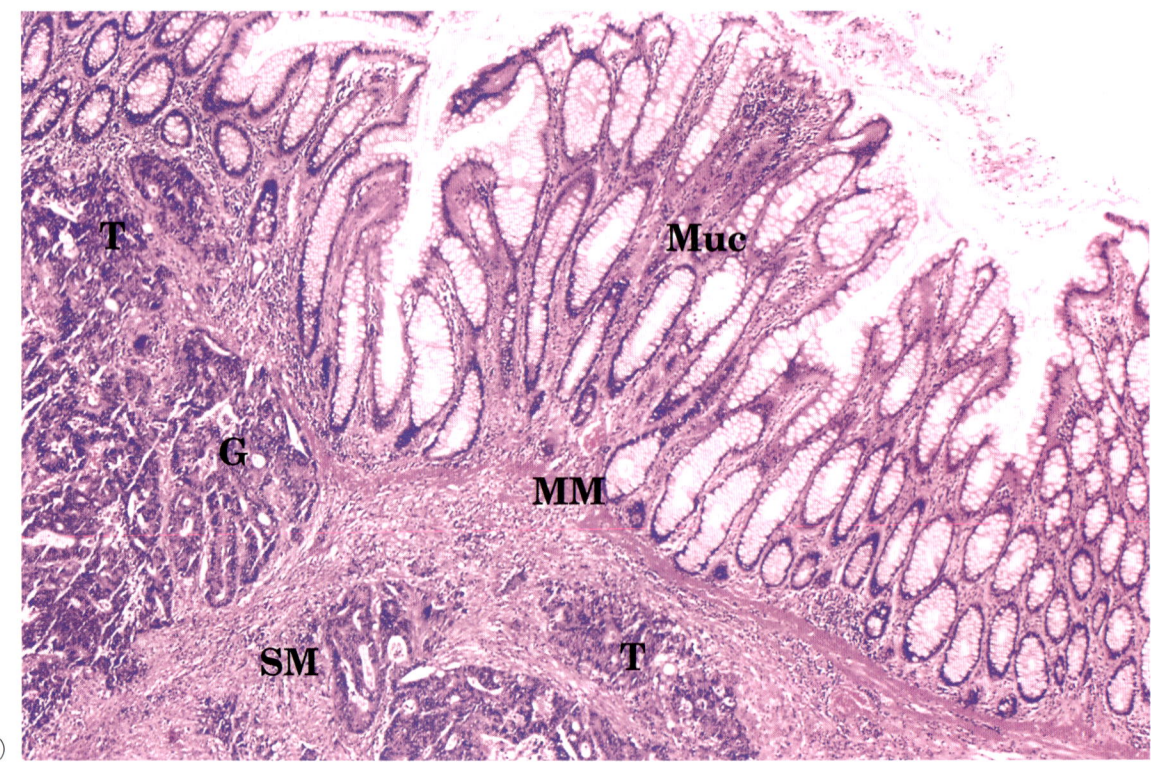

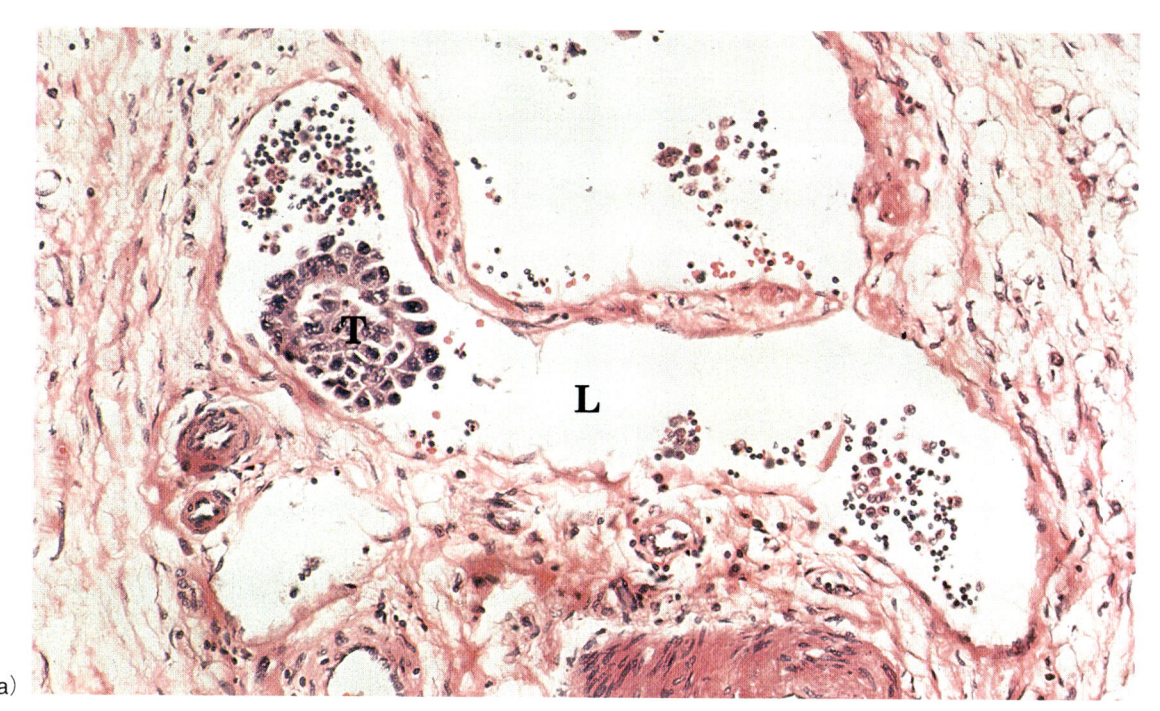

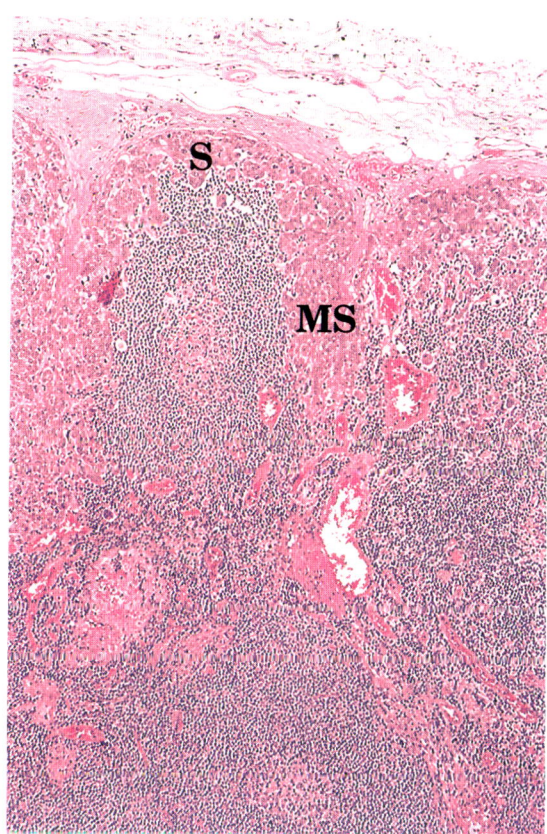

図7.5 悪性腫瘍のリンパ行性転移
lymphatic spread of malignant neoplasm
(a) リンパ管内の腫瘍（高倍率）
(b) リンパ節への転移（中倍率）

　悪性腫瘍はリンパ管壁を越えて浸潤することがあり，その場合腫瘍はリンパ管に沿ってリンパ腔内を塊をなして流れていくか，リンパ管内で塞栓を形成する腫瘍塊から離れて破片となりリンパ流を通って局所のリンパ節にたどり着く。

　図(a)はリンパ節へ通ずる大きな弁を有するリンパ管（L）に悪性腫瘍細胞（T）が塊をなして塞栓を形成しているのを示している。リンパ管経由の腫瘍塞栓は上皮由来の悪性腫瘍に極めて多い進展様式である。

　図(b)は乳腺原発の悪性腫瘍の所属リンパ節を示している。腫瘍細胞は輸入リンパ管から到着すると，被膜下リンパ洞 subcapsular sinus（S）に宿り増殖する。ここから悪性細胞は髄洞 medullary sinus（MS）に下り，リンパ節の実質に固形腫瘍をつくる（本図では示されていない）。

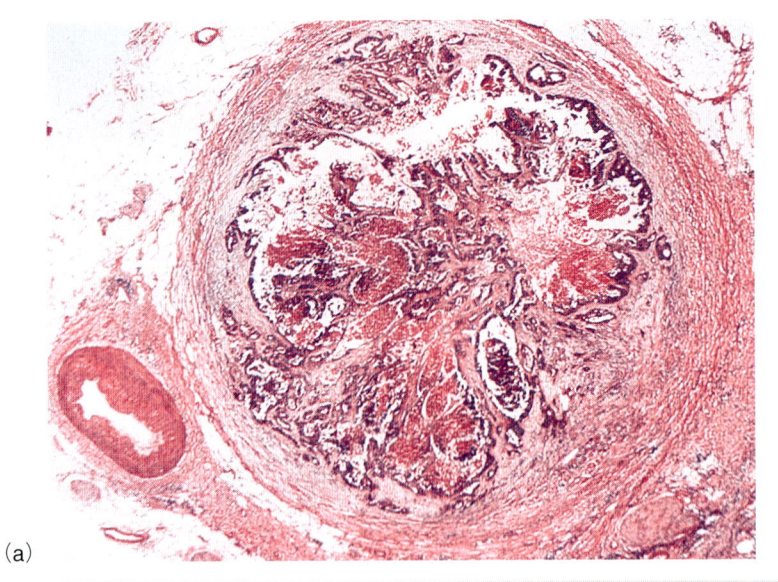

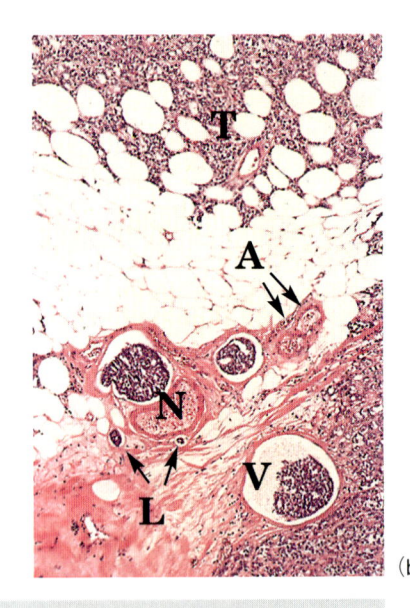

図7.6 悪性腫瘍の血行性転移 hematogenous spread of malignant neoplasm
(a)悪性大腸腫瘍（中倍率），(b)悪性乳腺腫瘍（中倍率）

　静脈系は壁が薄いため多くの悪性腫瘍が転移をきたす。動脈系の血管への浸潤はまれで，腫瘍の転移よりは出血や梗塞を起こす。悪性細胞は静脈に沿って固形の塊をなして増殖し，そこから断片が最初の毛細管床に宿る傾向がある。肺や肝臓は転移がしばしば起こる組織である。そこからさらに腫瘍細胞は心臓を通り動脈系に入り全身に撒かれる。このようにして脳や骨髄は転移性組織のその他の好発部位となる。

　図(a)は腸の大きな漿膜の静脈で，広範な悪性腫瘍を認める。青く染まる腫瘍の塊が血管腔に沿って増殖している。血管壁の浸潤部位はこの部の近位部にあり，ここではみられない。

　乳癌による静脈浸潤が図(b)でみられる。腫瘍細胞（T）の塊が乳腺の脂肪組織に浸潤している。腫瘍塞栓が，神経（N）に隣接する小静脈（V）内および2つの小リンパ管（L）内にみられる。近くの小動脈（A）は侵されていない。腫瘍の血管およびリンパ管浸潤は多くのタイプの腫瘍の重要な要素である。

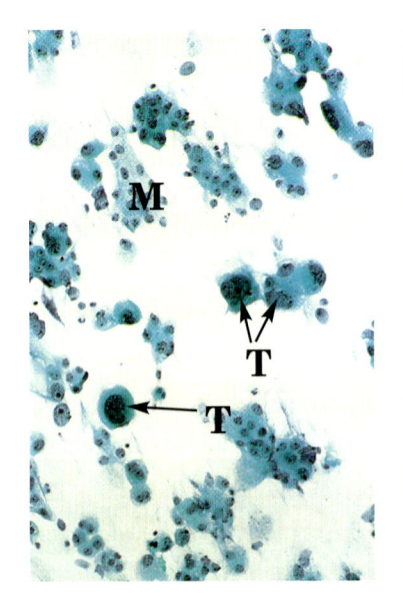

図7.7 悪性腫瘍の経体腔性浸潤
trans-celomic spread of malignant neoplasms（高倍率）

　悪性腫瘍は隣接臓器から経体腔性浸潤をきたすことがある。腫瘍塞栓は腫瘍から離れ，通常存在する少量の体腔液の中を漂い，中皮で被われた他の部位に広がる。このように乳腺および肺の腫瘍は，しばしば胸腔内浸潤をきたす。卵巣や胃の腫瘍は腹膜浸潤をきたす腫瘍のうち最も多いものである。これらの漿膜腔における腫瘍増殖に対して，蛋白が豊富な液や炎症細胞，さらに中皮細胞，しばしば出血を伴う炎症反応があり，悪性胸水 malignant pleural effusion あるいは悪性腹水 malignant ascites を形成する。

　本図は転移性乳癌の患者からの腹水塗抹標本である。腫瘍は胸腔を通して浸潤し，おそらく横隔膜を通して腹腔に達したと思われる。腔液の吸引は症状の軽減をもたらし，細胞学的に診断を確定できる（diagnostic paracentesis）。腫瘍細胞（T）は1個1個の細胞や小さな塊で存在する。腫瘍細胞は多形性を示し，大きな濃染するクロマチンを有する核と顕著な核小体をもつ。反応性の中皮 mesothelial cell（M）も存在し，これらは腫瘍細胞と比べて小さく，異型性の乏しい核の形態を示す。この例では炎症細胞は乏しい。

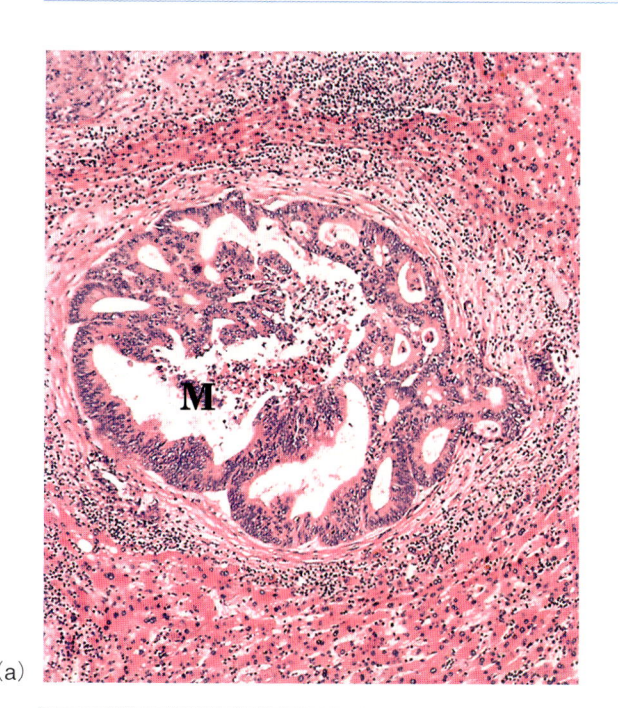

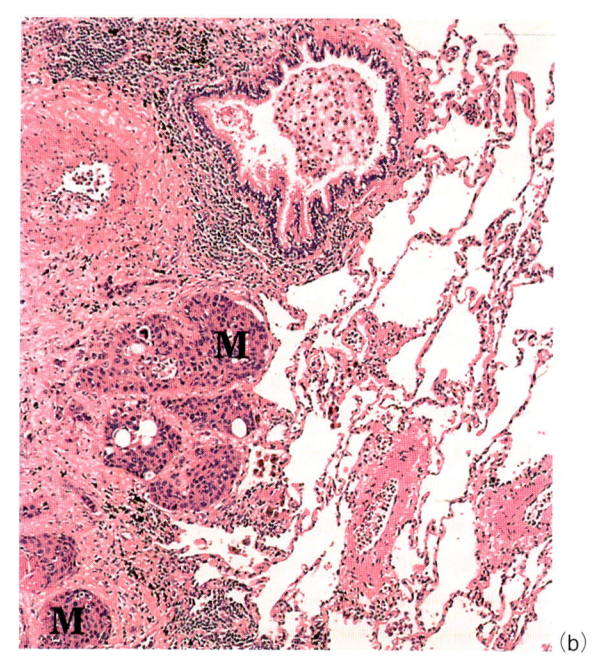

図7.8 固形臓器における転移性腫瘍病巣 metastatic tumor deposits in solid organs
（a）肝臓（低倍率），（b）肺（低倍率）

　腫瘍の転移巣は血行性転移の結果，肝臓，肺，脳にしばしば認められる。他の組織は転移性腫瘍巣をより生じにくい（例：心臓や骨格筋など）。しかしながら転移はどんな組織にも起こりうる。ある種の腫瘍は広がりに特徴的なパターンを有する。例えば前立腺の悪性腫瘍は骨に転移する傾向がある。悪性細胞と標的臓器とは，細胞の付着とそれからの増殖を促進する受容体や細胞表面の接着因子を相互に発現しているに違いないと考えられている。

　図(a)と(b)はそれぞれ肝臓と肺の血行性転移 blood-borne metastasis（M）の例である。肝転移は門脈でつながる臓器から生じる。図(a)の病巣は大腸の中分化型腺癌からのものである。一方，肺の転移巣は全身性静脈循環からの腫瘍塞栓であり，図(b)は原発性乳癌からの転移である。両腫瘍とも，転移巣の臓器に，血管や炎症細胞を伴う線維性結合組織性間質反応を伴っている。血管形成 angiogenesis を促すこの能力がなければ，転移巣の増殖は可能ではないであろう。炎症細胞は異常な腫瘍細胞に対する免疫反応を表すと考えられ，まれには悪性腫瘍の完全な退縮をもたらす。これは種々の免疫療法の理論的根拠となっている。

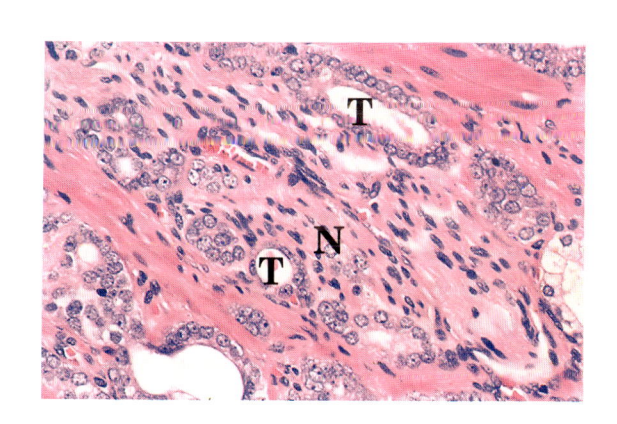

図7.9 神経周囲性拡大 perineural spread（高倍率）

　神経線維に沿ってこの浸潤は前立腺癌にしばしばみられる所見であるが，時として他の腫瘍型でもみられる。本図は高分化型前立腺癌の神経周囲性浸潤の像である。腺管形成を伴う腫瘍細胞（T）が神経束 bundle of nerve fibres（N）の周囲や間にみられる。

悪性腫瘍の病期 Staging of malignant tumors

限局性，領域性，および遠隔転移性腫瘍進展は腫瘍の治療および予後の重要な決定要素となる。種々のシステムがこれらの特徴を標準化するように考案されてきた。これは腫瘍の**病期** staging として知られている。**TNM分類** TNM system は最も広く使われている様式で，局所の腫瘍 **T**umour 進展，領域リンパ節 **N**ode 浸潤，および遠隔転移 **M**etastasis の存在で点数をつける。診断技術が進歩しても，一般的に腫瘍の病期は予後を予測するための非常に良い指標となる。腫瘍病期確定は治療の計画にも同様に重要である。すなわち進行癌（広範な浸潤）は侵襲的な治療が必要であろうし，早期の腫瘍（限局した）は外科的切除のみのような，より保存的方法で治療できる。病期分類は，通常，病理組織，放射線，臨床的評価などを総合してなされる。

例として乳腺のTNM分類は以下の通りである。

T0＝腫瘍なし
T1＝2cm未満の局所病変
T2＝直径2〜5cmの病変
T3＝直径5cmより大きな病変
T4＝皮膚あるいは胸壁浸潤あり

N0＝腋窩リンパ節への浸潤なし
N1＝可動性を有するリンパ節浸潤
N2＝可動性のないリンパ節浸潤
N3＝同側性の乳腺内リンパ節浸潤

M0＝転移なし
M1＝明瞭な転移
MX＝転移の疑い

腫瘍の組織学的評価 Histological assessment of neoplasms

腫瘍の組織学的評価は，腫瘍性格，すなわち腫瘍が良性であるか悪性であるかに有用な指針を与え，治療を合理的に行う基盤となる。組織学的評価は次の特徴を明確にしなくてはならない。

- **腫瘍の種類**：腫瘍の由来組織や，分化などに基づく。
- **分化の程度**：**悪性度分類** grading として知られており，以下のいくつか，あるいはすべての特徴を考慮する。
  ―構造的，細胞学的に推定される由来組織と腫瘍との類似性（**分化** differentiation）
  ―細胞の形，大きさの多形性の程度（**多形性** pleomorphism）
  ―分裂像の比率（分裂細胞）

- **腫瘍の広がり** staging **の程度**：一部組織学的に評価できる。特に，
  ―原発腫瘍の大きさ
  ―局所浸潤，血管，リンパ管，神経周囲性浸潤の組織学的評価
  ―転移性腫瘍の存在，例えばリンパ節や骨など
- **他の予後因子の存在の有無**：例えば乳癌における女性ホルモン受容体 estrogen receptor の存在は予後良好と言える。ある種の腫瘍遺伝子 oncogene の発現はある種の腫瘍では予後に関連する。

良性と悪性腫瘍を鑑別する組織学的特徴を図7.10にまとめてある。

図7.10 腫瘍の組織学的特徴のまとめ

	良性	悪性
増殖様式	・拡張性増殖のみ；限局性に増殖。 ・しばしば被膜を有する。	・拡張性および浸潤性増殖；転移の可能性あり。 ・被膜を有しない。
組織像	・由来細胞に類似する（高分化）。 ・分裂像が乏しい。 ・核／胞体比は正常か軽度増加している。 ・細胞は腫瘍全域均一である。	・細胞の分化を欠くことがある。 ・分裂像を多数認め，このうちいくらかは異常な形態を示す。 ・核／胞体比は高い。 ・細胞は形，大きさが異なり（細胞の多形性），核も形，大きさが異なることがある（核の多形性）。

上皮内腫瘍（上皮内癌） *In situ* neoplasia（carcinoma *in situ*）

　この言葉は上皮が細胞学的にも組織学的にも癌の特徴（構造および細胞異型，例えば細胞密度の増加，多形性，多数かつ異常な細胞分裂像）を示すが，浸潤像が認められない場合に用いられる。異型を示す上皮に接する基底膜は正常に保たれており，異型上皮は基底膜下の間質には侵入していない。すなわち，上皮細胞は細胞学的には癌であるが，癌としての悪性形質は発現していない状態である。しかし，ほとんどの**上皮内癌** carcinoma *in situ* は放置しておくと浸潤性になる。

　良性の上皮性腫瘍は，主要な癌遺伝子に突然変異が起こり，かつそれらが選択的に保存されることにより，浸潤性の悪性腫瘍へと進展する。良性腫瘍が異型性を増し上皮内癌へ進行し，さらにそれが浸潤癌へと進展する過程は特定の臓器についてよく知られている（例：大腸）。

　上皮内腫瘍は，特に皮膚（表皮内癌：**図21.15**参照），子宮頸部（頸部上皮内腫瘍，CIN III：**図17.6**参照），腟皮膚および粘膜（VIN）および他の部位でみられる。上皮内腫瘍は腺性の実質臓器でも認められ，よく知られているのは乳腺（**図18.4**参照）である。

　上皮内腫瘍と同じ意味で以下の2つの言葉が用いられている。卵巣腫瘍では細胞学的には悪性の特徴を示すが，間質浸潤を示さないものは「**境界悪性** borderline malignancy」腫瘍と呼ばれている。また，軟部腫瘍の一部では，細胞および核異型は高度ではないが，分裂像が目立ち，かつ明瞭な被膜を有しているものについては「**低悪性度** low malignant potential」腫瘍と呼ばれている。

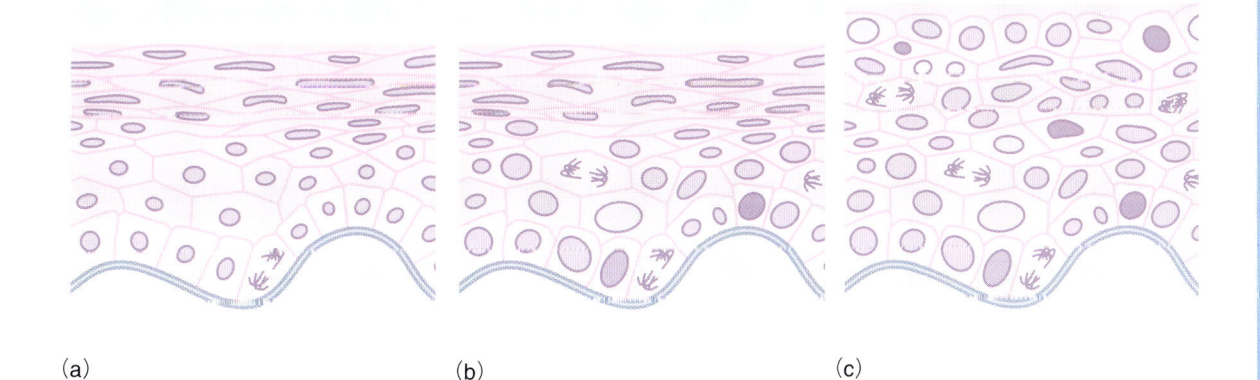

(a)　　　　　　　　　(b)　　　　　　　　　(c)

図7.11 上皮内腫瘍 *in situ* neoplasia

　図(a)は正常重層扁平上皮の構造を示している。層状の上皮は基底層の細胞分裂によってつくられ，表層に近くなるにしたがい扁平化して分化する層状構造を形成する（重層化）。核も含め，細胞は形や大きさ，が規則的であり，細胞分裂像は基底層に限られている。

　図(b)は下層部分に異型性 dysplasia のみられる扁平上皮を示している。細胞やその核は形も大きさも不揃いとなり，核が腫大して細胞のかなりの部分を占める。分裂像が基底層以外にも認められる。しかし細胞は表層部では分化成熟を示している。

　図(c)は完成した上皮内腫瘍を示している。異型上皮は，上皮の全層を占め重層性や分化はほぼ失われている。分裂像は表層も含め，どの層でも認められる。上皮のすべての細胞は，細胞学的に悪性所見（細胞や核の多形性，N/C比が高度，核クロマチンの増量と異常分裂像）を示しているが，基底膜を破って間質内へ浸潤する像はみられない。

　図(b)でみられるような変化は，上皮内腫瘍の初期の状態とみなされている。特定の病変部位ではこのような変化は数値で評価されている。すなわち，子宮頸部の扁平上皮では図(c)の変化はCIN III（cervical intra-epithelial neoplasia III）とされているし，図(b)の病変はCIN IIとされている。同様の異型上皮／上皮内腫瘍の分類は陰唇（VIN），肛門（AIN）や腟（VAIN）でも応用され，I，IIおよびIIIの3段階に分類されている。

腫瘍の命名法と分類 Tumor nomenclature and classification

腫瘍の分類と命名法は，肉眼形態，組織学的および生物学的性質の研究に基づいて行われてきた。理想的には，腫瘍に付けられた名前によって，由来細胞やその性質（良性あるいは悪性）についての情報が得られることが望ましい。上皮性および結合組織性腫瘍の多くはこの法則に沿って名前が付けられているが，病理発生が不明な腫瘍や長い間呼び習わされている腫瘍は，昔ながらの名前が付けられていたり，単に記述的な名前が付いている。いくつかの腫瘍は異なる分類法に基づく複数の違った名前（同義語であるが）を持っていることがある。

上皮性腫瘍 tumors of epithelial origin

- 表層上皮の良性腫瘍は，例えば皮膚の場合，**乳頭腫** papilloma という名で呼ばれる。通常，由来細胞の後にこの言葉を付け，皮膚の扁平上皮乳頭腫 squamous cell papilloma of skin，喉頭の扁平上皮乳頭腫 squamous cell papilloma of larynx というように呼ぶ。
- 実質臓器あるいは表層の腺上皮に由来する良性腫瘍は，**腺腫** adenoma という名で呼ばれる。通常，由来組織の名前が先に付き，甲状腺腺腫 thyroid adenoma，唾液腺腺腫 salivary gland adenoma というように呼ぶ。しばしば乳頭状の増殖パターンを示す腺上皮性の良性腫瘍（多くは大腸の場合である）については**絨毛腺腫** villous adenoma と呼ぶことがある。
- すべての上皮由来の悪性腫瘍は**癌腫** carcinoma と呼ぶ。腺上皮の悪性腫瘍（消化管被覆上皮も含め）は**腺癌** adenocarcinoma と呼ぶ。他の上皮由来の腫瘍は由来細胞の名前を先に付け，扁平上皮癌 squamous cell carcinoma，移行上皮癌 transitional cell carcinoma と呼ぶ。癌をさらに分類する場合には由来組織の名を加え，例えば前立腺腺癌 adenocarcinoma of prostate，乳腺腺癌 adenocarcinoma of breast，喉頭扁平上皮癌 squamous cell carcinoma of larynx というように呼ぶ。

上皮腫瘍の命名法については，**図7.12**にまとめてある。

結合組織性腫瘍 tumors of connective tissue origin

結合組織の場合は，簡単でより記述的な腫瘍の分類が行われている。まず由来組織の名前を先に付け，その後に良性の場合は -oma，悪性の場合は -sarcoma という接尾語を付ける。例えば脂肪組織の良性腫瘍は lipoma と呼び，悪性腫瘍は liposarcoma と名づける。他の結合組織腫瘍の名前については**図7.13**にまとめてある。

図7.12　上皮性腫瘍の命名法		
由来組織	良性	悪性
表層上皮 例）	乳頭腫 papilloma／腺腫 adenoma	癌腫 carcinoma
扁平上皮 squamous	扁平上皮乳頭腫 squamous cell papilloma	扁平上皮癌 squamous cell carcinoma
腺上皮 glandular	腺腫 adenoma	腺癌 adenocarcinoma
（円柱上皮 columnar）	（絨毛状 villous あるいは管状 tubular）	
移行上皮 transitional	移行上皮乳頭腫 transitional cell papilloma	移行上皮癌 transitional cell carcinoma
実質性腺上皮 例）	腺腫 adenoma	腺癌 adenocarcinoma
甲状腺 thyroid	甲状腺腺腫 thyroid adenoma	甲状腺腺癌 thyroid adenocarcinoma
腎 kidney	腎腺腫 renal adenoma	腎腺癌 renal adenocarcinoma*
肝 liver	肝腺腫 hepatic adenoma	肝腺癌 hepatic adenocarcinoma*

＊訳註：「腎腺癌」および「肝腺癌」となっているが，日本ではそれぞれ「腎細胞癌 renal cell carcinoma」「肝細胞癌 hepatocellular carcinoma」が一般的。

図7.13 結合組織性腫瘍の命名法		
由来組織	良性	悪性
線維組織 fibrous tissue	線維腫 fibroma	線維肉腫 fibrosarcoma
骨 bone	骨腫 osteoma	骨肉腫 osteosarcoma
軟骨 cartilage	軟骨腫 chondroma	軟骨肉腫 chondrosarcoma
脂肪 adipose	脂肪腫 lipoma	脂肪肉腫 liposarcoma
平滑筋 smooth muscle	平滑筋腫 leiomyoma	平滑筋肉腫 leiomyosarcoma
横紋筋 skeletal muscle	横紋筋腫 rhabdomyoma	横紋筋肉腫 rhabdomyosarcoma
血管 blood vessel	血管腫 hemangioma	血管肉腫 hemangiosarcoma

その他の腫瘍の命名法 nomenclature of other tumors

上に述べた上皮性あるいは結合組織性腫瘍の分類に入ってこない，いくつかの腫瘍があり，それらはやはり由来組織にそって分類されている。主な分類は以下のようになっている。

- **リンパ腫 lymphoma**：リンパ組織の腫瘍（第16章参照）。
- **白血病 leukemia**：造血組織由来の腫瘍で，腫瘍細胞は血液中を流れているが，まれに腫瘤を形成することもある。
- **小児腫瘍 tumors of childhood**：これらの腫瘍は胎児の幼若組織から発生すると考えられている（これらは小児の**小型円形細胞腫瘍 small round cell tumor** とも呼ばれる）。よくみられる腫瘍として，腎の腎芽腫 nephroblastoma（図15.14参照）と副腎髄質の神経芽腫 neuroblastoma（図20.11参照）がある。
- **グリオーマ glioma**：脳の神経細胞支持細胞に由来する腫瘍（第23章参照）。
- **胚細胞腫瘍 germ cell tumor**：性腺の胚細胞に由来する腫瘍（第17章，第19章参照）。このカテゴリーには**奇形腫 teratoma** が含まれており，この腫瘍では胚性の三葉成分，すなわち外胚葉，内胚葉および中胚葉の要素が認められる。この腫瘍の多くは精巣と卵巣でみられる。またこの腫瘍は若年者に最も多く，良性のものから極端に悪性なものと悪性度が様々である。奇形腫が胚細胞腫瘍の多彩性を表している。
- **神経内分泌腫瘍 neuroendocrine tumor**：ポリペプチドホルモンや生理活性アミンを分泌する神経内分泌システムに由来する腫瘍。例えば副腎髄質の褐色細胞腫（図20.10参照），小腸のカルチノイド腫瘍（図13.17参照）および甲状腺の髄様癌（図5.7参照）が含まれる。これらの腫瘍のあるものは，機能としてアミン前駆物質を取り込み，脱カルボキシル化することからAPUD系腫瘍として分類されていたことがある。しかし，今ではインスリノーマやグルカゴノーマのように分泌するホルモンの名前で呼ばれることが多い。

上に述べた命名方法に加え，個別の腫瘍に組織学的形態（例：燕麦細胞癌 oat cell carcinoma）あるいは人名（例：ホジキン病 Hodgkin's disease）による名前がついていることもある。

最後に，腫瘍様の病変で**過誤腫 hamartoma** と呼ばれる，特定の臓器に発生する非腫瘍性過剰増殖について述べる。これらは臓器の発達過程の異常と考えられている。よく知られている例は，皮膚の「ポートワイン斑」と呼ばれる血管の集合で，血管腫 hemangioma と呼ばれている。"-oma"という接尾語が付いているため，良性腫瘍と誤って解釈されていることに注意してほしい。肝の血管腫 hemangioma の例について図11.14に示してある。

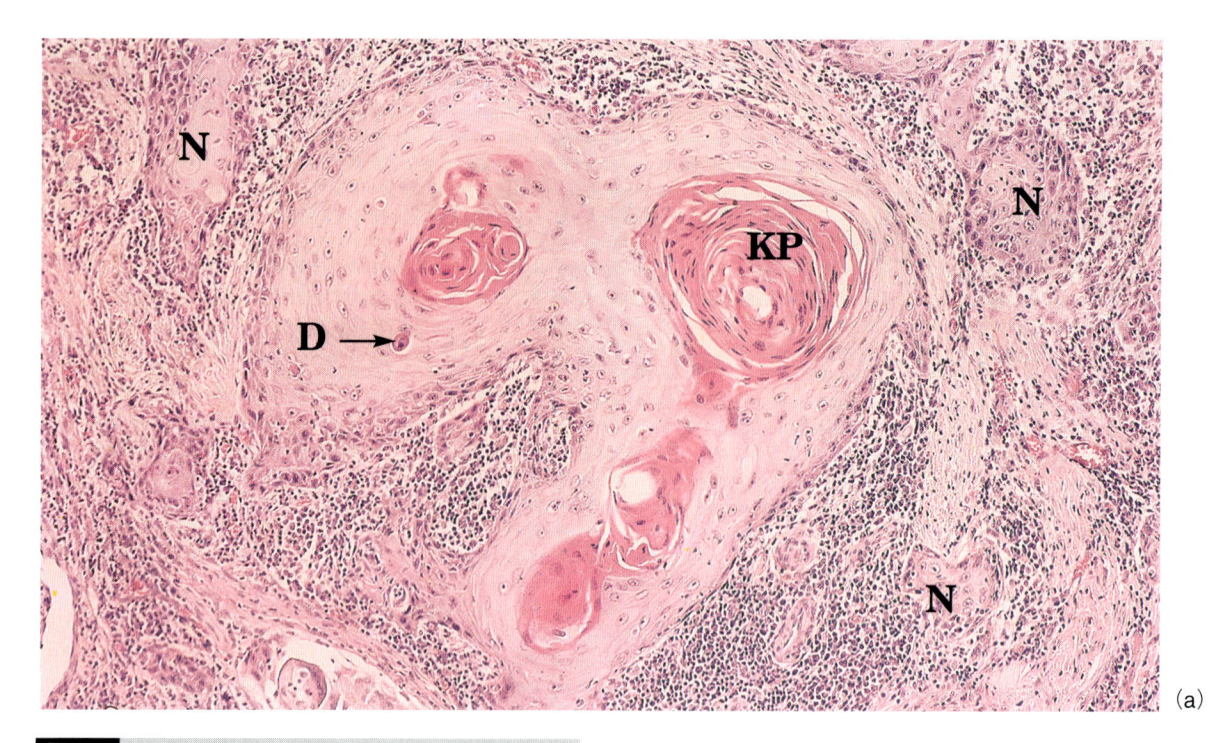

図7.14 扁平上皮癌 squamous cell carcinoma
(a)高分化型（高倍率）
(b)低分化型（高倍率）

　扁平上皮癌は，例えば皮膚，食道，舌のようにもともと重層扁平上皮に被われている部位ではどこにでも発生しうる。また，気管支や膀胱などでは化生によって生じた扁平上皮にも発生する。

　癌の分化の程度には非常に幅がある。図(a)にみられるような高分化型腫瘍は，正常の重層扁平上皮の棘細胞層に類似した細胞学的特徴を示す。細胞は大きく，やや紡錘形を呈している。核は中等度の多形性を示し，分裂像はあまり多くみられない。腫瘍細胞は一般に幅広いシート状で大きな癌胞巣（N）を形成することが多い。高倍率では細胞間橋（典型的なものは正常棘細胞で認められる）がみられる。高分化型扁平上皮癌の特徴は，個々の細胞にケラチン産生が認められることで，それは角化異常（異角化症）dyskeratosis（D）と呼ばれる。しかし多くの場合，ケラチンは層状のピンク色に染まる物質，ケラチンパール（角質真珠，癌真珠）keratin pearl（KP）を形成する。

　一方，図(b)でみられるような低分化型扁平上皮癌は正常棘細胞との類似性を失ってしまい，核／細胞質比が高くなる。**角化異常細胞** dyskeratotic cell（D）は認められるが，ケラチンパールの形成は認められない。多くの未分化扁平上皮癌では，高倍率視野で注意深く観察することによって細胞間橋を見つけるか，あるいは特定のタイプのケラチンに対する単クローン性抗体によって扁平上皮由来であることを証明するしかない。

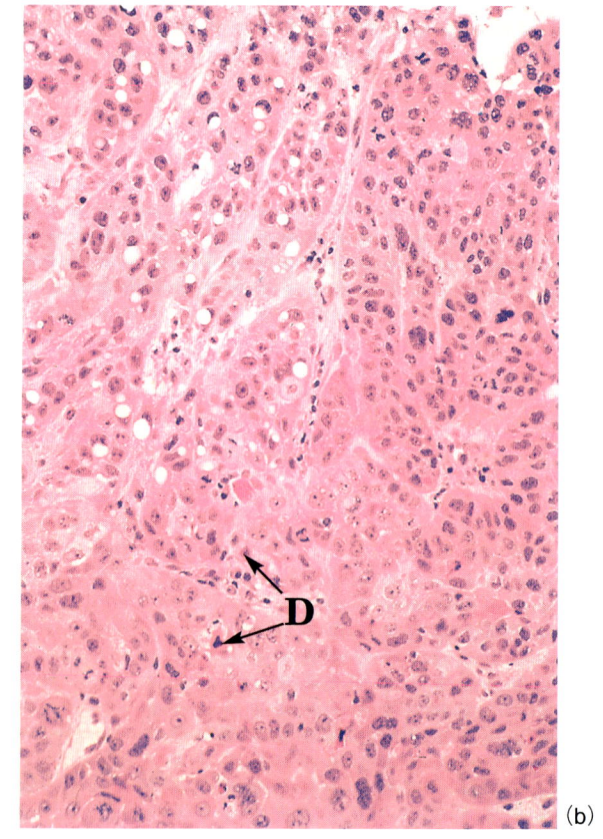

第7章 腫瘍　81

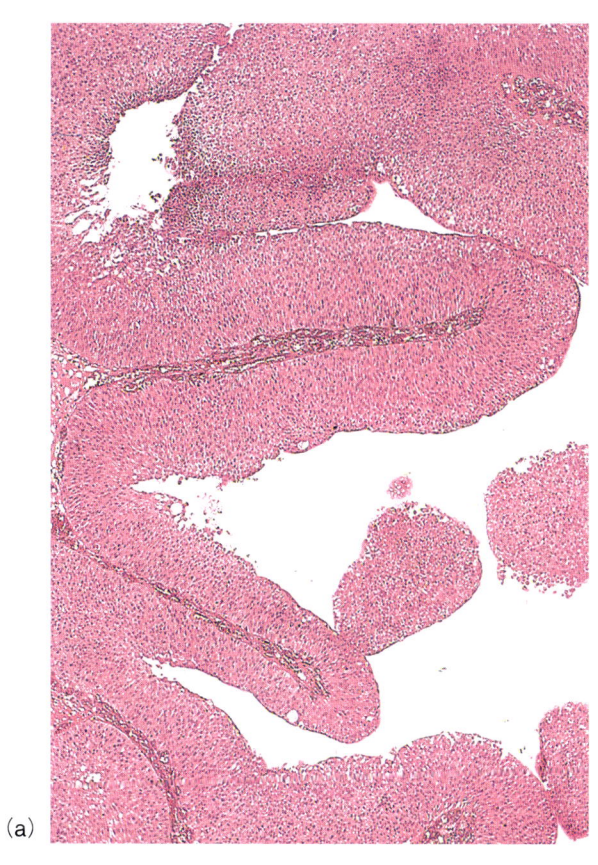

図7.15 移行(尿路)上皮癌 transitional cell (urothelial) carcinoma
(a)高分化型（乳頭状）（低倍率）
(b)低分化型（高倍率）

　これらの腫瘍は，ほぼ例外なく尿路の移行上皮に発生する。

　高分化型の腫瘍は乳頭状 papillary の増殖パターン（図15.19参照）をとり，細胞学的特徴はほとんど正常の移行上皮と変わらない。図(a)は典型的な乳頭状の腫瘍で，軽度の核異型と分裂像を除いて正常の移行上皮とほとんど変わらない。

　移行上皮癌は分化度が低くなるにつれ，増殖パターンはより充実性となり核異型も増加する。未分化腫瘍では，尿路系に発生した腫瘍であるという手がかりがないと，原発巣を決めるのはかなり難しくなる。図(b)は膀胱壁に発生した低分化で充実性の腫瘍である。非常に多形成に富む腫瘍細胞集団（ T ）が平滑筋束 bundle of smooth muscle（ M ）の間に浸潤している。

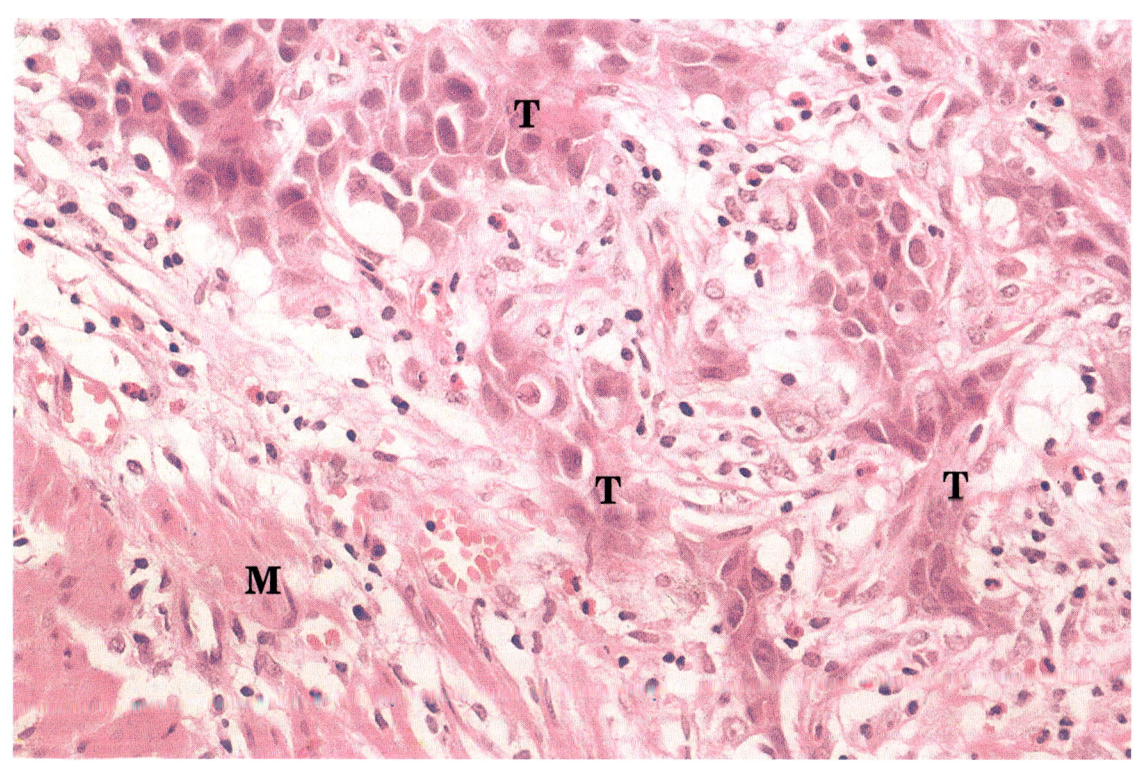

(a)

(b)

第1部　基礎的な病理過程

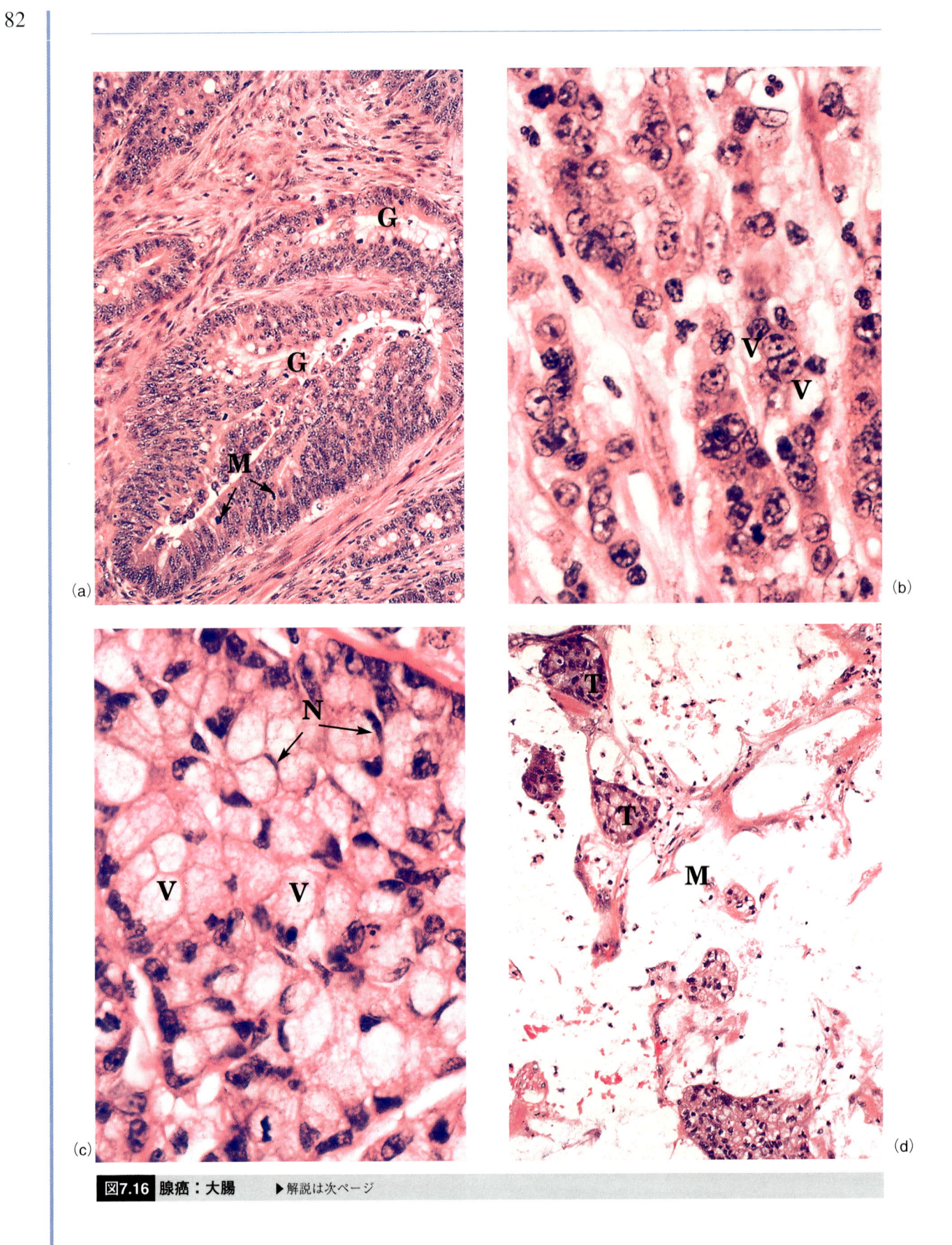

| 図7.16 | 腺癌：大腸 | ▶解説は次ページ |

図7.16 腺癌 adenocarcinoma：大腸　　▶図は前ページ
(a)高分化型（中倍率），(b)低分化型（高倍率）
(c)印環細胞型（高倍率），(d)粘液型（中倍率）

　大腸や胃のような表層の腺上皮由来の癌は，腺管を形成する増殖パターンを示し**腺癌** adenocarcinoma と呼ばれる。腎，乳腺，前立腺や肝（肝は胎児期に幼若な腸上皮から発生する）のような実質性の腺臓器の癌もまた腺癌と呼ばれる。

　図(a)は大腸の典型的な高分化型腺癌を示している。癌ではあるけれども，まだ正常大腸と同様の腺管構造 glandular pattern（G）を有している。しかしながら核はクロマチンに富み，核／細胞質比は高く，分裂像（M）も多い。正常の大腸と異なる点は，腺構造が不規則で，粘液の分泌が少ないことである。

　低分化型腺癌は，図(b)にみるように腺管形成のパターンはごく弱く，細胞が著しく多形性を示す。腺組織由来であることは，粘液を容れた分泌空胞 secretory vacuole（V）が散在性に存在することでかろうじてわかる。

　腺癌の他のタイプで，大腸ではあまりみられない組織型として，印環細胞型 signet ring cell と粘液型 mucinous がある。図(c)で示す**印環細胞癌** signet ring cell carcinoma では，粘液で満たされた細胞質内空胞が目立ち，ほとんどの細胞で核 nuclei（N）は粘液空胞 mucin-filled vacuole（V）によって細胞の辺縁部に圧排されている。この組織型はいろいろな臓器の腺癌で認められるが，大腸癌よりは胃癌でより多くみられる（図13.11参照）。対照的に図(d)でみられるような**粘液癌** mucinous carcinoma は，粘液を過剰に分泌することにより粘液塊（M）の中に腫瘍細胞（T）の集団が浮かんでいる状態となる。大腸ではこの組織型の腺癌は少なくなく，また乳腺ではこのタイプは**コロイド癌** colloid carcinoma（図18.10参照）として知られている。

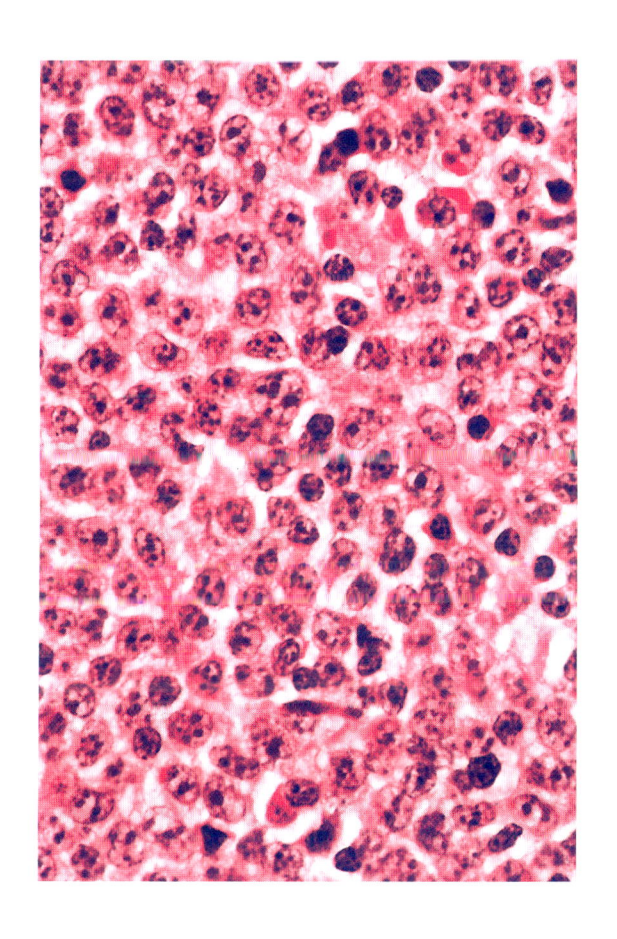

図7.17 リンパ腫 lymphoma（高倍率）

　リンパ腫はリンパ系組織由来の一群の充実性腫瘍である。多くはリンパ節，脾，骨髄のようなリンパ系組織に発生するが，他の組織，特に皮膚，肝，中枢神経系を侵すことがある。原発性リンパ腫が，リンパ節以外の慢性炎症や自己免疫性の反応が長く持続している臓器，例えば盲腸炎の場合の小腸や，橋本病の甲状腺に発生することもある。

　組織学的に，リンパ腫はリンパ球系の細胞がびまん性，あるいは濾胞を形成して充実性に増生している。これらの腫瘍は，細胞学的特徴や腫瘍の分化度によって予後の良い群と悪い群に分けることができる。リンパ腫については詳しくは第16章で述べる。

　本図は，濾胞形成を示さない大型リンパ球がびまん性に増殖している，予後の悪い悪性リンパ腫を示している。この型のリンパ腫は臨床症状が急速に進行する。

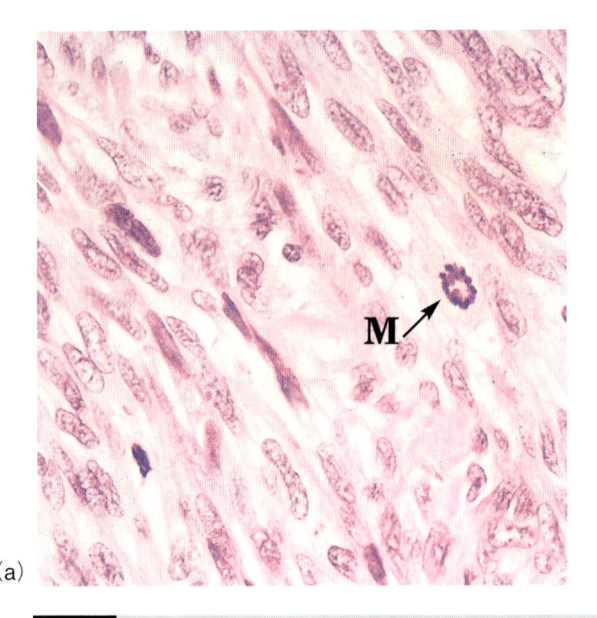

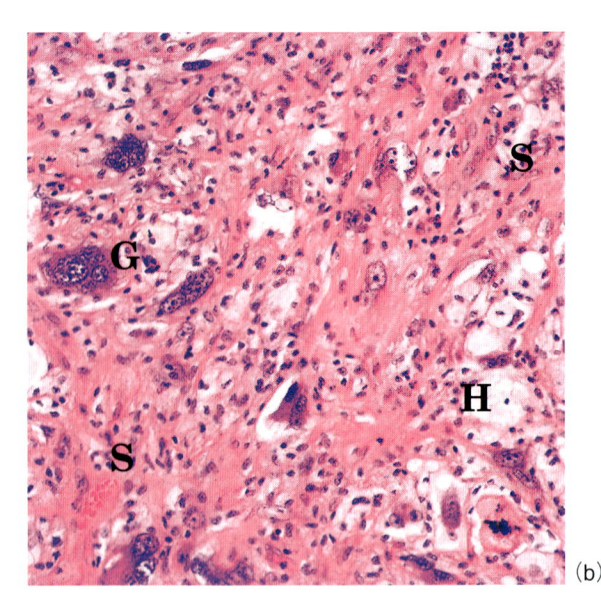

図7.18 肉腫 sarcoma
(a)平滑筋肉腫（高倍率），(b)悪性線維性組織球腫（高倍率）

　肉腫は脂肪組織，骨，軟骨や平滑筋などの結合組織から発生する悪性腫瘍である。多くの肉腫は，細胞学的にも構造的にも，またコラーゲンなどの基質成分を産生するという特徴からも，発生組織に類似している。例えば，線維肉腫はコラーゲンを産生し，脂肪肉腫は細胞内に脂肪滴を有し，軟骨肉腫は軟骨性基質を産生する。

　図(a)は子宮の平滑筋由来の**平滑筋肉腫** leiomyosarcoma である。腫瘍細胞は紡錘形をしており，正常平滑筋細胞とよく似ている。しかし，肉腫では大型の多形性を示す核を有し，異常なリング状の分裂像（M）も含め，分裂像が多く認められる。これによって平滑筋肉腫と診断できる。

　図(b)は軟部組織腫瘍でよくみられる**悪性線維性組織球腫** malignant fibrous histiocytoma を示している。この腫瘍はおそらく組織球由来ではなく，非常に低分化な形態の肉腫と考えられる。この種の肉腫はかつて紡錘形細胞肉腫，あるいは未分化肉腫と呼ばれていた。この腫瘍は悪性度が高く，様々な割合で紡錘形細胞 spindle cell（S）を含んでいるのが特徴であり，また組織球 histiocyte（H）に似た淡い泡沫状の細胞質をもつ細胞や，悪性の巨細胞 giant cell（G）も認められる。分裂像も高頻度に認められる。

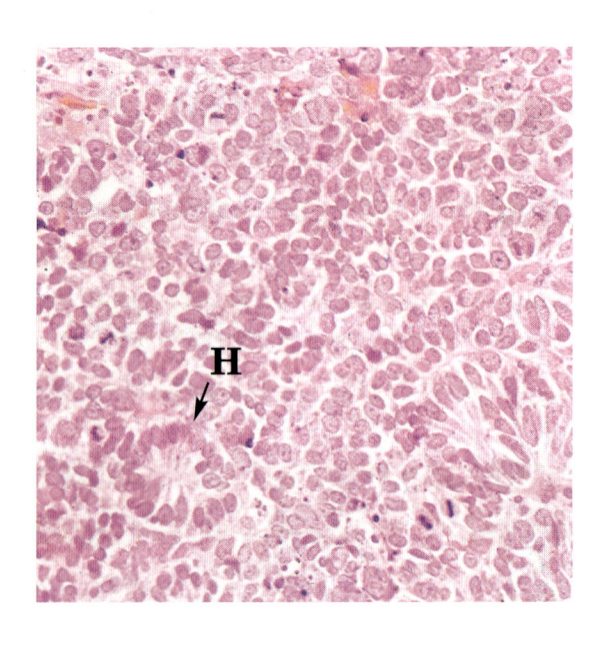

図7.19 神経芽〔細胞〕腫 neuroblastoma（中倍率）

　この腫瘍は小児の小型円形細胞腫瘍 small round cell tumor として知られる一群の腫瘍の1つで，他に網膜芽腫，腎芽腫（ウィルムス腫瘍 Wilms's tumor），髄芽腫，肝芽腫などが含まれる。これらの腫瘍は胎児組織に類似する細胞から発生する。これらは通常小児期に発生し，急激に増殖して極めて悪性度が高い。

　本図は副腎に発生した神経芽腫である。腫瘍は濃染性の核とわずかな細胞質を有する神経芽細胞に似た細胞からなっている。分化を示す部分では **Homer-Wright型ロゼット**（H）（腫瘍細胞が環状に配列し，中心部には細線維状の細胞質が伸びている）が認められる。このような構造が認められない場合は，他の小型円形細胞腫瘍との鑑別は難しくなる。

第7章 腫瘍　85

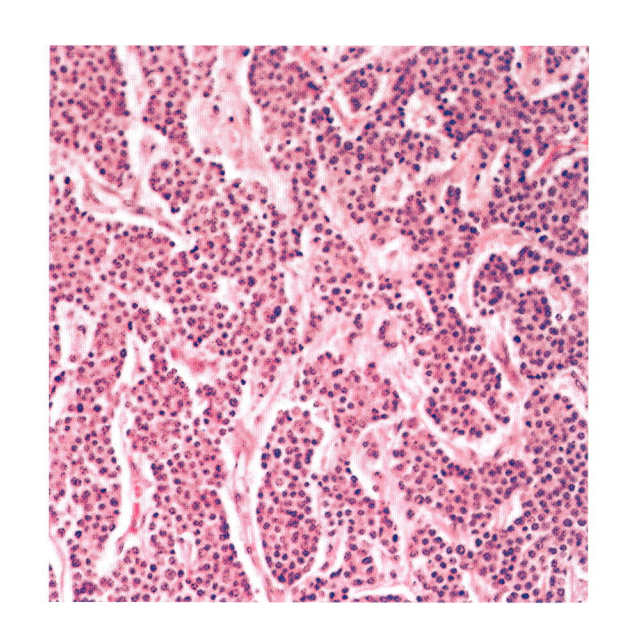

図7.20 神経内分泌腫瘍 neuroendocrine tumor（高倍率）

神経内分泌系はペプチドホルモンやアミンホルモンを分泌する様々なグループの細胞群からなっている。**神経内分泌腫瘍**は主に消化管，膵，副腎や甲状腺でみられ，良性の場合も悪性の場合もある。分泌物質が同定できる場合には，インスリノーマ，ガストリノーマ，グルカゴノーマのように機能的な分類がなされるが，明らかな分泌物質がみられないことが多い。5-hydroxytryptamineを分泌する神経内分泌腫瘍については，これまで**カルチノイド腫瘍** carcinoid tumor と呼び習わされており，**カルチノイド症候群** carcinoid syndrome という語も使われている。

神経内分泌腫瘍は組織学的に共通の特徴を有している。典型的なカルチノイド腫瘍を示す本図でみられるように，腫瘍細胞は比較的小型，均一の大きさであり，円形核と分泌物質貯留による顆粒状の細胞質が特徴的である。これらの分泌顆粒は特殊染色や免疫組織化学的な方法によって証明することができる（**図13.17**参照）。電子顕微鏡で分泌顆粒の超微形態を判定することによっても細胞の種類を同定することができる。

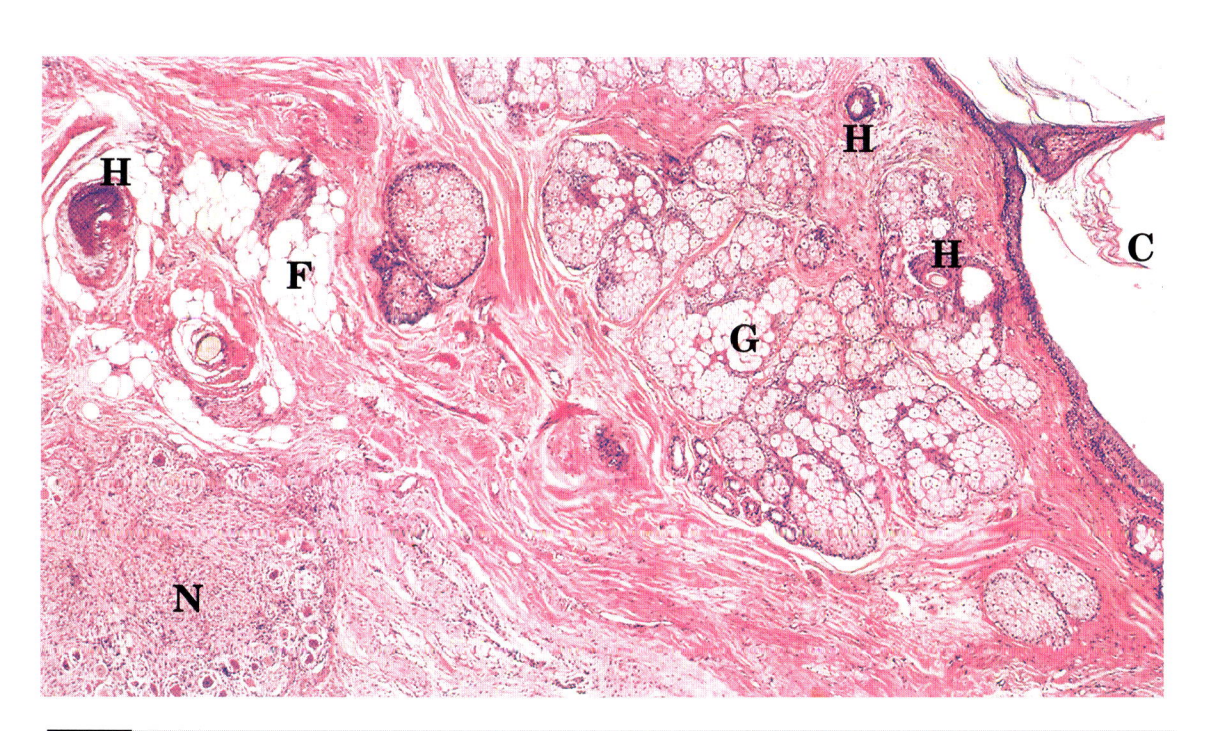

図7.21 奇形腫 teratoma（中倍率）

奇形腫は胚細胞に由来する腫瘍で，多くは精巣や卵巣に発生する。腫瘍中には三胚葉，すなわち内胚葉，中胚葉および外胚葉（神経外胚葉も含む）に由来する腫瘍成分が認められ，皮膚，歯，甲状腺，脳，筋肉など幅広い組織が含まれる。腫瘍には良性のものから非常に悪性度の高いものまで様々なものがある。

本図には卵巣の良性奇形腫を示している。毛包 hair follicle（H）や脂腺 sebaceous gland（G）を含む表皮型の上皮が囊胞 cystic space（C）を形成している。脂肪組織（F）を含む結合組織成分も認められる。よく分化した神経節細胞が集簇した神経系組織（N）としてみられる。卵巣に発生する奇形腫の多くは良性であるが，精巣の奇形腫は通常悪性であり，未分化間質のような，より未分化で未熟な組織を含んでいる。

第8章　粥状動脈硬化症
Atherosclerosis

はじめに

　動脈壁は平滑筋，エラスチン elastin，およびコラーゲン collagen から構成され，血管の緊張性を保つための弾力性をもった構造を形成している。これらの構造単位の量的なバランスの変化は，血管の硬化や肥厚あるいは弾力性の低下を引き起こし，先進諸国における主要な疾病や死亡の要因となっている。このような疾患を表す一般的な用語として**動脈硬化症** arteriosclerosis という言葉がよく用いられている。

　最も頻繁にみられる動脈硬化症は，大動脈や中型動脈を侵す型で，病理組織学的に**粥腫(アテローム)** atheroma の形成を特徴とすることから，**粥状動脈硬化症** atherosclerosis と呼ばれている。他の型の動脈硬化症には，例えば高血圧症に伴って形成される細動脈硬化症(図11.9，図11.10参照)などがあるが，組織病理学的ならびに臨床的見地から考えると，粥状動脈硬化症のほうがはるかに重要である。

　ほとんどすべての成人の大動脈や中型動脈に，ある程度の粥状硬化性変化を認めるが，臨床的に重要な病態は高度に進行した粥状動脈硬化症に伴って出現する。今日では高頻度に合併症を伴う重篤な粥状硬化病変を引き起こす誘因がよく知られており，それらは**体質的危険因子** constitutional factor，粥腫形成を強く促進する**主危険因子** major risk factor，ならびに粥腫形成にある程度の関連性を有する**副危険因子** minor risk factor に分けられる(**図8.1**)。このような疫学的な危険因子とともに，現在では動脈壁の病変形成に関与する様々な細胞病理学的機構が明らかにされている。

図8.1　粥状動脈硬化症の危険因子 risk factors in atherosclerosis	
体質的因子	
年齢	85歳までは年齢の増加に伴って重症度が増加する
性別	75歳までは男性の方が高危険率を有する
遺伝要因	他の因子とは独立に高い危険率を有する家系が存在する
主危険因子（粥状硬化病変の形成に強く関連する因子で，予防や治療可能なもの）	
高脂血症	特に高コレステロール血症
高血圧	特に45歳以上
喫煙	大動脈や冠状動脈の強力な粥状硬化促進因子
糖尿病	特に冠状動脈，脳動脈，および末梢動脈の病変
副危険因子（統計学的に粥状硬化病変形成に多少とも関連する因子）	
運動不足	
肥満	
ストレスに富む生活	

第8章 粥状動脈硬化症　87

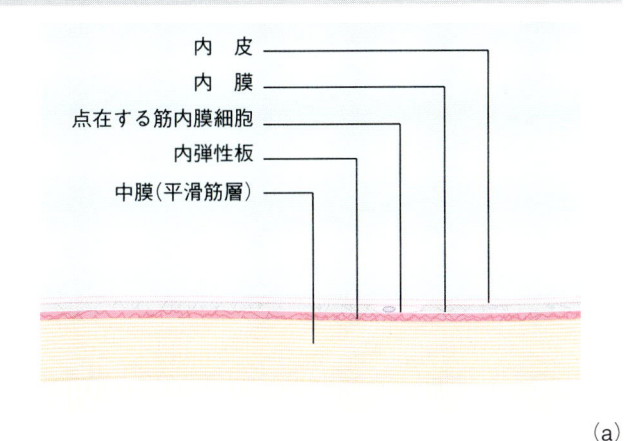

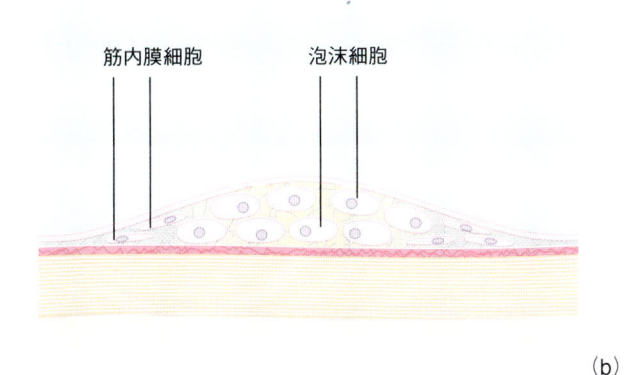

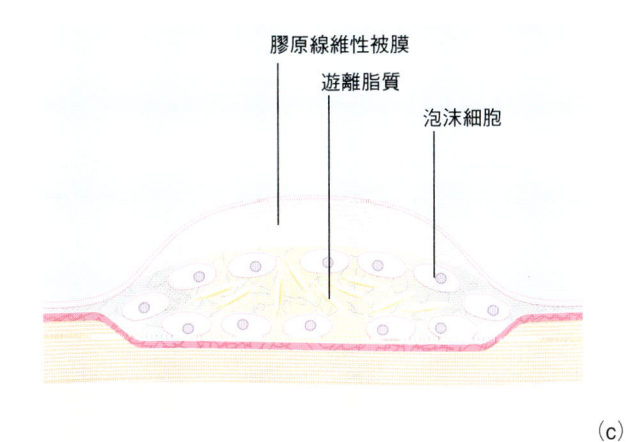

図8.2 粥腫（アテローム）の形成過程　stages in atheroma formation

図(a)は明瞭な内弾性板 internal elastic lamina をもつ正常の弾性動脈を示す。内腔面は平坦で扁平な内皮 endothelium で被われており，その下部に繊細な線維で形成される疎性結合組織よりなる薄い内膜 tunica intima があり，ここには多機能性の筋内膜細胞 myointimal cell が点在している。内膜の下方には強靭な内弾性板が存在し，その下部に弾性線維を含む平滑筋層である中膜 tunica media が存在する。その外側には疎な外膜組織 tunica adventitia（図には示されていない）が存在する。

図(b)は初期の**脂肪線条** fatty streak を示す。血中の脂質成分（主にコレステロール，コレステロールエステルおよびトリグリセリド）が，おそらくは傷害を受けた内皮細胞層を通して内膜に侵入する。多くの脂質成分は貪食細胞（おそらくは，血液由来のマクロファージや筋内膜細胞）によって貪食されるが，一部は遊離状態で残存し，過度に肥満した貪食細胞の死滅による脂質の放出と相俟って脂質沈着が増強する。

図(c)は**線維脂肪斑** fibrolipid plaque を示す。内膜への脂質沈着は線維性組織の形成を促進する。マクロファージから分泌される種々のサイトカインが筋内膜細胞の増殖を促進するとともに，これらの細胞からの膠原線維形成を促進し，厚い膠原線維性被膜 collagenous cap が形成される。内膜への粥腫物質の沈着が増加するにつれて，下部の中膜平滑筋細胞が消失し中膜は萎縮を始める。

図(d)は**複合性粥腫（アテローム）** complicated atheroma を示す。この時期になると，内膜の粥腫は大型化し，下方の中膜は強い萎縮を示し，収縮型の平滑筋細胞は膠原線維と置換されていく。内膜の粥腫内にはしばしば石灰沈着 deposit of calcium がみられ，線維脂肪斑は次第に石灰化を起こす。表層の内皮細胞は剥離して潰瘍化し，露出した粥腫表面には血栓 thrombus が形成されやすくなる（第9章参照）。

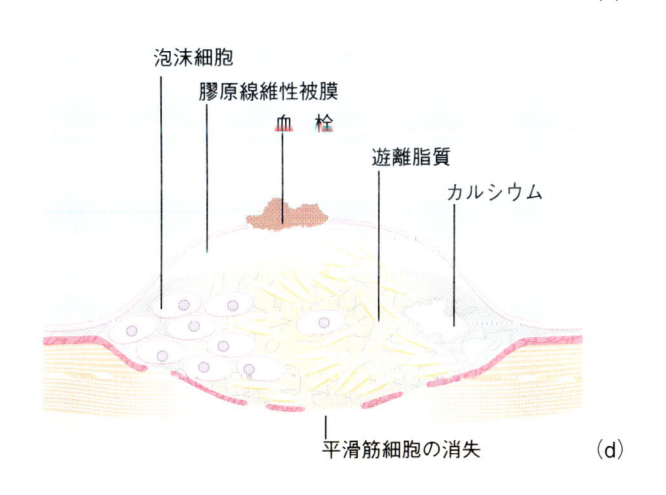

粥腫(アテローム)の転帰 Consequences of atheroma

　粥状硬化症はすべての動脈に起こりうるが，なかでも大動脈，冠状動脈，脳動脈，頸動脈，腎動脈および腸骨・大腿動脈が最も強く侵される部位で，臨床的にも重要な症状を引き起こす。粥状硬化症によって惹起される最も重要な病理学的変化ならびに臨床的症状は以下のものである。

- **閉塞** occlusion：動脈内腔の狭窄は部分的あるいは完全な血流の途絶を起こし，支配下の組織に虚血 ischemia や**梗塞** infarction が生じる(第10章参照)。
- **血栓** thrombosis：内皮剥離による潰瘍形成は内腔面に血栓形成を促進する。血栓が形成されるとその部位の血管を閉塞したり，血栓の一部が剥離して末梢血管に単発性あるいは多発性の**塞栓** embolus を引き起こす(第9章参照)。
- **動脈瘤** aneurysm：中膜の平滑筋細胞やエラスチンの消失は血管壁の脆弱化を引き起こし，限局性の動脈拡張を誘発する。このような拡張は動脈瘤と呼ばれる。脆弱化し拡張した動脈が破裂すると致死的な出血を起こす。この重篤な合併症は腹部大動脈に最も多く認められる。加えて動脈瘤では拡張した内腔に血流の停滞が起こり，血栓形成が促進される(第9章参照)。

　主要な組織学的合併病変を図8.5～図8.8に示す。

図8.3 動脈硬化症と初期のアテローム性病変 arteriosclerosis and early atheromatous lesion
▶(b)，(c)は次ページ
(a)動脈硬化症 arteriosclerosis (低倍率)
(b)初期の粥腫斑 early atheromatous plaque (低倍率)
(c)泡沫細胞と脂質 (高倍率)

　動脈や細動脈の内膜肥厚 intimal thickening は加齢とともに必ず起こる変化である。この変化は粥状硬化病変の範疇に含めて考えることも可能だが，単に加齢に伴う生理的な適応と解釈することもできる。

　図(a)は小動脈にみられた偏心性の内膜増殖 intimal proliferation (P)である。内弾性板 internal elastic lamina (IEL)で明瞭に区画された肥厚内膜は多層性の細胞よりなり，血管全周の約半分を占めている。図(b)に示した初期の粥腫病変と違って脂質沈着は認められない。

　図(b)，(c)は大動脈にみられた初期の粥腫を示す。図(b)では淡く染まる内膜肥厚(In)がみられるが，これは初期のアテローム性病変を示しており，脂質を取り込んだ筋内膜細胞の集簇と内膜線維組織から形成されている。このような変化は肉眼的にわずかに隆起した扁平な病変であることから，**粥腫(アテローム)斑** atheromatous plaque と呼ばれている。この時期には中膜 medial layer of vessel (M)は一様な厚みを保ち正常にみえ，初期のアテローム性病変は内膜に限局した変化であることに注目してほしい。

　高倍率の図(c)には，内膜肥厚の詳細を示している。脂質 lipid を充満した泡沫細胞 foam cell (F)は大型で淡明な細胞で，空胞状の胞体を有している。このような細胞は，筋内膜細胞あるいはマクロファージに由来する。病変が進行すると泡沫細胞は崩壊し，内膜に脂質を放出し，遊離状となった脂質は不染性の角張った裂隙 cleft (C)として認められる。遊離脂質は周囲に線維増生を引き起こし，増加した膠原線維のために好酸性(ピンク色)を示す。

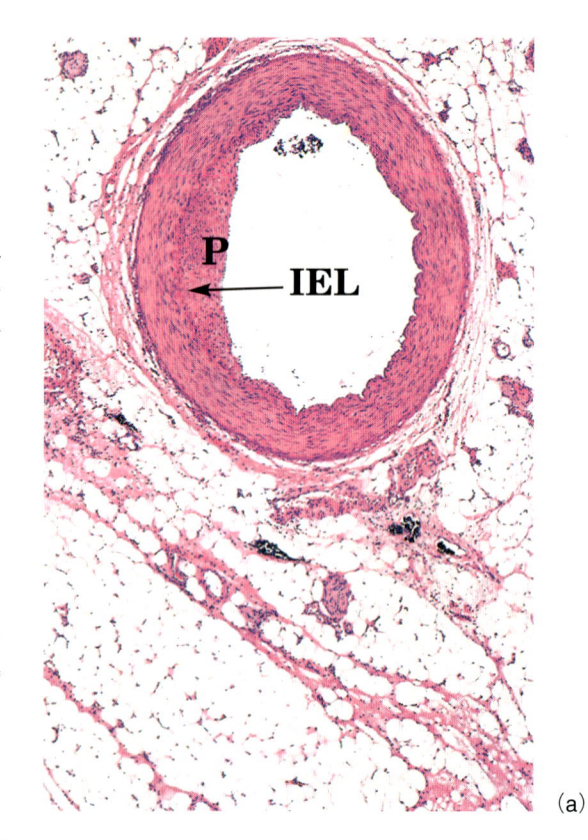

(a)

第8章 粥状動脈硬化症　89

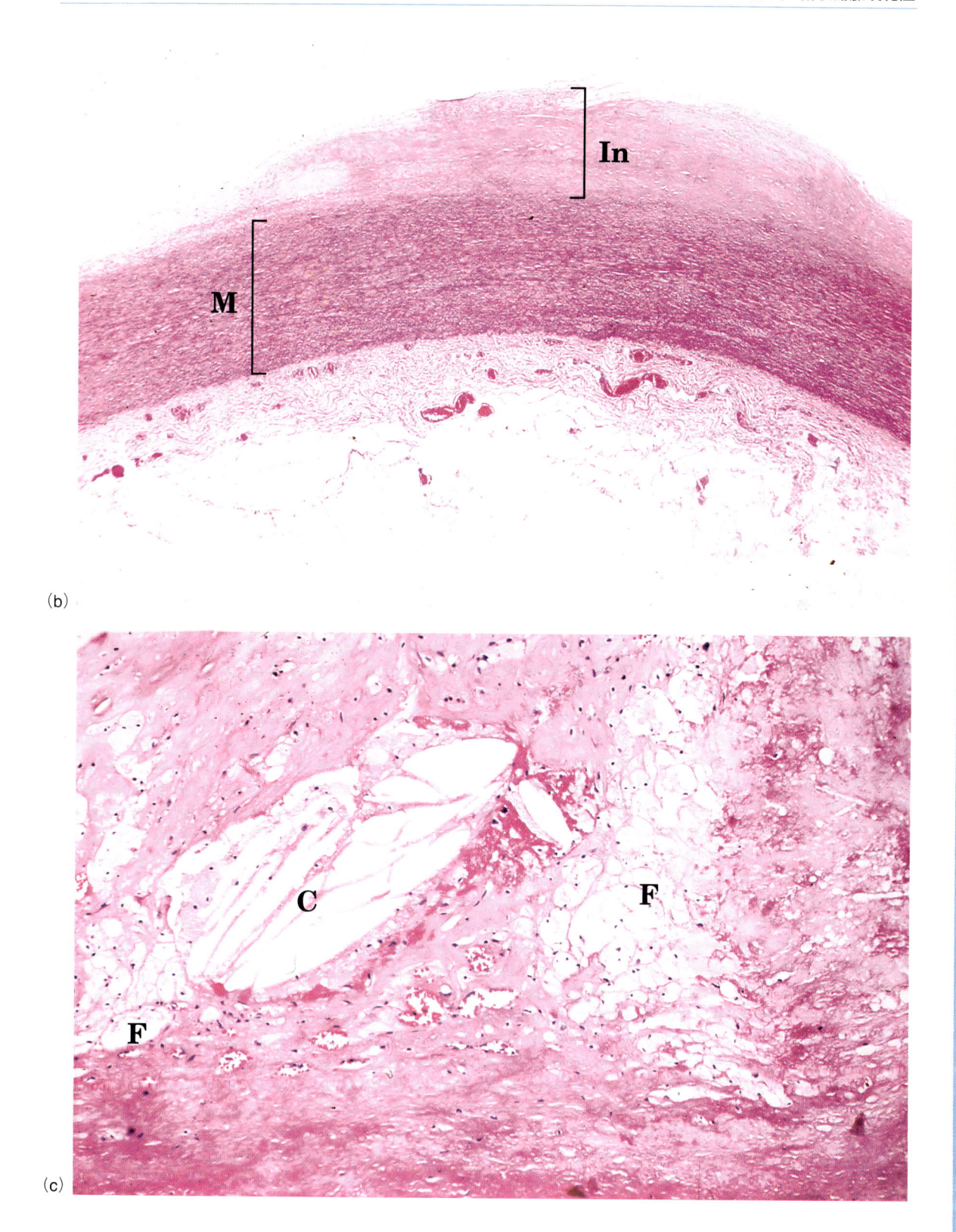

(b)

(c)

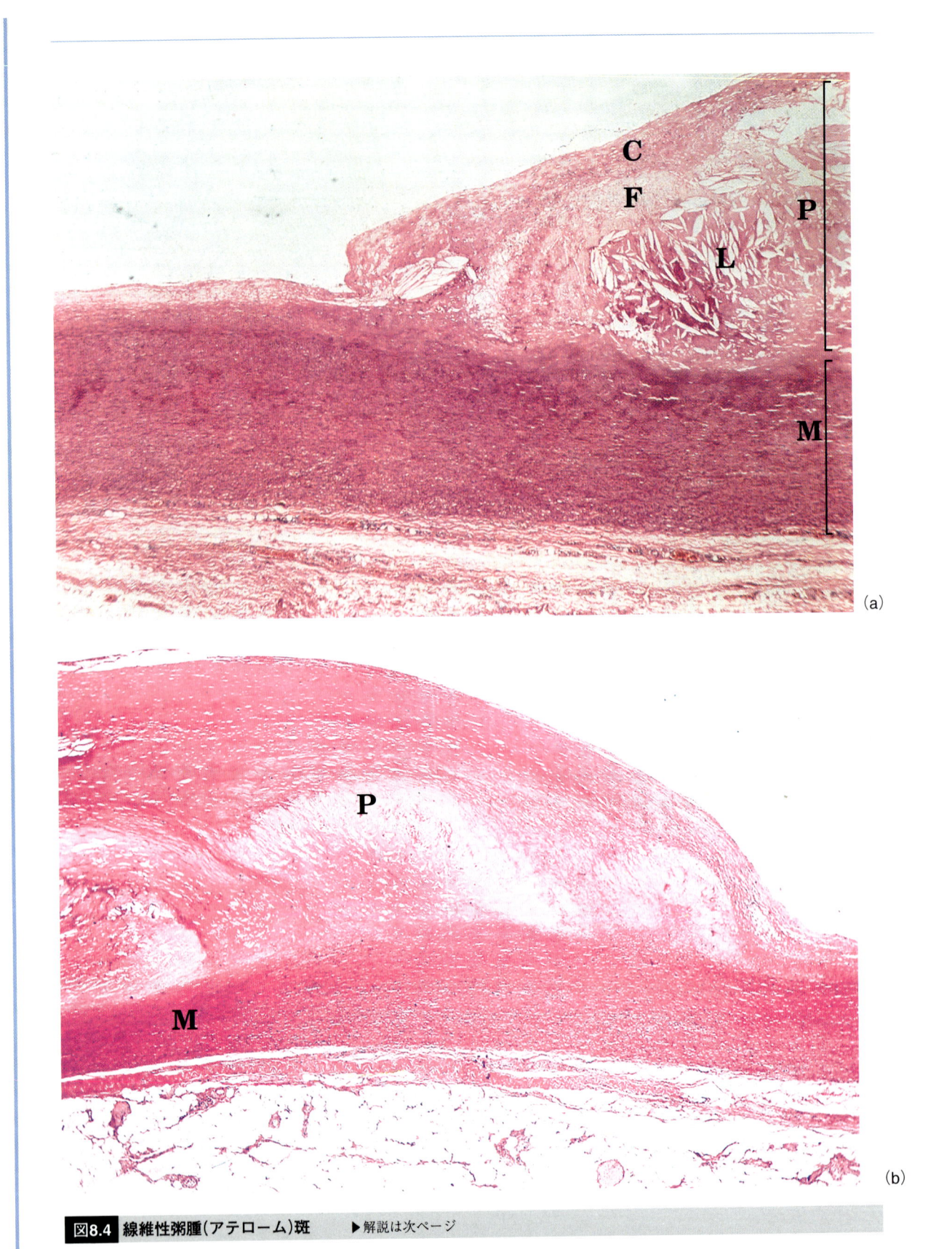

図8.4 線維性粥腫（アテローム）斑　　▶解説は次ページ

図8.4 線維性粥腫（アテローム）斑 fibrous atheromatous plaque　　▶図は前ページ
（a）線維脂肪斑（低倍率），（b）線維斑（低倍率）

　初期の内膜に限局したアテローム性病変は，泡沫細胞の内外にさらに脂質が蓄積することによって増大する。加えて内膜の反応性線維増生も増強し，粥腫斑が肥厚する。このようにアテローム性病変にかなりの量の線維組織が形成されると**線維脂肪斑** fibrolipid plaque と呼ばれる。

　図(a)は大動脈に形成された線維脂肪斑（P）の一部を示している。不染性の脂質 lipid（L）とそれを取り囲むピンク色に染まる線維組織 fibrous tissue（F）が内膜の肥厚を形成している。時に**線維性被膜** fibrous cap（C）と呼ばれる緻密で濃染する線維組織の層が，内皮と線維脂質の集塊の間に存在する。病変の進行とともに，線維性被膜は肥厚し内膜の病変は拡大し，さらに隆起する。図(b)はそのような線維斑 fibrous plaque（P）を示しており，これはほとんど線維性組織よりなる。いずれの図でも隣接する正常血管壁に比べて，粥腫斑直下の中膜 tunica media（M）には菲薄化が始まっていることに注目してほしい。これは弾性線維の消失と平滑筋の萎縮，および進行性の中膜線維化の結果である。血管壁の弾力性の消失に伴って中膜の線維組織は伸展され，やがて血管は拡張する。このような拡張が粥腫（アテローム）性動脈瘤 atheromatous aneurysm 形成の基礎となる。

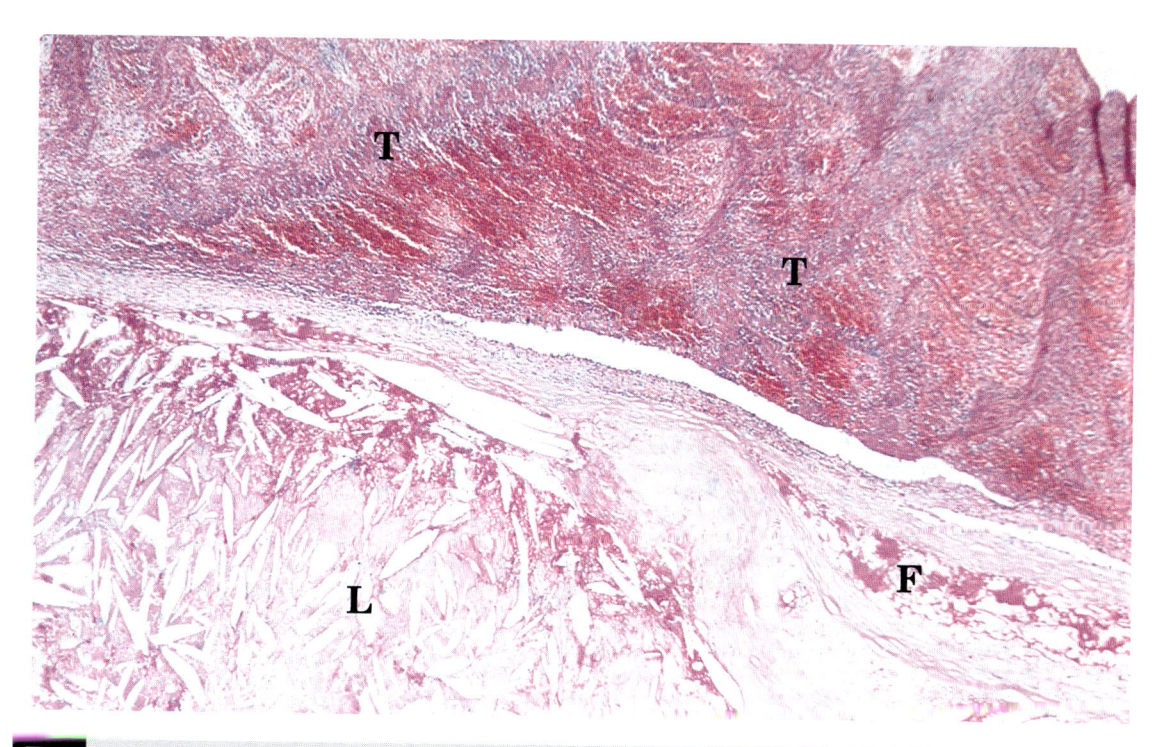

図8.5 複合性粥腫（アテローム） complicated atheroma（中倍率）

　粥腫斑は増大するにつれて，正常血管壁に比較して著明に肥厚し，脂質，泡沫細胞，線維組織の集積に加えてカルシウムの沈着が起こる。肥厚と線維化によって病的内膜への血液供給は不十分となり，病変部は壊死に陥るとともに表層部には潰瘍が生じる。このような病変は，**複合性粥腫病変** complicated atheromatous lesion と呼ばれる。正常の平坦な内皮細胞の被覆は消失し，アテローム性病変の膠原線維や脂質が直接血流にさらされるため，凝固系が活性化され，潰瘍部位に血栓が形成される（第9章参照）。

　本図は泡沫細胞（F）と遊離脂質 free lipid（L）を伴った粥腫斑の表層部を示している。表面は潰瘍に陥り，フィブリン，血小板および捕捉された赤血球よりなる血栓 thrombus（T）で被われている。冠状動脈などの小動脈では，このような血栓が内腔を閉塞してしまう。

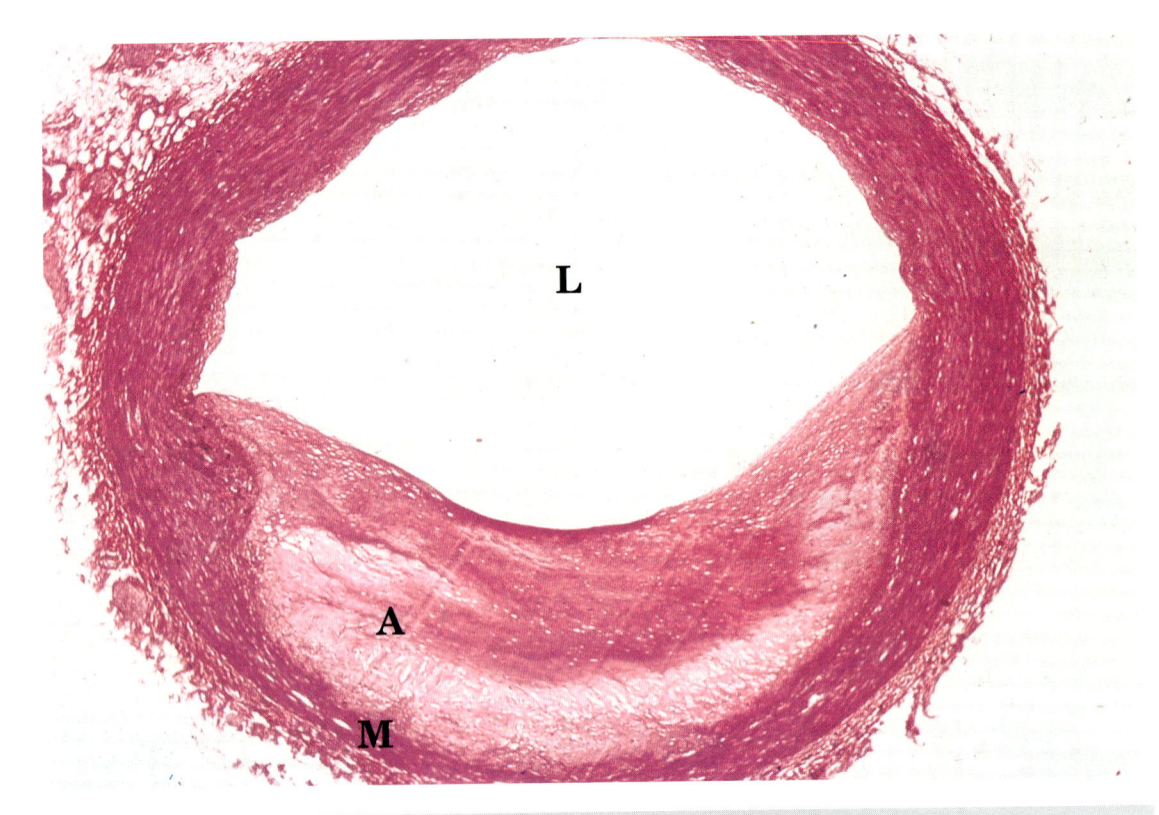

図8.6 粥腫(アテローム)による動脈の狭窄　arterial narrowing by atheroma（低倍率）

　この図は冠状動脈枝であるが，このような小動脈や中動脈の内膜に出来た大きな粥腫斑(A)は血管の内腔lumen (L)を著明に減少させる。この結果生じる血流の減少は支配領域，この場合は心筋組織に虚血をもたらす。粥腫の最も肥厚した部位では，その直下の中膜(M)が非常に薄くなっていることに注目してほしい。このような粥腫による内腔の不完全閉塞は男性喫煙者の冠状動脈にしばしばみられる変化で，とくに左冠状動脈の分岐部に多い。冠状動脈狭窄に伴う症状で頻度の高いのは，労作時に出現し安静によって消失する胸部の絞扼痛で，このような病態は**狭心症** angina pectorisと呼ばれる。この痛みは心筋の虚血に起因するもので，長く経過した狭心症の患者では心筋線維が虚血性壊死に陥り，最終結果として心筋の小範囲が線維性瘢痕組織で置き換えられる。

　粥腫による血管内腔の狭窄は他の多くの動脈にも生じる。下肢の動脈では，このような病変によって歩行時に激しいふくらはぎの痛みを生じ(**間欠性跛行** intermittent claudication)，ついには下肢の壊疽を起こす。小脳や脳幹部に血液を送る椎骨脳底動脈系の重篤な粥腫では，一過性の虚血をきたし，臨床的にめまいや平行失調，あるいは意識消失を起こす(**椎骨-脳底動脈症候群** vertebro-basilar syndrome)。

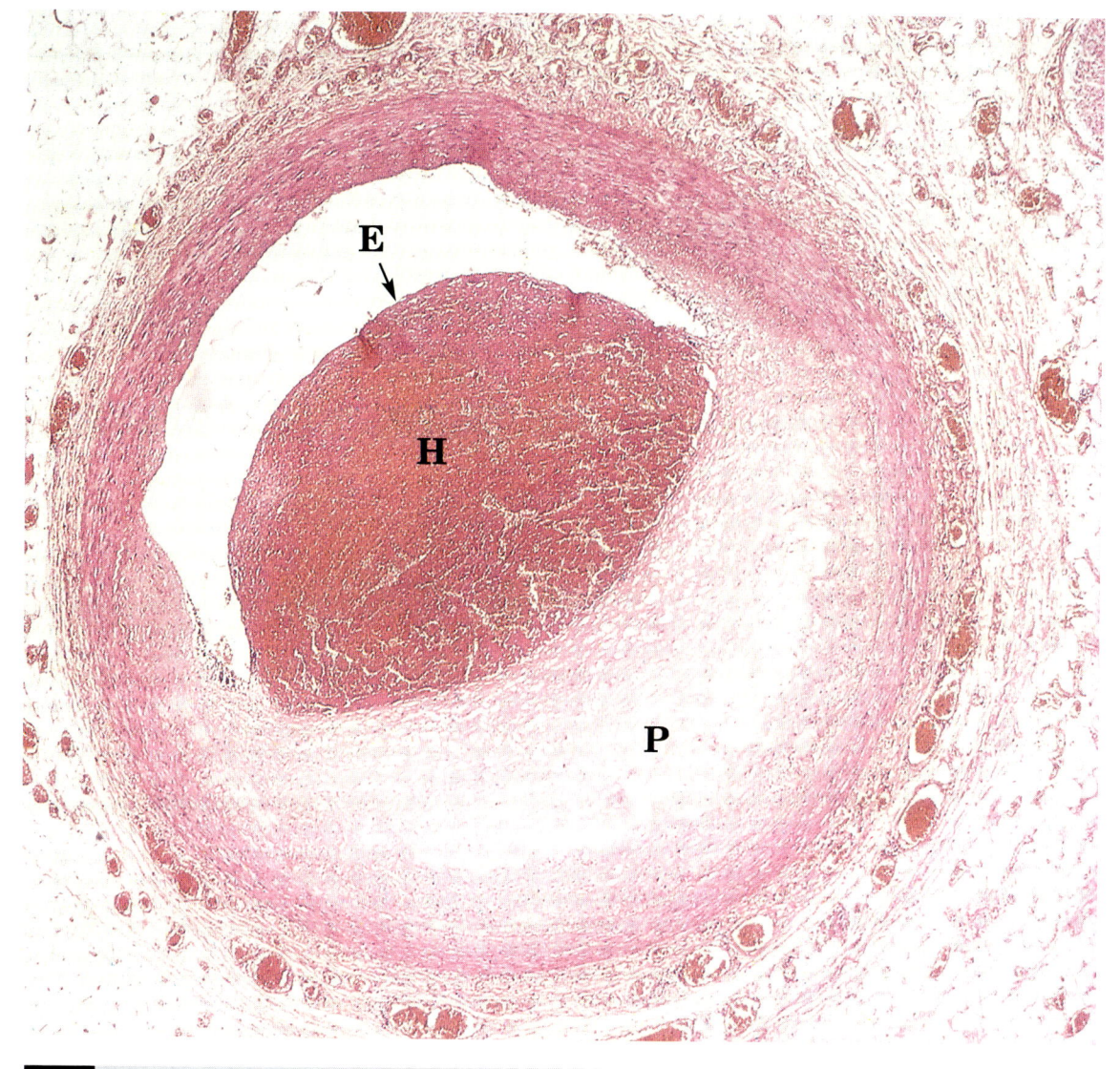

図8.7 粥腫（アテローム）斑内部への出血 hemorrhage into atheromatous plaque （低倍率）

粥腫斑内部への出血には2つの機序が考えられる。第1は，柔軟性を欠いた線維斑が恒常的な拍動に伴う血管運動によって裂けて，血液が血管内腔から粥腫斑内に広がることである。このような変化は**プラークの亀裂** plaque fissuring と呼ばれる。もう1つは，アテローム斑の内部に新生した毛細血管の破綻による出血である。出血の機序はどうであれ，限られたスペースの中に生じるために，たとえ些細な出血であってもその結果は比べものにならないほどに重篤となる。本図は線維脂肪性の粥腫斑（P）の表層に起こった小出血 small hemorrhage（H）であるが，潰瘍化のない内皮細胞（E）の直下に血液が貯留し，動脈内腔に大きく隆起している。その結果，そうでなくても半分程度に狭窄していた内腔をさらに大きく狭める結果となった。このような突然の血流の減少は支配領域に急性の虚血をもたらす。

この患者では病巣が左冠状動脈の前下行枝に存在し，左心室前壁と心室中隔の前半分のかなりの範囲に急性の虚血が生じた。その結果，心筋が壊死に陥り**心筋梗塞** myocardial infarction として知られる病態となり，この患者の死につながった（**図10.2**参照）。

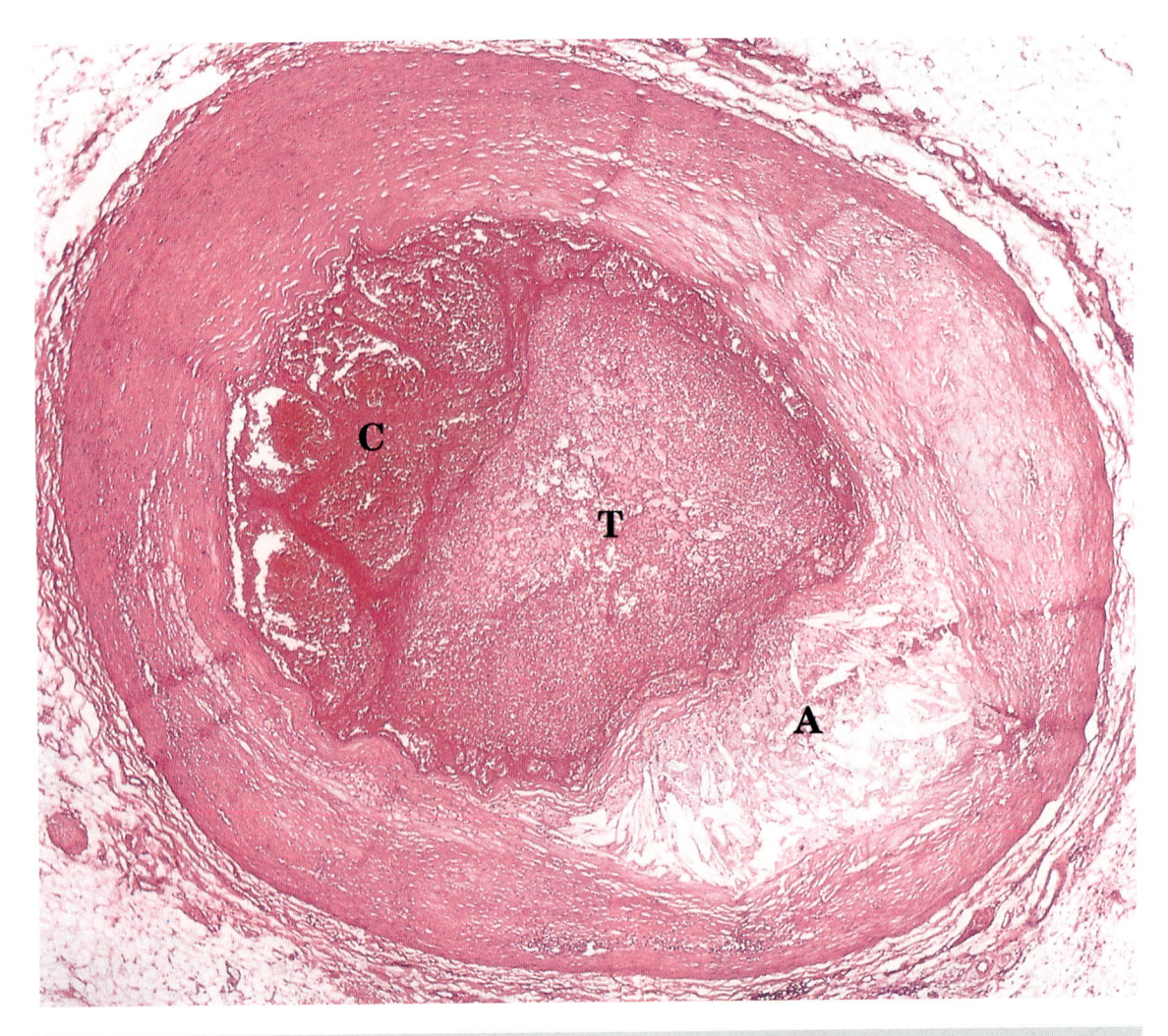

図8.8 粥腫（アテローム）上の血栓形成　thrombus formation on atheroma （低倍率）

　小動脈や中動脈における粥腫の最も重要な合併病変は，粥腫斑の表面での**血栓** thrombus の形成である。血栓形成の詳細な機序は第9章に記述している。血小板と不溶性のフィブリンの塊から形成される血栓は，動脈系では，内皮が剥離し下部組織が露出した内膜表面に生じやすい。**図8.7**で示したようにプラークの亀裂も血栓形成の誘因となるが，粥腫斑表面の内皮細胞層の潰瘍化は血栓形成の最も一般的な原因である。

　この冠状動脈の図は潰瘍化した粥腫斑（ A ）で，それ自身でかなりの動脈内腔の狭窄を生じている。粥腫斑の潰瘍面にはさらに血栓（ T ）が形成され，残った内腔をほとんど閉塞している。血栓は濃いピンク色でフィブリンや血小板からなっている。残存する内腔は密に凝集した赤血球からなる鮮紅色の死後凝血 postmortem blood clot（ C ）で占められている。生前の真の血栓と死後の凝血との鑑別には肉眼所見が重要で，血栓はピンク調の赤色で顆粒状で硬く，一方，死後凝血は概して暗赤色で光沢がありゼリー状である。

　大動脈や頸動脈などの大口径の動脈のアテローム性病変上に血栓が形成される場合，血栓は内腔に比べると小さく，その部位の血流に与える影響は少ない。しかし，しばしば断片化した血栓が剥離して末梢循環に流入し，より細い血管を閉塞して支配領域に虚血や梗塞の原因となる。この現象は**血栓性塞栓症** thromboembolism として知られ，第9章で詳しく説明される。

第9章　血栓症と塞栓症
Thrombosis and embolism

血栓症 Thrombosis

　正常な血管には流動性の血液が流れている。血管壁に傷害が加わると出血を防止するための凝固機構が必要となり，凝固過程を促進したり抑制したりするための機構が元来備わっている。ところがある種の病的状態ではこれらの機構が破綻し，血管内で血液が凝固してくる。この過程を**血栓症** thrombosis と呼ぶ。また，凝固した血液を**血栓** thrombus と呼ぶ。血液中に生じる動的過程である血栓症と，静止状態にある血液に生じる**血塊** blood clot 形成（これは凝固因子のみで生じる）を区別することは重要である。

　血栓はフィブリン fibrin（線維素）で固められた血小板の凝集からなる。この絡みあった塊のなかには種々の量の赤血球や白血球が閉じ込められており，血栓の大きさの一因となっている。血栓症は循環系のどんな部位にも起こりうるが，大きな静脈や動脈，心腔内や心臓の弁膜に特に生じやすい。単独あるいは複合して血栓の誘因となる3条件があり，**ウィルヒョウの3条件** Virchow's triad といわれている。

- **血管壁の損傷**：特に内膜の損傷は動脈性あるいは心腔内血栓症の主因で，動脈では粥腫（アテローム）によって，心臓では心内膜の損傷によって生じる（図9.3）。
- **血流異常**：血流の停滞は，静脈におけるようなゆるい血流では血栓形成にとり重要である。動脈や心臓では乱流が血栓形成の誘因となっている。
- **血液の止血機構の異常亢進**：血小板の増加や粘着性の亢進，血液凝固因子の亢進や線溶系の低下は動脈，静脈両者の血栓症の一因となる。脱水，重篤な病気，癌の広汎な転移，手術後に生ずる血液の粘性 viscosity の変化もここに含まれる。

　血栓は明確な構築と硬さを示し，血栓形成の過程や段階および周囲の血流の状態を反映している。例えば，動脈の血栓は通常緻密で，主として凝集した血小板やフィブリンより構成されている。一方，流れの緩徐な，あるいは静止した血液中でつくられた血栓は凝血塊に非常に類似し，赤血球や白血球の集塊を含んでいる。

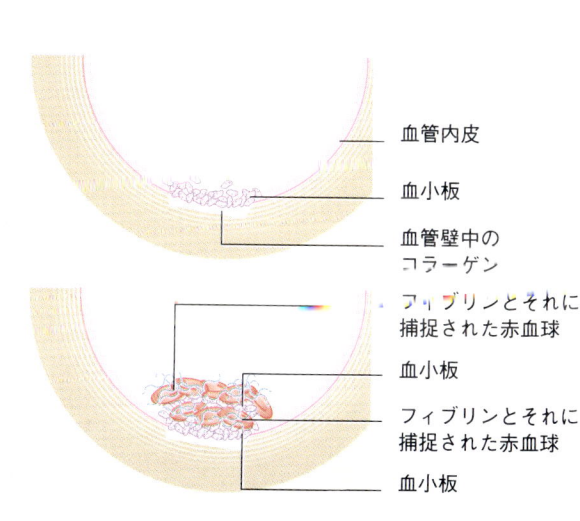

図9.1 血栓形成の初期 early thrombogenesis

(1) 血管内皮の損傷に続いて，フォン・ヴィルブランド因子 von Willebrand factor の作用により，血小板が露出された血管内皮下のコラーゲンに接着する。血小板は活性化され，さらに血小板を凝集させるADPやトロンボキサン thromboxane A2 を放出する。

(2) 血小板が脱顆粒し，これらの産物は放出された組織因子とともに一連の凝固系を活性化する。このことは可溶性のフィブリノーゲンを不溶性のフィブリンに変換するトロンビンの産生につながっている。赤血球は産生されたフィブリン-血小板網のなかに受動的に捕捉される。捕捉される赤血球の数は血栓の形成されている周囲の状況による。動脈の場合，血栓には赤血球はほとんどなく，血小板とフィブリンからなる。一方，静脈（ここでは血流が緩徐）では，通常，血栓は多くの赤血球を含む。

- 血管内皮
- 血小板
- 血管壁中のコラーゲン
- フィブリンとそれに捕捉された赤血球
- 血小板
- フィブリンとそれに捕捉された赤血球
- 血小板

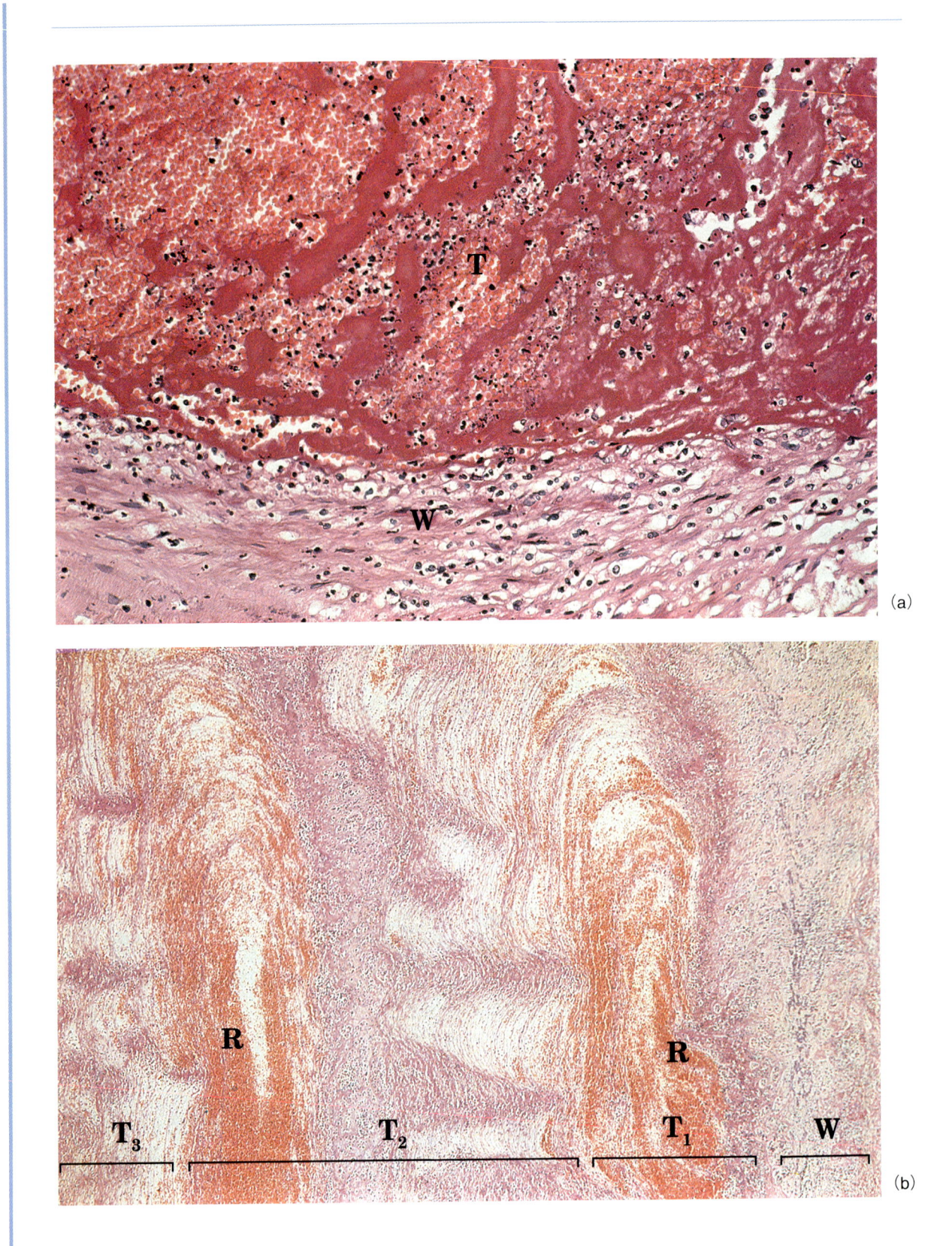

(a)

(b)

(c)

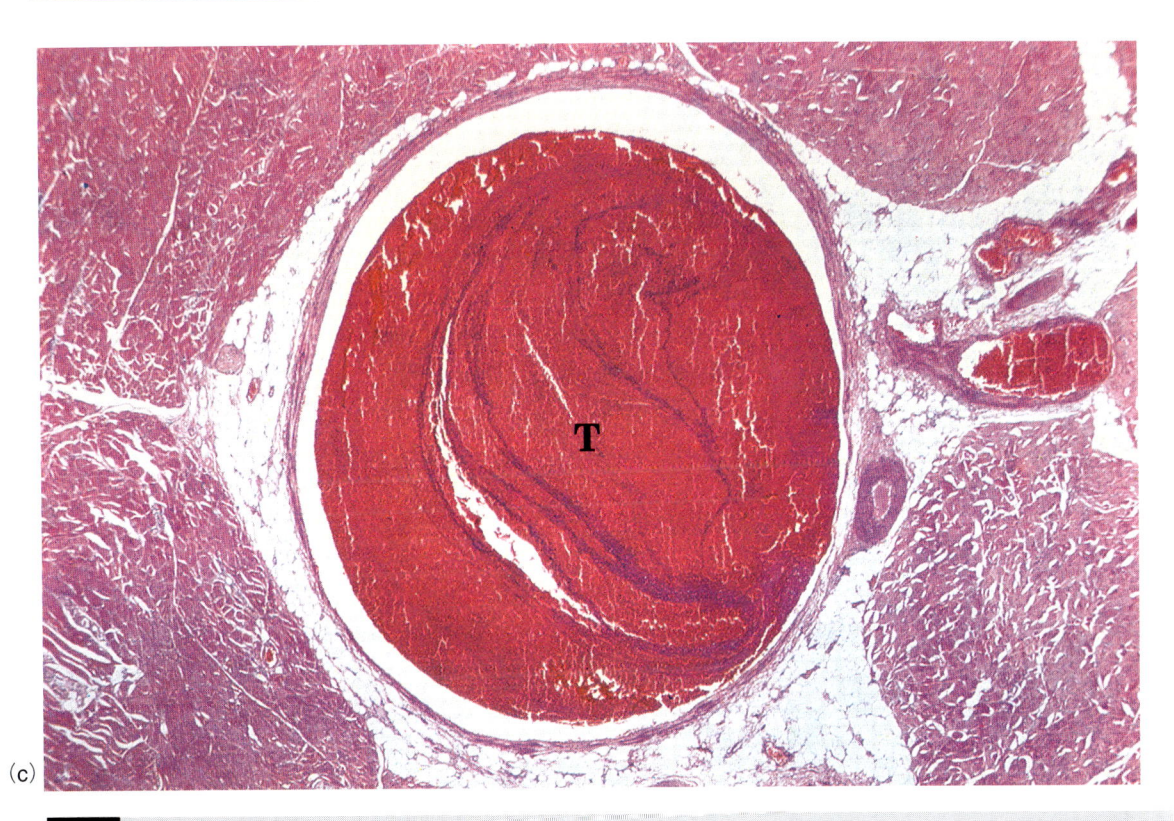

図9.2 血栓形成 thrombus formation
(a)初期の血栓（高倍率），(b)血栓の増大（中倍率）
(c)静脈の血栓症（低倍率）

　血管壁の損傷は通常，血管内皮の損傷と内膜のコラーゲンの露出に始まる。損傷された部位に血小板が接着し，次いで凝集する。組織の損傷とコラーゲンの露出は外因性および内因性の血液凝固系を活性化し，内因性凝固系は凝集した血小板から放出される血小板第3因子にも依存している。結果的にプロトロンビン prothrombin が活性化し，トロンビン thrombin となり，次いでトロンビンは可溶性血漿フィブリノーゲン soluble plasma fibrinogen を不溶性フィブリン insoluble fibrin へ変換する。このようにして，脆い血小板の凝集は相互に結合し，硬い弾力性のある塊，すなわち血栓となる。

　図(a)は粥腫（アテローム）atheroma によって損傷された動脈壁 arterial wall（W）を示している。内膜は潰瘍化し，損傷部位には血栓 thrombus（T）が形成されている。この血栓は好酸性のフィブリン網内の血小板の集まりより構成されている。捕捉された赤血球や白血球もみられるが，それ自体は止血機構にかかわっているわけではない。

　血管壁上の血栓の一部は線溶系の作用により完全に融解されうるが，特定の条件下では血栓は増大する。図(b)はこの過程を図示している。異常のある血管壁 vessel wall（W）は赤血球（R）を取り込んだフィブリンと血小板よりなる血栓の薄い層（T_1）によって被われている。これが赤血球を取り込んだフィブリン-血小板血栓 fibrin-platelet thrombus の別の薄い層（T_2）がつくられる基礎となっている。図の左側には第3層（T_3）がみられる。このようにして連続的に何層もの沈着によって血栓は増大し，完成した血栓の割面では層状の構造が肉眼的にも明らかである（ツァーンの線条 line of Zahn）。

　動脈系では内膜損傷が血栓形成の一般的誘因であるが，静脈系では血流速度が重要であり，血流速度の低下が血栓の形成傾向を増大させる。血管壁の炎症，すなわち血管炎も血栓症を引き起こす（第11章参照）。

　図(c)はふくらはぎ calf の筋肉から取った神経血管束 neurovascular bundle の静脈を完全に閉塞した静脈血栓症 venous thrombosis（T）を示している。これは**深部静脈血栓症 deep vein thrombosis（DVT）**として知られており，ベッド上での生活を強いられる術後の患者にしばしばみられる。

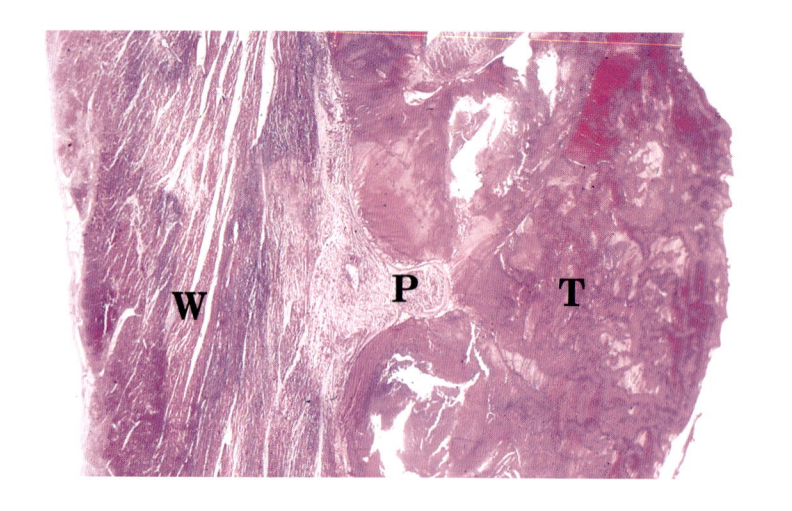

図9.3 左心室の壁在血栓
left ventricular mural thrombus
（低倍率）

心腔内の血栓は通常心筋梗塞によって障害された心内膜上に生じてくる（図10.2参照）。

図は壁在血栓 mural thrombus（T）を伴っている梗塞の生じた心室壁 ventricular wall（W）を示しており，血栓は乳頭筋 papillary muscle（P）を取り囲んでいる。

左心室は心筋梗塞後の壁在血栓が最も多発する部位である。

血栓症の結果 Consequence of thrombosis

血栓症に伴い，血管閉塞と塞栓形成が生じうる。

- **血管閉塞** vascular obstruction：血栓は部分的にあるいは完全に血管内腔を閉塞する。このようなことは衰弱し動けなくなった患者の深部静脈にことに多く，足や下腿からの静脈の還流を障害し，浮腫の原因となる〔図9.2(c)〕。動脈の粥腫の表面に形成される血栓は，血管を閉塞し，末梢組織に虚血性変化を引き起こす。これは組織の壊死（**梗塞 infarction**）の引き金となる。梗塞については第10章で論ずる。

- **塞栓** embolization：塞栓症とは，血流中で形成されたり，血流に混入した異常な塊が血液の循環によって運ばれ，ある器官に定着して病的結果をもたらすことである。この異常な塊は**塞栓 embolus**（栓子）として知られている。塞栓は，血栓の一部または全体がその場所から遊離して生ずるのが一般的である。この型の塞栓症はしばしば**血栓性塞栓症 thromboembolism** と呼ばれ，臨床的に最も重要である。血栓による閉塞に伴った血液のうっ滞あるいは血流の部分的遮断は血栓の拡大をもたらす。既に述べたように，このような状況下で形成された血栓では血球が多く，フィブリンは比較的少量であり，したがって遊離して血栓性塞栓となる傾向が極めて強い。例えば下肢の深部静脈血栓に続いて血栓が総腸骨静脈や下大静脈にまで拡大することがある。このような巨大な血栓は容易に遊離して右心系を通り，肺動脈系に達して，しばしば致命的な**肺塞栓 pulmonary embolus** となることがある（図9.4）。

動脈の系統的血栓性塞栓は心臓や大きな動脈から生ずることが多い。このような場合には血栓が斑状に血管内腔壁の一部を被っている場合が多く，**壁在血栓 mural thrombus** と呼ばれている。例えば心筋梗塞に引き続いて，心室の心内膜（図9.3），動脈瘤の拡張部あるいは大動脈のアテローム性病巣の表面（図8.5参照）に壁在血栓が形成されることがある。動脈系に生じた塞栓が末梢の動脈に詰まると支配組織に壊死（梗塞）が起きる。詳しくは第10章で述べる。

塞栓は，血栓性塞栓が最も多いが，他のさまざまな原因によっても生じてくる。粥腫の破片，腫瘍細胞の塊，感染した心臓の弁膜の細菌性疣贅，骨折に際しての脂肪や骨髄，循環系への空気の混入などである。まれではあるが合併症を伴った妊娠では羊水などが原因になっていることがある。

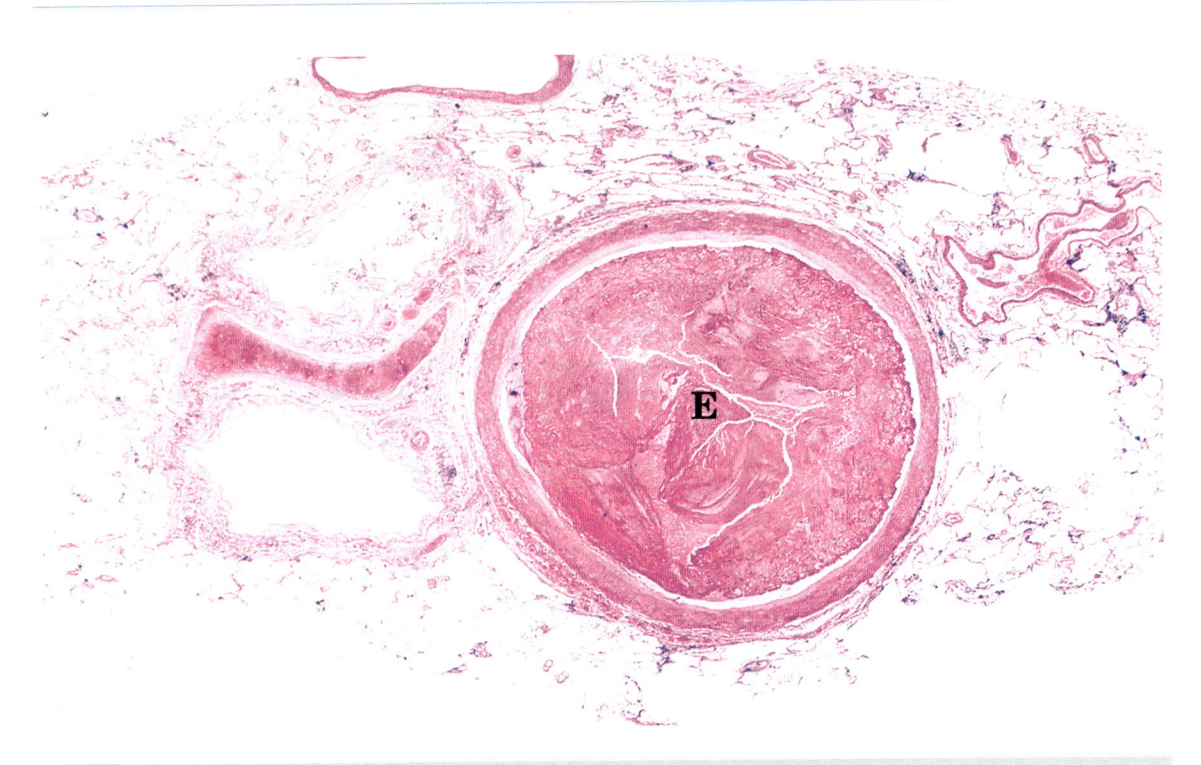

図9.4 血栓性塞栓症：肺塞栓　thromboembolism：pulmonary embolus（低倍率）

血栓の断片が最初に形成された場所から遊離すると，断片は血栓性塞栓として血液循環（形成部位によって静脈系あるいは動脈系）の中を移動する。血栓性塞栓が通過できないような細い血管に到達すると，血栓性塞栓は血管に詰まって突然の血管閉塞をもたらす。血栓性塞栓の大きさ，障害を受けた組織あるいは器官，側副血行路の広がり方によっては，正常な組織を維持するための血流量が不十分になったり（虚血），組織の壊死（梗塞）が生じる。これらの現象は第10章で述べる。

図は肺の組織で，下肢の深部静脈の血栓から生じた塞栓（E）によって閉塞されている肺動脈の分枝を示している。

このような状態は**肺塞栓症** pulmonary embolism として知られており，突然死の重要な原因である。特に深在静脈血栓症に罹りやすい衰弱した患者や，動けない患者で起こりうる。

血栓症の転帰 Fate of vascular thrombosis

血栓が最初からその部位 in situ に出来たにせよ，他の部位に起因した塞栓症にせよ，いずれも次の2つのうちの1つによって処理される。

- **溶解** resolution：溶解には生理的線溶現象だけでなく，凝血塊の細胞成分の自己融解による分解も関与している。最終的には完全に分解し，血流が回復する。

- **器質化** organization：血栓除去のための線溶系の効果がない場合には，血管壁から血栓に肉芽組織が増殖し，次いで線維性に修復される。例外的機序として，器質化された血栓に血管が新生し，内腔が再建される，すなわち再疎通 recanalization することがある。器質化と再疎通の過程は図9.5に示す。

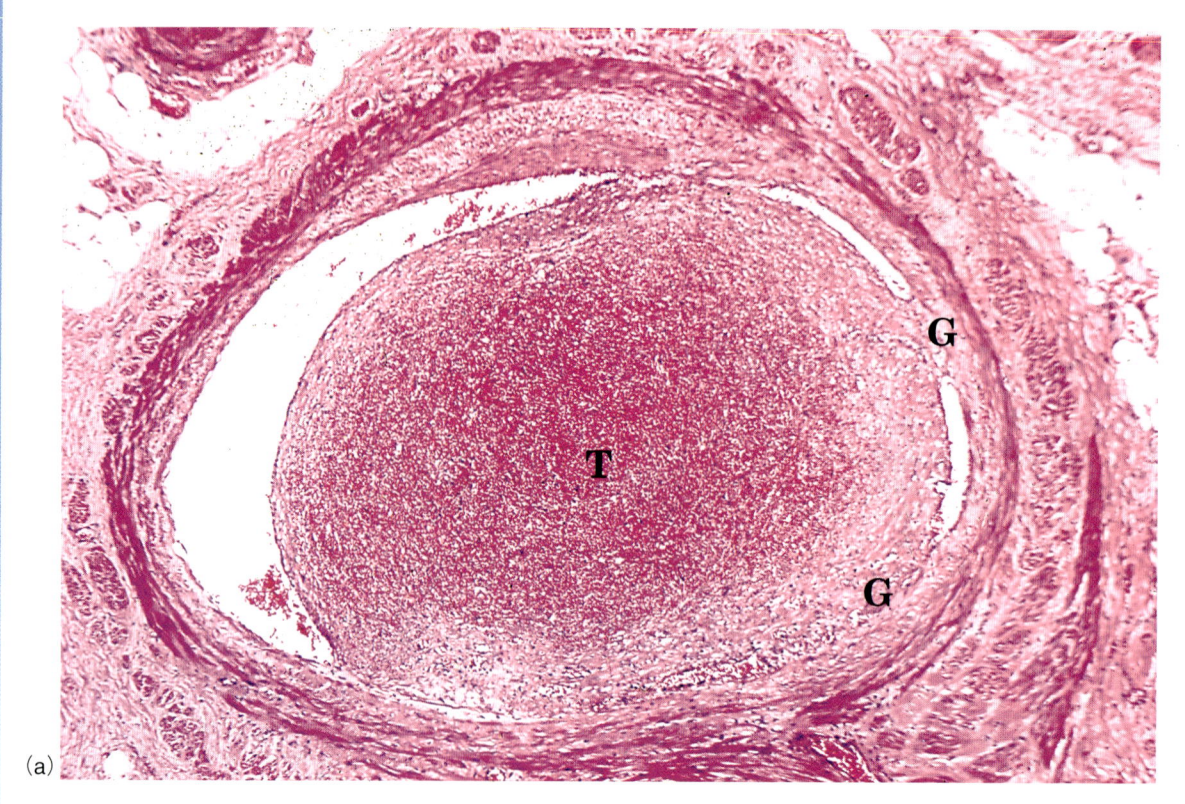

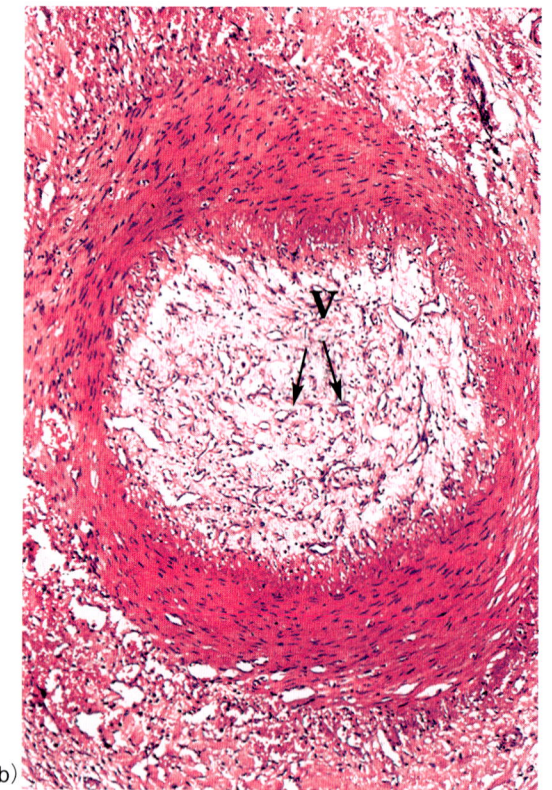

図9.5 血栓の転帰 fate of thrombus
(a)器質化（低倍率）
(b)再疎通（中倍率）

　血栓による血管の閉塞に続いて血管壁に初期の炎症反応が生じてくる。血栓は最終的に血管壁の内膜より血栓内に増生してくる肉芽組織により**器質化** organization される。

　図(a)は血栓 thrombus（T）により閉塞した静脈を示している。肉芽組織 granulation tissue（G）が多くのところで血管壁から血栓内へ増生している。血栓は最終的に線維血管性肉芽組織により置換される。時には器質化されつつある血栓の線維血管性肉芽組織に大きめの血管が出来て障害され，既に閉塞している領域の血流を再開することがある。これは動脈でよくみられ，**再疎通** recanalization と呼ばれている。

　図(b)は，血栓により閉塞された動脈の再疎通の過程を示している。図(a)よりも後期の器質化の段階である。血管内腔の肉芽組織に多数の小血管 small blood vessel（V）が存在していることに注意されたい。これらの血管は血栓領域を通過する血流を可能にし，何本かの血管は時間とともに拡張し，平滑筋の壁をもつようになる。

第10章 梗塞
Infarction

はじめに

　組織が壊死に陥ってしまうほどに血液供給が途絶されると，梗塞はどんな組織にも起こる。壊死に陥った組織部位を**梗塞** infarction と呼ぶ。血液供給の途絶が必ずしも明らかな壊死を生じさせるわけではなく，組織や機能的な構成単位に，一時的あるいは永続的な損傷を招いた場合は**虚血** ischemia と呼ぶ。虚血の後に梗塞に至ることがある。

梗塞の原因 causes of infarction

　梗塞は一般に動脈系の閉塞に起因するが，静脈系の還流障害によっても生じることがある。

- **動脈性梗塞** arterial infarction は，血栓や塞栓による動脈の完全な閉塞で生じることがほとんどである。動脈性血栓は一般に動脈硬化症の合併症として続発する（図8.8参照）。大半の動脈系の塞栓は，心臓由来の血栓（壁在血栓：図9.3参照）や心臓の弁膜に生じた弁着血栓（疣贅：図11.6参照）のほか，動脈の粥腫そのもの，粥腫部に形成された血栓に由来する。腎臓と心筋における梗塞例を，それぞれ図10.1と図10.2に示す。
- **静脈性梗塞** venous infarction のほとんどは，血液循環系が圧迫されることにより生じる。特に血管茎 vascular pedicle により血液供給を受けている臓器で生じやすい。こうした臓器では，血管茎が捻れたり（例：精巣の捻転：図19.2参照），狭い間隙に嵌頓して絞扼される（例：腸のヘルニア絞扼：図10.5）と，梗塞を生じることがある。このような場合，血管壁が薄く低圧性の静脈は外圧により閉塞するが，動脈は閉塞を免れる。このために組織は著明にうっ血し，静脈閉塞が遷延すると虚血になる。この局所還流の途絶の結果，明らかな梗塞巣が形成される。また，硬膜静脈洞内に血栓が生じると，脳にも静脈性梗塞を生じることがある。

梗塞の肉眼像 macroscopic appearance of infarction

　動脈血供給の単純な途絶によって梗塞が生じるときは，梗塞の形状は障害された動脈の支配領域に一致する。すなわち，たいていの臓器（例：腎臓や脾臓，脳）に生じた梗塞の割面は，閉塞血管を頂点として末梢に広がる楔状である。しかし，心臓における梗塞は楔状にならず，心室壁の層状の一領域（非貫壁性）もしくは全層（貫壁性）を占め，かつ近傍の心内膜や心外膜にも及ぶ。

　多くの組織障害と同様に，梗塞は急性炎症反応を引き起こし，壊死組織は肉芽組織で置換される。その後，線維性修復を受けて瘢痕となる（第2章参照）。梗塞の肉眼所見と組織学的所見は，これらの一連の変化がどれくらい進行したかによって異なる。しかし，1つの例外があり，一般に脳では通常の肉芽組織や線維性瘢痕を形成しない。脳梗塞では病変の中心部に液化壊死（第1章参照）と呼ばれる組織融解を起こし，その周囲に反応性のグリオーシス gliosis を形成する。古い脳梗塞は，一般にグリオーシスの層で周辺を取り囲まれた嚢胞性病変を示す。脳梗塞を図1.7と図23.2に図示する。

　毛細血管に富んだ臓器や，静脈洞あるいは動静脈吻合を有する臓器では，梗塞の早期に暗赤色を呈することが多いが，これは血液の貯留（うっ血と出血）のためである。ラテン語の *infarcire* は「ぎっしり詰め込む」という意味であり，梗塞巣に血液が貯留することから付いた名称である。肺（図10.4）と脾臓の梗塞が，その典型例である。

102

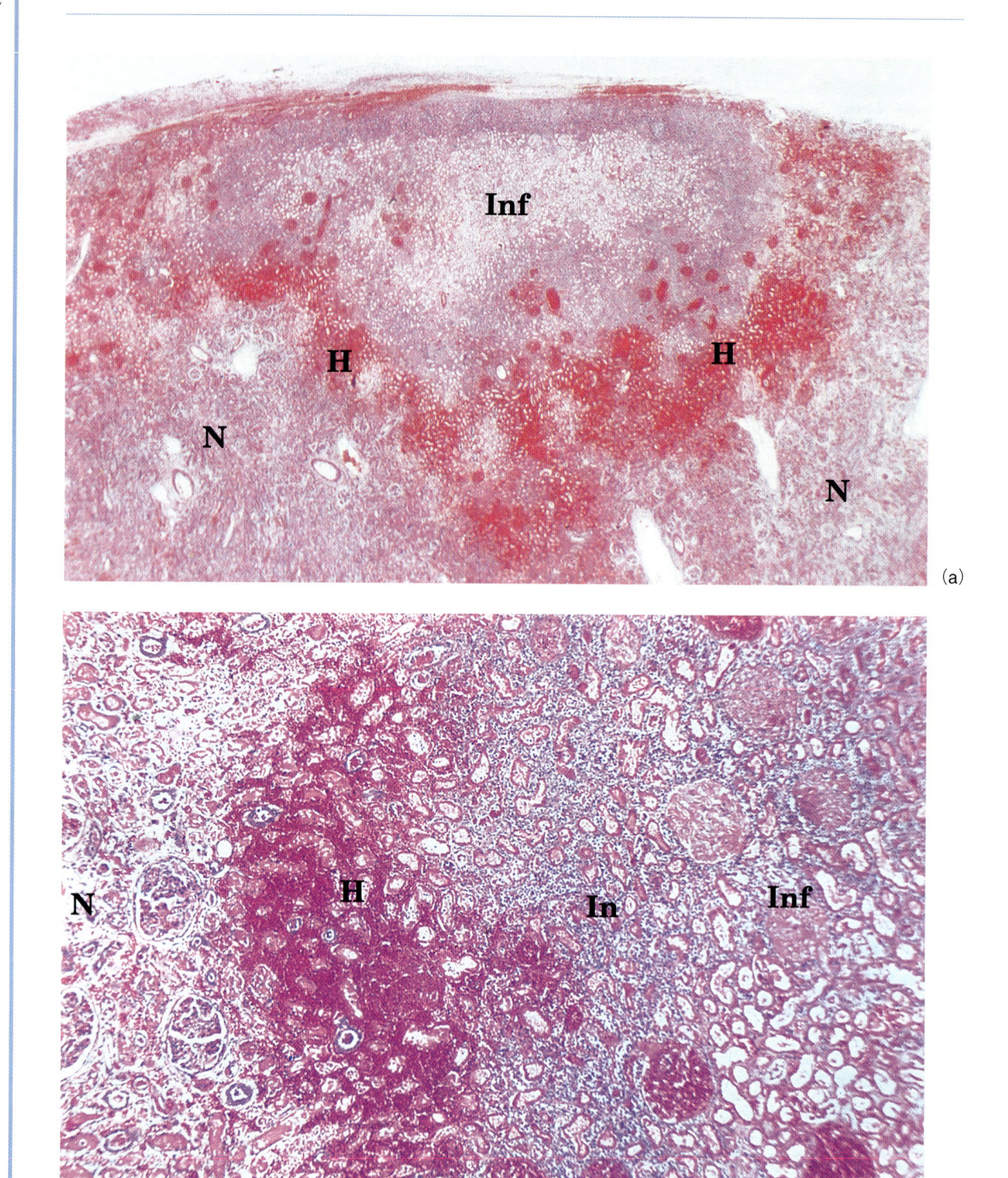

図10.1 腎梗塞　　▶解説，図(c)は次ページ

図10.1 腎梗塞 renal infarction
(a)早期梗塞（低倍率）　　　▶図(a), (b)は前ページ
(b)梗塞巣の辺縁部（中倍率）
(c)陳旧性腎梗塞（中倍率）

腎梗塞の多くは，左心室の血栓（例：心筋梗塞後の壁在血栓など）や左心耳の血栓（例：心房細動時など）による塞栓で引き起こされるが，血栓・塞栓性の梗塞の特徴をよく示している。

発症後12時間以内のごく早期の梗塞巣の肉眼像では，梗塞部分は境界不明瞭で暗調にみえるものの，段々と病変部が蒼白になるため境界が明瞭となり，楔状がはっきりしてくる。

図(a)に，典型的な早期腎梗塞の組織所見を示す。梗塞直後の壊死巣 infarcted necrotic area（ Inf ）は正常の皮質 normal cortex（ N ）に比べて淡染しているが，梗塞巣でも糸球体や尿細管が残影として存在するため，全体的な構築は保たれている。梗塞巣は，ごく早期の急性炎症反応として生じた幅の狭い充血帯 hyperemic zone（ H ）により正常皮質と境界されているが，この充血帯と壊死組織の間には，早期の急性炎症反応として浸潤した多数の好中球の核がヘマトキシリンに染まって，紫色の帯として認められる。

図(b)には，図(a)の梗塞巣の辺縁部を中倍率で示す。明瞭な糸球体と尿細管からなる正常腎皮質 normal cortical tissue（ N ），充血帯 zone of hyperemia（ H ），さらにこれに接するように梗塞巣（ Inf ）の辺縁には紫色の急性炎症帯（ In ）が存在する。梗塞巣内の糸球体と尿細管には，著明な壊死性変化がみられる（**図1.6**参照）。急性炎症帯には，うっ血のために拡張した毛細血管と濃染した分葉状の核を有する好中球の浸潤がみられる。

壊死組織は徐々に好中球やマクロファージなどにより処理され，肉芽組織で置換されたのち，線維性修復を経て瘢痕を残す。図(c)には発症後2ヵ月が経過した腎梗塞の終末像を示す。発症時の梗塞は図(a)に示したものと同様の大きさであったが，最終的には腎被膜表面に向かって楔状に広がる，ピンク色の小瘢痕巣 wedged-shaped scar（ S ）となっている。瘢痕巣の腎被膜表面は，瘢痕内に生じた膠原線維の収縮により陥没してみえる（瘢痕化の過程：**図2.10**参照）。

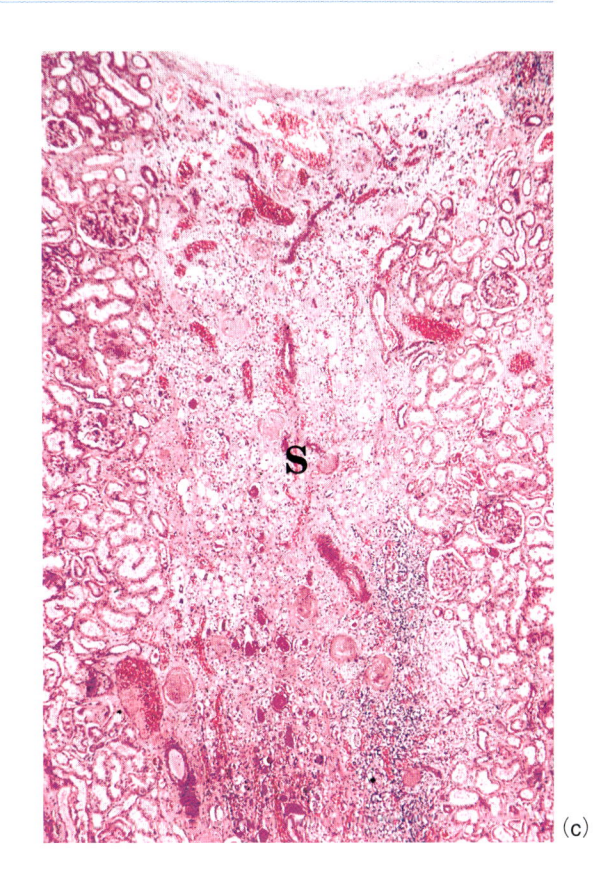

虚血性心疾患 Ischemic heart disease

多くの先進国で死因の上位に位置する虚血性心疾患は，冠状動脈の動脈硬化症が原因であることが極めて多く，4つの主要な症候群を引き起こす。すなわち，狭心症（労作時胸痛），急性心筋梗塞（「心臓発作」あるいは「冠状動脈閉塞」），慢性虚血性心疾患および突発性心臓死（突然の致死性心筋梗塞あるいは不整脈）である。

心筋梗塞は2つの主要な病理形態をとる。

- **貫壁性梗塞** transmural infarction：この梗塞は区域性をもって心室壁の全層が障害されたものである。動脈硬化による狭窄のほか血栓形成が加わり，左右どちらかの冠状動脈の中枢側が完全に閉塞されることが原因である。粥腫が裂隙化あるいは潰瘍化すると血栓を形成しやすくなることは第8章で述べた。

- **心内膜下梗塞** subendocardial myocardial infarction：この場合の心筋壊死は，心室壁の内側1/3以内の心筋細胞に限局しており，左右の冠状動脈の高度な動脈硬化性狭窄が関係している。この種の梗塞では，冠状動脈本幹の完全閉塞というよりは，むしろ心室壁内側の心内膜下領域に血液を供給する冠状動脈の末梢枝に十分な血液が供給されないことが病因である。

梗塞の経時的な組織学的変化を図10.2と図10.3に示す。

図10.2 心筋梗塞 myocardial infarction　▶図は次ページ
(a)発症後24時間（高倍率），(b)発症後3日（高倍率）
(c)発症後10日（高倍率），(d)発症後14日（高倍率）

梗塞の最も一般的な臨床例は，冠状動脈の閉塞により生じる心筋梗塞である。

図(a)に示すような明らかな組織学的所見が通常のHE染色でも認められるようになるのは，急性の虚血が生じてから少なくとも12～24時間後である。梗塞に陥った心筋線維（In）の横紋はまだらに消失し，あるいは不鮮明になり，正常心筋線維（M）に比較してエオジンにより一層強染するようになる。この時期には，毛細血管の充血と間質浮腫といった早期急性炎症反応がみられることもある。

図(b)に示すように，梗塞に陥った心筋線維は2～3日目まで強く好酸性に染色され，たいていの心筋細胞の核が消失する。浮腫性の間質には，著しい好中球 neutrophil（N）の浸潤がみられる。続く数日間で急性炎症反応が進行し，壊死をきたした心筋細胞は自己融解や断片化するほか，好中球浸潤はより高度になる。

図(c)に示すように，10日目までに壊死心筋のほとんどは好中球とマクロファージの双方に貪食され，消失する（図2.8参照）。梗塞領域には肉芽組織に先駆けて毛細血管や線維芽細胞が出現し，浮腫性で疎な網状の構造が形成される。そこには残存するマクロファージのほか，リンパ球や形質細胞が広範に浸潤している。

図(d)に示すように，発症後14日目までに梗塞領域のほとんどは線維血管性の肉芽組織 granulation tissue（G）で置換され，マクロファージと好中球の貪食により壊死心筋はほぼ完全に取り除かれている（図2.8参照）。

続く数週間のうちに，線維血管性肉芽組織では線維成分がだんだんと優位となり，血管成分は減少傾向を示す。梗塞発症から丸2ヵ月が経つ頃には，膠原線維に富み，比較的細胞成分の少ない瘢痕巣となる。心筋の瘢痕化の例を図10.3に示す。

梗塞を起こした心筋の圧に対する抵抗力は，発症5～10日目頃に最も低下するため，患者はこの時期に心破裂を起こす危険性が高い。このような合併症はまれではなく，心室壁が破裂し，ここから血液が流出して心嚢腔に充満する（**心膜血腫** hemopericardium）と，かなり致命的となる。心室中隔が梗塞に陥ると中隔穿孔を生じ，突然の収縮期雑音が出現する。同様に，乳頭筋が梗塞に陥り断裂すると，特徴的な突然の収縮期雑音の出現とともに僧房弁機能不全をきたす。

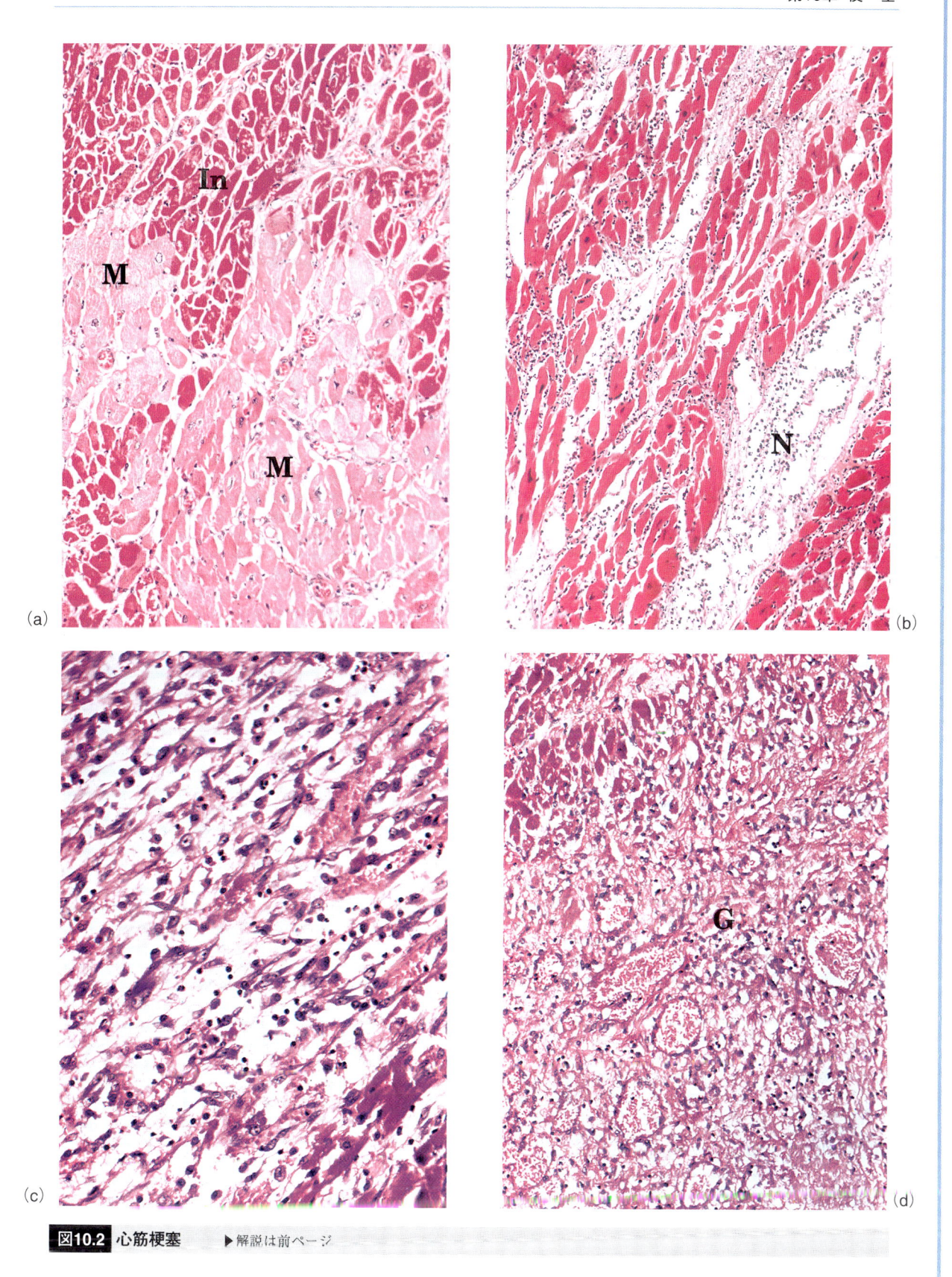

図10.2 心筋梗塞　▶解説は前ページ

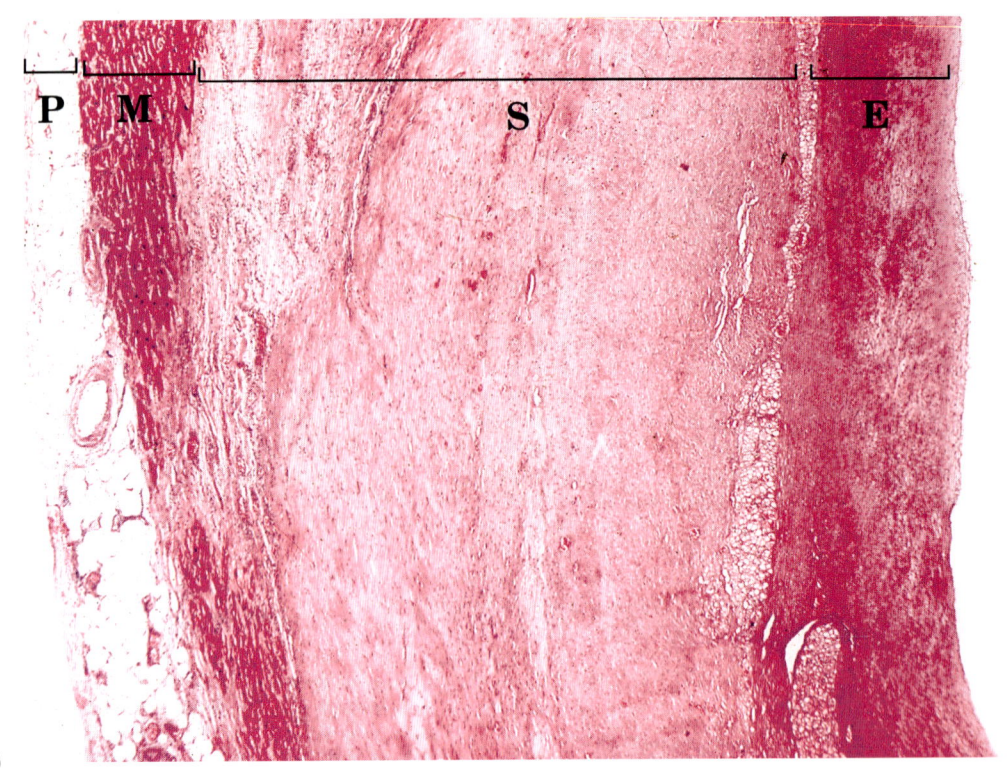

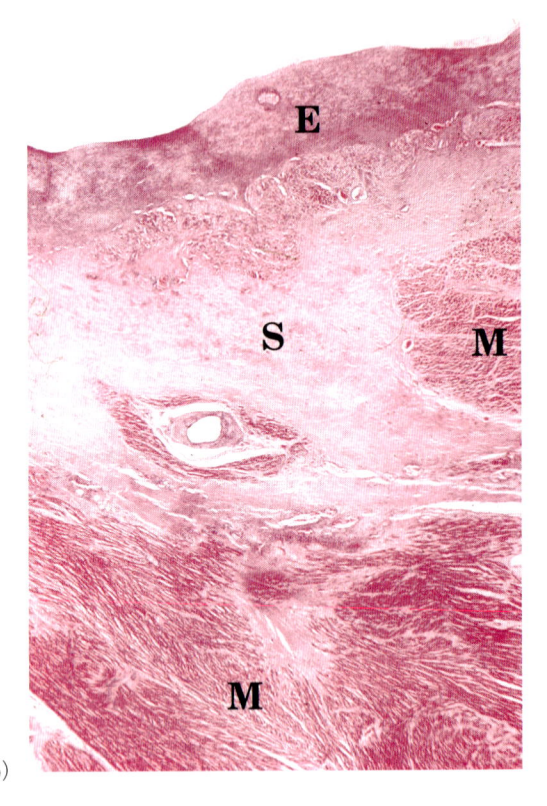

図10.3 陳旧性心筋梗塞 old myocardial infarction
(a) 貫壁性瘢痕（低倍率）
(b) 部分層瘢痕（低倍率）

　これらの2枚の組織像は，梗塞発症数ヵ月後の典型的な心筋瘢痕を示す。梗塞部位は密な膠原線維からなる瘢痕 scar 組織（S）となり，薄いピンク色に染まっている。それに対し，壊死を免れた心筋 myocardial muscle（M）はより一層濃いピンク色に染まっている。線維性瘢痕は数ヵ月にわたって収縮し続け（瘢痕化），その結果，心室壁の梗塞領域は菲薄化する。もし，瘢痕組織が心室内圧に耐えられないとき（貫壁性梗塞後に多い），心室壁が風船様に拡張し心室瘤 ventricular aneurysm を形成する。心室瘤形成の有無に関わらず，収縮力を失った瘢痕領域では血液の停滞が起こり，心室内に壁在血栓を形成しやすい。

　元々の心膜は非常に薄い膜であるが，梗塞が心内膜 endocardium（E）や臓側心外膜 visceral pericardium（P）にまで及んだ場合には，炎症とそれに続く器質化や修復の結果，これらの心膜は著しく肥厚する。貫壁性梗塞の際は心内膜と心外膜の両方が肥厚する。

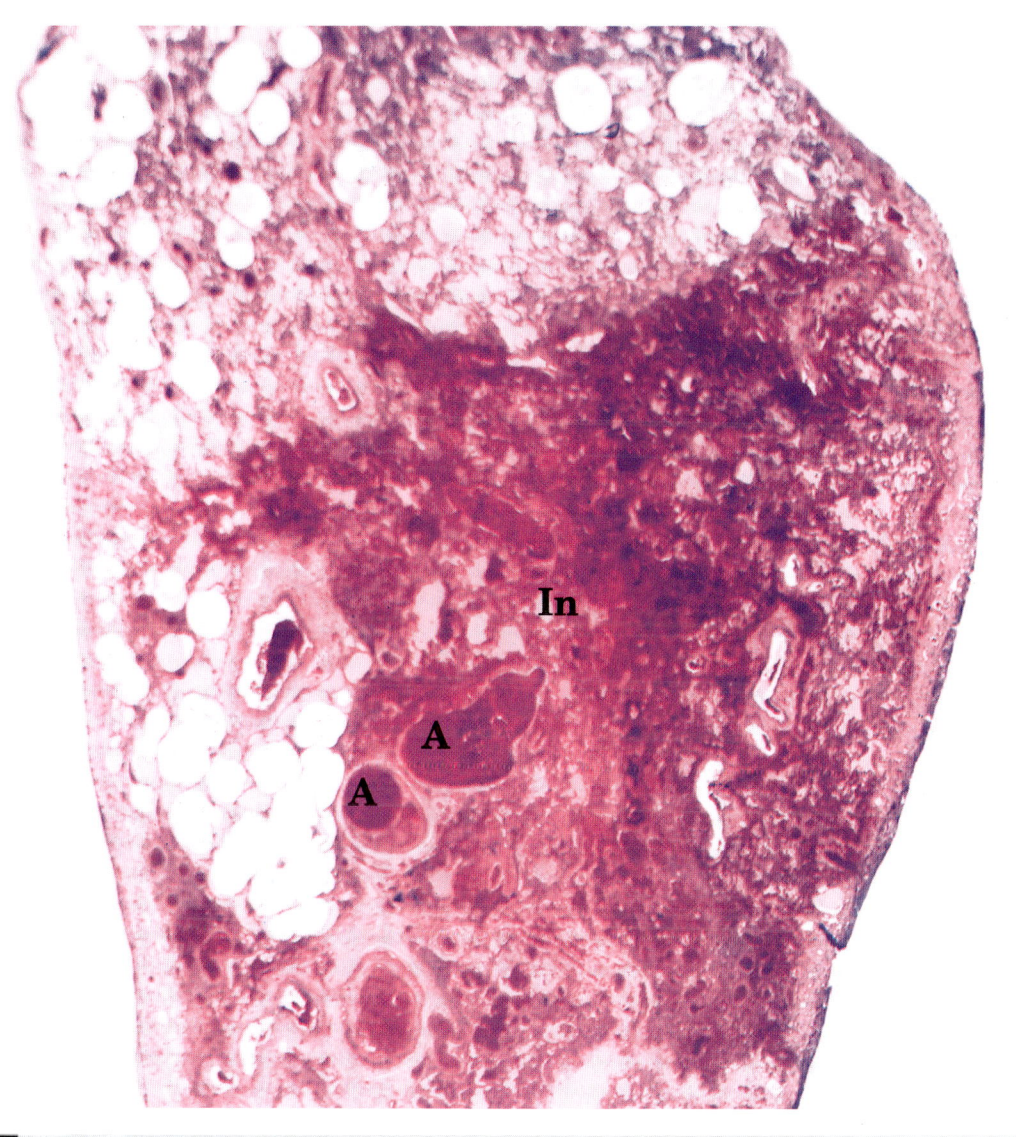

図10.4 肺梗塞 lung infarction（低倍率）

多くの肺梗塞は，下肢静脈の血栓から遊離した小片が，細い肺動脈を塞栓することで生じる〔図9.2(c)参照〕。肺梗塞の早期には，肺末梢に暗赤色の硬い楔状の病変がみられる。損傷された毛細血管から漏出する血液や，開通している気管支動脈により供給される血液が肺胞内に流入するが，その血液量によって楔状病変の硬さや色調が左右される。胸膜には，梗塞に伴う急性炎症の波及により線維素性胸膜炎が発症し，特徴的な激しい疼痛や胸膜摩擦音を生じる。より大型の塞栓では，肺動脈を中枢側で閉塞し，突然死の原因となることが多い。

本図は肺の末梢部の組織像で，小型のうっ血性肺梗塞 infarct（ In ）を示す。閉塞した肺動脈の枝 pulmonary artery（ A ）と，その支配領域に一致した，境界明瞭な梗塞が認められる。

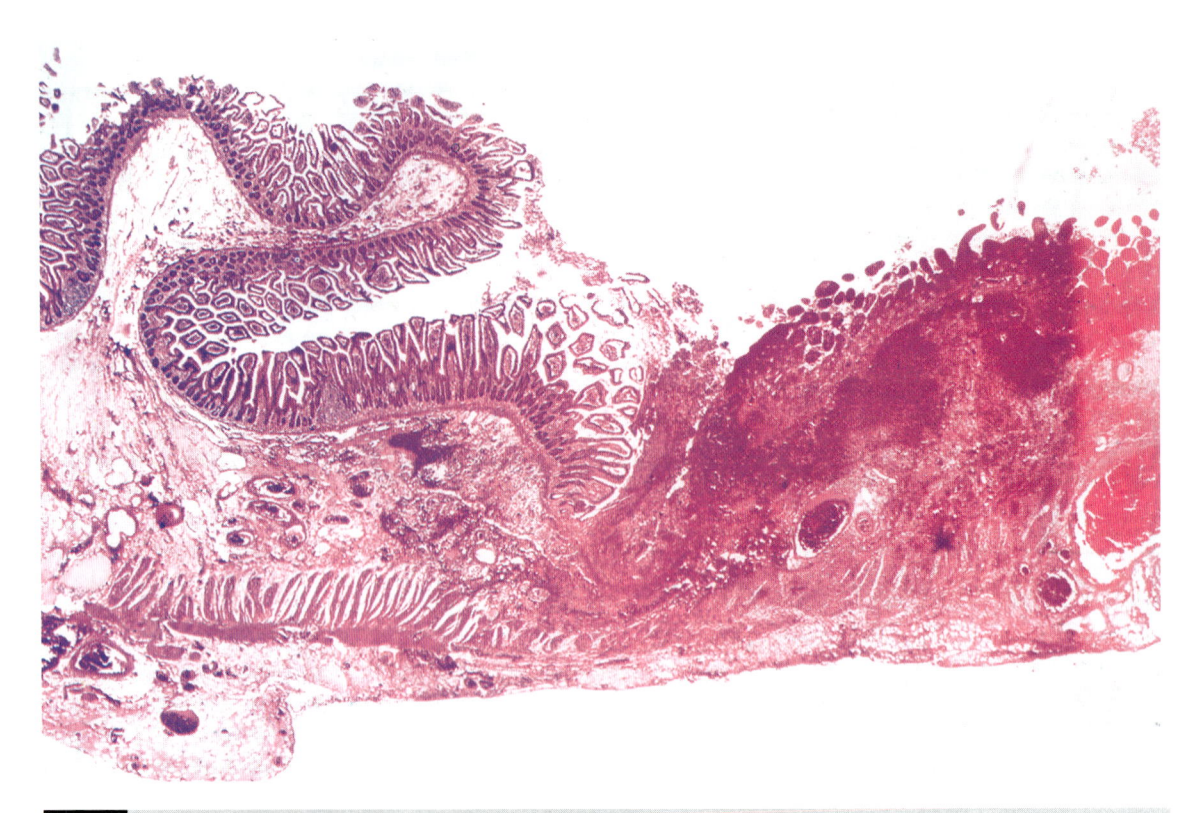

図10.5 腸捻転後の静脈梗塞 venous infarction of bowel following volvulus（低倍率）

　腸梗塞は，動脈閉塞（例：腸間膜動脈の血栓や塞栓）の結果としても生じるが，静脈閉塞の結果として生じることの方が，より一般的である。静脈閉塞はその血管茎周囲で遊離腸管が**捻転** torsion を起こしたり（**腸捻転** volvulus），狭いヘルニア孔に嵌頓したり（例：**間接嵌頓鼠径ヘルニア** incarcerated indirect inguinal hernia），あるいは線維性の**腹膜癒着** peritoneal adhesion によって閉塞したり（例えば術後）することで生じる。

　静脈閉塞により，腸はまず激しいうっ血を生じ，肉眼的にプラム様の暗紫色を呈する。血流が塞き止められるために動脈血の流入が妨げられ，腸管は次第に低酸素状態となる。もし，静脈閉塞が解除されなければ確実に壊死を生じる。

　小腸捻転の組織像を**図10.5**に示す。右側の壊死に陥った小腸壁は，著明な血液貯留のために鮮紅色にみえる。絨毛は壊死に陥っているが，その輪郭はまだ明瞭である。健常部と壊死部の小腸の境界が明瞭であることと，すべての血管で著しい充血がみられることが，大事な所見である。

第2部
器官の病理組織学
Basic Systems Pathology

第11章	心臓血管系 Cardiovascular system	110
第12章	呼吸器系 Respiratory system	122
第13章	消化管系 Alimentary system	134
第14章	肝・胆道系と膵臓 Hepatobiliary system and pancreas	154
第15章	泌尿器系 Urinary system	165
第16章	リンパ系ならびに造血系 Lymphoid and hemopoietic systems	185
第17章	女性生殖器系 Female reproductive system	198
第18章	乳　腺 Breast	216
第19章	男性生殖器系 Male reproductive system	224
第20章	内分泌系 Endocrine system	232
第21章	皮　膚 Skin	242
第22章	骨格系 Skeletal system	258
第23章	神経系 Nervous system	268

第11章　心臓血管系
Cardiovascular system

はじめに

先進国では心血管疾患が死因の第1位を占めている。基礎疾患のうち最も多いのは**粥状(アテローム性)動脈硬化症** atherosclerosis で，これについては別個に章を設けて解説した(第8章参照)。同様に**血栓症** thrombosis と**塞栓症** embolism は第9章で，これらがしばしば引き起こす**梗塞** infarction については第10章でふれた。

虚血性心疾患 Ischemic heart disease

最も重要な心疾患は虚血性心疾患である。ほとんどの場合，原因は冠状動脈の粥状動脈硬化症であり，血栓を伴うことがある。冠状動脈の粥腫(アテローム)と血栓症を図8.4と図8.5に提示した。また，各時期の心筋梗塞は図10.2に示した。

炎症性心疾患 Inflammation of heart

心臓の炎症は心膜，心筋，心内膜にそれぞれ別個に，あるいは同時に起こる。原因は様々であるが，最も多いのは虚血と感染である。心膜(**心膜炎** pericarditis)と心筋(**心筋炎** myocarditis)の感染で最も多いのはウイルス性であるが，心内膜(**心内膜炎** endocarditis)や弁(**弁膜炎** valvulitis)では細菌性や真菌性が多い(図11.6〜図11.8)。

心膜炎の主要原因を図11.1にまとめた。急性心膜炎の組織像は原因に関わらずほぼ同じである(図2.6参照)。ただし，結核性心膜炎では第4章で述べたように，慢性肉芽腫性反応がみられる。悪性腫瘍による心膜炎では滲出液にしばしば腫瘍細胞塊が混在している。

「心筋炎」という用語は炎症による心筋傷害を意味するが，心筋梗塞の壊死心筋に対する急性炎症反応には用いないのがふつうである(図10.2参照)。原発性心筋炎はウイルス感染，リウマチ熱，あるいはある種の毒素や薬剤に関連して発生することがある。しかし原因を特定できない場合もある(**特発性心筋炎** idiopathic myocarditis)。

心内膜炎と弁膜炎には，後に述べるが，炎症だけでなく，心内膜や弁に血栓が付着する場合も含まれる。これら2つの炎症は高い致命率を示す重要な疾患である。通常，臨床的には塞栓症状や弁の機能異常を呈して発見される。

図11.1　心膜炎の主要原因　important causes of pericarditis

疾患	発生要因	頻度
心筋梗塞	貫壁性心筋梗塞後	多い
心臓手術	心嚢膜切開後	多い
ウイルス感染症	一般に若年者。多くはコクサッキーB	多い
悪性腫瘍	腫瘍の局所浸潤ないし転移	少ない
尿毒症	腎不全	現在は少ない
細菌感染症	肺感染症(結核を含む)に続発	少ない
リウマチ熱	リウマチ性心炎の一部として	現在はまれ

心筋症 Cardiomyopathy

心筋症は機能障害を示す心疾患で，分類は図11.2に示す。病型によっては進行性の心不全をきたす。急性の不整脈による突然死を呈してはじめて発見されることもある。

特定心筋症 specific cardiomyopathy という用語は時に原因のわかっている心筋症に用いられ，アミロイド沈着，ウイルス性心筋炎，アルコールやある種の薬剤性，あるいは筋ジストロフィーに伴う心筋症などがある。

図11.2 心筋症の分類と原因 classification and causes of cardiomyopathy

分類	病理	原因
肥大（閉塞）型心筋症	左心室壁の全般的肥厚（特に心室中隔の肥厚）と肥厚による流出路狭窄	常染色体優性遺伝（一部），不明（大部分）
拡張型心筋症	心筋の収縮障害，心筋の萎縮，心室拡張，心不全	ウイルス性心筋炎後（一部），不明（大部分）
拘束型心筋症	異常な心筋の硬化による心室内への血液流入および拡張障害	アミロイド沈着（一部），不明（大部分）

リウマチ熱 Rheumatic fever

リウマチ熱は全身性の炎症性疾患で，**A群β溶連菌** group A beta hemolytic streptococci 感染に続発するとみられ，感受性の高い人に起こる。感染部位の多くは咽頭で，感染自体は比較的軽い。全身症状は異常免疫反応に起因する結合組織の炎症によって起こる。関節や皮膚など全身の結合組織が侵され，疼痛を引き起こす。臨床的には心病変が最も重要である。すなわち，急性心筋炎 acute myocarditis や心内膜炎 endocarditis は致死的となることがあり，また長期にわたる心弁膜の慢性瘢痕形成によっても同様に死に至ることがある。

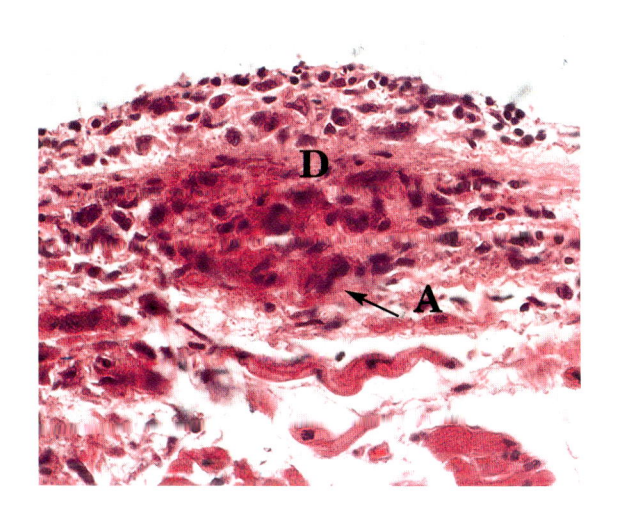

図11.3 リウマチ性心炎 rheumatic carditis （高倍率）

急性リウマチ性心疾患に特徴的な所見は図中の**アショフ体** Aschoff body である。アショフ体の中心部には変性物質 degenerate material（ D ）が不規則な広がりを示しており，その周りを囲んで各種白血球の炎症性浸潤がみられる。これらの白血球に混じってしばしば**アニチコフ〔筋〕細胞** Anichikov (Anitschow) myocyte（ A ）と呼ばれる細胞をみることができる。アニチコフ細胞はリボン状の不定形核とエオジン好性の豊富な細胞質を有している。この細胞は筋細胞と呼ばれるものの，変形した大型の組織球と考えられている。アショフ体は心筋層内の間質性結合組織，特に心外膜直下の線維組織や本図のように心内膜直下の結合組織中の血管周囲にみられることが多い。

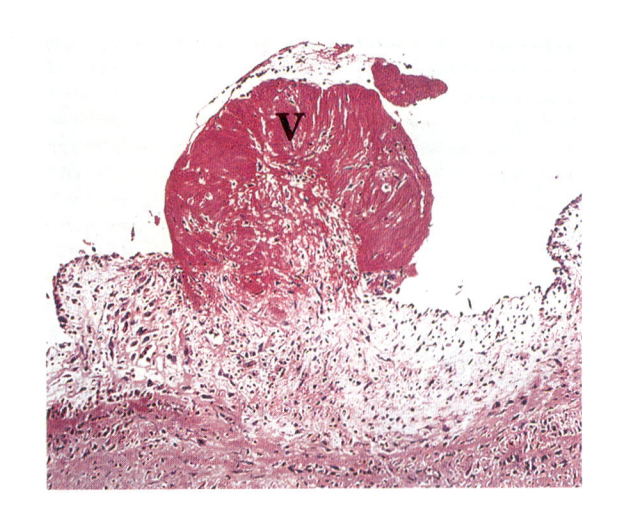

図11.4 急性リウマチ性心内膜炎
acute rheumatic endocarditis（中倍率）

急性リウマチ性心内膜炎で重要なことは病変が心弁膜に波及することであり，弁組織は粗造になり線維素や血小板血栓が付着する。図は急性リウマチ性心内膜炎を起こした僧帽弁の一部である。弁膜表面の上側（心房側），大型のアショフ体が残存している部位に一致して小さな血栓性疣贅 thrombotic vegetation（V）がみられる。

慢性リウマチ性弁膜疾患は，弁膜が急性炎症を起こした後の弁膜の器質化と瘢痕化に起因する。この過程は何年間も続き，最終的には弁膜や腱索の肥厚と変形に至る。通常この弁膜変形は弁口の狭窄あるいは閉鎖不全をもたらす。

弁膜炎 Valvulitis（弁膜の心内膜炎 endocarditis of valve）

心弁膜はさまざまな疣贅性病変を起こしやすく，この場合慣習的に**弁膜の心内膜炎**といわれてきた。初期病変は，いずれの場合でも弁膜表面の血栓形成である。

動脈系と同じように心内膜も表面が粗造になると血栓を生じやすい（第9章参照）。この変化は弁膜がリウマチ熱によって損傷を受けていたり，弁に奇形があったりすると生じることがある。また，全身性エリテマトーデス systemic lupus erythematosus（SLE）の自己免疫性弁膜傷害に引き続いて血栓形成をみることもある（リブマン-サックス心内膜炎 Libman-Sacks endocarditis）。さらにリウマチ熱の急性期にも同様の変化が起きることがある（図11.4）。しかし最もしばしばみられる弁膜血栓は**消耗性心内膜炎** marantic endocarditis（非細菌性血栓性心内膜炎）（図11.5）にみられる型で，血栓性疣贅は僧帽弁や大動脈弁に出来る。この現象は重症患者，しばしば全身転移を起こした悪性腫瘍の患者などにみられ，血液凝固能の亢進に関連している。以上に述べた疾患は心内膜炎と呼ばれるものの，血栓形成の段階では弁膜の炎症はまだみられないのがふつうである。

真の意味での弁膜炎は弁膜の血栓性疣贅が細菌や真菌，その他の病原体感染を受けたときであり，**感染性心内膜炎** infective endocarditis と総称される。細菌性心内膜炎は臨床病理学的には2型に分けられる。1つは昔から**亜急性細菌性心内膜炎** subacute bacterial endocarditis として知られてきたものである（図11.6）。これは，すでに損傷を受けていた弁膜に血栓性疣贅が形成され，そこに緑色連鎖球菌 *Streptococcus viridans* のような弱毒性細菌がコロニーをつくって生じる。この種の細菌は抜歯後などにみられる一過性の菌血症により弁膜に到達する。感染を伴った小血栓が弁膜から剥離して，全身の循環系に入り塞栓を起こすと，種々の臨床症状が現れる。

もう1つは，**急性細菌性心内膜炎** acute bacterial endocarditis として知られてきた型である（図11.7，図11.8）。まず損傷のない弁膜に血栓が出来，次に黄色ブドウ球菌 *Staphylococcus aureus* のような毒性の強い病原体感染を受けて起こる。この場合，既に患者はかなり消耗しており，敗血症を起こしているのがふつうである。例えば尿カテーテルに感染を生じ，その病原体が敗血症を引き起こす場合などがある。亜急性心内膜炎とは対照的に，急性心内膜炎では激烈な感染が弁膜に生じ組織の壊死を起こす。急激な弁膜破壊は弁膜の機能不全を招き，急性心不全に至る。

真菌性心内膜炎（図4.19参照）はかつてはまれであったが，現在ではふつうにみられるようになった。免疫抑制療法やヘロイン中毒，AIDS にしばしば併発する。最も多い病原体は *Candida albicans* である。

以上に述べた心内膜炎の種類別発生頻度は過去20〜30年のうちに大きく変化した。その理由は様々であるが，広域性抗生物質の頻用やリウマチ熱の減少が要因の1つとしてある。さらに，関連用語が多少まだ不適切なまま使われている状況ではあるが，最近は心内膜炎の本態に関する解釈が大きく変わった点も挙げることができる。

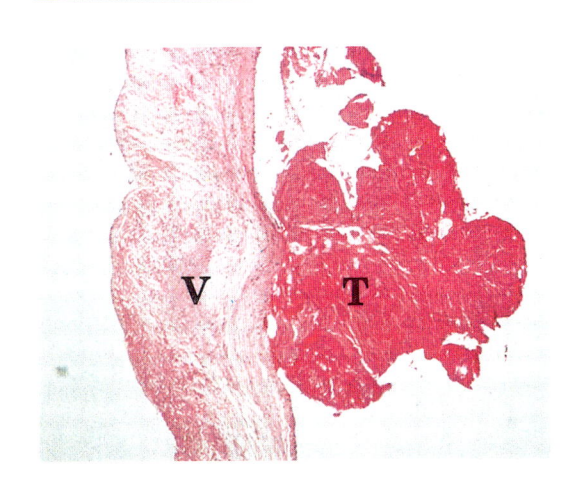

図11.5 消耗性心内膜炎
marantic endocarditis（低倍率）

図は消耗性 non-bacterial（非細菌性血栓性 thrombotic）心内膜炎を起こした僧帽弁の病巣で，弁膜 valve leaflet（V）の表面に血栓塊 mass of thrombus（T）の形成がみられる。弁膜の血栓付着部には炎症はみられず，血栓と弁膜とはごくゆるく結合しているにすぎない。したがって血栓は簡単に剥離して塞栓を起こし，脳梗塞，腎梗塞，脾梗塞などの塞栓症を引き起こす。生前にこの型の心内膜炎が診断されることはまれであり，多くは剖検時に発見される。

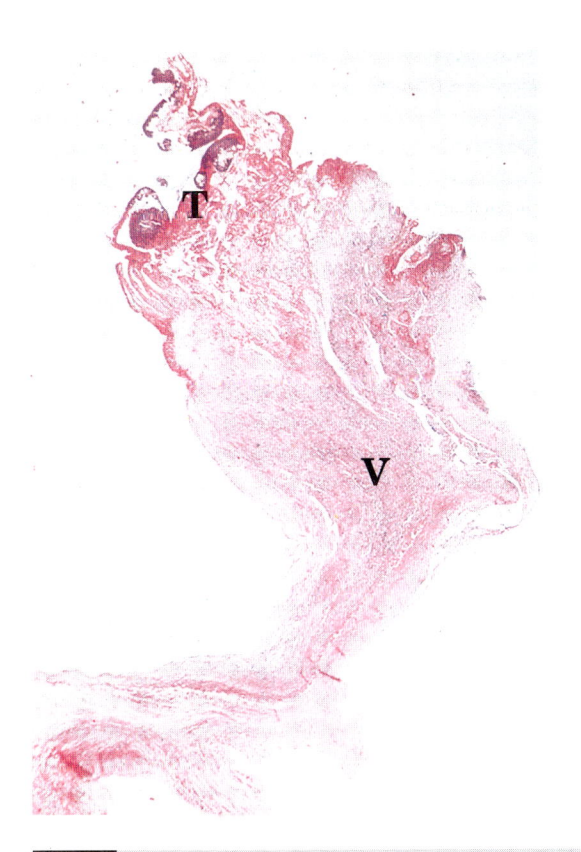

図11.6 亜急性細菌性心内膜炎
subacute bacterial endocarditis（低倍率）

図は僧帽弁に生じた細菌性心内膜炎の亜急性型である。青紫色に染まった細菌の小コロニーを含むピンク色の血栓 thrombus（T）が弁膜（V）の先端を被っている。先行したリウマチ熱のため弁膜はすでに肥厚しているが，細菌による組織破壊の所見はなく，細菌も比較的少数にみられるだけである。

この種の疣贅からはしばしば破砕小片が剥離して多発性微小塞栓が生じ，時に爪下腺状出血斑 splinter hemorrhage of nail や顕微鏡的血尿を呈することがある。

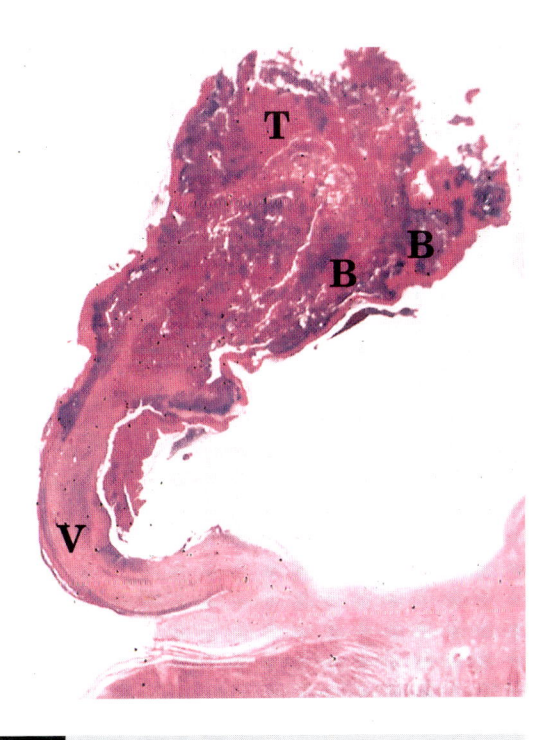

図11.7 急性細菌性心内膜炎
acute bacterial endocarditis（低倍率）

図は急性細菌性心内膜炎を起こした大動脈弁である。患者は局所的ながら重篤な腎感染症から菌血症を呈した。おそらくは弁膜の小血栓形成が先行し，続いて強い毒性をもつ細菌 bacteria（B）がその血栓にコロニーをつくって弁膜に定着したと考えられる。この細菌が増殖するとともに，その刺激で血栓（T）は成長してさらに大きな疣贅となり，弁膜（V）を侵食，破壊した。この細菌塊と血栓は図11.6の亜急性型と比較してより大きく広範囲である。弁膜破壊が非常に速いために，臨床的には血栓による塞栓症よりも急速に進展する心不全をみることが多い。

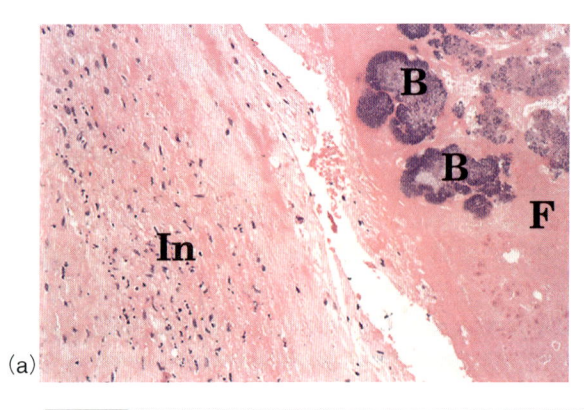

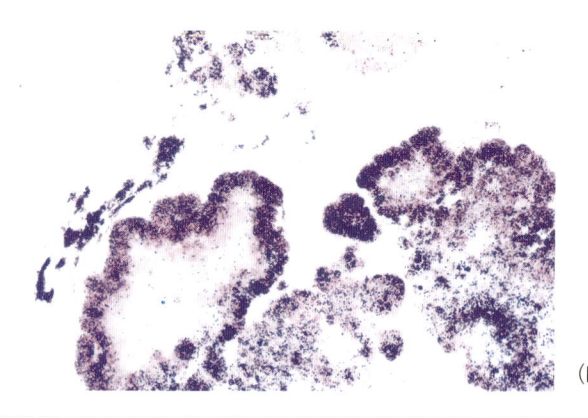

図11.8 急性細菌性心内膜炎 acute bacterial endocarditis（高倍率）
(a)HE染色，(b)グラム染色

　この例は大動脈弁の細菌性破壊によって急性心不全を呈した急性細菌性心内膜炎の症例である。図(a)では左下に弁を包む線維性組織と散在性の炎症細胞浸潤(In)がみられ、右上には紫色に染色される大きな菌塊(B)と好酸性のフィブリン塊(F)がみられる。本例では起炎菌は *Streptococcus bovis* であった。

　図(b)は同じ組織のグラム染色である。フィブリン塊の中に紫色に染まるグラム陽性の streptococcus が認められる。本例は大動脈弁置換の緊急手術が行われ，抗生物質の静脈内投与による治療で完治した。

動脈系の疾患 Diseases of arterial system

　しばしばみられる動脈系病変は動脈壁の肥厚と硬化で，動脈硬化症 arteriosclerosis として知られている。動脈硬化症の最も多い原因は粥腫 atheroma（粥状動脈硬化症 atherosclerosis）であり，これについては第8章に述べた。

　動脈硬化症のその他の重要な原因に高血圧と糖尿病がある。ただし，これらの疾患固有の血管病変には粥状硬化病変が合併していることが多い。いくつかの重要な高血圧性動脈病変を図11.9と図11.10に，高血圧性腎病変に関連する動脈変化を図15.12に示した。糖尿病性血管病変については糖尿病性腎症との関連で図15.9に示した。炎症性動脈疾患については，組織学的重要性を考慮して本章の後半で述べる。

動脈瘤 aneurysms

　動脈の異常な拡張を**動脈瘤** aneurysm と呼び，5型に分けることができる（図11.11）。その1つである**漿果状（嚢状）動脈瘤** berry aneurysm の例を図11.12に示す。動脈瘤の主な合併症は瘤破裂であり，次いで血栓形成で，前者は出血を，後者は内腔の閉塞（塞栓）をもたらす。

　解離性大動脈瘤 dissecting aneurysm（図11.13）は中膜の変性により急速に病変が形成され，慢性的な動脈拡大を示さないので真の動脈瘤ではない。

血管由来の腫瘍 tumors of blood vessel origin

　血管やリンパ管からは良性や悪性の腫瘍が発生することがある。最も多いのは**血管腫** hemangioma（図11.14）で，多くは新生物というよりも過誤腫 hamartoma とみなされている（第7章参照）。**血管肉腫** angiosarcoma は血管内皮由来の悪性腫瘍であり発生頻度はまれである（図11.15）。

　カポジ肉腫 Kaposi's sarcoma は血管系悪性腫瘍の1つで，免疫能が低下した患者，ことに AIDS 症例に多い。図11.16に示した。

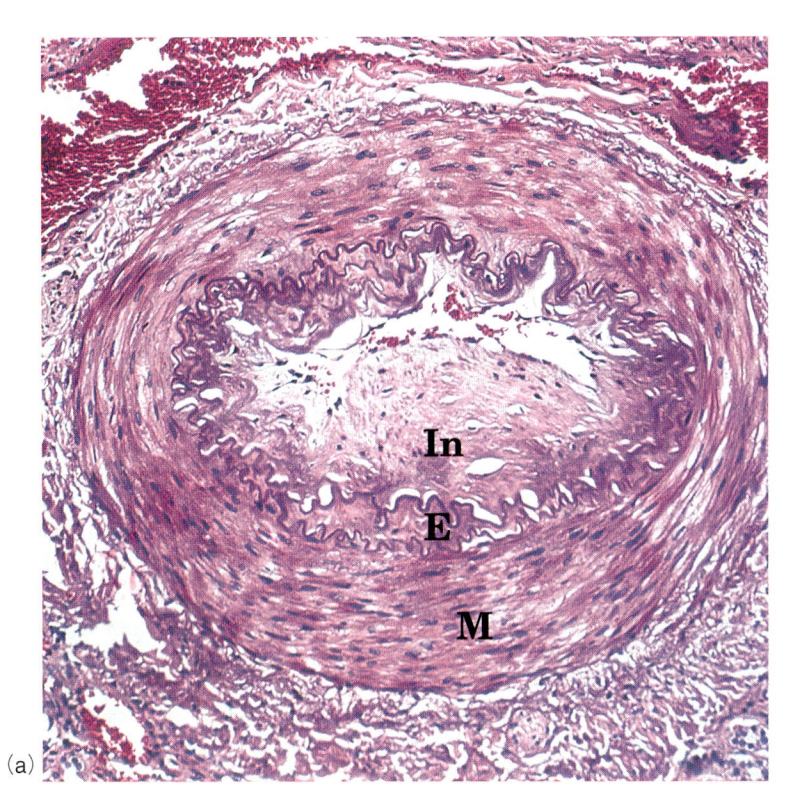

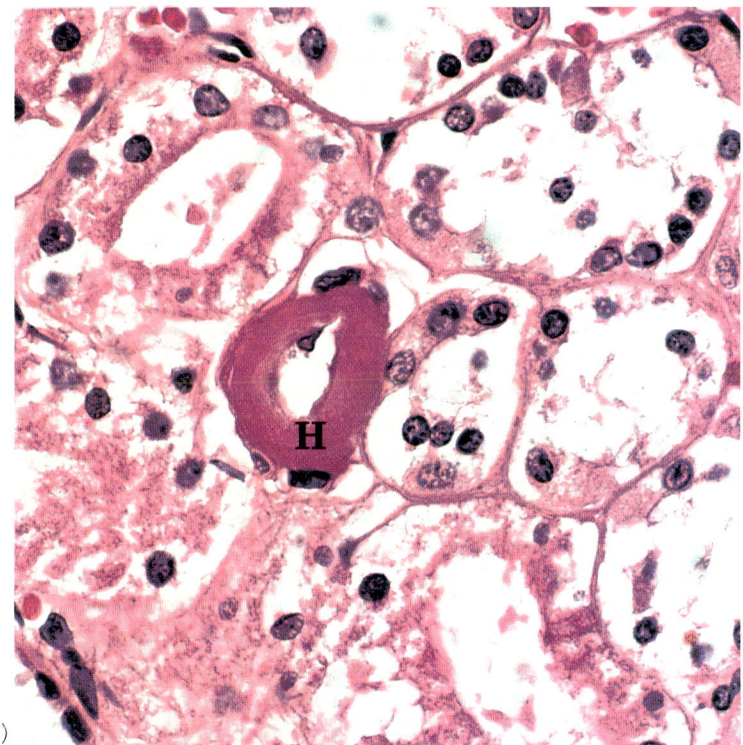

図11.9 本態性高血圧症：腎臓
essential hypertension : kidney
(a) 中型動脈（中倍率）
(b) 腎細動脈（高倍率）

高血圧では特発性（原発性）であっても続発性であっても同じような末梢動脈病変を呈する。この血管病変が高血圧病因の一部を担っているのか，高血圧の結果生じたものか，いまだ明らかではない。

血圧の上昇が中等度で緩徐な場合（**本態性高血圧症**または**良性高血圧症** benign hypertension）は筋性動脈の壁肥厚が進行する。

この場合は図(a)のように3つの特徴的な組織病変がみられる。すなわち筋性中膜 muscular media（M）の一様な肥厚，内弾性板 internal elastic lamina（E）の広範な重複化，および内膜 intima（In）の線維性肥厚である。これらの変化は血管内腔の狭小化をもたらす。

細動脈 arteriole は，図(b)にみられるように中型動脈とは違った肥厚様式を示し，**硝子様細小動脈硬化症** hyaline arteriolosclerosis と呼ぶこともある。正常な層構造は崩れ，**硝子質（ヒアリン）** hyaline（H）と呼ばれる均質な好酸性物質（ピンク色に染色）で置換される。この物質は基底膜に類似して組成されていると考えられている。この結果，細動脈の内腔は狭くなり，高血圧の進行に寄与するとみられる。

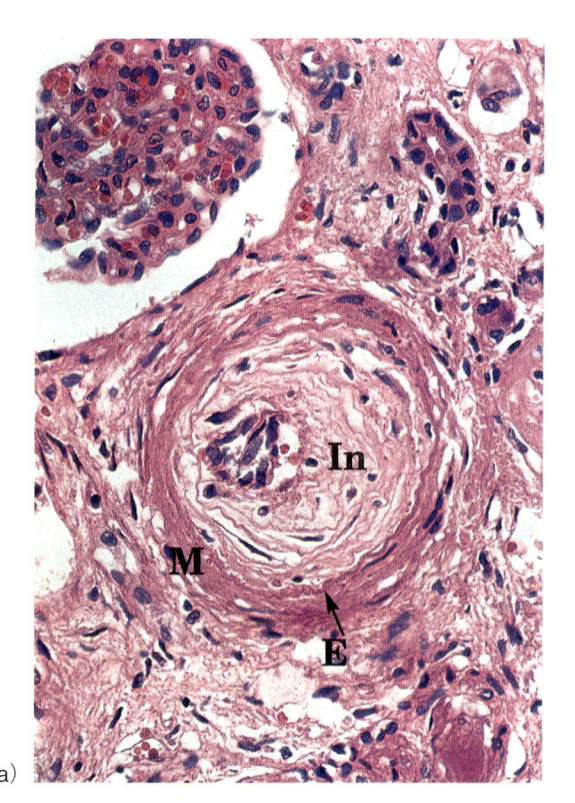

図11.10 重症高血圧症：腎臓
accelerated hypertension : kidney
(a)中型動脈（高倍率）
(b)細動脈（高倍率）

血圧上昇が急速かつ高度の場合（**重症高血圧症**または**悪性高血圧症** malignant hypertension），筋性動脈は内膜細胞の増殖による高度の内膜肥厚 thickening of tunica intima（In）を呈する。この変化は図(a)にみられるような求心性層状構造をとって血管内腔の狭窄を起こす。中等度高血圧症の組織所見に比べて，中膜 tunica media（M）と内弾性板（E）にはあまり大きな変化がみられない。

急激かつ高度の高血圧が細動脈にもたらす変化は図(b)に示すように劇的でさえある。細動脈の内膜細胞は筋性動脈の場合と同様，急速に増殖する。しばしば血管壁が破壊されてフィブリノーゲンを含む血漿蛋白が血管壁の内外へ漏出する。この変化は正確な表現ではないが**フィブリノイド壊死** fibrinoid necrosis と呼ばれ，強い好酸性を示す無定形な蛋白性物質 proteinaceous material（P）が血管壁を埋め尽くす像が特徴的である。血管壁の傷害により血栓形成が生じることがある。

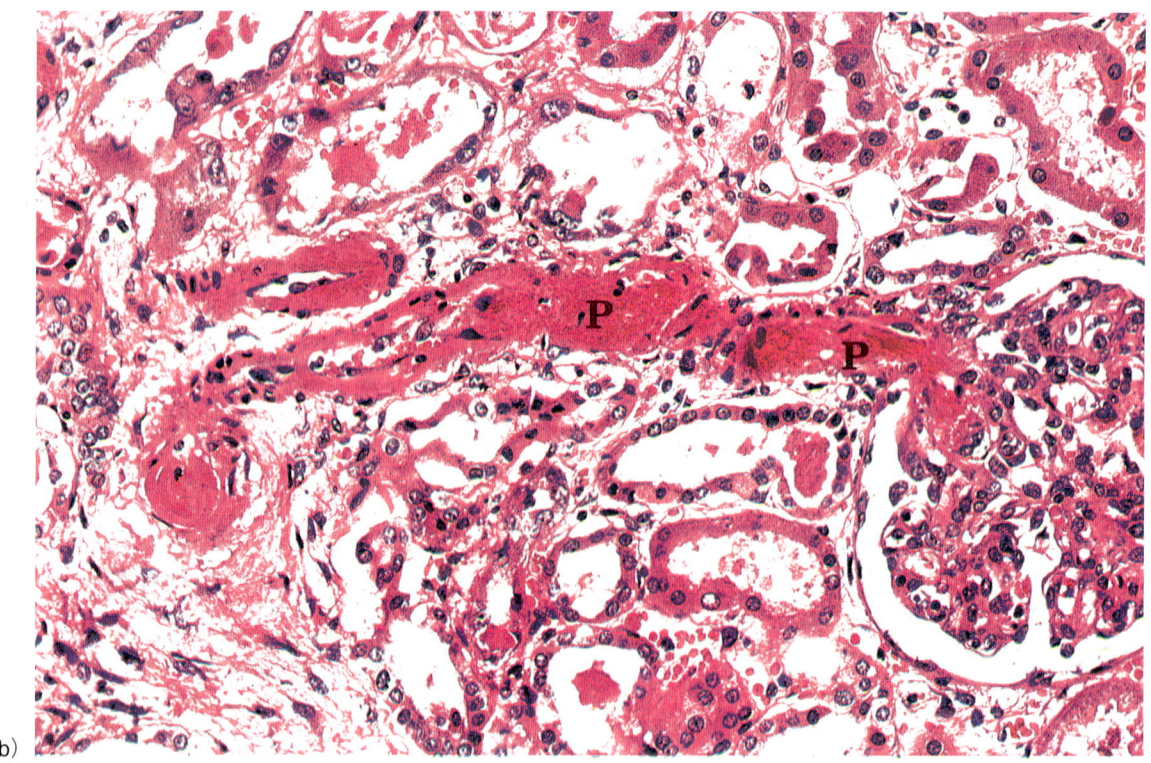

第11章 心臓血管系　117

図11.11　動脈瘤の分類　classification of aneurysms			
型	好発部位	原因	瘤破裂の転帰
アテローム硬化性動脈瘤	腹部大動脈	アテロームによる中膜の脆弱性	後腹膜や心嚢腔への大量出血
漿果状動脈瘤（→図11.12）	大脳動脈	動脈壁中膜や内弾性板の形成異常	クモ膜下出血
梅毒性動脈瘤（→図4.13）	上行大動脈	梅毒性動脈炎による中膜傷害	縦隔や胸腔への大量出血
感染性動脈瘤	種々の動脈	感染性血栓に伴う中膜損傷	傷害部からの出血
微小動脈瘤	脳，網膜	高血圧性および糖尿病性動脈病変	脳や網膜の出血

注：解離性大動脈瘤（図11.13）は慢性的な動脈拡大を示さないので真の動脈瘤ではない。

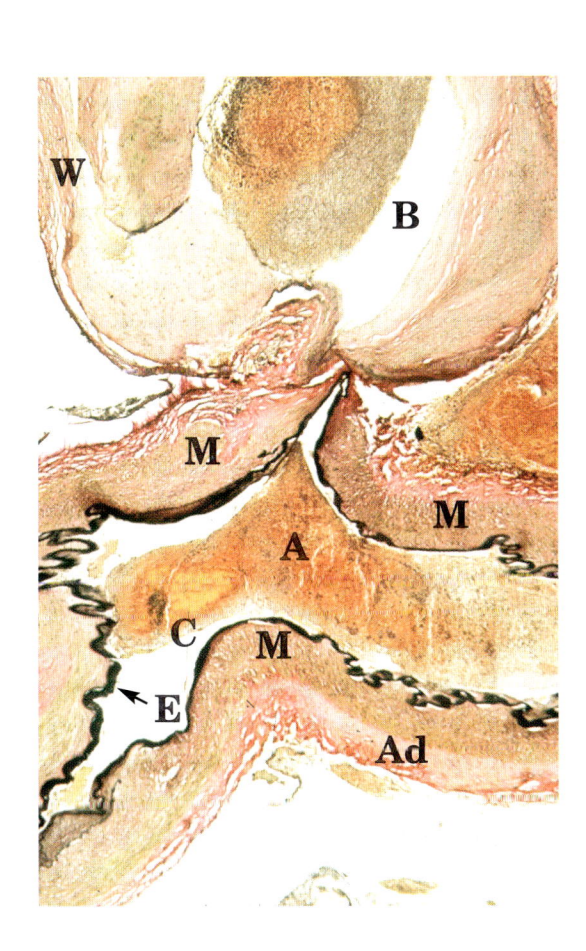

図11.12　漿果状（囊状）動脈瘤　berry aneurysm（弾性線維，ファン・ギーソン染色，低倍率）

　漿果状動脈瘤は典型的な脳循環系の動脈瘤で，特にウイリス輪 circle of Willis の吻合部や主な脳動脈（ことに中脳動脈）の分岐部にみられる。漿果状動脈瘤は，動脈瘤破裂によるクモ膜下出血を呈し，中年に好発する。しかし，この漿果状動脈瘤は他の年齢層でも時に見つかり，多発することもある。

　図は前大脳動脈（A）に発生した漿果状動脈瘤（B）で，前交通枝 anterior communicating branch（C）の分岐直前に位置している。この動脈の中膜（M），外膜 adventitia（Ad）および内弾性板（E）（この染色で黒く染まっている）は正常である。しかし，動脈瘤の起始部では中膜が欠損していることに注目。動脈瘤の壁（W）は疎な線維性内膜組織からなっており，内腔に血液を容れている。ここでは動脈瘤の壁には中膜の筋組織も弾性線維もみられない。

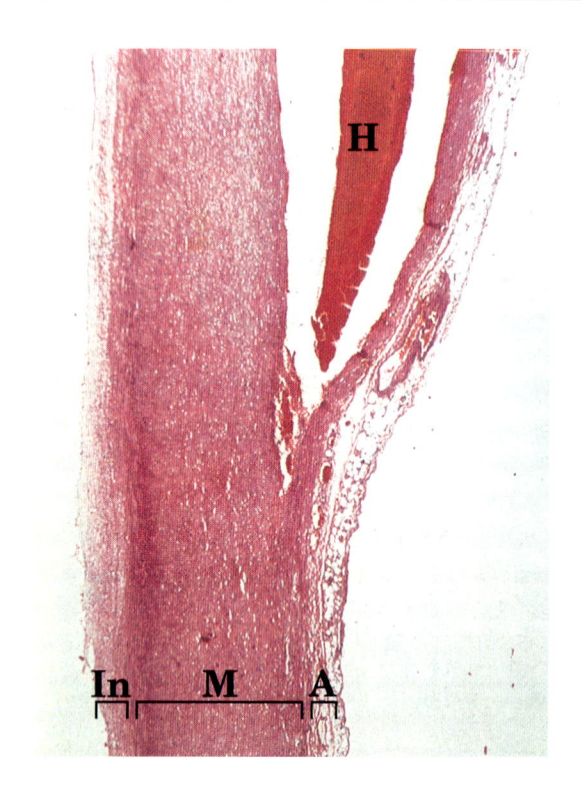

図11.13 解離性大動脈瘤 dissecting aneurysm（低倍率）

解離性大動脈瘤は胸部大動脈に多発する。内膜（In）の断裂から血液が中膜（M）に流入する。大動脈の解離は本例のように中膜の中程から外側1/3にかけて生じることが多い。なお，本図では内膜の断裂部分は含まれていない。中膜の血腫 hematoma（H）はさらに外膜（A）を破ることが多く，急速な死の転帰をもたらす。

解離性大動脈瘤の病因はあまりよくわかっていない。しかし大部分の例では中膜の平滑筋と弾性線維が独特の非炎症性変性を起こしている。この変化は**中膜粘液変性** medial myxoid degeneration または**嚢状中膜壊死** cystic medionecrosis と呼ばれている。解離性大動脈瘤の発症は成人であれば年齢を問わないが，中年により多く発症し，女性よりも男性に好発する。

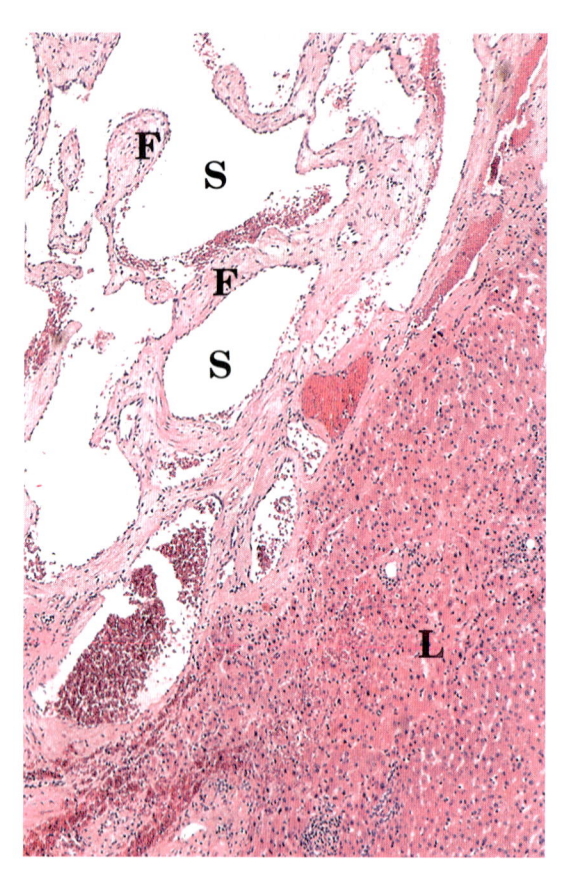

図11.14 血管腫 hemangioma（中倍率）

良性血管腫瘍は皮膚や肝臓に好発するが，その他，体のあらゆる部位に生じる。多くは出生時か生後まもなく生じ，過誤腫 hamartoma あるいは形成異常と考えられている。血管腫は通常，**毛細血管型** capillary と**海綿状型** cavernous に分けられ，前者は血管腔が小さく毛細血管程度の大きさで，後者の血管腔は大部分が拡張して大きい。

図は肝臓に生じた典型的な**海綿状血管腫** cavernous hemangioma を示す。右下方に正常肝組織（L）がみられる。左上半部は大きな血管腔 vascular space（S）を有する血管腫であり，血液を満たす腔もみられる。血管腔は基本的には正常内皮で被われ，この点が血管肉腫と異なる（**図11.15**参照）。また腔は線維性間質 fibrous stroma（F）で隔てられている。この血管腫は肝臓にしばしばみられ，剖検時や手術時に偶然発見されることも多い。

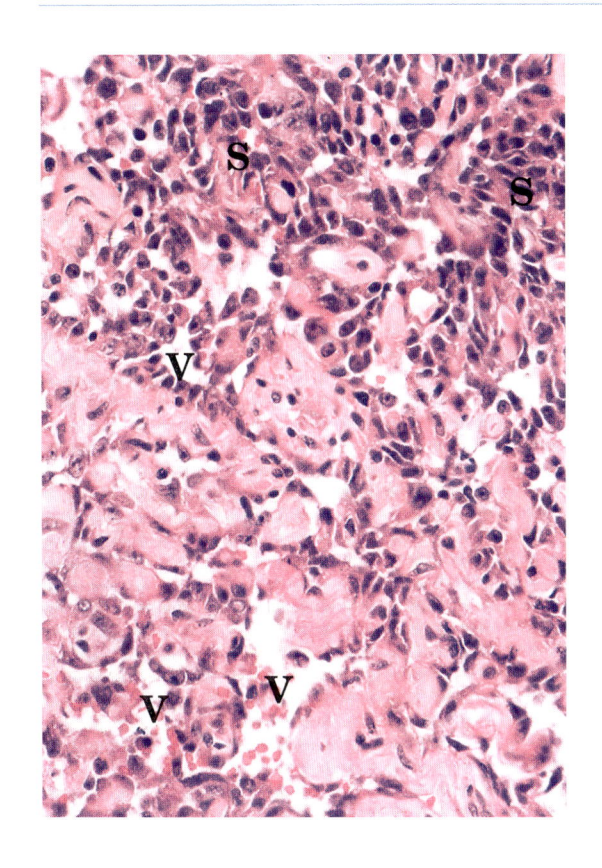

図11.15 血管肉腫 angiosarcoma（高倍率）

血管肉腫はまれであるが，しばしば皮膚（本図）や軟部組織，乳腺，肝臓にみられる。肝臓にみられる血管肉腫は，砒素やトロトラスト，塩化ポリビニルなどの発癌物質に関連すると考えられている。血管肉腫は悪性内皮細胞によって形成され，核の多型，分裂像，過染性を示す。

本例は以前に乳房摘除術と腋窩隔清術を受けた女性の上腕に発生したもので，悪性内皮細胞が不規則な分枝状血管腔 branching vascular space（V）を示す部分と充実性増殖 solid sheet of cell（S）を示す部分がみられる。核分裂像がしばしば認められる。この悪性内皮細胞と肝臓の血管腫にみられる良性の内皮細胞（図11.14参照）の違いは容易に識別可能である。リンパ管内皮から生じる悪性腫瘍の**リンパ管肉腫** lymphangiosarcoma は血管肉腫に類似した像であるが，管腔内に血液が入っていない点が異なる。

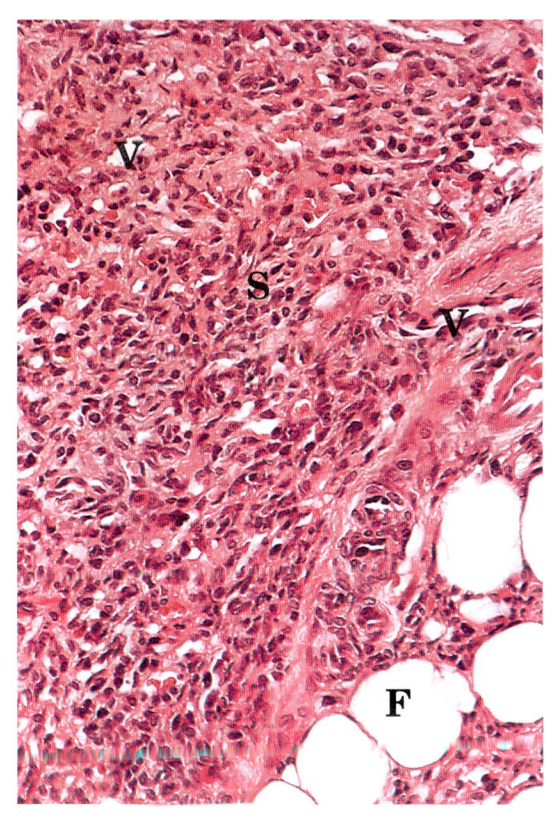

図11.16 カポジ肉腫 Kaposi's sarcoma（高倍率）

最近までカポジ肉腫は東欧の高齢者や臓器移植患者にみられることがあったが，先進国ではまれな腫瘍であった。同腫瘍はアフリカの赤道直下の地域で子供や若年者によくみられることが知られていたが，AIDSの出現により先進国でもカポジ肉腫はよくみられるようになった。AIDS以外の症例では皮膚にみられることが多いが，AIDS患者ではあらゆる部位に発生する。

図に示す典型的な病変では，ややふくらんだ間質細胞 stromal cell（S）のシート状増生と不規則なスリット状管腔 slit-like vascular space（V）がみられる。図では腫瘍は皮下の脂肪組織 subcutaneous fat（F）に浸潤している。ここではみられないが，赤血球の血管外漏出がしばしばみられる。*Rickettsiae quintana* の感染による**細菌性血管腫症** bacillary angiomatosis は好中球の浸潤と核の破砕物の存在を除くと，本例と類似した病変を示すことがある。やはりAIDS患者にみられるが，こちらは抗生剤（エリスロマイシン）により治癒する。

血管の炎症 Inflammation of vessel（血管炎 vasculitis）

　血管の炎症病変としては，**動脈炎** arteritis，**毛細管炎** capillaritis，**静脈炎** phlebitis，**細静脈炎** venulitis があり，これらを総称して**血管炎** vasculitis という。この疾患の分類が最近変更になったが，これは病変形成のメカニズムがわかってきたことによる。ある種の血管炎は血管壁への直接感染が原因で起こり，例として**梅毒性大動脈炎** syphilitic aortitis（図4.13参照）やアスペルギルス感染などがある。また，例えば外傷や放射線傷害などの血管壁への直接傷害でも血管炎が起こる。

　血管炎の型で最も多いのは以下に挙げるように免疫学的機序によって生じるものである。

- 流血中の免疫複合体が血管壁に沈着して起こる血管炎：ヘノッホ-シェーンライン紫斑病 Henoch-Schönlein purpura，B型肝炎に付随して起こる**顕微鏡的多発性動脈炎** B-related microscopic polyarteritis。
- 血管内皮に反応する抗体による血管傷害（**川崎病**や**全身性エリテマトーデス** systemic lupus erythematosis），腎糸球体基底膜の傷害（**グッドパスチャー症候群** Goodpasture's syndrome）。
- **抗好中球細胞質抗体** anti-neutrophil cytoplasmic antibody（ANCA）による血管傷害：**ウェゲナー肉芽腫症** Wegener's granulomatosis，**顕微鏡的多発性動脈炎**（図11.19）。
- 細胞性免疫に関連する血管炎：**巨細胞性動脈炎**（図11.17），**高安動脈炎** Takayasu's arteritis。

　他の主な血管炎として**古典的結節性多発性動脈炎** classic polyarteritis nodosa ないし**肉眼的結節性多発性動脈炎**（図11.18）がある。おそらくは免疫学的機序が関与しているものと思われるが，原因はなお不明である。

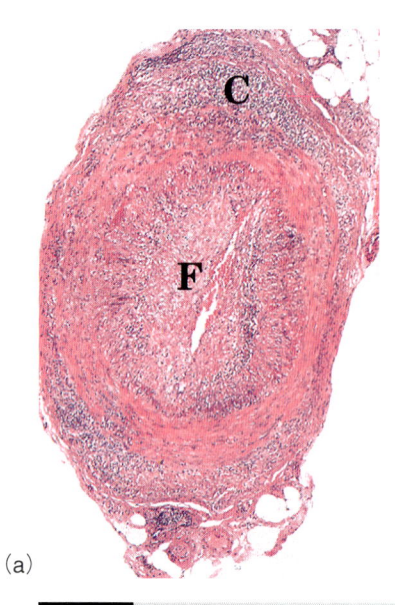

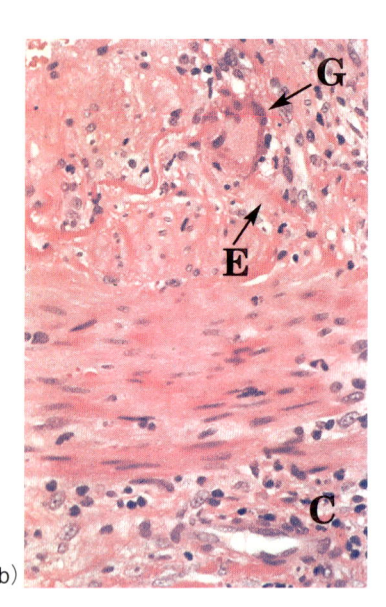

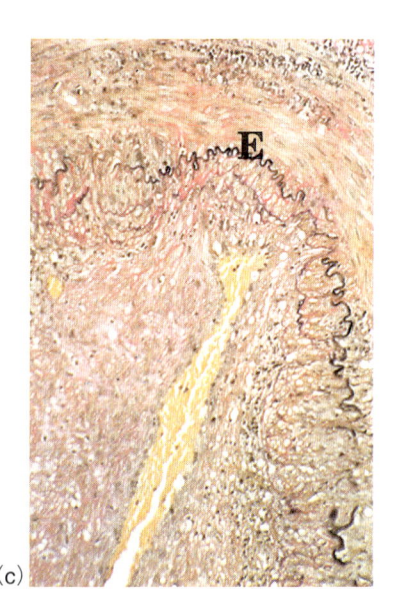

図11.17 巨細胞性（頭蓋または側頭）動脈炎 giant cell (cranial or temporal) arteritis
(a)低倍率，(b)高倍率，(c)エラスチン(弾性)染色，高倍率

　巨細胞性動脈炎は主に頭部の中型動脈を侵す系統的疾患である。なんらかの抗原に対するⅣ型の hypersensitivity により起こるとされている。

　組織学的には，動脈壁は細胞性免疫反応（type Ⅳ hypersensitivity reaction）の像を示す。最も特徴的な所見は多核巨細胞 multinucleate giant cell（G）で，血管に沿って配列する傾向があり，明らかに変性した内弾性板（E）の細片と関係している〔図(b)，(c)〕。血管壁にはリンパ球や形質細胞浸潤〔図(b)；(C)〕をみる。内膜の著しい線維性肥厚〔図(a)；(F)〕は血栓症を合併することがあり，眼動脈にこの変化が起きると突然失明する可能性がある。

　巨細胞性動脈炎の好発年齢は50歳以上である。全身の脱力感に加えて，限局性の拍動性疼痛ないし圧痛が側頭動脈に一致して出現する。他方，より広い範囲に疼痛をみることがあり，その場合は腰および肩周囲筋群が侵され，**リウマチ性多発筋痛** polymyalgia rheumatica と呼ばれる。巨細胞性動脈炎の確定診断は側頭動脈の生検による。しかし生検材料に明らかな炎症巣が含まれていない場合，診断は陰性になってしまう。

第11章 心臓血管系　121

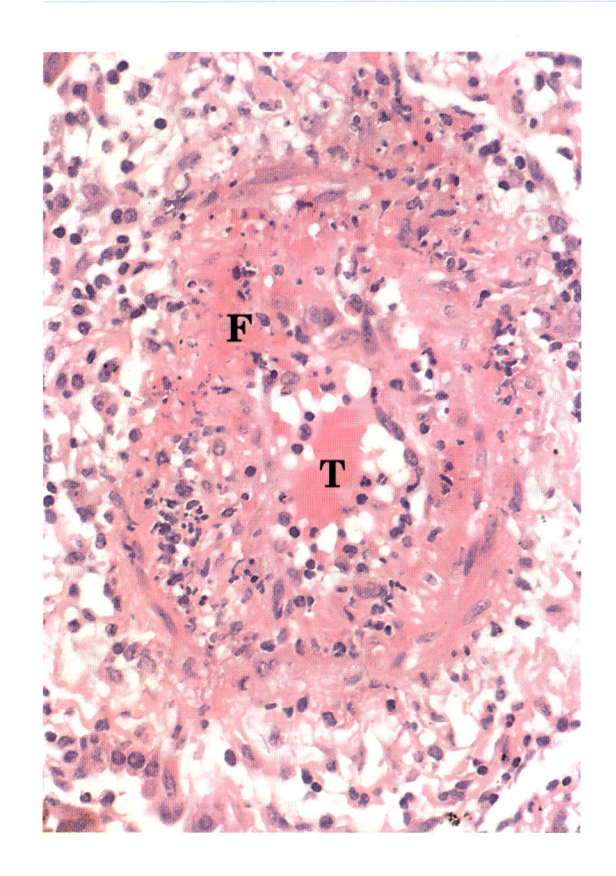

図11.18 結節性多発性動脈炎
polyarteritis nodosa（中倍率）

古典的結節性多発性動脈炎 classic polyarteritis nodosa（classic PAN）は肉眼的結節性多発性動脈炎 macroscopic PAN としても知られ，主に中型および小型筋性動脈を侵す。特に腎臓，腸管，心臓，肝臓，末梢神経，脳の血管がしばしば侵される。初期病巣の典型的な所見は，本図にみられるように，血管壁の好中球浸潤とともに**フィブリノイド壊死** fibrinoid necrosis（F）として知られる血管壁の壊死を認めることである。血管の内腔はフィブリン血栓（T）で閉塞され，血管炎でしばしば起こることの1つである支配領域の虚血が起こる。また血管壁の壊死部位が線維化で置き換わる治癒時期に破裂したり，小動脈瘤を形成したりすることがある。この小動脈瘤は病変部の血管壁に結節のようにみえるので，**結節性** nodosum と呼ばれる。

本疾患は，発熱，悪心，虚脱感，体重減少などの全身症状をはじめ臨床症状は極めて多彩である。それは，動脈病変に伴う虚血や梗塞がどの臓器に起こるかによって症状が変わるからである。例えば腎臓に病変が生じれば疼痛や血尿，蛋白尿がみられるし，心臓が侵されれば狭心症や心筋梗塞あるいは心嚢炎がみられ，皮膚では皮下組織の疼痛性結節をみることになる。臨床診断は，通常，組織の生検によって確定する必要がある。

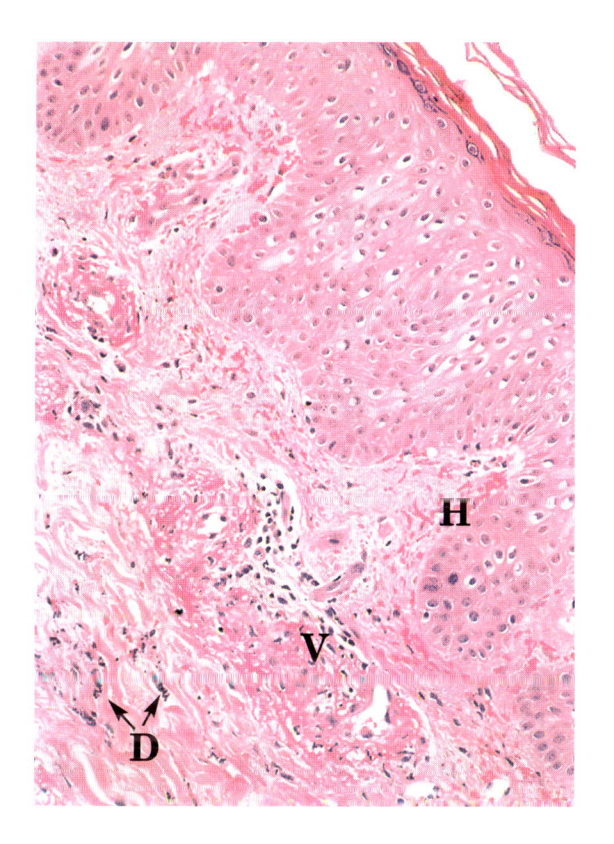

図11.19 顕微鏡的多発性動脈炎
microscopic polyarteritis（中倍率）

白血球核崩壊性血管炎 leucocytoclastic vasculitis あるいは**過敏性血管炎** hypersensitivity vasculitis としても知られる**顕微鏡的多発性動脈炎**は，薬物に対する反応，血清病，あるいはある種の病原体に対する免疫反応など，多くの病態に随伴して起こる。細小動脈や毛細血管，小静脈など，より小さな血管が侵され，皮膚（紫斑が生じる）や粘膜，腎臓，肺，消化管などに病変が生じる。古典的結節性多発性動脈炎では大きな梗塞や大出血などを呈することがあるのに対して，顕微鏡的多発性動脈炎では血尿や血痰，下血などがみられることが多い。

図は皮膚病変で，顕微鏡的多発性動脈炎の典型的な組織像を示す。好中球が血管壁（V）に浸潤し，血管はフィブリノイド壊死を呈し，**核破砕** nuclear dust（D）（好中球核の破片）がみられる。これが白血球核崩壊性血管炎と呼ばれるゆえんである。好中球や核破砕，出血 hemorrhage（H）は図では真皮周囲に認められる。ここに提示した例では明らかではないが，他の型の血管炎と同様に病変部の血管には血栓をみることが多い。

顕微鏡的多発性動脈炎の患者の70％には血清中に好中球の細胞質成分に反応する自己抗体が認められる。この自己抗体は**抗好中球細胞質抗体** anti neutrophil cytoplasmic antibody（ANCA）といい，本疾患のほか**ウェゲナー肉芽腫症**と呼ばれるまれな血管炎の患者にもしばしばみられる。この抗体は血管壁を直接傷害すると考えられている。

第12章　呼吸器系
Respiratory system

鼻，鼻咽頭，喉頭の疾患 Diseases of nose, nasopharynx and larynx

　ウイルス感染症（鼻かぜ，かぜ）とアレルギー性炎症（枯草熱，アレルギー性鼻炎）は鼻腔，副鼻腔，鼻咽喉を侵すが，上部気道系に対する病理組織学的な関心はあまり払われない。**鼻ポリープ（鼻茸）** nasal polyp（**図12.1**）はアレルギー性炎症の続発症であるが，遷延化や再発に続いて合併しやすい。鼻腔および副鼻腔の悪性腫瘍は発生こそまれであるが，**鼻咽頭癌** nasopharyngeal carcinoma（**図12.2**）はその発生にEpstein-Barr（EB）**ウイルス**感染が関与する点で特別な関心が払われている。

　喉頭の重層扁平上皮は過形成または異形成をたどり，良性の扁平上皮乳頭腫や浸潤癌に変化することがある（**図12.3**）。喫煙と飲酒は喉頭癌への進展を促進する。

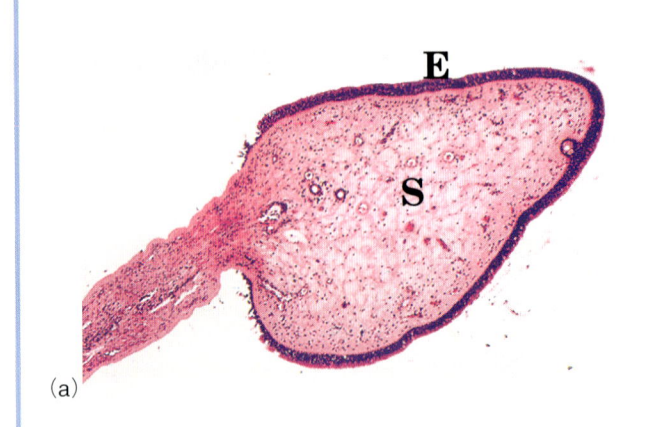

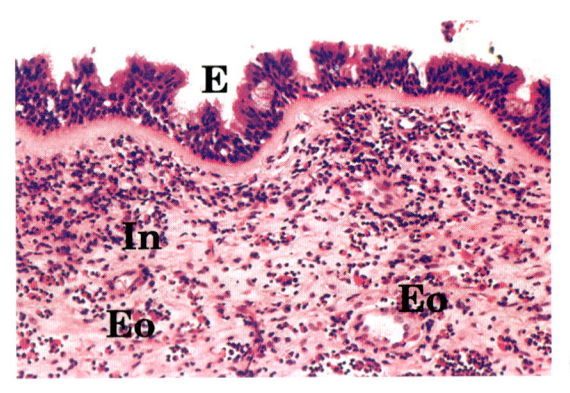

図12.1 鼻ポリープ（鼻茸） nasal polyp （a）低倍率，（b）高倍率

　鼻ポリープは鼻粘膜の慢性炎症の結果であるが，一般には感染またはアレルギーが原因である。粘膜結合組織の著明な浮腫性拡大と慢性炎症細胞の浸潤を示し，アレルギー性鼻炎のときは好酸球浸潤が顕著である。
　図（a）では全体的な浮腫性間質 edematous stroma（S）と，伸展以外は比較的正常な被覆上皮 covering epithelium（E）がみられる。図（b）では間質に形質細胞と好酸球 eosinophil（Eo）に富む著明な炎症細胞（In）の浸潤を認める。気道上皮の特徴である基底膜の肥厚に注目されたい。

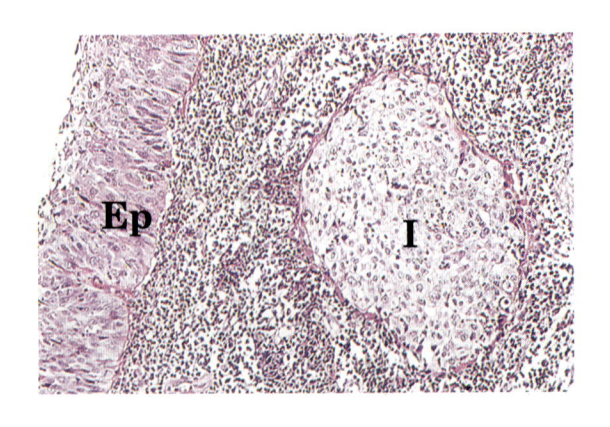

図12.2 鼻咽頭癌 nasopharyngeal carcinoma（中倍率）

　鼻腔および鼻咽腔では悪性腫瘍は移行上皮癌，扁平上皮癌，または腺癌の組織型をとるが，特に鼻咽頭腔では未分化癌が発生することがある。本図は鼻腔の移行上皮癌である。いくつかの鼻咽頭癌ではウイルス（EBウイルス）発癌が想定されている。異形成性の表層被覆移行上皮 surface transitional epithelium（Ep）の下層の浸潤性癌胞巣 island of invasive carcinoma（I）に注目されたい。

第12章 呼吸器系　123

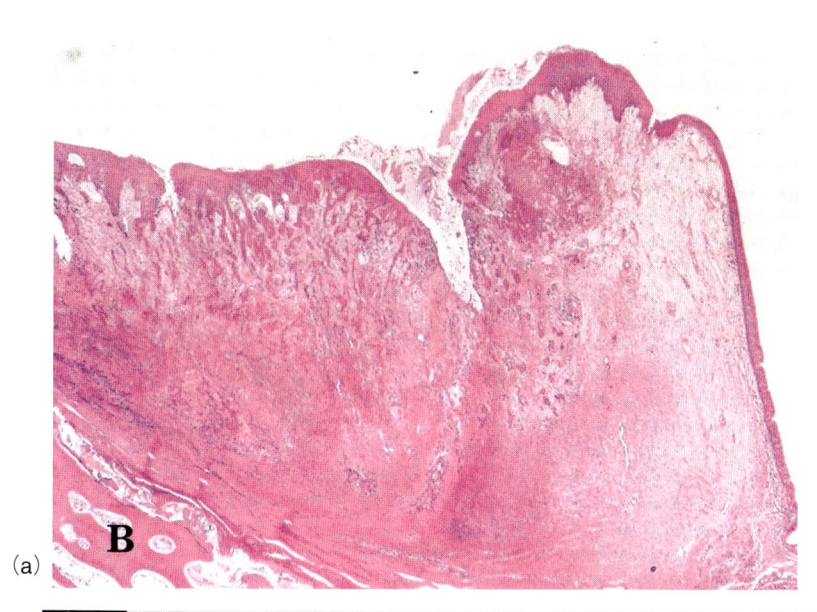

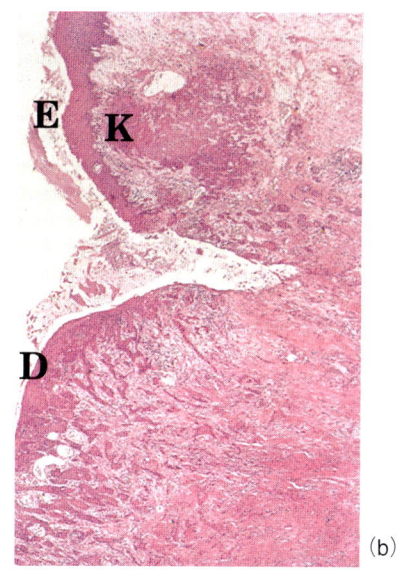

図12.3 喉頭癌 carcinoma of larynx （a）低倍率，（b）中倍率

　扁平上皮癌は喉頭の悪性腫瘍の大多数を占めるが，最好発部位は声帯 vocal cord（内部癌 intrinsic carcinoma）で喉頭蓋，披裂喉頭襞と梨状窩 pyriform fossae（外部癌 extrinsic carcinoma）にも生じる。喉頭癌は通常，高分化型で癌真珠を形成する。

　図（a）は声帯発生の扁平上皮癌の低倍率像である。一部に骨組織（B）を含む正常の喉頭壁を含んでいる。

　図（b）では時に癌真珠 keratin pearl（K）がみられる。正常重層扁平上皮（E）が辺縁にみられるが，異形成上皮 dysplastic epithelium（D）が腫瘍の大半を占めている。

気道と肺の炎症性疾患 Inflammatory diseases of airway and lung

　気管と気管支はウイルス，または化膿菌の感染により，**急性気管気管支炎** acute tracheobronchitis を起こす（図12.4）。気道の細菌性感染は経気道性に肺実質に波及して**気管支肺炎** bronchopneumonia となる（図12.5）が，これは病弱者や高齢者に起きやすい合併症である。もう1つの細菌性肺炎は**大葉性肺炎** lobar pneumonia で，肺区域，または大葉の全部が侵される。通常は肺炎双球菌のような毒性のより強い細菌に若い人が感染すると，老人や病弱者とほとんど同様の感受性で罹患してしまう。大葉性肺炎は急性炎症の多くの重要な基本像およびその回復像を例示してくれる。大葉性肺炎については第2章で論じられている（図2.4，図2.8）。それとは対照的な肺結核やサルコイドーシスは特異性炎症の古典例であるが，第3章と第4章で詳述されている。

　化膿性気管支炎は，再発または持続すると気管の不可逆性拡張と壁の著明な肥厚および慢性炎症活動を起こすが，これは**気管支拡張症** bronchiectasis（図3.3参照）として知られる。

　膿瘍形成はある種の肺炎，とくにブドウ球菌およびクレブシエラ感染症の重篤な合併症の1つである。肺膿瘍は感染性血栓による肺梗塞，気管支拡張症，腫瘍による気道閉塞，また肺結核の合併症として起こることもある。

　慢性閉塞性気道疾患 chronic obstructive airway disease は，気道の慢性または再燃性閉塞を特徴とする疾患の呼称で，慢性気管支炎や肺気腫も含んでいる。急性気管支炎の反復や持続する気道粘膜への非感染性刺激（例：喫煙）は**慢性気管支炎** chronic bronchitis を起こす（図12.7）。この状態はしばしば気腔の持続性拡張や**肺気腫** emphysema（図12.8）として知られる肺胞壁破壊の原因となる。

（→本項目，次ページにつづく）

気管支喘息 asthma（図12.8）はアレルゲン感作によって誘発され，物理的原因または感染を機縁として生ずる可逆的気管支狭窄を特徴とする気道疾患である。気道粘膜の粘液分泌により気道内腔が閉塞することがある。

肺実質の豊かな毛細血管床は，多様な血行動態の変化や他の血管障害により侵されやすい。左心不全は肺の毛細血管を怒張させ，肺胞腔に水分を漏出させるため，**肺うっ血** pulmonary congestion や**肺水腫** pulmonary edema（図12.9）を引き起こす。臨床的に重大な他の2つの疾患は**肺塞栓症** pulmonary embolism とそれによる**肺梗塞** pulmonary infarction でそれぞれ図9.4と図10.4に例示してある。

胸膜の急性炎症（**胸膜炎** pleurisy）は肺炎や肺梗塞にしばしば合併し，漿膜面からの著明な線維素性滲出物が特徴である（図2.6参照）。

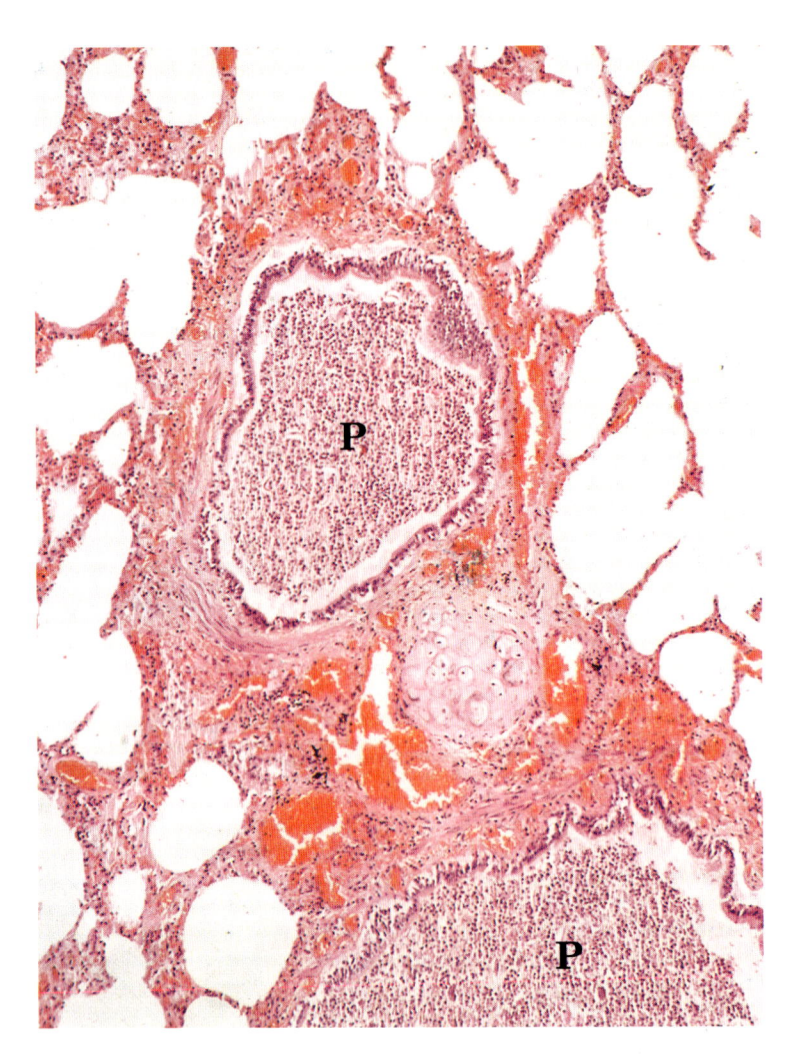

図12.4 急性化膿性気管支炎
acute purulent bronchitis（中倍率）

上部気道の細菌感染は（時に一過性のウイルス感染に引き続いて）気道を下って波及し，**急性化膿性気管気管支炎** acute purulent tracheobronchitis や**細気管支炎** bronchiolitis を引き起こすことがある。気道粘膜は急に発赤し，うっ血し，そして小気管支や細気管支は蛋白質と多数の好中球に富む化膿性滲出物（P）で満たされる。この膿汁のなかにはしばしば壊死上皮が混入する。この炎症過程は気道上皮の線毛の働きを抑制し，過分泌された粘液は変性ないし壊死に陥った好中球とともに気道内に貯留し，黄緑色の痰として喀出される。初期には肺実質は無傷であるが，傷害細気管支の近接肺胞内はしばしば浮腫状となる。感受性の高い個体ではその後，気管支肺炎（図12.5）に移行することがある。

第12章 呼吸器系　125

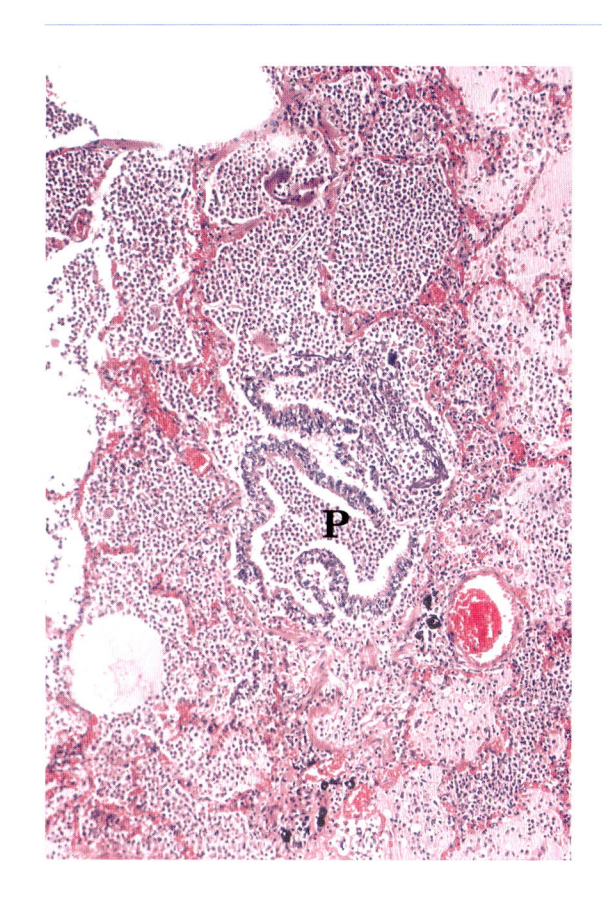

図12.5 気管支肺炎 bronchopneumonia（中倍率）

細気管支からの細菌感染が周囲の肺実質に波及して**気管支肺炎**となる。その斑状の化膿性肺炎性硬結は大葉または小葉全体に広がる大葉性肺炎（図2.4参照）とは対照的である。

気道周囲性に生じた肺炎性硬結は，その中に細気管支または小気管支を含んでおり，**図12.4**のような急性化膿性気管支炎（ P ）の像を呈する。気管支肺炎のそれぞれの病巣の拡大につれ，隣り合う病巣が癒合するにいたる。

気管支肺炎は幼少者や老人，うっ血性心不全や癌症のような基礎疾患を有する患者の脅威であり，しばしば最末期の合併症となる。単一種の細菌に特定しがたいが，原因菌としては *Streptococcus pneumoniae* や *Hemophilus influenzae* が最も多い。

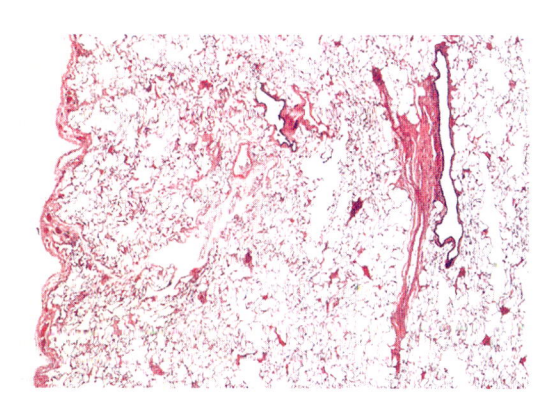

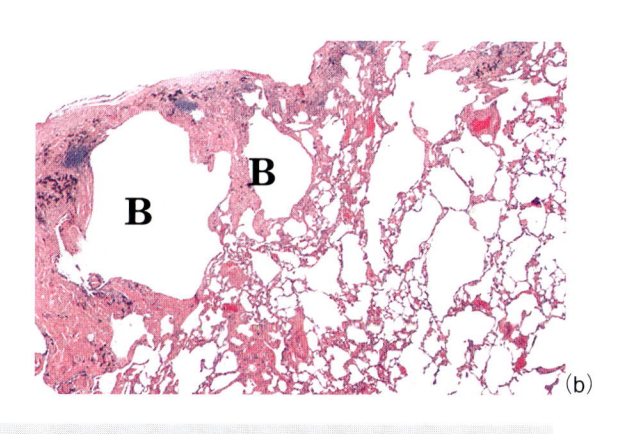

図12.6 肺気腫 pulmonary emphysema
（a）正常肺（低倍率），（b）気腫肺 emphysematous lung（低倍率）

肺気腫は終末気管支より遠位側の気腔肺胞壁の破壊を伴う不可逆的拡張を特徴とする肺病変の1つである。同倍率で比較すると肺気腫では，肺胞容量の著明な拡大とガス交換に要する肺胞壁の著減が明らかである。正常では肺胞壁が気道に付着して気腔を支えていた弾性線維の「張り綱」の喪失によって，この問題は複合的となり，かくして呼気時には気道は虚脱しやすくなる。肺気腫はしばしば気道の反復性または慢性の感染（慢性気管支炎）や気管支痙攣による可逆性気道閉塞によって引き起こされる。

図(b)では2個の胸膜下ブラ subpleural bulla（ B ）がみられる。これらは肺気腫によくみられ，時に破裂して気胸を起こすことがある。

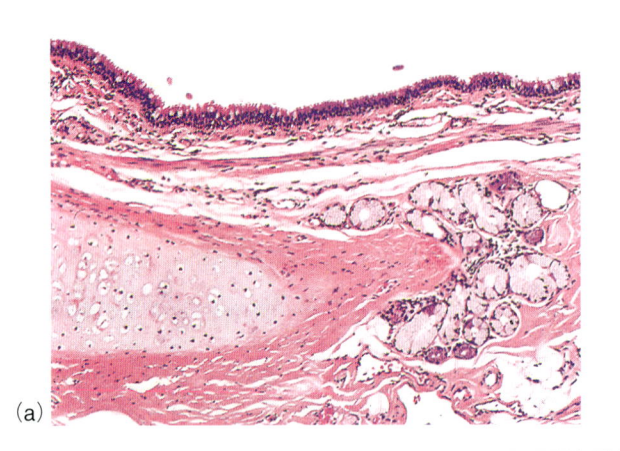

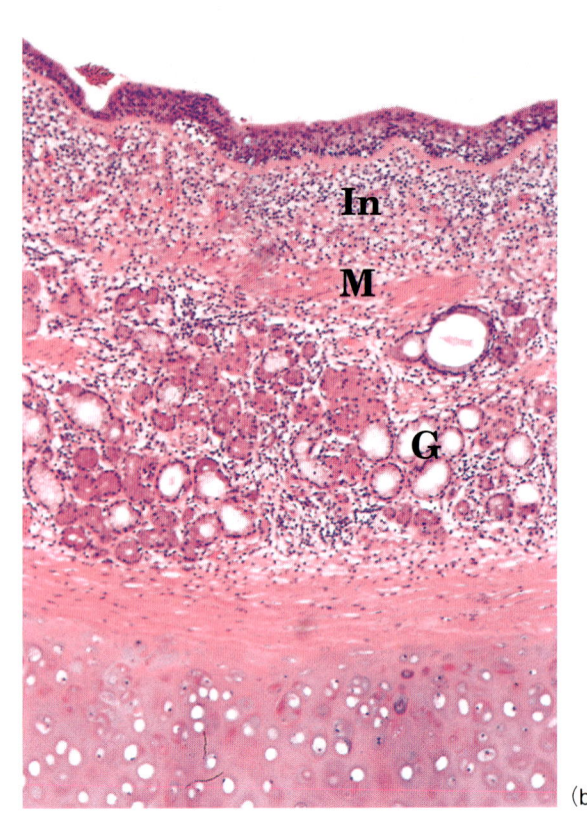

図12.7 慢性気管支炎 chronic bronchitis
(a)正常の気管支壁（中倍率），(b)慢性気管支炎の気管支壁（中倍率）

慢性気管支炎の名称は，臨床的には少なくとも2年連続して，また年に少なくとも3ヵ月間多量の痰が喀出される状態に対して使われる。

臨床的名称としてはよく定義されているが，慢性気管支炎の病理学的変化は多彩でかつ比較的非特異的である。喫煙，大気汚染，または反復する感染による気道粘膜への慢性刺激は，慢性炎症活動と上皮の過形成を引き起こし，気管支壁の著明な肥厚をきたすことになる。この像が慢性気管支炎症例の主な変化で，同倍率で示した正常〔図(a)〕と比較するとよくわかる〔図(b)〕。

この気管支壁の肥厚には3つの要因が関与する。粘膜下の慢性炎症細胞 chronic inflammatory cell（ In ）の浸潤，粘膜平滑筋 mucosal smooth muscle（ M ）の著明な肥厚，粘稠な粘液産生を伴う腺組織 mucous gland（ G ）の著明な過形成である。

加えて，表層上皮には過形成や，時に扁平上皮化生（本図には示されていない）が生ずる。線毛活動の持続的喪失は「粘液線毛エスカレーター」を破壊し，細菌感染の理想的な環境を提供するため，粘液の過量産生問題を増悪させる。

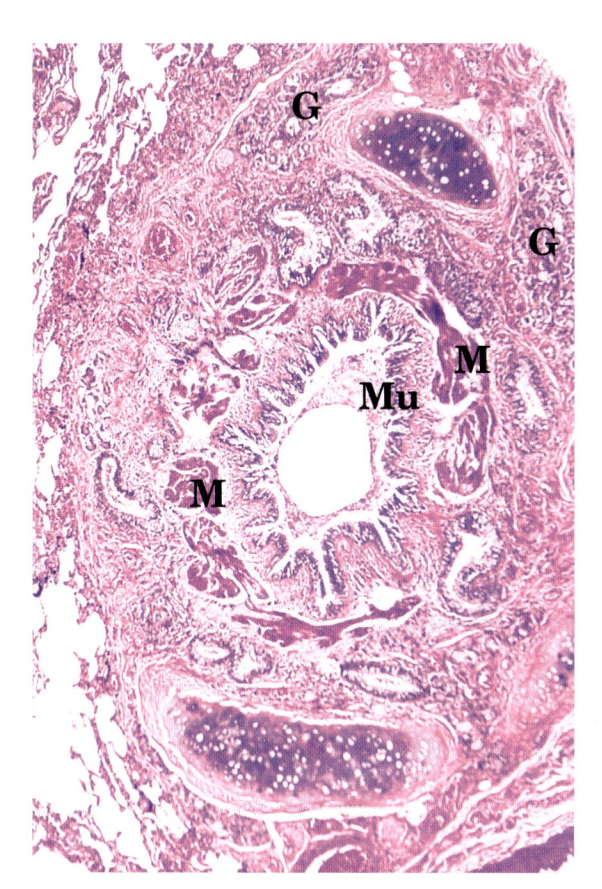

図12.8 慢性気管支喘息 chronic asthma（中倍率）

　気管支喘息は，気管支壁平滑筋の不安定収縮による発作性の気管支攣縮を特徴とする疾患である。気道の直径が減少し，特に呼気時に気流抵抗の著明な増大を引き起こす。臨床的には息切れ，喘鳴，咳嗽がみられる。気管支攣縮にはアレルゲンに対するIgEを介する過敏反応や，細菌またはウイルス感染，労作，気温変動，ある特定の環境要因（しばしば就業環境での）に対する非アレルギー性感作などいくつかの原因または誘因が認められる。重症例の気管支直径の減少は3つの要因，すなわち気管支痙攣，粘膜浮腫，過量の粘液による狭窄，によって引き起こされる。

　1回の急性喘息発作は，治療により明らかな器質的変化を残さないで治癒する。この例のように発作が習慣化すると，気管支壁は平滑筋（ M ）の肥大，粘膜下の粘液腺の過形成（ G ）や遷延性浮腫および好酸球の著明な浸潤により肥厚する。気管支腔は多数の好酸球を含む粘液 mucus（ Mu ）で塞がれる。

　好酸球は多様なアレルギー状態下で特徴的な集積像を示し，ケミカルメディエーターのいくつかの脱活性に関与することもある。

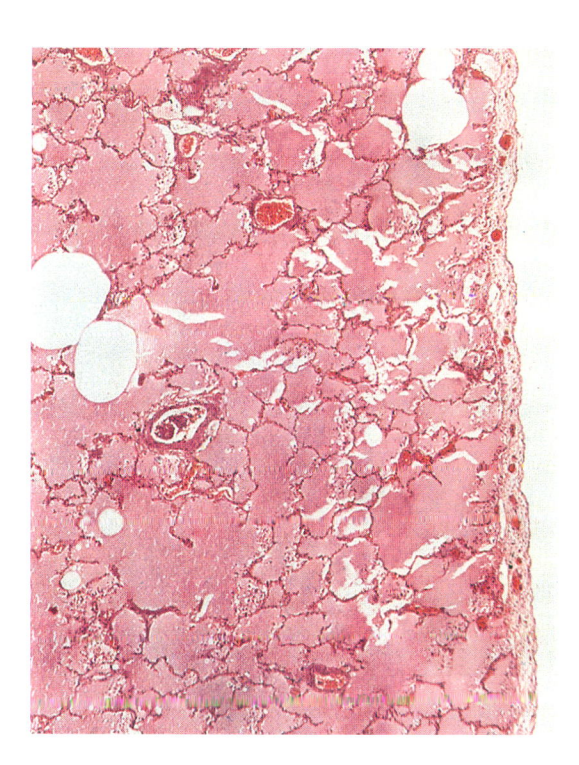

図12.9 肺水腫 pulmonary edema（低倍率）

　左心室または左房が適切に血液を駆出できない状態では，それらの内圧が増し，肺静脈および肺毛細血管の内圧増大に至る。肺毛細管は**拡張** dilate し，**うっ血** congest し，静脈圧が高まるために肺胞内腔に血漿が**漏出** transudation して**肺水腫**を引き起こす。

　進行性の心不全が多くの疾患の末期事象であるように，肺のうっ血や水腫は死後によくみられる変化である。またこの状態は比較的弱毒の病原菌の増殖に理想的な環境を提供するため，そこに気管支肺炎を合併することがよくある（図12.5参照）。慢性肺うっ血では，例えば僧帽弁狭窄症にみられるように多数の小さな肺胞内出血をきたしやすく，それに続く赤血球溶解により遊離された鉄顆粒は，主にヘモジデリンとして貪食され肉眼的に**褐色硬化肺** brown induration となる。

間質性肺疾患 Interstitial diseases of lung

多様な病的刺激が肺の間質性炎症を生じうる。すなわち、炎症性傷害が一次的に肺胞壁を侵す状態で、これは通常の肺炎 pneumonia にみられる滲出性肺炎、または肺胞内炎症とは対照的である。

急性の間質性肺炎はしばしば**肺実質炎** pneumonitis とも呼ばれる。その臨床像はウイルス性や非定型性肺炎、ショック、薬剤や過敏症反応など広範な原因を有する**成人型呼吸窮迫症候群** adult respiratory distress syndrome (ARDS)にみられるように重症の急性呼吸困難を呈することがある。**新生児呼吸窮迫症候群** infant respiratory distress syndrome (IRDS)に似た現象を呈し、両型とも肺胞壁に硝子膜を形成するのが特徴である(図12.10)。

通常、このスペクトルの慢性終末像として間質性肺疾患があり、肺線維症による潜行性の息切れ breathlessness で発症する(図12.11)。肺線維症も幅広い要因によって生じ、急性相が先行することもある。よくみられる原因はシリカ、炭粉、アスベストなど無機物塵埃や、「農夫肺」における黴びた干し草などの有機物塵埃、そのほかサルコイドや**特発性肺線維症** idiopathic pulmonary fibrosis のような原因不明のものがある(図3.6参照)。

無機物塵埃の吸入によって引き起こされる疾患は**塵肺症** pneumoconiosis として知られ、金属ダスト(例：シリカ、アスベスト)の吸入に続発し、長期に曝されると肺に線維性反応が生ずる。有機物塵埃(例：真菌の胞子、植物塵埃)の吸入では通常、**外因性アレルギー性肺胞炎** extrinsic allergic alveolitis という慢性のアレルギー反応が生じ肺線維症を引き起こす。これらの疾患の終末像として肺の間質性肺炎が起こる。この型の肺線維症は血液と吸気との間のバリアが肥厚し、ガス交換が低下する。この病態が進展すると肺高血圧や呼吸不全に陥る。この疾患の大半では、線維症が十分に発達してしまうと原因を特定する鍵所見を認めにくくなる。例外は特徴的な線維化像を呈する珪肺症(図12.12)や、多数のアスベスト小体が診断に役立つアスベスト肺(図12.13)や特異的な肉芽腫をつくるサルコイドーシス(図3.9参照)である。

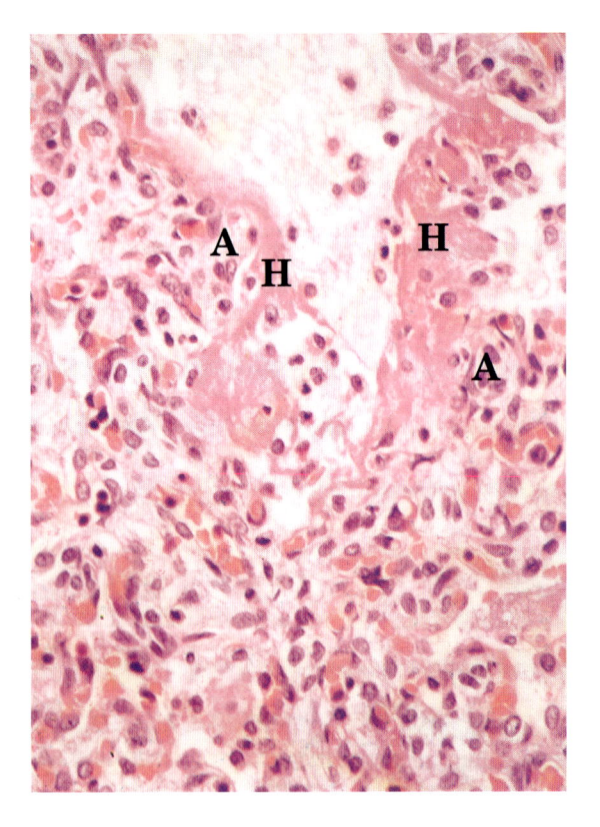

図12.10 硝子膜症 hyaline membrane disease (高倍率)

間質性肺疾患のごく初期では、肺胞壁 alveolar wall (A)の表面に沿って、蛋白質や壊死細胞の残骸が凝集して形成された「硝子膜 hyaline membrane」(H)が特徴的な組織像である。この状態にしばしば用いられる他の名称は**びまん性肺胞傷害** diffuse alveolar damage (DAD)である。肺胞壁は混成的な炎症細胞の浸潤、浮腫、毛細血管のうっ血と溢血により肥厚する。硝子膜形成とともにガス交換が高度に障害され、その結果、呼吸不全に陥る。時に粟粒結核(図4.6参照)の乾酪壊死やサイトメガロウイルス感染(図4.16参照)における核内封入体のように特殊な病因を示唆する特徴的組織像を呈することもある。

大抵の場合、組織像は非特異的で、病歴を注意深く聴き取り、原因を確定することが大切である。新生児(IRDS)ではその原因は多様であるが、共通する要因は毛細血管内皮および／または肺胞上皮に対する広範な損傷である。この状態はしばしば致命的であるが、適切な治療で完全に治癒することもあれば、肺線維症に進展することもある。

第12章 呼吸器系　129

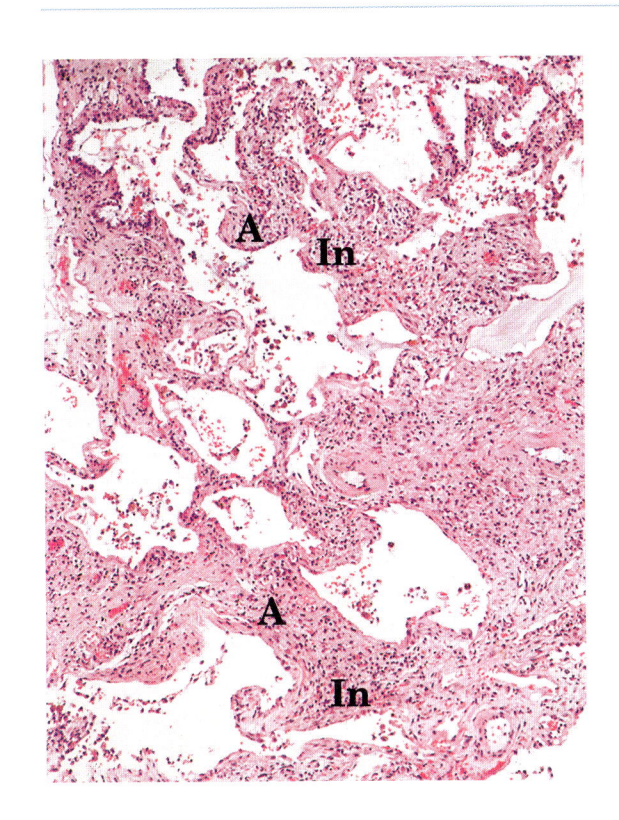

図12.11 肺線維症 pulmonary fibrosis（中倍率）

この状態は急性のびまん性肺胞傷害または外来性のアレルギー性胞隔炎のような亜急性疾患の終末期を意味する。時にはこの状態は潜行性に発来する息切れを伴い，肺生検にて完成された肺線維症を示すこともある。この組織像でみるように肺胞壁（A）は膠原線維の増量のため著明に肥厚する。そこでは主としてリンパ球よりなる多様な慢性炎症性浸潤細胞 chronic inflammatory infiltrate cell（In）がみられる。加えて肺胞上皮は主としてⅡ型肺胞上皮よりなる。生検しても臨床経過を注意深く聞き出しても病因が確定されないときは，**特発性線維化性胞隔炎** cryptogenic fibrosing alveolitis (CFA)や，この症例のように**通常型間質性肺炎** usual interstitial pneumonitis (UIP)と称する。その他，後期結核やサルコイドーシスの肉芽腫，アスベスト肺のアスベスト小体のような特徴的組織像を呈することがある。また例えばブレオマイシン線維症のように特定の薬物で生ずることもある。終末期には正常の肺実質が肉眼でも分かる空隙を生じて著明に線維化するが，この場合は**蜂窩肺** honeycomb lung と称する。

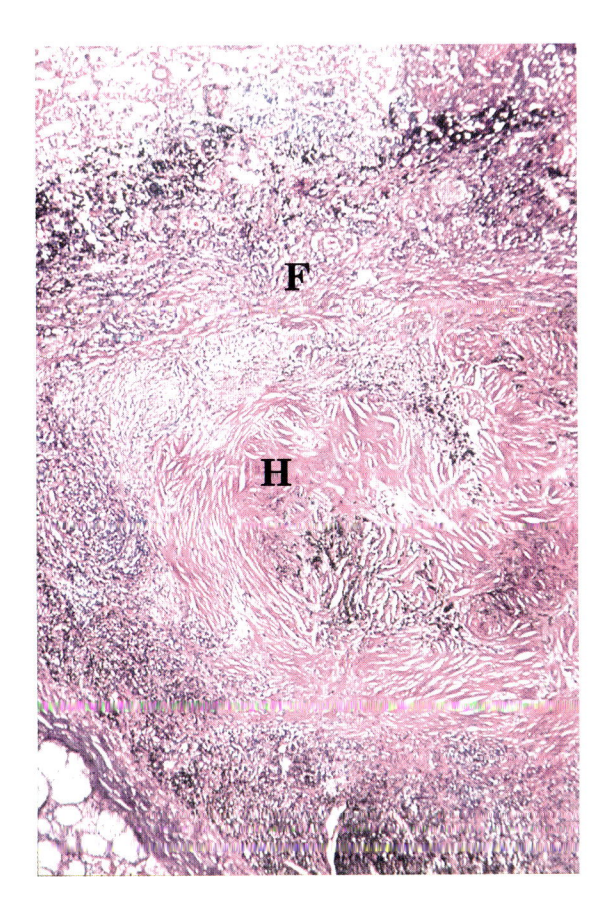

図12.12 珪肺症 silicosis（中倍率）

珪肺症は坑夫やシリカ塵埃の産業被曝を受けた人に生じやすい塵肺症の一種である。最初は吸入されたシリカ粒子がマクロファージに貪食され，それらが集簇して，肉芽腫様の集塊をなす。シリカ貪食マクロファージの存在が刺激となって高度の線維化を引き起こし，膠原線維性結節をつくる。それぞれの集塊は細胞成分が消失して硝子化（H）し，細胞密度のより高い線維性組織（F）の広狭の帯で囲繞され，その周りには比較的疎な慢性の炎症細胞が周りの炭粉マクロファージを伴って分布する。通常の組織染色法ではシリカの存在を確認できないが，偏光顕微鏡では偏光粒子として明らかとなる。

以上の過程が進行すると線維化結節は癒合し，広範な肺線維症へと広がる。珪肺症は塵肺症の中で最も多く，他にはアスベスト肺（図12.13参照）やサルコイドーシス（図3.9参照）にみられる病変と酷似した巨細胞性肉芽腫をつくるベリリウム肺がある。

臨床的上問題となるすべての無機物塵肺症は進行して肺線維症となり，換気不全やガス交換低下を招く。肺の微小血管の荒廃は肺高血圧を生ずることがある。

ここでの多量の炭粉の存在は本症例が炭坑夫であったことを反映している。

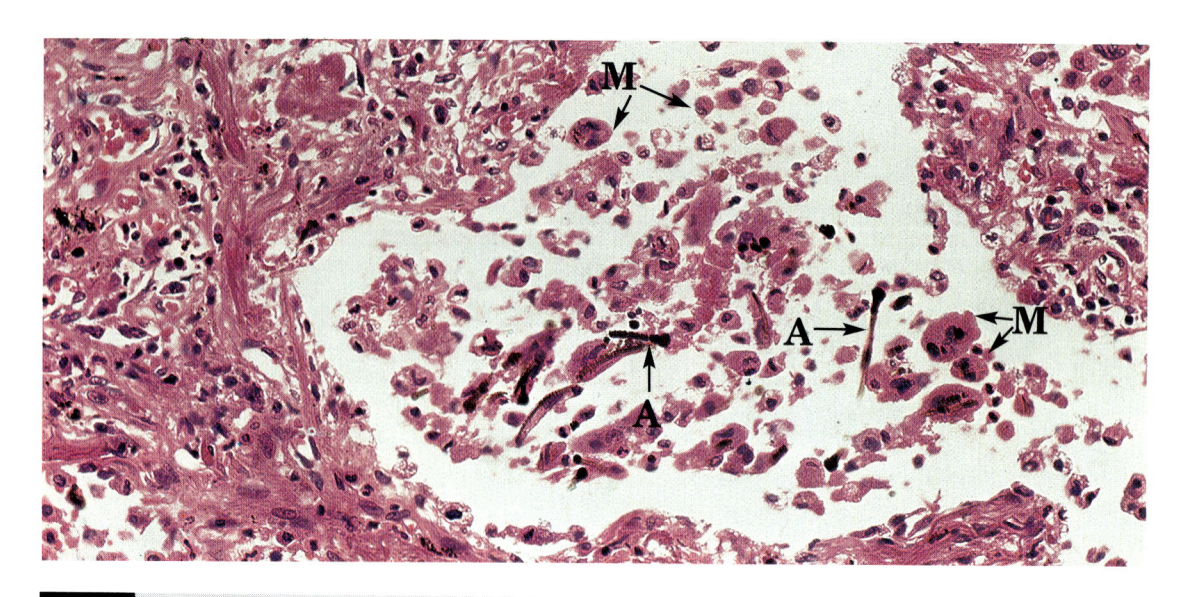

図12.13 アスベスト肺 asbestosis（高倍率）

複合シリカ塩であるアスベストは長針状繊維の形をとるが，肺実質内に吸入され蛋白質膜で被包され分節状の**アスベスト小体 asbestos body** となる。この繊維はマクロファージを賦活させ巨細胞反応を惹起し，珪肺症（**図12.12**）の場合と同様に究極的には線維化へと帰着する。主たる線維化巣は最初は下葉の胸膜下に生ずる。

本図は肺胞マクロファージ（M）と定型的なアスベスト小体（A）を含む肺胞腔を示している。褐色調のアスベスト小体は蛋白質性被膜に包埋されたヘモジデリンに由来する。

肺線維症を生ずる傾向とは別にアスベストは発癌性を有する。胸膜の中皮腫や，それよりは発症頻度の低い腹膜の中皮腫（**図12.19**）は，「青色アスベスト」として知られている。アスベストの被曝に引き続いて生ずることがある。通常型アスベスト被曝は，特に喫煙者には気管支癌の発生のリスクを著しく増加させる。

肺と胸膜の腫瘍 tumors of lung and pleura

真の良性腫瘍はまれである。大半の「気管支腺腫」は，実際は肺の神経内分泌細胞に由来するカルチノイド腫瘍である。これらは局所的に浸潤し，まれに転移することがある。その組織像は胃腸管のカルチノイド腫瘍（**図13.17**参照）と同様である。

肺の原発性腫瘍のほとんど大半は気管支より発生する癌腫なので，しばしば**気管支癌 bronchogenic carcinoma** と呼ばれる。タバコに含まれる発癌物質は主な原因物質である。他の原因に照射，（特に喫煙と合併しての）アスベスト，ニッケルやクロミウムのような他の金属粉が挙げられる。大気汚染や遺伝的好発性もまた潜在的な原因といえよう。

気管支肺癌は4つの主なタイプよりなる。

- **分化型扁平上皮癌** differentiated squamous cell carcinoma （**図12.14**）
- **分化型腺癌** differentiated adenocarcinoma（気管支肺胞上皮癌を含む）（**図12.16**，**図12.17**）
- **未分化扁平上皮／腺癌** undifferentiated squamous / adenocarcinoma（未分化大細胞癌）（**図12.8**）
- **悪性神経内分泌癌** malignant neuroendocrine carcinoma（小細胞癌または燕麦細胞癌）（**図12.15**）

今日の流行は最後のタイプを**小細胞癌 small cell carcinoma** と呼び，その他を一緒にまとめて**非小細胞癌 non-small cell carcinoma** と呼ぶことである。この満足とはいえない分類は，今日の選択の限られた治療法に対する腫瘍の感受性を基盤に置いている。通常は遠隔臓器からの血行性転移による腫瘍は，肺の場合は極めて多い（**図7.8**参照）。

胸膜は腫瘍発生の場としては多くないにも関わらず，迅速に致命的な経過をたどる**中皮腫 mesothelioma**（**図12.19**）の母地である。これらはもっぱらアスベスト被曝者に好発する。

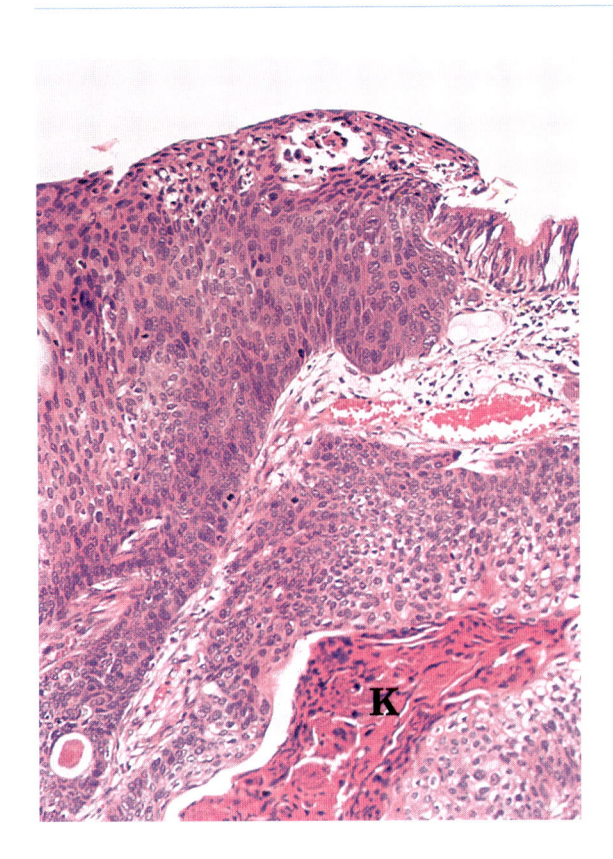

図12.14 気管支の扁平上皮癌：高分化型
squamous cell carcinoma of bronchus: well differentiated（中倍率）

扁平上皮癌は高位気管支から発生する原発性肺癌の最も高頻度の悪性腫瘍である。通常，肺門部に近い主気管支または太めの側枝に発生するが，例えば喫煙による扁平上皮化生部に発生することもある。そのような腫瘍は局所の肺実質に浸潤し，当該気道を閉塞させたり，リンパ管を通して所属リンパ節に広がったりする。

これらの腫瘍は扁平上皮癌の定型的な特徴像を呈するが，その分化度は様々である。そのスペクトルの一端には高分化の角化型がある。この組織像では重層扁平上皮に酷似する部分もあり，ケラチン形成部分（ K ）もある。他端には低分化型扁平上皮癌が位置するが，その特徴的な細胞間橋は高倍率でようやく分かる程度である（図7.14参照）。これらのうち，あるものはあまりにも未分化なため光学顕微鏡では扁平上皮の特性が判然とせず，大細胞性未分化癌（図12.18）に分類されている。

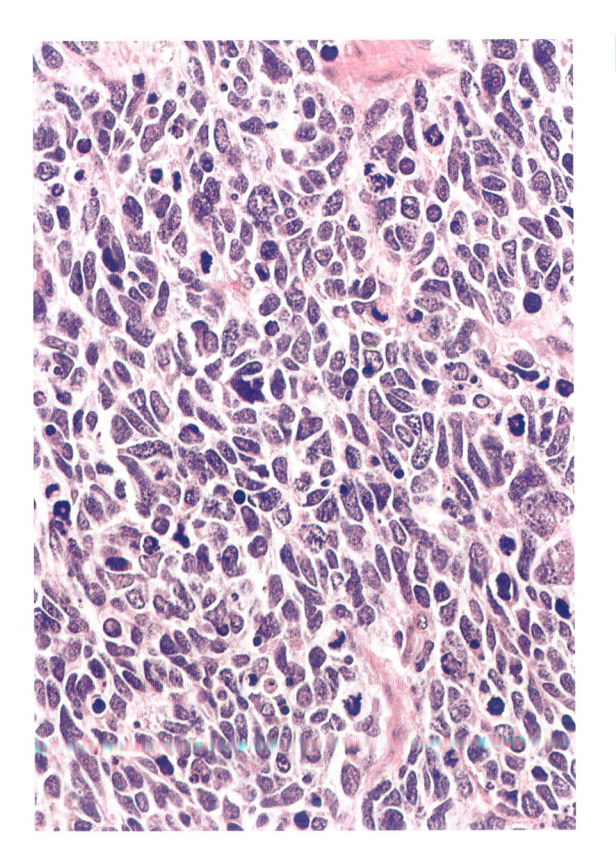

図12.15 小細胞癌 small cell carcinoma（高倍率）

扁平上皮癌に加えて，高位気管支からは**小細胞癌**または**燕麦細胞癌** oat cell carcinoma のような重要な癌腫が発生する。この組織写真の高倍率像にみられるように，その名称は小型で密に配列した，濃染性の類楕円形細胞が一見して麦粒に酷似していることに由来する。これらの腫瘍は迅速かつ広範に気管支壁に浸潤し，周りの肺実質に進展して近傍の肺静脈を圧迫し，浸潤することもある。初期にリンパおよび血行性転移を起こしやすいのも，この腫瘍の一特性である。小細胞癌がすべての気管支癌で最も予後が悪いといわれる所以は，化学療法によく反応するとはいえ，大抵は早期に再発しやすいことによる。

これらの局所性または転移性病変とは別に，これらの腫瘍は抗利尿ホルモン antidiuretic hormone（ADH）または向副腎皮質ホルモン adrenocorticotropic hormone（ACTH）などのようなペプチドホルモン（**異所性ホルモン** ectopic hormone）を分泌し，多彩な**腫瘍関連内分泌症候群** tumor-related endocrine syndrome を併発することがある。

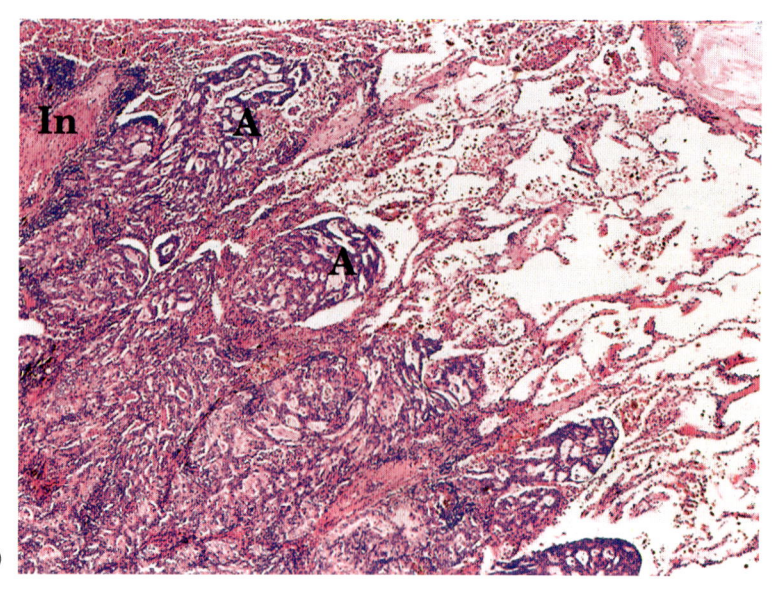

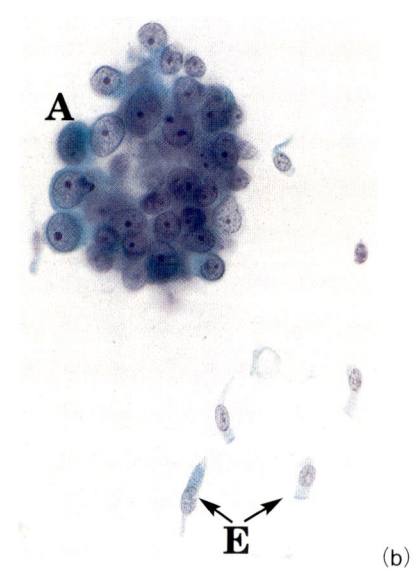

図12.16 肺の腺癌 adenocarcinoma of lung
（a）低倍率，（b）細胞診（ギムザ染色，高倍率）

　腺癌はより末梢の小気管支や細気管支に発生しやすい。これらは例えば結核感染巣などの陳旧性瘢痕部に好んで発生することもある。腺癌は他の原発性腫瘍のように必ずしも喫煙との関係で発生するのではない。

　このタイプの腫瘍の主たる組織学的特徴は腫瘍細胞が腺葉パターン acinar pattern（A）を呈することである。腺葉内はムチンで満たされることもある。他の多くの腫瘍と共通してこの腫瘍は局所的な炎症反応（In）を起こし，隣接する肺実質の肺胞は多くの肺胞マクロファージを含んでいる。高度に低分化な亜型は**大細胞未分化癌** large cell undifferentiated carcinoma（**図12.18**)のカテゴリーに分類される。それらは電子顕微鏡像によってのみその細胞が腺上皮由来であると判明される。すべての肺腫瘍は喀痰細胞診，気管支洗浄細胞診またはブラッシング細胞診や穿刺細胞診で診断されうる。図(b)では核小体の目立つ大腺癌細胞（A）のクラスターに注目されたい。これらはそこに散在する正常の気管支上皮（E）とは際立って対照的である。

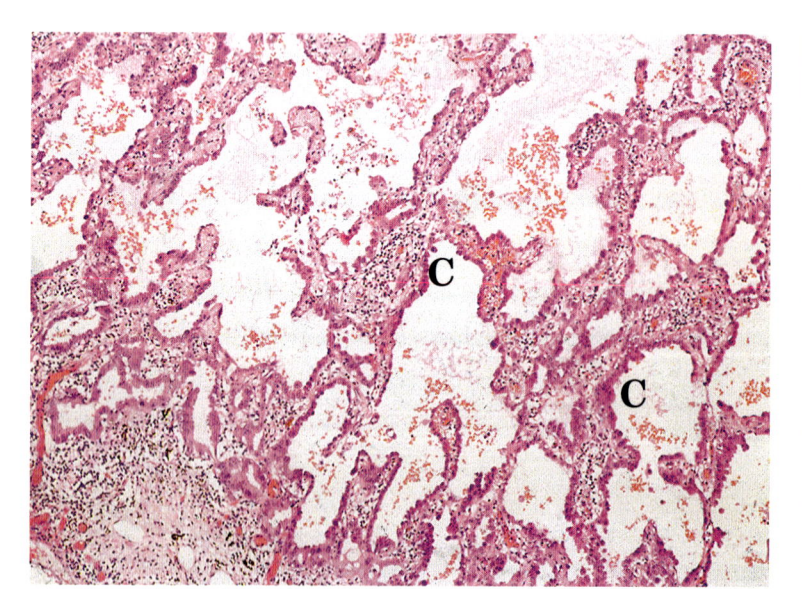

図12.17 気管支肺胞上皮癌 bronchioloalveolar cell carcinoma（中倍率）

　これは腺癌の非通常型サブタイプでX線像では，肺末梢域の孤立性の境界明瞭な腫瘤状陰影あるいはびまん性浸潤像として出現する。この腫瘍の特徴像は，癌細胞が本図にみられるように肺胞壁面に沿って広がっていることである。肺胞上皮は腫大した濃染核を有し，円柱上皮細胞 columnar cell（C）によって置換されている。胞隔は幾分，線維性で，かつ炎症性活動を伴っている。

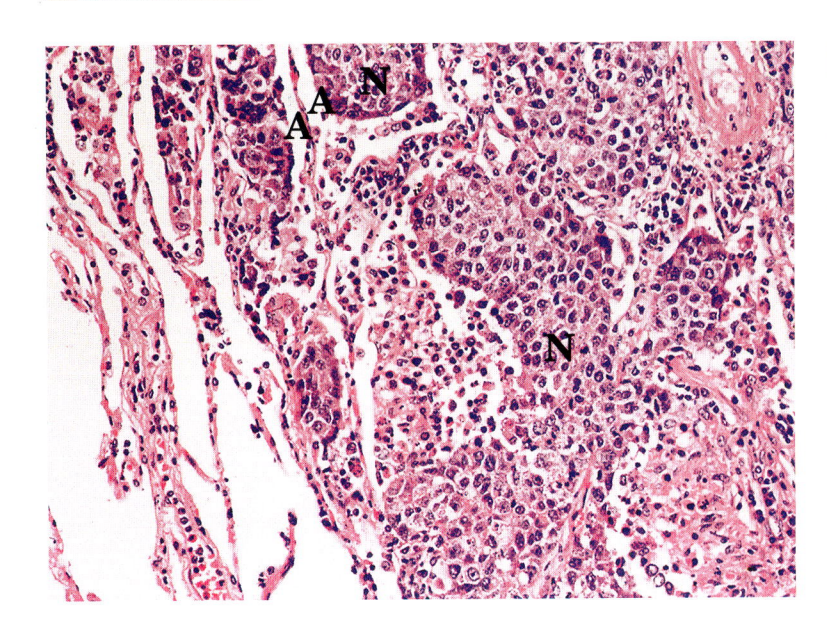

図12.18 大細胞未分化癌 large cell undifferentiated carcinoma（中倍率）

　この組織写真は肺の大細胞性未分化癌の進展部である。既述したように，大細胞性未分化癌は極端に低分化の扁平上皮癌や腺癌を電顕で含んでいることを確認できても，光顕では両者の区別が困難な局面がある。これらの腫瘍は癌胞巣（N）やシート内で増殖する大型未分化細胞よりなる。角化傾向はなく，細胞間橋または胞体内粘液がみられる。隣接する肺胞腔 alveolar space（A）の浸潤が本図に明瞭にみられる。

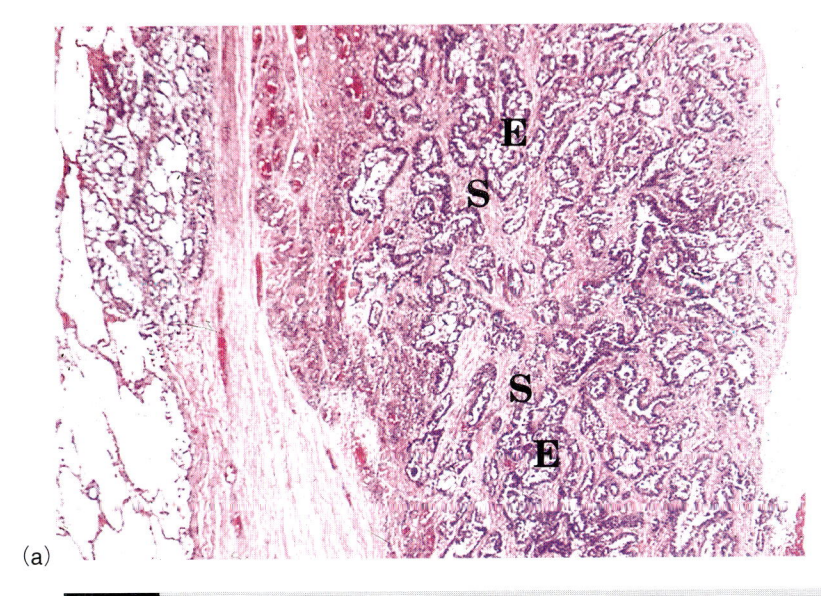

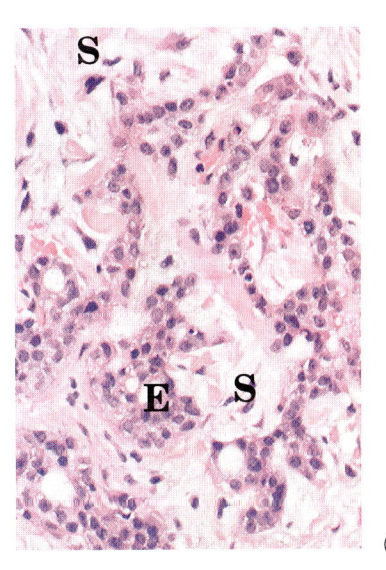

図12.19 胸膜の中皮腫 mesothelioma of pleura （a）低倍率，（b）高倍率

　胸膜は気管支癌や乳癌の二次性拡大にしばしば侵される。胸膜の原発性悪性腫瘍は中皮細胞に由来するため**中皮腫**と呼ばれる。これらはまれであるが，アスベスト塵埃の被曝と関連している。被曝はしばしば些細なこともあれば，はるか過去のことであったりする。さらにもっとまれではあるが，中皮腫が腹膜に生ずることもある。これも同様にアスベスト被曝の既往を有することが多い。

　胸膜中皮腫は図（a）のように胸膜面に一様な厚いシートをなし，しばしば白い硬殻となって肺全体を被覆することもある。また腫瘍細胞がほんのわずかに実質内に広がるが，遠隔転移は通常みられない。

　高倍率では腫瘍は腺上皮成分 glandular epithelial component（E）や線維性間質成分 fibrous stromal component（S）の両成分を有しているのがみえる。高倍率像（b）には上皮成分 epithelial component（E）と紡錘形細胞性間質成分 spindle-celled stromal component（S）が悪性兆候である多形性を示している。たいていの中皮腫は紡錘形細胞と腺管細胞の両成分を有するが，時に一方のみが優勢となる。

第13章　消化管系
Alimentary system

はじめに

消化管系には口腔，唾液腺，食道，胃，小腸，大腸，虫垂，肛門までの臓器が含まれる。消化管の機能は食物摂取とその消化，栄養の吸収，さらには便の貯留と排泄にまで及ぶ。多岐にわたる先天的，後天的な疾患が消化管のいたるところに発生する。

口腔組織ならびに唾液腺の疾患 Diseases of oral tissues and salivary glands

口腔およびその関連組織には様々な疾患が含まれるが，それらはおよそ3つのカテゴリーに分類される。
①全身性疾患，中でも皮膚疾患に口腔病変が随伴する（例：**扁平苔癬** lichen planus，**梅毒** syphilis など）。
②口腔組織は急性あるいは慢性の炎症反応を受けるが，中でも最も多いのが**齲歯** dental caries，それに続発する**歯尖周囲膿瘍** periapical abscess，**歯周疾患** periodontal disease，すなわち一連の歯肉・歯槽の炎症である。**慢性唾液腺炎** chronic sialadenitis（**図13.2**）を引き起こす唾液腺の炎症性疾患は病理組織学的にも興味深い。
③多くの良性ならびに悪性腫瘍が口腔組織に発生する。最も頻度の高いのが口唇，口腔粘膜，舌に発生する**扁平上皮癌** squamous cell carcinoma（**図13.1**）である。大唾液腺ならびに小唾液腺からは良性腫瘍（**図13.3**，**図13.4**）と悪性腫瘍（**図13.5**）がともに発生しうる。

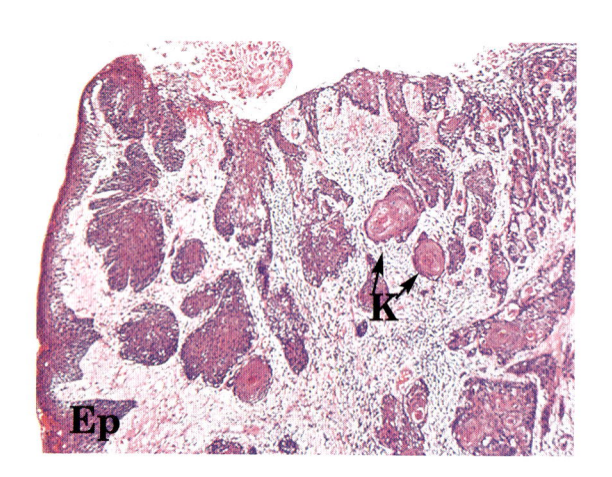

図13.1 舌癌 carcinoma of tongue（低倍率）

口唇，舌，頬粘膜，歯肉に生じる悪性腫瘍は通常**扁平上皮癌**である。高分化型扁平上皮癌が多く，所属リンパ節へ転移する。

本図は舌の扁平上皮癌である。腫瘍は近接する重層扁平上皮（Ep）から発生し，舌深部にまで浸潤している。角質真珠（癌真珠）keratin pearl（K）の形成もみられる。この腫瘍は正常上皮から発生するが，皮膚や子宮頸部（**図17.6**参照）と同様に，扁平上皮異形成 squamous dysplasia がその前癌病変 premalignant lesion として存在し，臨床的にも粘膜の異常として捉えられる。

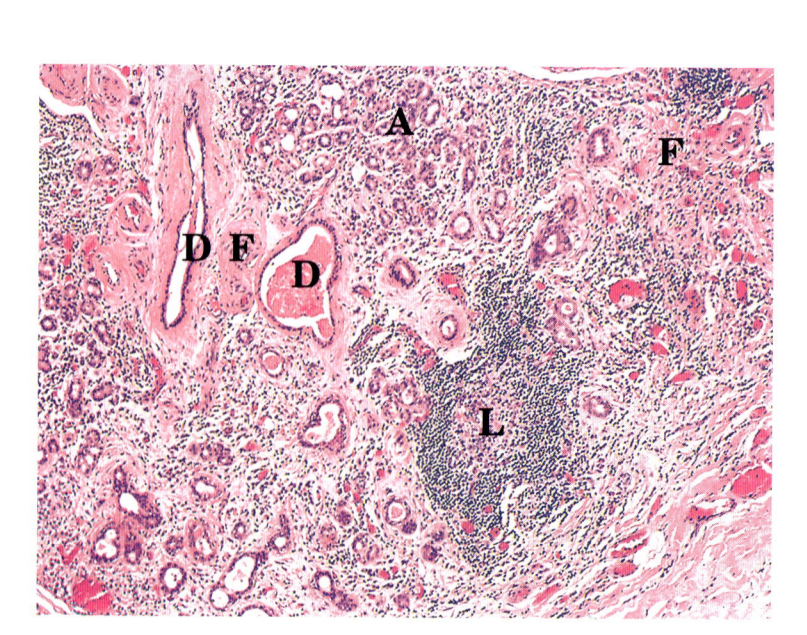

図13.2 慢性唾液腺炎 chronic sialadenitis（低倍率）

唾石 sialolith による大型の唾液腺導管の閉塞が長期にわたり持続すると，慢性炎症と腺房萎縮 acinar atrophy が起こる。これが**慢性唾液腺炎**である。

本図は顎下腺 submandibular gland であるが，唾液腺中で最も侵されやすい。図に示す2本の唾液腺導管 salivary duct branch（D）は拡張し，導管周辺には線維化 fibrosis（F）とリンパ球浸潤によりリンパ濾胞 lymphoid follicle（L）が形成されている。周囲の分泌腺房 secretory acinus（A）は高度に萎縮し，間質部分には線維性結合組織（F）の拡大がみられる。

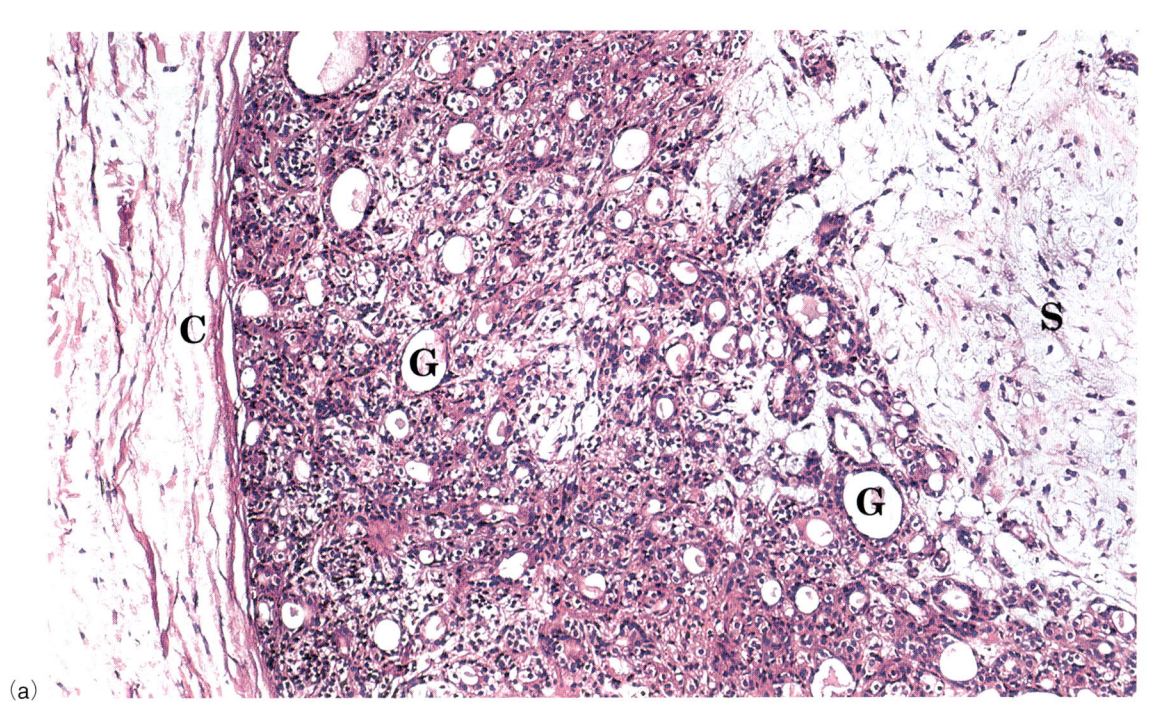

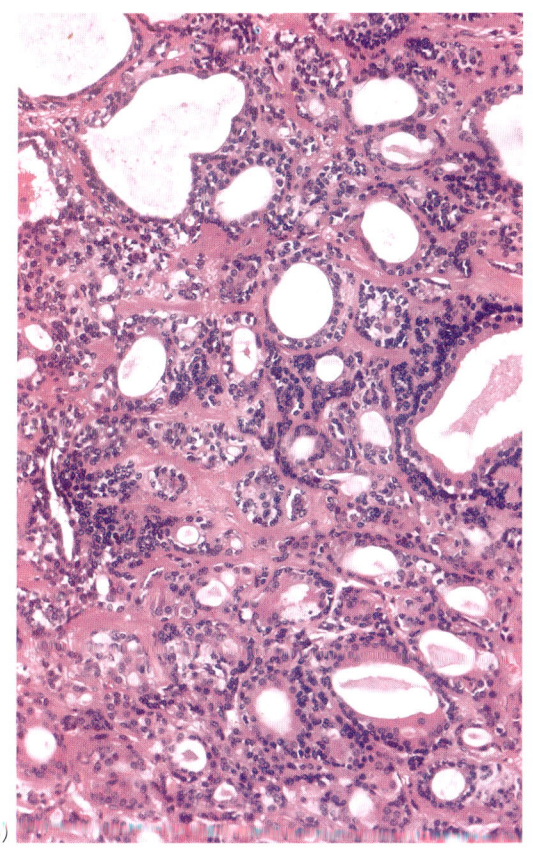

図13.3 唾液腺多形腺腫
pleomorphic adenoma of salivary gland
(a) 定型的多形腺腫（中倍率）
(b) 単形腺腫（高倍率）

　唾液腺腫瘍のうち最も一般的にみられるのが**多形腺腫 pleomorphic adenoma** である。組織学的には，良性の上皮性腫瘍細胞が円柱状ないし島状の形態をとり，その間を軟骨にも似た粘液腫状結合組織が疎に介在する。このことから以前は**唾液腺混合腫瘍** mixed salivary tumor と呼ばれていた。

　多形腺腫は耳下腺 parotid gland に最も多く発生する。通常，被膜に包まれるが不規則な形態をとる。それゆえ，耳下腺では顔面神経を傷つけないように注意しなければいけないこともあり，腫瘍全摘が困難で局所再発が問題となる。ほとんどの多形腺腫は良性であるが，ごくまれに何年もの経過の後に悪性化するものもある。

　図(a)は定型的な良性多形腺腫で，腺管を形成する腫瘍上皮成分 neoplastic epithelial element with gland（G）は濃染し，やや軟骨に類似した疎性結合組織により構成される間質 loose connective tissue stroma（S）は淡青色に染色されている。腫瘍は薄い線維性被膜 fibrous capsule（C）により被われている。

　非常に頻度は少ないが，腺上皮成分のみで構成され，粘液腫状の間質成分をもたない唾液腺腺腫をみることがある。これらは定型的多形腺腫像の中で優勢となることも多い。こうした亜型 variant は**単形唾液腺腺腫** monomorphic salivary adenoma と呼ばれる〔図(b)〕。

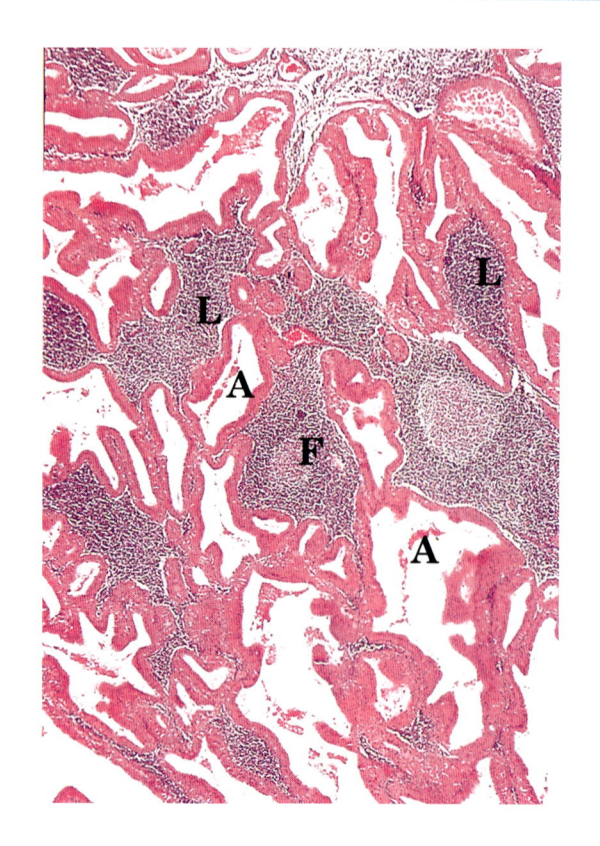

図13.4 腺リンパ腫 adenolymphoma（中倍率）

このまれな腫瘍はもっぱら耳下腺およびその周囲に発生する。中年～老年の男性に多い。

この腫瘍はしばしば囊胞を形成し，密なリンパ組織（L）の中に埋没した大型の腺管腺房 glandular acinus（A）よりなっている。また，リンパ組織の中にはリンパ濾胞（F）も形成される。腺管成分は大型の唾液腺導管に類似した高円柱上皮細胞により構成されている。

この腫瘍の組織発生はまだ解明されていないが，その腺管成分は耳下腺内やその周囲のリンパ節内に出来た過誤腫性唾液腺導管 hamartomatous salivary duct に相当するのではないかと考えられている。腺リンパ腫 adenolymphoma という名称から悪性のものと誤った印象を受けるのを避けるため，**ワルチン腫瘍** Warthin's tumor とも称される。

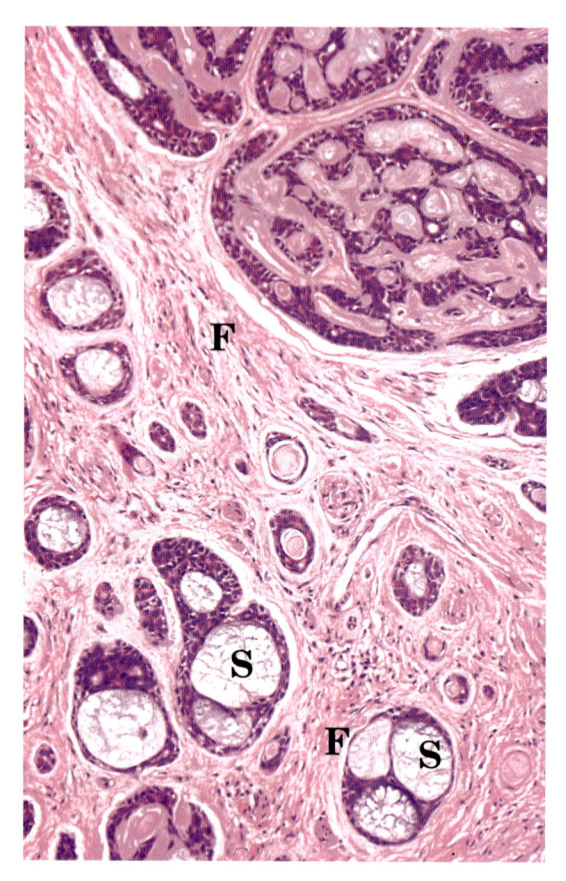

図13.5 腺様囊胞癌 adenocystic carcinoma（中倍率）

唾液腺組織で最もよくみられる悪性腫瘍は**腺様囊胞癌** adenocystic (adenoid cystic) carcinoma で，耳下腺ではあまりみられないが，他の大唾液腺，小唾液腺に発生する。組織学的には密に集簇した腫瘍細胞塊の中に小空隙 small space（S）が形成された篩状構造 cribriform (sieve-like) appearance が特徴的である。腫瘍細胞は著明な硝子化 hyalinization を示す線維性間質 fibrous stroma（F）に隔壁され，塊状あるいは索状に配列している。

本腫瘍は大唾液腺ばかりでなく，口蓋 palate の小唾液腺や附属する唾液腺にも発生しうる。局所浸潤を示し，外科的切除後にも再発する傾向がある。また，その増殖速度は遅いにも関わらず，所属リンパ節への転移や全身性転移もしばしばみられる。強い痛みを伴う神経周囲への浸潤もこの腫瘍の特徴といえる。

食道の疾患 Esophageal diseases

食道の感染症は健常人にはまれであるが，衰弱または免疫機能の抑制された患者では，単純ヘルペスウイルス herpes simplex virus あるいは *Candida albicans* の感染が起こりうる（第4章参照）。下部食道では，胃酸の逆流の結果しばしば炎症が惹起され，**食道炎** esophagitis，時に胃や十二指腸でみられるのと同様に**慢性消化性潰瘍** chronic peptic ulceration が形成される（図3.2，図13.8）。逆流した酸性ペプシンによる刺激に対して，下部食道の扁平上皮粘膜は化生を生じ，胃や小腸に似た腺上皮で置き換えられる。これが**バレット食道** Barrett's esophagus と呼ばれるものである（図13.6）。

食道で最も高頻度にみられる腫瘍は**扁平上皮癌** squamous cell carcinoma であり，他臓器でみられるものと同様の組織像を呈する。一方，下部食道のバレット食道からは**腺癌** adenocarcinoma が発生しうる。また，下部食道には胃上部に発生した腺癌が局所浸潤することがある。

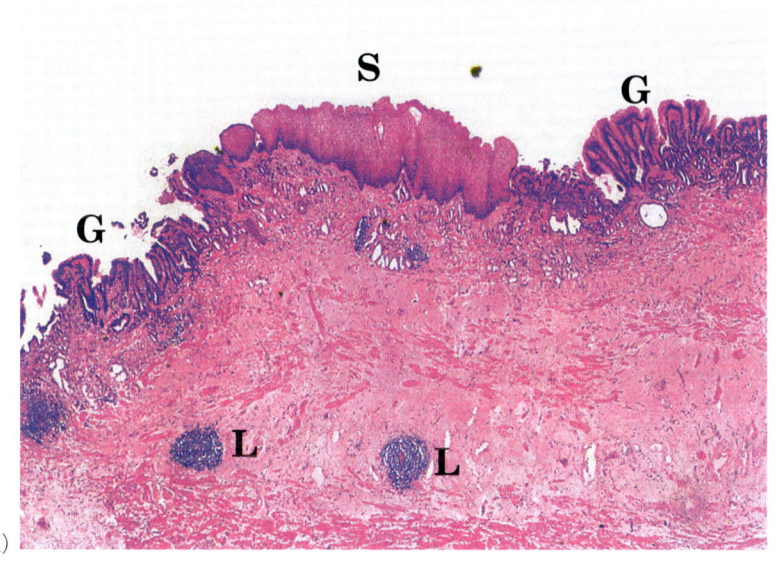

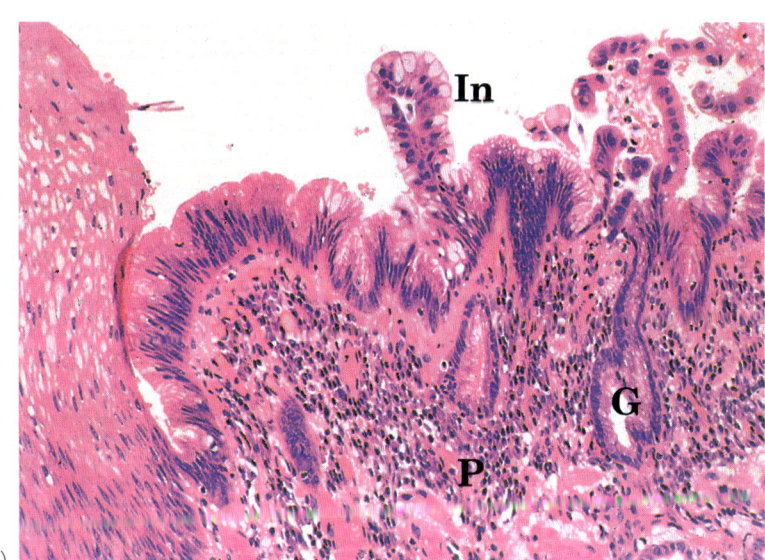

図13.6 バレット食道 Barrett's esophagus (a)低倍率，(b)高倍率

下部食道では，長期にわたる胃酸の逆流により，胃型，腸型または両者の混合した腺上皮で置き換えられる。これがバレット食道である。

図(a)は下部食道の縦断面であるが，扁平上皮 squamous epithelium（S）から突然化生型胃粘膜 metaplastic gastric epithelium（G）へ上皮が置換されている。慢性炎症を示唆するものとして，リンパ球や形質細胞が浸潤し，リンパ球の集簇像 lymphoid aggregate（L）も散見される。

図(b)に示す高倍率像では，胃型上皮 gastric epithelium（G）と腸型上皮 intestinal epithelium（In）がみられ，粘膜固有層には形質細胞 plasma cell（P）の密な浸潤を伴っている。さらに，上皮細胞には軽度異形成 low grade dysplasia が観察され，核の腫大，重積性の増大，極性の乱れも生じている（胃粘膜上皮の高度異形成 high grade dysplasia：図13.9参照）。バレット食道の患者では腺癌発生の危険度が著しく増加するが，特に異形成のある場合には顕著となる。このような理由で，内視鏡的な観察，生検が通常行われる。食道の腺癌，扁平上皮癌は，いずれも非常に予後が悪い。

胃の疾患 Diseases of stomach

胃炎 gastritis

胃に生じる炎症は急性および慢性の**胃炎**に分類される。

- **急性胃炎** acute gastritis はアスピリンやその他の抗炎症薬 anti-inflammatory drug，アルコールの過剰摂取，過度のストレスとの関連がある。
- **慢性胃炎** chronic gastritis は個別に分類され，それぞれ組織学的な特徴を示す（図13.7）。
  - **慢性感染** chronic infection：一般にヘリコバクター・ピロリ *Helicobacter pylori* 感染によるものが多い。
  - **慢性自己免疫性胃炎** chronic autoimmune gastritis：胃体部の壁細胞に対する自己抗体や悪性貧血 pernicious anemia と関連がある。
  - **慢性化学性胃炎** chronic chemical gastritis（**反応性胃炎** reactive gastritis）：特に外科手術後の胃内への胆汁の逆流や慢性のアルコール摂取とも関係がある。
  - まれではあるが，**クローン病** Crohn's disease や**移植片対宿主反応** graft-versus-host disease（GVHD），**胃流出路の閉塞** gastric outlet obstruction が胃炎の原因となることがある。

慢性胃炎は，しばしば後に消化性潰瘍 peptic ulceration を引き起こし，まれではあるが，腸上皮化生 intestinal metaplasia，異形成 dysplasia を経て，胃癌 gastric carcinoma に発展することがある（図13.9，図13.10）。

消化性潰瘍 peptic ulceration

胃の慢性消化性潰瘍 chronic peptic ulceration の組織学的な詳細については，非特異的慢性炎症の1例として第3章で解説してある（図3.2参照）。胃酸による胃壁の壊死，その壊死組織に対する急性炎症反応，間質の器質化と肉芽組織の形成，および線維性瘢痕形成が平行して起こる。ヘリコバクター・ピロリの感染はほとんどすべての慢性十二指腸潰瘍 chronic duodenal ulceration，多くの慢性胃潰瘍 chronic gastric ulceration 患者にみられ，これが完全治癒を妨げていると考えられている。このダイナミックな炎症反応の終末像は，胃酸などの傷害性因子と組織傷害に対する生体の修復反応のどちらが優勢であるかにより決定される。

慢性消化性潰瘍の合併症としては，以下の3つが挙げられる。

- **穿孔** perforaion：組織破壊がその修復機序を凌駕した場合，組織破壊は胃壁全層に急速に進行し，穿孔に至る〔図13.8(a)〕。
- **出血** hemorrhage：組織壊死が，（たとえ胃壁全層に及ばなくとも）大型の動脈が存在する深さにまで達した場合に生じる。これは左胃大網動脈領域の胃後壁潰瘍の慢性胃潰瘍が長期に持続した場合に最も高頻度に起こる。この動脈は慢性胃潰瘍病変の漿膜側に形成される線維性瘢痕部に伴走する傾向にあり，壊死による組織侵蝕が急速に進行するものと考えられる〔図13.8(b)〕。その結果，大量出血が起こり，**吐血** hematemesis あるいは**下血** melena をきたすこととなり，死に至る。
- **閉塞** obstruction：持続する組織修復により線維性瘢痕の増生が促され，最終的にはその部分の収縮や消化管壁のゆがみ，肥厚が生じる。通常，食道下端部や胃幽門部にみられることが多い。このようにして，管腔が狭小化することによって，完全あるいは不完全な**閉塞** stricture となる。潰瘍形成の過程が進行している場合は，閉塞に，潰瘍周辺を取り巻く粘膜部分に炎症性浮腫も加わってくる。

腫瘍 neoplasia

胃で最も多い悪性腫瘍は腺癌であり，**隆起した周堤潰瘍** malignant ulcer with heaped-up edge を形成するタイプ（潰瘍限局型，潰瘍浸潤型），**茸状ポリープ様** fungating polypoid tumor となるタイプ（隆起型），いわゆる"leather bottle stomach"と呼ばれる胃壁をびまん性に浸潤・増殖する diffuse infiltration タイプ（びまん浸潤型）〔**形成性胃組織炎（増殖性胃壁炎）** linitis plastica〕など，肉眼的には様々な形態を呈する。胃癌は組織学的には**腸型** intestinal type（図13.10）と**びまん型** diffuse type（図13.11）に分類される。また，胃悪性腫瘍には，**胃リンパ腫** gastric lymphoma（図13.12）や**カルチノイド腫瘍** carcinoid tumor（図13.17）も少数ながら含まれる。胃癌，胃リンパ腫とも，ヘリコバクター・ピロリ感染と関連がある。良性腫瘍としては胃腺腫 gastric adenoma があるが，これは胃ポリープ gastric polyp の一部に過ぎず，胃ポリープの大部分は炎症性あるいは再生性変化によるものである。間葉系腫瘍も胃や他の消化管に発生しうる。以前は，平滑筋腫 leiomyoma とみなされていた。しかしながら，これらの腫瘍は組織学的に類似した像を示すものの，現在では平滑筋細胞（平滑筋腫），神経細胞，樹状細胞や組織球に由来することが明らかとなった。このグループの腫瘍は gastrointestinal stromal tumor（GIST）と呼ばれている。あらゆる年代に発生しうるが，良性または悪性の性質を有する。**脂肪腫** lipoma は消化管に発生するが，しばしば粘膜下に発生してポリープ様形態を呈する。

第13章 消化管系　139

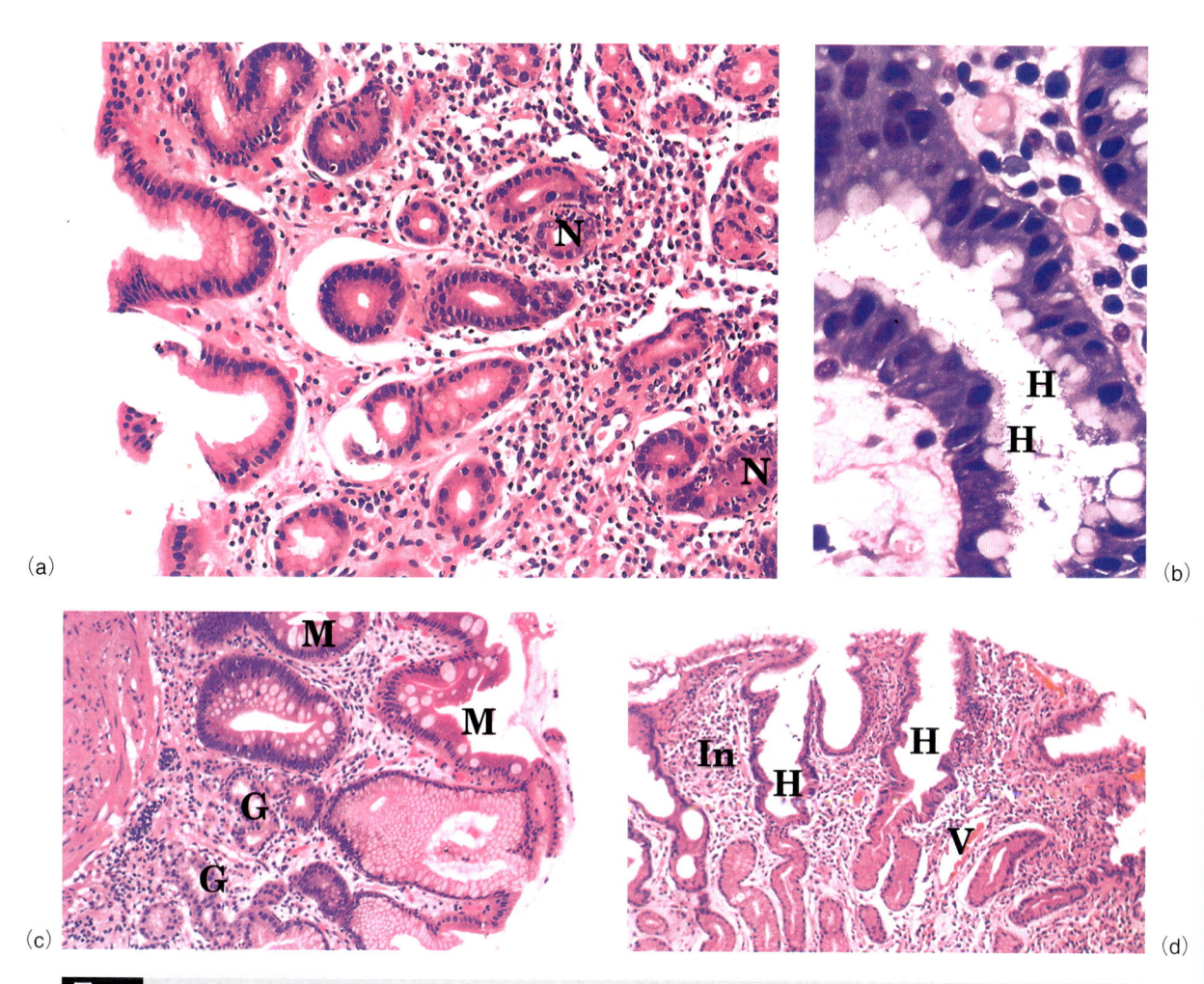

図13.7 慢性胃炎 chronic gastritis
(a)ヘリコバクター・ピロリ感染（中倍率），(b)ヘリコバクター・ピロリ感染（ギムザ染色，高倍率）
(c)自己免疫性胃炎（中倍率），(d)化学性胃炎（中倍率）

　ヘリコバクター・ピロリ *Helicobacter pylori* は，現在，慢性胃炎のもっとも一般的な原因と考えられており，胃幽門部粘膜に炎症を引き起こすのが特徴的であり，高度の胃炎を呈する症例では胃体部にまで炎症が波及する。組織学的には，図(a)に示すように，好中球や形質細胞，リンパ球，好酸球を含む炎症細胞が粘膜固有層に浸潤するのが特徴である。典型的なものは，好中球 neutrophil（N）が胃腺管上皮内に浸潤する像が観察される。ヘリコバクター・ピロリ菌体は通常の HE 染色標本でも確認可能である。このタイプの胃炎では通常，上皮に腸上皮化生 intestinal metaplasia や異形成 dysplasia がみられる。図(b)はギムザ染色の高倍率像であるが，ヘリコバクター・ピロリ菌体（H）は上皮の表面に付着しており，細菌の粘膜内侵入は特徴的ではない。

　反対に，慢性自己免疫性胃炎 chronic autoimmune gastritis は，まず初めに胃体部を侵す。胃体部から採取された粘膜〔図(c)〕では，胃粘膜の萎縮と壁細胞 parietal cell が消失している。胃底腺（G）は小型となり，粘膜全体は薄くなっている。粘膜固有層 lamina propria には主にリンパ球や形質細胞が浸潤しており，上皮は腸上皮化生 intestinal metaplasia（M）を呈するものが優勢となる。腸上皮化生粘膜では，上皮細胞は小腸にみる杯細胞 goblet cell や吸収円柱上皮 columnar absorptive cell に置換されている。慢性自己免疫性胃炎は末期には**慢性萎縮性胃炎** chronic atrophic gastritis と呼ばれるようになる。

　化学性胃炎 chemical gastritis（あるいは反応性胃炎 reactive gastritis）では，わずかな炎症細胞（リンパ球や形質細胞）の浸潤（In）が粘膜表層に認められるのが特徴的である〔図(d)〕。胃腺管頸部は過形成 hyperplasia（H）を示し，粘膜固有層の浮腫状変化と高度の血管拡張 vasodilatation（V）が特徴的である。

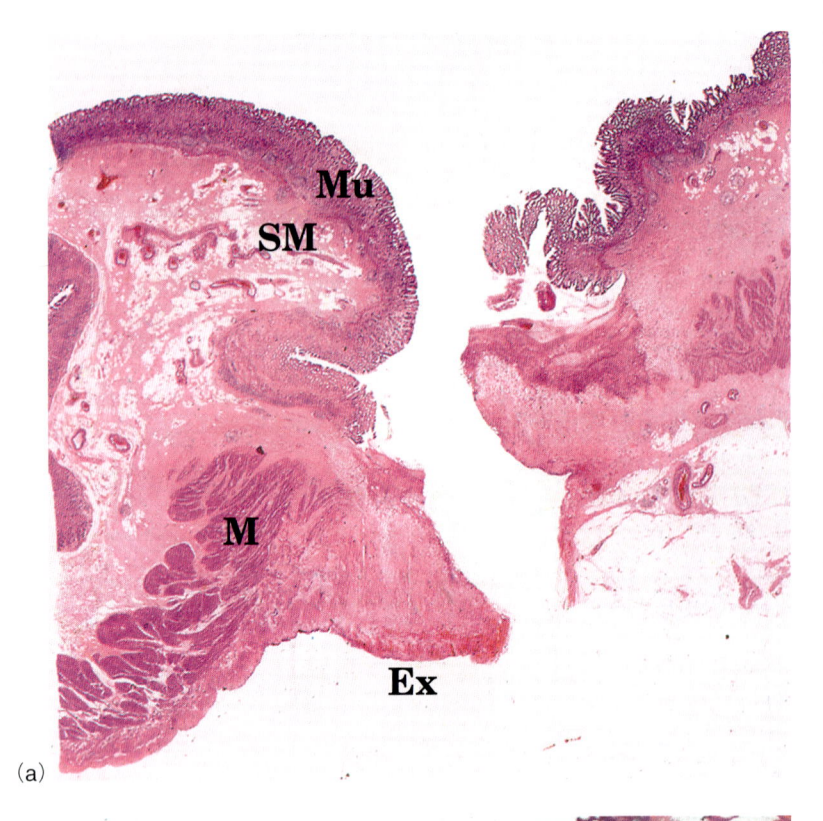

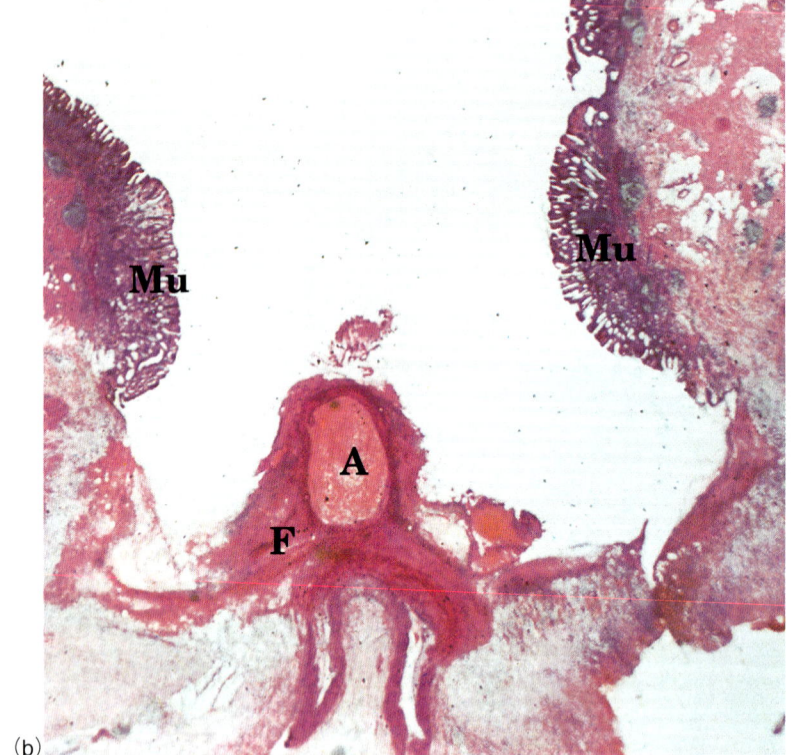

図13.8 消化性潰瘍の合併症
complication of peptic ulceration
(a) 胃潰瘍穿孔
perforated gastric ulcer（低倍率）
(b) 出血性胃潰瘍
bleeding gastric ulcer（低倍率）

　消化性潰瘍穿孔 perforation of peptic ulcer による穿孔は，胃炎や消化性潰瘍に対する効果的な医薬品の登場により，あまりみられなくなってきた。穿孔によって胃内容物が腹腔内へ流出することにより，**急性腹膜炎** acute peritonitis に陥る。穿孔性胃潰瘍では，組織壊死が胃壁全層に及び，粘膜 mucosa（Mu），粘膜下層 submucosa（SM），固有筋層 muscle layer（M）が完全に破壊される〔図(a)〕。胃漿膜面での急性炎症性滲出物 acute inflammatory exudate（Ex）より，腹膜炎 peritonitis が生じていることも明らかである。穿孔した潰瘍の辺縁は壊死組織により被われ，その下層には慢性潰瘍にみられるのと同様の急性炎症帯が認められる（**図3.2**参照）。しかし，組織破壊の進行があまりにも速いので，まだ肉芽組織や線維性瘢痕の形成はみられない。このような穿孔は十二指腸球部に最も高頻度に生じるが，ここに示した例のように胃においてもみられる。

　出血は，治療されていない慢性胃潰瘍の潰瘍底部分を走行する大型動脈の腐食によって生じる〔図(b)〕。ここの潰瘍底には，線維性瘢痕組織 fibrous scar tissue（F）によって被覆された腐食した動脈 eroded artery（A）が観察される。この血管の一部は胃酸の侵襲により壊死に陥り，大出血に至った。

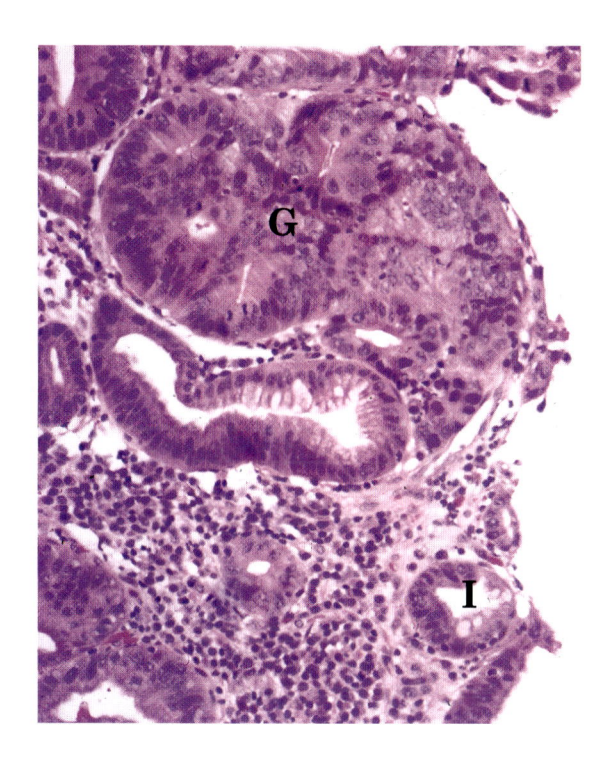

図13.9 胃異形成* gastric dysplasia（低倍率）

胃粘膜上皮の異形成 dysplasia of gastric epithelium は長期間持続する慢性胃炎と関連して発生するが，上述した3つの一般的な胃炎のいずれにも起こりうる。本図は胃粘膜の**高度異形成** high grade dysplasia（G）である。著明に不整となった胃腺管がみられ，核の腫大や核クロマチンの増量があり，上皮細胞の重積性も増加している。上皮細胞に粘液産生はほとんどみられず，細胞の極性（核の基底膜側への配列）は完全に失われている。隣接する上皮には**腸上皮化生** intestinal metaplasia（I）がみられる（**図13.7**(c)参照）。この組織像では表層上皮の一部が剥脱しているが，このような上皮の剥脱は，通常異形成上皮のいろいろな部位に発生する。正常上皮と比べて，異形成性上皮では細胞間の接着性が低下することに起因する。

図13.6(b)はバレット食道に発生した**軽度異形成** low grade dysplasia であるが，これとは反対に，本図には高度異形成が認められる。異形成はほとんどの場合，腸上皮化生とともにみられるが，この両者（異形成ならびに腸上皮化生）とも胃癌発生のリスクを増加させる。

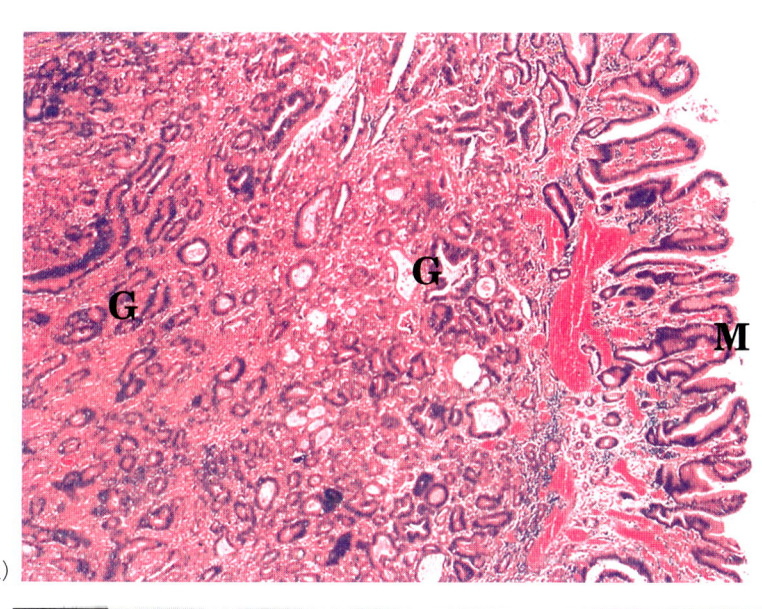

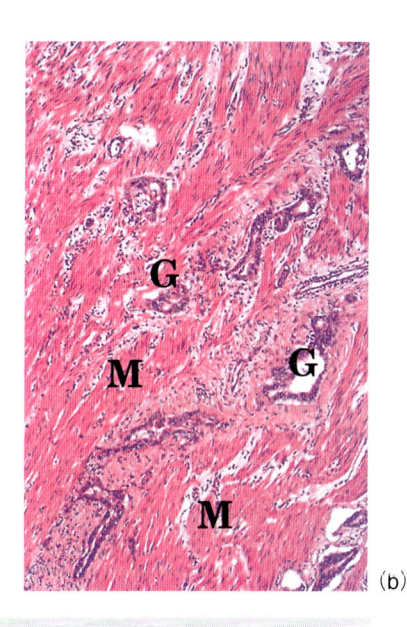

図13.10 胃癌：腸型 gastric carcinoma: intestinal type
(a)低倍率，(b)中倍率

胃腺癌 gastric adenocarcinoma のうち，**腸型**のものは高分化型 well differentiated または中分化型 moderately differentiated で，ポリープ様の腫瘍や隆起した辺縁（周堤）を有する潰瘍を形成することが多い。腸型の胃腺癌周囲粘膜には通常，腸上皮化生〔**図13.7**(c)参照〕や異形成（**図13.9**参照）が発見される。図(a)では，部分的に腸上皮化生（M）を伴う異形成性粘膜下の胃壁部分を，不整な異型腺管 abnormal gland（G）が浸潤している。図(b)では，胃壁の深部で異型腺管が固有筋層 muscularis propria（M）を浸潤している。

＊図13.9 訳註：日本では本図は上皮内癌 carcinoma in situ と診断される。

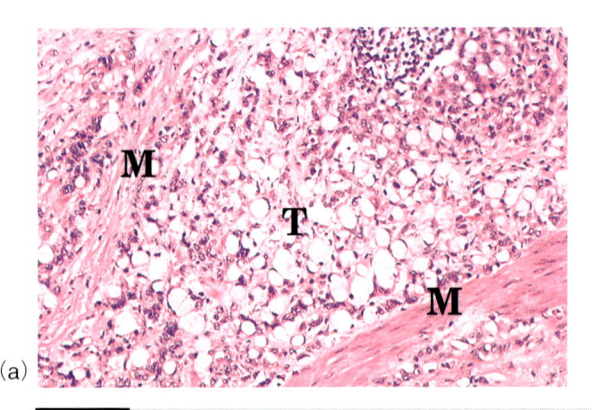

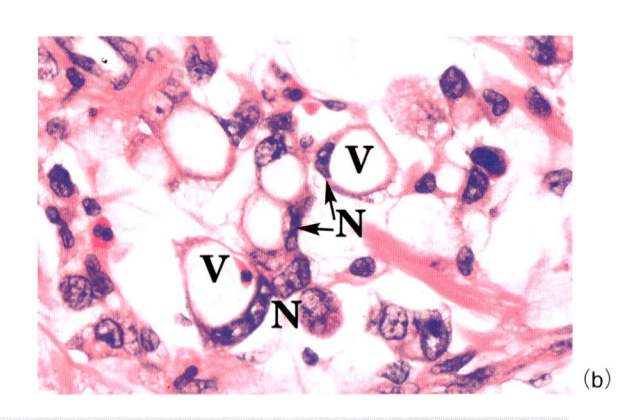

図13.11 胃癌：びまん型 gastric carcinoma: diffuse type
(a)中倍率，(b)高倍率

びまん型の胃癌は低分化型腺癌 poorly differentiated adenocarcinoma で，腺管形成はわずかか，ほとんどみられない。これらは，**形成性胃組織炎** linitis plastica のように，胃壁内をびまん性に浸潤する傾向にある。図(a)では，腫瘍細胞 tumor cell（T）は平滑筋束 bundle of smooth muscle（M）の間を浸潤し，びまん性にシート状配列を形成している。高倍率の図(b)には**印環細胞** signet ring cell がみられるが，この名称は，細胞質が粘液の充満した空胞 mucin-filled vacuole（V）で満たされ，これによって核 nucleus（N）が辺縁に押しやられ，印環様にみえることで付された。低分化腺癌における細胞の多形性 cellular pleomorphism は，図13.10(b)に示した高分化型の腸型腺癌と比べて，非常に高度であることに注目されたい。また，大量の細胞外粘液 extracellular mucin を産生する胃癌は「**粘液性腺癌（粘液癌）** mucinous adenocarcinoma」に進展する。

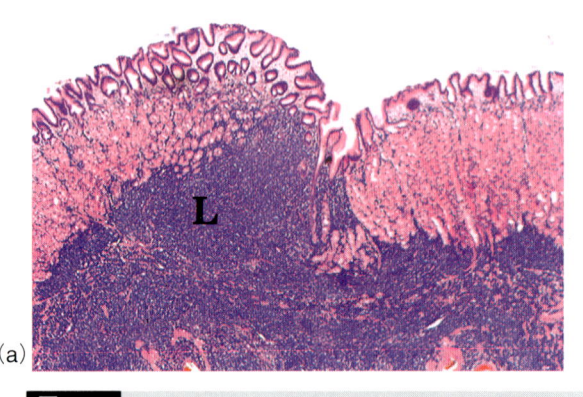

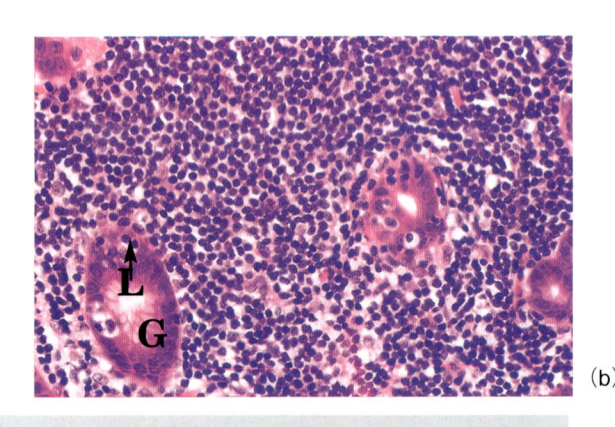

図13.12 胃・小腸リンパ腫 gastrointestinal lymphoma
(a)低倍率，(b)高倍率

リンパ腫 lymphoma は胃悪性腫瘍のうち第2番目（胃全体の約5％）に多くみられる疾患で，小腸においても第3番目である。一方，大腸や食道でのリンパ腫はまれである。胃・小腸に発生する典型的なリンパ腫は MALT（**M**ucosal **A**ssociated **L**ymphoid **T**issue）**型リンパ腫** MALToma である。胃に発生するリンパ腫は肉眼的には腺癌と区別が困難であるが，小腸に発生するリンパ腫はしばしば腸管壁のびまん性肥厚をきたすので鑑別が容易である。上述したように，胃リンパ腫はヘリコバクター・ピロリ感染との関係がしばしばみられ，ヘリコバクター・ピロリを除菌することによって腫瘍が縮小する。

図(a)は胃リンパ腫（MALT型リンパ腫）の低倍率像であるが，視野の中心〜左にかけてはびまん性，シート状に増殖する小型・濃染性の異型リンパ球が胃粘膜を置換しており，他の部位では胃腺管の間を浸潤している。高倍率像の図(b)では，比較的均一に増殖する異型リンパ球がみられる。また，典型的な**リンパ上皮病変** lymphoepithelial lesion もみられ，2つの胃腺管 gastric gland（G）の上皮内に異型リンパ球（L）が浸潤している。MALT 型リンパ腫の異型リンパ球は通常小型で，**胚中心細胞** centrocyte に類似している。高悪性度リンパ腫 high grade lymphoma は大型の異型リンパ球により構成され，MALT型リンパ腫の形質転換 transformation によって，あるいは de novo に発生する。高悪性度の胃リンパ腫は，リンパ節に発生するびまん性大細胞型リンパ腫 diffuse large cell lymphoma と同じ組織像である（第16章参照）。

小腸と虫垂の疾患 Diseases of small intestine and appendix

小腸原発の炎症性疾患は**セリアック病** celiac disease（図13.13）と**クローン病** Crohn's disease（図13.16）を除いてはまれである。**虫垂炎** appendicitis（図13.15）はよくある病気で，急性炎症の典型例である。**ジアルジア症** giardiasis（図13.14）は小腸の炎症のなかでは，普通の感染原因となっている国もある。

原発性腫瘍は小腸や虫垂ではまれであるが，**神経内分泌〔カルチノイド〕腫瘍** neuroendocrine〔carcinoid〕tumor（図13.17）と**リンパ腫** lymphoma（図13.12）は例外である。リンパ腫は胃のリンパ腫と類似する。神経内分泌腫瘍とまれに腺腫が虫垂内に発生する。腺腫は大腸腺腫と同じ像である。しかしながら解剖学的な制約で，粘液産生腺腫は産生した粘液で虫垂を拡張させ，**粘液瘤** mucocele あるいは**粘液性嚢胞腺腫** mucinous cystadenoma を形成する。これらの腫瘍の悪性化は非常にまれである。

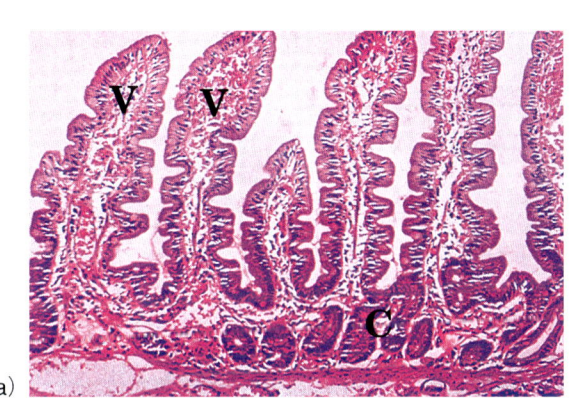

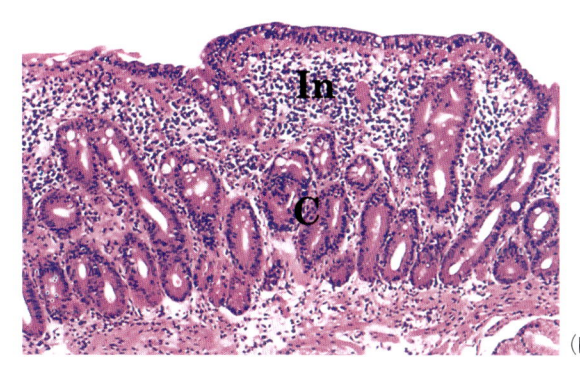

図13.13 セリアック病
celiac disease (gluten enteropathy)
(a)正常空腸粘膜（中倍率）
(b)萎縮した空腸粘膜（中倍率）
(c)萎縮した空腸粘膜（高倍率）

グルテン（小麦，ライ麦，大麦の構成成分）への過敏症は**セリアック病**を引き起こす。この病変は小腸粘膜の絨毛が不完全あるいは完全な萎縮に陥り，そのため粘膜は平坦化し，重篤な吸収能力の低下をもたらす。臨床的には**吸収不良症候群** malabsorption syndrome となり，体重減少と**脂肪便** steatorrhea （吸収されない脂肪を含む下痢）がみられる。

診断は普通十二指腸あるいは空腸生検で確定される。図(a)は正常回腸粘膜で絨毛 villi（V）と短い陰窩 crypt（C）がみられる。

図(b)のセリアック病ではリンパ球と形質細胞の浸潤 infiltration（In），絨毛の消失（絨毛萎縮）と陰窩の過形成（延長）hyperplasia (elongation) of crypt（C）がある。結果として平坦な小腸粘膜となる。

図(c)の高倍率像では優勢な形質細胞 plasma cell（P）が粘膜固有層にあり，**上皮内リンパ球** intraepithelial lymphocyte（L）の増加が特徴的である。このリンパ球は主にT細胞でグルテンに対する細胞性免疫反応を示している。グルテンを含まない食事に代えることで，最終的には絨毛のある正常粘膜に回復する。正常粘膜への回復は診断確定に重要である。なぜならば別の原因による炎症や感染（図13.14参照）が同様な組織像をもたらすからである。

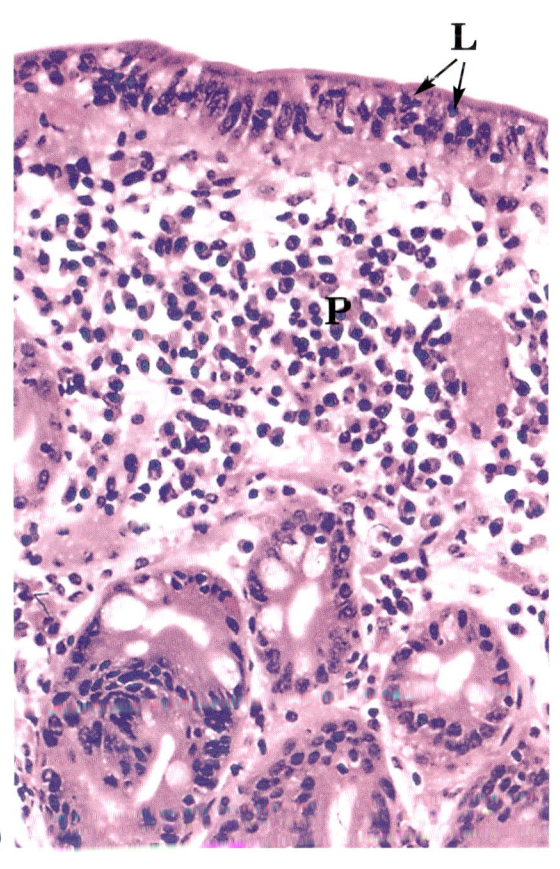

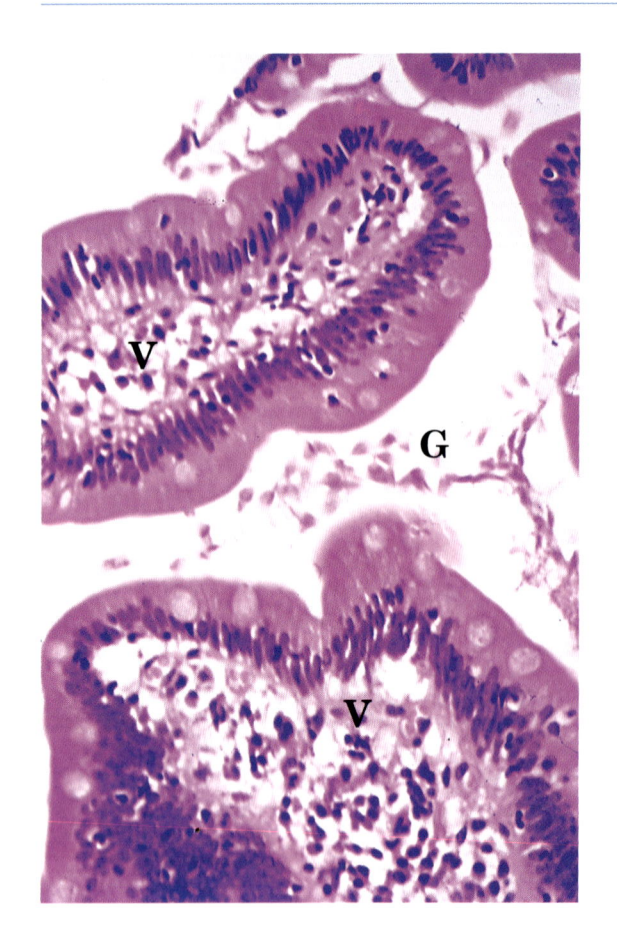

図13.14 ジアルジア症 giardiasis（高倍率）

ランブル鞭毛虫 *Giardia lamblia* は原虫による感染性下痢の一般的な原因である。原虫は汚染された給水を通じて広がり，病気は施設に入居した患者や免疫不全状態の患者に特によくみられる。小腸生検により診断はしばしば下される。

この高倍率の病理像でジアルジア（ G ）は小腸絨毛（ V ）の表面や間にみられる。原虫には核が2つあり，鞭毛をもっているが，この拡大でははっきりしない。小腸粘膜は実際には正常のようにみえるが，粘膜固有層に炎症があり，絨毛が棍棒状にあるいは平坦になり，セリアック病でみられるような絨毛となる（図13.13参照）。

図13.15 急性虫垂炎* acute appendicitis　▶図は次ページ
(a)早期急性虫垂炎（中倍率），(b)晩期急性虫垂炎（中倍率）
(c)確立期急性虫垂炎の終末像（高倍率），(d)壊疽性虫垂炎（中倍率）

虫垂の急性炎症は最も一般的な外科の緊急手術の対象である。初期病変は図(a)にみられるように粘膜の潰瘍 ulceration（ U ）で，フィブリン・化膿性炎症性滲出物 fibrinopurulent inflammatory exudate（ Ex ）が潰瘍の上部を被っている。また化膿性滲出物 purulent exudate（ P ）が腔内にみられる。この段階では患者はぼんやりした中心部の腹痛を経験する。

病変が進行すると，炎症は虫垂壁全層に波及し，粘膜の潰瘍は図(b)に示すようにさらに広がっていく。既存の粘膜の正常腺管 normal mucosal gland（ G ）は減少し，多数の好中球が粘膜下層 submucosal layer（ SM ）から筋層 muscle layer（ M ）を越えて漿膜 serosa（ S ）まで浸潤する。漿膜の一部で線維素性滲出物 fibrinous exudate（ F ）が漿膜表面で形成される。この**腹膜炎** peritonitis は右腸骨窩 right iliac fossa の壁側腹膜まで波及し，急性虫垂炎の典型的な臨床像と対応し，痛みも局所から右腸骨窩に広がる。たとえ虫垂壁を通して広がる炎症が1ヵ所に限局していても，腹膜の滲出物は虫垂と虫垂間膜の漿膜面の大部分を被う。

図(c)の高倍率では急性炎症性細胞浸潤が虫垂壁の筋層内にみられる。炎症性細胞浸潤は主に好中球 neutrophil（ N ）からなる。平滑筋線維 smooth muscle fiber（ M ）は炎症性浮腫により広がっている。

炎症が高度に持続すると，虫垂壁は筋層の広範な壊死をきたし（**壊疽性虫垂炎** gangrenous appendicitis），虫垂穿孔が起こりやすくなり，そうなるとより広範な腹膜炎を伴うことになる。この像を図(d)に示す。赤く染まる筋層（ M ）が壊死 necrosis を起こした部分（ N ）まで確認することができる。虫垂穿孔は切迫しており，この部分ではほぼ確実に起こると思われる。膿 pus（ P ）は虫垂腔を満たしているが，穿孔により，腹腔内に排出される。そうなるとより重篤な広範な化膿性腹膜炎を起こす。適当な治療をしないと穿孔の合併症として虫垂膿瘍，横隔膜下膿瘍，敗血症，ショック，そして死が確実なものとなる。

*訳註：日本では虫垂炎は通常
　カタル性虫垂炎 catarrhal appendicitis〔図(a)〕
　蜂窩織炎性虫垂炎 phlegmonous appendicitis〔図(b)(c)〕
　壊疽性虫垂炎〔図(d)〕
に亜分類されている。

第13章 消化管系 145

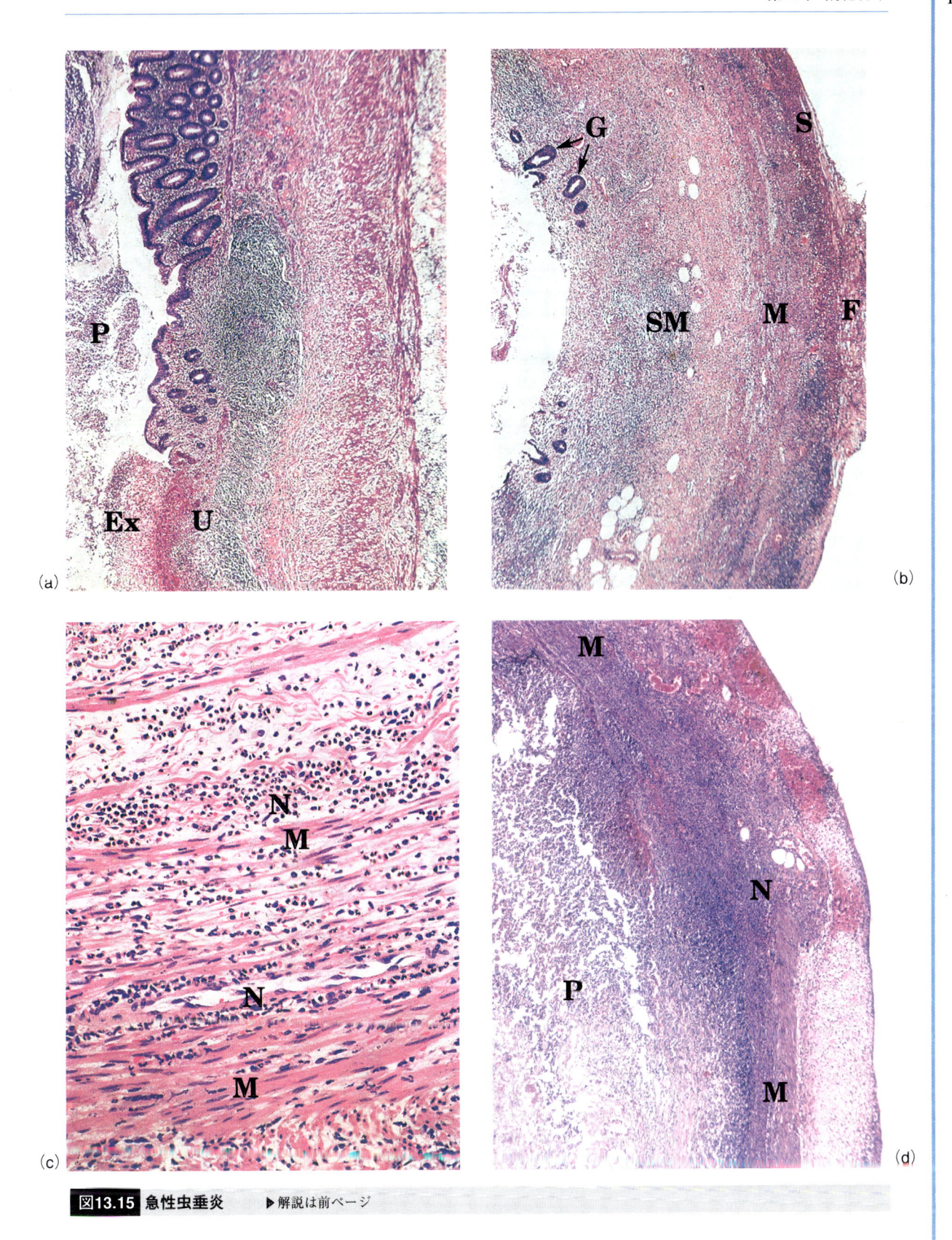

図13.15 急性虫垂炎　　▶解説は前ページ

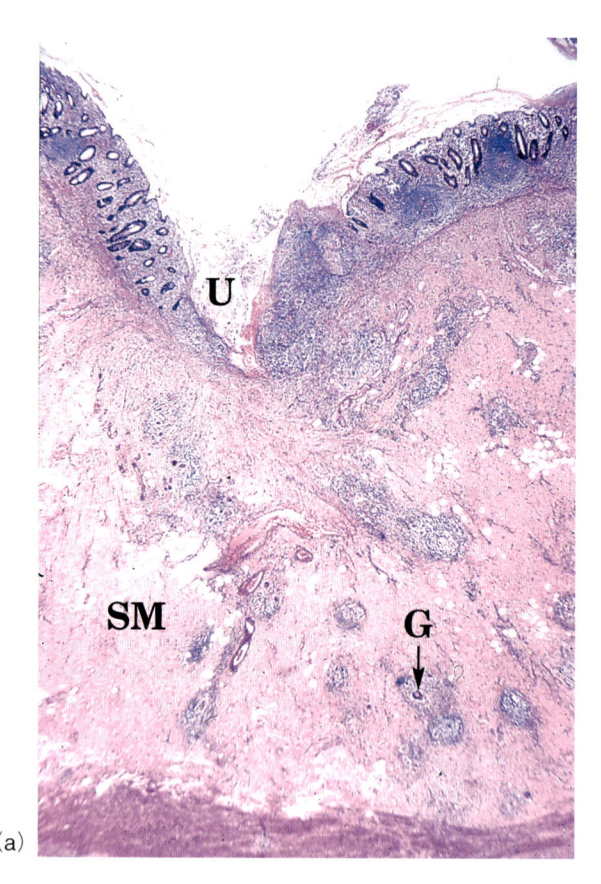

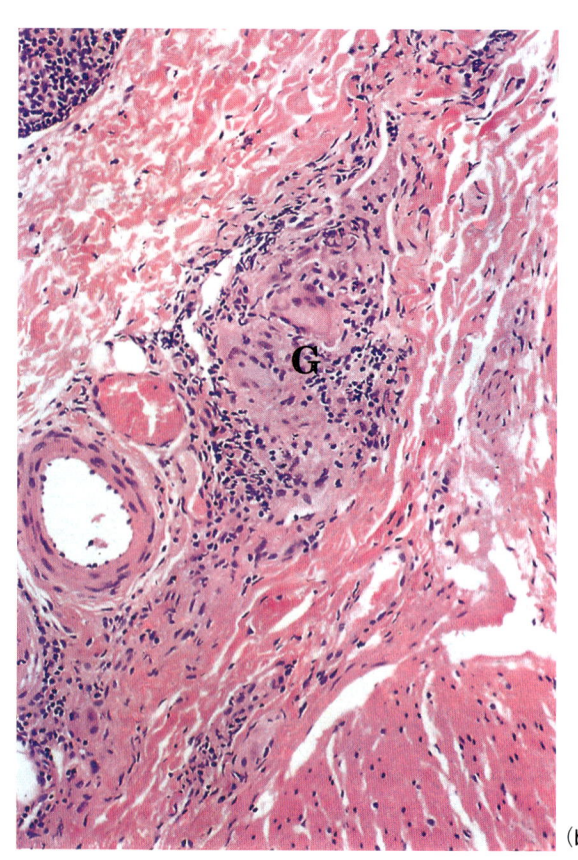

図13.16 クローン病 Crohn's disease
(a)裂溝状潰瘍 fissured ulcer（中倍率），(b)クローン肉芽腫 Crohn's granuloma（高倍率）

　クローン病は原因不明の慢性炎症性疾患で，主に小腸，特に回腸末端部を障害する。しかしまた大腸や肛門，時には上部消化管を障害する。大腸において，クローン病は臨床的に潰瘍性大腸炎と鑑別が難しく，肛門においては裂肛あるいは痔瘻との鑑別が困難である。クローン病は斑状に分布し，短い病変部の間に正常小腸が介在する（**飛び石病変** skip lesion）。

　図(a)に示すように，障害された小腸部は壁が肥厚する。これは粘膜下（SM）の著明な浮腫と炎症のためである。この浮腫は肉眼的に典型的な「敷石状外観 cobblestone appearance」をつくる。敷石状外観はドーム状に腫大した粘膜と粘膜下が，狭い**裂溝状潰瘍** fissured ulcer（U）によりつくられた直線的な陥凹が十文字に交差することによりつくられる。図(a)にはまた，クローン病の特徴的な別の2つの像をみることができる。その1つの慢性炎症性変化は**全層性** transmural である（すなわち粘膜から漿膜までのすべての層を障害する）。もう1つは巨細胞をしばしば伴う肉芽腫 granuloma（G）が全層にみられることである。粘膜下の肉芽組織を図(b)に示した。クローン病における肉芽腫は類上皮マクロファージと巨細胞の疎な集合体であり，結核やサルコイドーシス sarcoidosis にみられるしっかり限局した肉芽腫ではない。このような肉芽腫は傷害された腸管から流れ込むリンパ節内にもみられる。長期間の腸管全層性炎症は広範な線維化をもたらし，それは腸管閉塞を起こす。また深い裂溝状潰瘍は瘻孔形成の素地となる。瘻孔もクローン病によくみられる合併症である。

第13章 消化管系

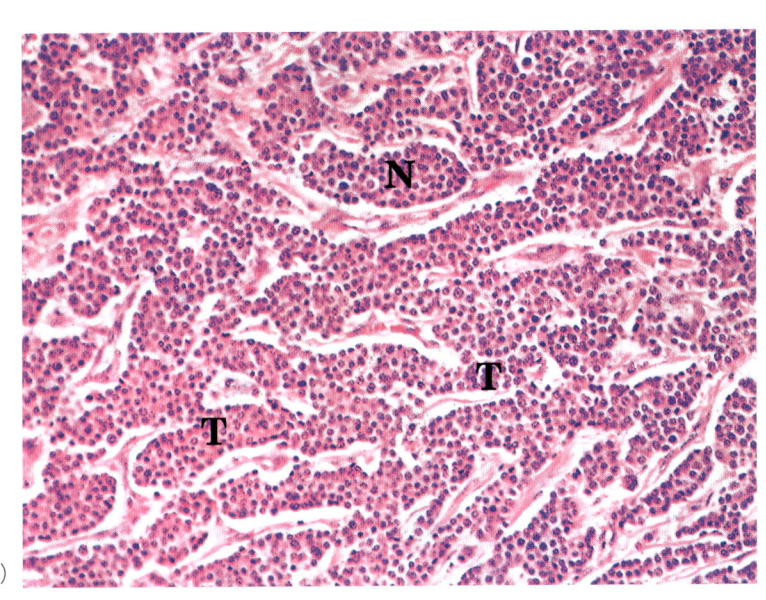

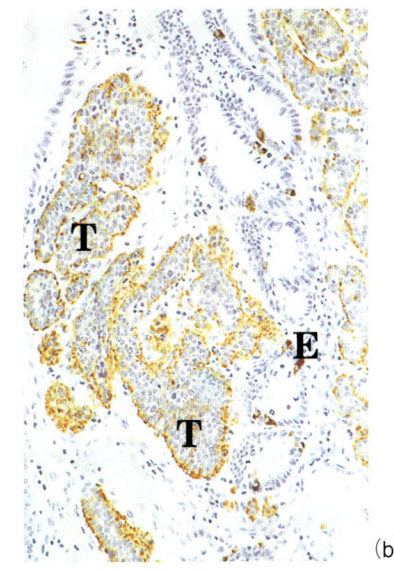

図13.17 消化管神経内分泌腫瘍（消化管カルチノイド腫瘍）
gastrointestinal neuroendocrine tumor (gastrointestinal carcinoid tumor)
(a)HE染色（中倍率），(b)クロモグラニン染色（高倍率）

　これらの腫瘍は胃，小腸，虫垂，膵臓，肺，まれには食道，大腸，胆道にみられる。大部分は局所的に浸潤するが転移することもある。腫瘍は神経内分泌細胞から発生し，いろいろなホルモンを分泌する。例えば**セロトニン** serotonin は**カルチノイド症候群** carcinoid syndrome の原因となる。またインスリンやグルカゴンは膵臓のカルチノイドから分泌される。

　発生部位や分泌物が異なっていても組織像は非常によく似ていて，図(a)に示すように，腫瘍細胞は胞巣 nest（N）と索状 trabecula（T）で，腺構造あるいはびまん性の細胞のシートを形成する。腫瘍細胞は特徴的で小型，均一で丸い核で細かな染色質 chromatin と好酸性の顆粒状の細胞体をもっている。免疫組織化学染色では細胞内にホルモン産生物を明らかにできる。図(b)では，十二指腸の腫瘍細胞（T）は**クロモグラニンA** chromogranin A に対する免疫染色で陽性である。クロモグラニンA は分泌顆粒内で発見された蛋白である。正常の神経内分泌細胞が同様に陽性に染色されていて，近接する正常十二指腸上皮 normal duodenal epithelium（E）内に散見されることも観察すべきである。

大腸の疾患 Diseases of large intestine

　結腸と直腸は各種ウイルス，細菌，寄生虫感染に曝されるが，これらは通常病期が短く，微生物学的方法で診断が確定する。例外なのが**アメーバ性大腸炎** amebic colitis で重要である（図4.25参照）。この疾患は生検材料の組織検索によってのみ診断されることが多い。**潰瘍性大腸炎** ulcerative colitis（図10.19）は最も重要な大腸の慢性再発性炎症性疾患である。慢性の下痢の原因として最近見つかった疾患は**膠原性大腸炎** collagenous colitis と**リンパ球性（顕微鏡性）大腸炎** lymphocytic (microscopic) colitis である（図13.18）。

　大腸管腔内圧の上昇は残渣の少ない食餌により起こり，このため粘膜が嚢胞状に大腸壁の固有筋層を貫いて突出することとなる。こうして形成された憩室は炎症により**憩室炎** diverticulitis（図13.23）を起こし，重篤な続発症をもたらす。

　大腸は腸間膜動脈の血栓や塞栓による閉塞のため梗塞に陥ることがある。またヘルニアによる絞扼や**捻転** volvulus による静脈性梗塞のほうが高頻度である（図10.5参照）。

　大腸ポリープは高頻度にみられる。最も多いのは**過形成性ポリープ** hyperplastic polyp（図13.20）で，腫瘍よりは反応性病変と考えられている。頻度は低いが，非腫瘍性ポリープで潰瘍性大腸炎にみられる**炎症性偽ポリープ** inflammatory pseudopolyp〔図13.19(a)〕，あるいはポリープ状過誤腫である**ポイツ-イェーガース・ポリープ** Peutz-Jeghers' polyp がある。良性腫瘍性ポリープでは，**管状腺腫** tubular adenoma，**絨毛腺腫** villous adenoma，**管状絨毛腺腫** tubulovillous adenoma があり（図13.21），3種類の腺腫すべてが悪性転化の危険性を有している。

　結腸と直腸の悪性腫瘍は高頻度で，その大部分は**腺癌** adenocarcinoma（図13.22）で，多くが組織学的に明瞭な腺管構造を示す中分化腺癌である。肛門管は扁平上皮で被われており，**扁平上皮癌**（図7.14参照）が時に発生する。また下部直腸の腺癌が肛門管を局所的に浸潤することもある。

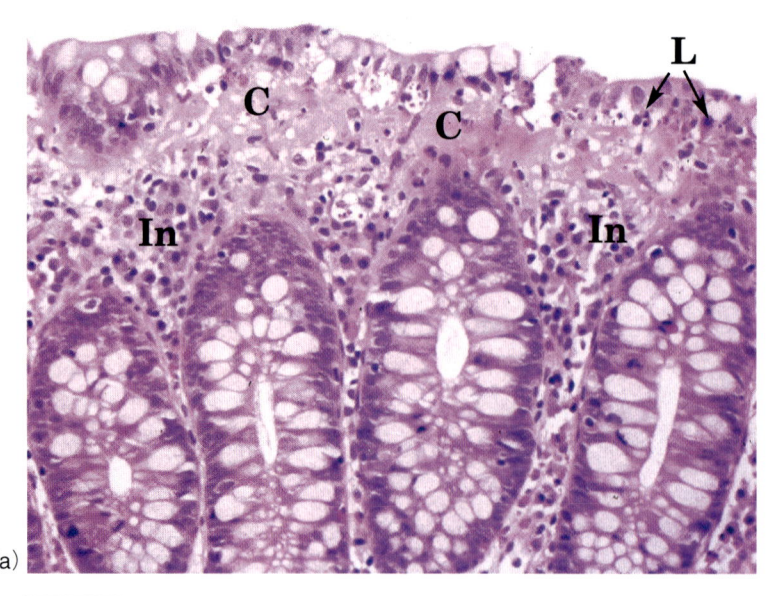

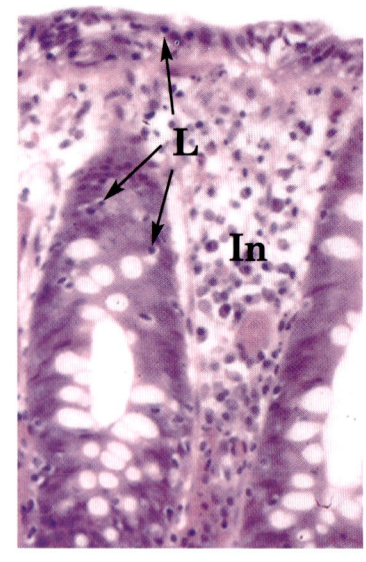

図13.18 膠原性大腸炎とリンパ球性大腸炎 collagenous colitis and lymphocytic colitis
(a)膠原性大腸炎（高倍率），(b)リンパ球性大腸炎（高倍率）

最近確立されたこの2つの疾患は慢性の非出血性水様性下痢を起こすが，大腸内視鏡では正常にみえる。2つの疾患には多くの類似点があるが，両者の正確な関係は現時点では分かっていない。原因も分からないが，免疫学的な原因が考えられている。**膠原性大腸炎**は図(a)に示すように中年〜高齢の女性にみられる疾患である。特徴的なのは集積した**膠原** collagen（C）が上皮基底膜直下に沈着することである。粘膜固有層には炎症（In）があり，炎症性細胞と赤血球が膠原集積層の中に取り込まれている。表層上皮には上皮内リンパ球 intraepithelial lymphocyte（L）が増加している。病変は大腸全体に斑状に分布し，遠位結腸と直腸では一般的に病変はあまり顕著ではない。図(b)に示す**リンパ球性大腸炎**（または**顕微鏡性大腸炎** microscopic colitis）は男女に起こり全大腸にみられる。典型的な像として，表層上皮と腺管の上皮内リンパ球（L）の著明な増加があり，表層上皮の変性像を伴っている。粘膜固有層にも炎症性細胞（In）が浸潤している。病像は実際に膠原性大腸炎と類似するが，膠原集積層が欠けている。

図13.19 潰瘍性大腸炎 ulcerative colitis　▶図は次ページ
(a)偽ポリープ形成のある活動期病変（低倍率），(b)急性期病変（高倍率），(c)非活動期病変（高倍率）

潰瘍性大腸炎は慢性反復性炎症性疾患で，大腸を傷害し原因は不明である。この疾患は必ず直腸を障害するが，通常近位側に広がり全結腸を侵す。時には貧血，関節炎やブドウ膜炎などの全身症状を伴うことがある。

活動期では粘膜には急性炎症があり，粘膜固有層には好中球浸潤がみられ，大腸腺管腺腔内の好中球浸潤は**陰窩膿瘍** crypt abscess を形成する。粘膜の潰瘍が起こるが，クローン病の裂溝状潰瘍（図13.16参照）より浅いものである。

重篤な症例では，図(a)に示すように大腸全長にわたり潰瘍が形成される。潰瘍形成はこの領域の粘膜と粘膜下組織の大部分を破壊しているのが観察される。潰瘍を免れた粘膜が孤立した島状に取り残され，急性・慢性炎症のために腫大し，大腸腺管（G）が残存している。周囲の潰瘍領域から突出したこの無潰瘍の領域はいわゆる**炎症性偽ポリープ** inflammatory pseudopolyp を形成する。重症度や広がりにも関わらず，炎症や潰瘍病変は主に粘膜と粘膜下に限局し，固有筋層 muscularis（M）は障害されない。炎症性変化は腸管壁全体に及ばず，これはクローン病との鑑別に有効な組織像である。図(a)の腹膜側滲出物 peritoneal exudate（Ex）がみられるが，これは外科的機器により穿孔が起こったためのもので，真の壁貫通性炎症のためではない。

図(b)は慢性炎症性活動期の急性像を示したもので，すなわち陰窩膿瘍 crypt abscess（A）が腺管内に存在し，粘液をもった杯細胞が減少し，粘膜固有層には好中球と慢性炎症性細胞がみられる。

急性増悪期の間の非活動期においては，初期の重篤な炎症や潰瘍に傷害された粘膜には慢性炎症と修復像が混在して観察される。図(c)は非活動期の粘膜生検像を示す。粘膜固有層 lamina propria（LP）はリンパ球と形質細胞に浸潤されている。大腸腺管では粘液を分泌する杯細胞の数が減少しているが，本図ではそれは主な所見ではなく，上皮細胞の軽度の反応性変化がみられる。陰窩は短く分岐 branch（B）がよくみられる。

炎症，潰瘍と上皮の再生が反復して起こると，永続的に刺激を受けた上皮に異形成が発生する。この因子は長い潰瘍性大腸炎の病歴をもった患者に高率に発生する大腸腺癌の要因になっている。

第13章 消化管系 149

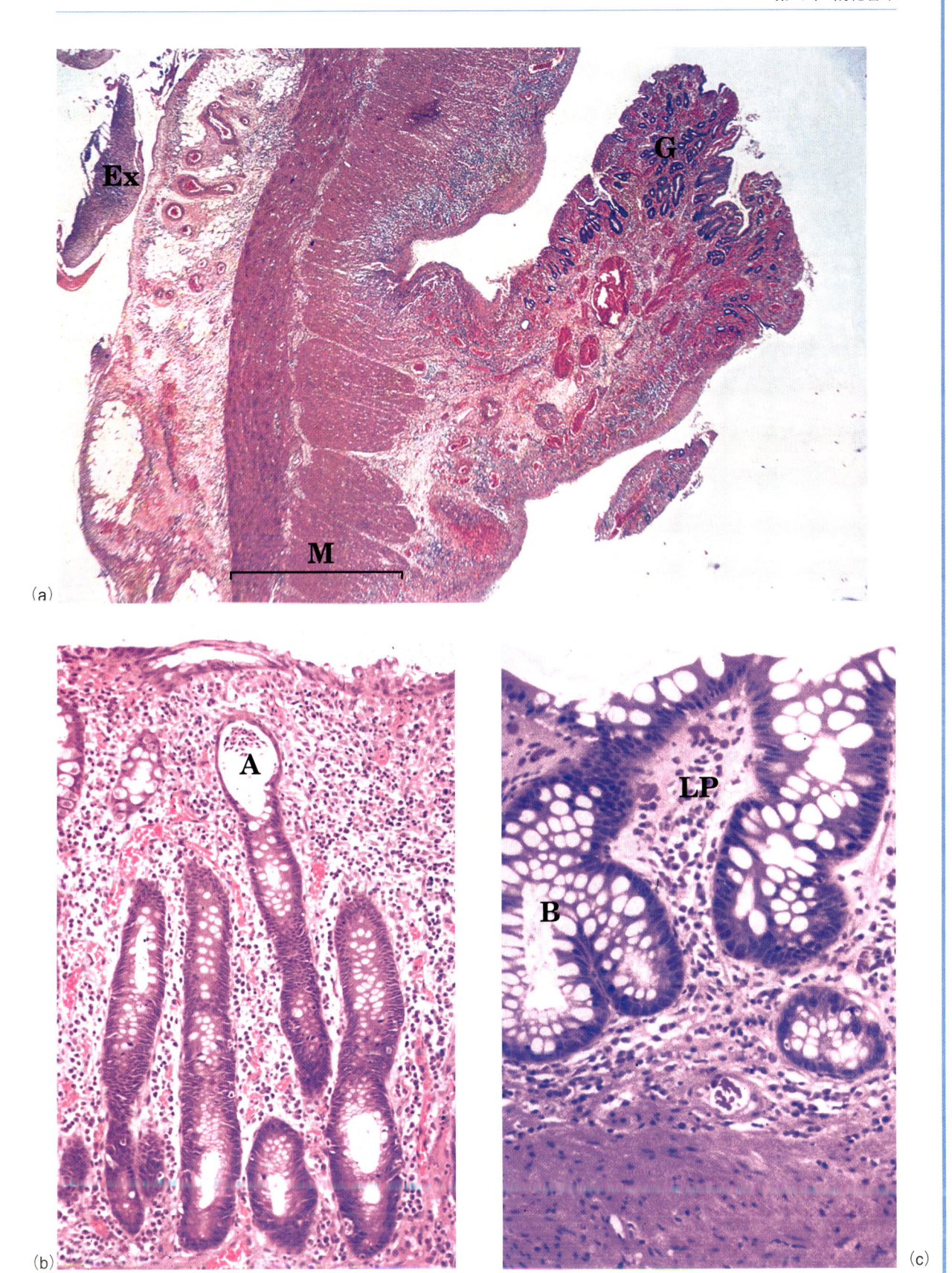

図13.19 潰瘍性大腸炎　▶解説は前ページ

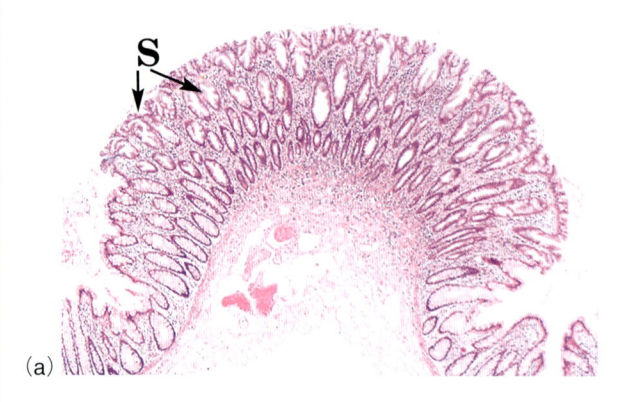

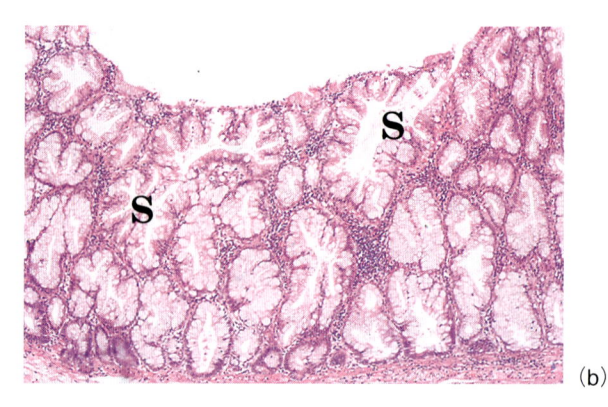

図13.20 過形成性ポリープ hyperplastic polyp
(a)低倍率,(b)中倍率

　過形成性ポリープは大腸の腫瘍性ポリープ(図13.21)を数ではるかにしのいでいる。過形成性ポリープは通常小さく,しばしば多発し,時には出血する。また腫瘍性ポリープや悪性腫瘍と合併するが,過形成性ポリープ自体に悪性化はない。図(a)の低倍率では過形成性ポリープは特徴的な鋸歯 sawtooth 状の輪郭(S)をもつ陰窩から成り立っている。鋸歯状輪郭は中倍率の図(b)でも観察される。わずかに密度が高い,すなわち過形成であることを除けば,陰窩を被う上皮細胞は正常腺管上皮に近い形態で,腫瘍性ポリープの上皮細胞と対比して異形成は全く示さない。

図13.21 大腸腺腫性ポリープ colonic adenomatous polyp　▶図は次ページ
(a)管状腺腫:大腸腺腫症(低倍率),(b)絨毛腺腫(低倍率)
(c)管状絨毛腺腫(低倍率),(d)絨毛腺腫(高倍率)

　大腸の良性腫瘍性ポリープは3つの組織像に大別される。すなわち,**管状腺腫** tubular adenoma,**絨毛腺腫** villous adenoma,**管状絨毛腺腫** tubulovillous adenoma である。
　管状腺腫は通常有茎性ポリープ様病変で,腺腫そのものは正常組織からなる狭い茎で粘膜とつながっている。腺腫は異型のある大腸上皮からなり,真直ぐな管状腺管構造をとる。肉眼所見では腫瘍は平滑,あるいはわずかに凹凸のある表面をしている。管状腺腫は単発あるいは多発する。**家族性大腸腺腫症** familial polyposis coli の名前で知られている遺伝疾患では,無数の管状腺腫が大腸全体に発生し,腺腫から腺癌への変換が強く起こる傾向がある。
　図(a)には家族性大腸腺腫症患者の大腸の一部で,2個の管状腺腫(T)が示されている。暗く染色された腺腫塊は茎によって下の正常粘膜とつながっているのが観察され,その茎は正常の粘膜と粘膜下が単に伸びただけである。
　絨毛腺腫は有茎性よりは無茎性が多く病変基部は広く,上皮細胞がわずかな結合組織からなる間質に支えられて,狭いシダの葉状の増殖を示し,肉眼上も組織学的にも乳頭状の形態を示す。典型的な無茎性絨毛腺腫を図(b)に示す。
　多くの,時間を経た腺管腺腫は部分的に絨毛状の組織像を特に表層部で示すようになる。しかしながら(有茎性であれ無茎性であれ)病変の全体像は純粋な管状腺腫に類似する。そのような腺腫を管状絨毛腺腫と呼ぶ。図(c)に示す症例では,茎は正常の大腸型粘膜に被われているのが観察され,濃染した異型上皮からなる腺腫とは対照的である。
　細胞学的には腺腫の3つの亜型は軽度〜高度までの様々な程度の**異型**を示す。図(d)の高倍率で示す大腸腺腫の異型は,絨毛腺腫の症例である。細胞は腫大し密に増殖し,大きな多型を示す核をもち,核・細胞質比は増加し基底部に核が並び,分裂像が増加している(**図7.1**参照)。定義として,腺腫は浸潤の証拠を示さない。
　上記のすべての型の腺腫は悪性化し浸潤腺癌に発育する潜在能力がある。悪性化は他の型に比べ絨毛腺腫に頻度が高く,また異型の程度が増加するにしたがって悪性化の可能性が増加する。

第13章 消化管系 151

(a)

(b)

(c)

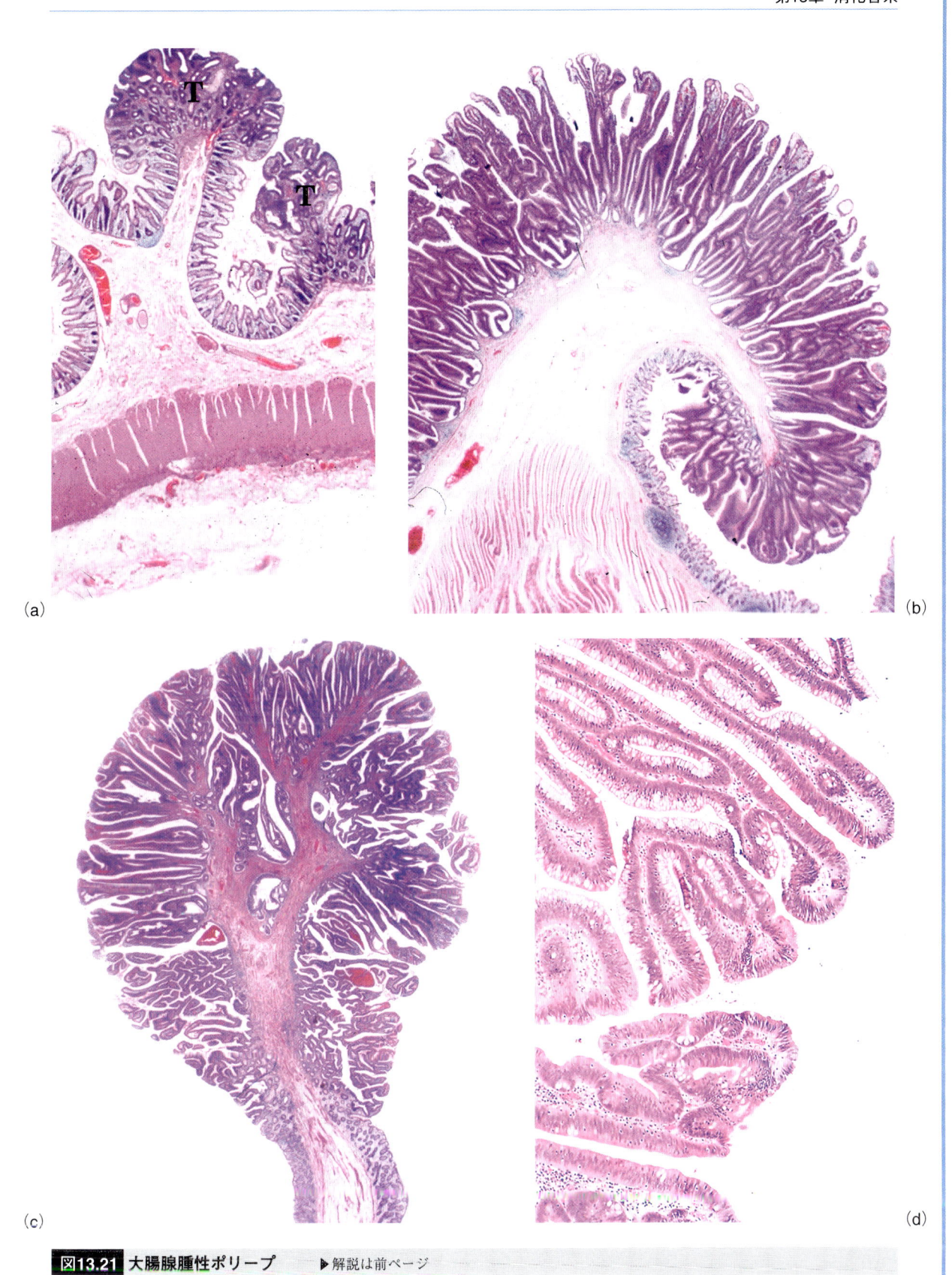

(d)

図13.21　大腸腺腫性ポリープ　　▶解説は前ページ

第2部　器官の病理組織学

152

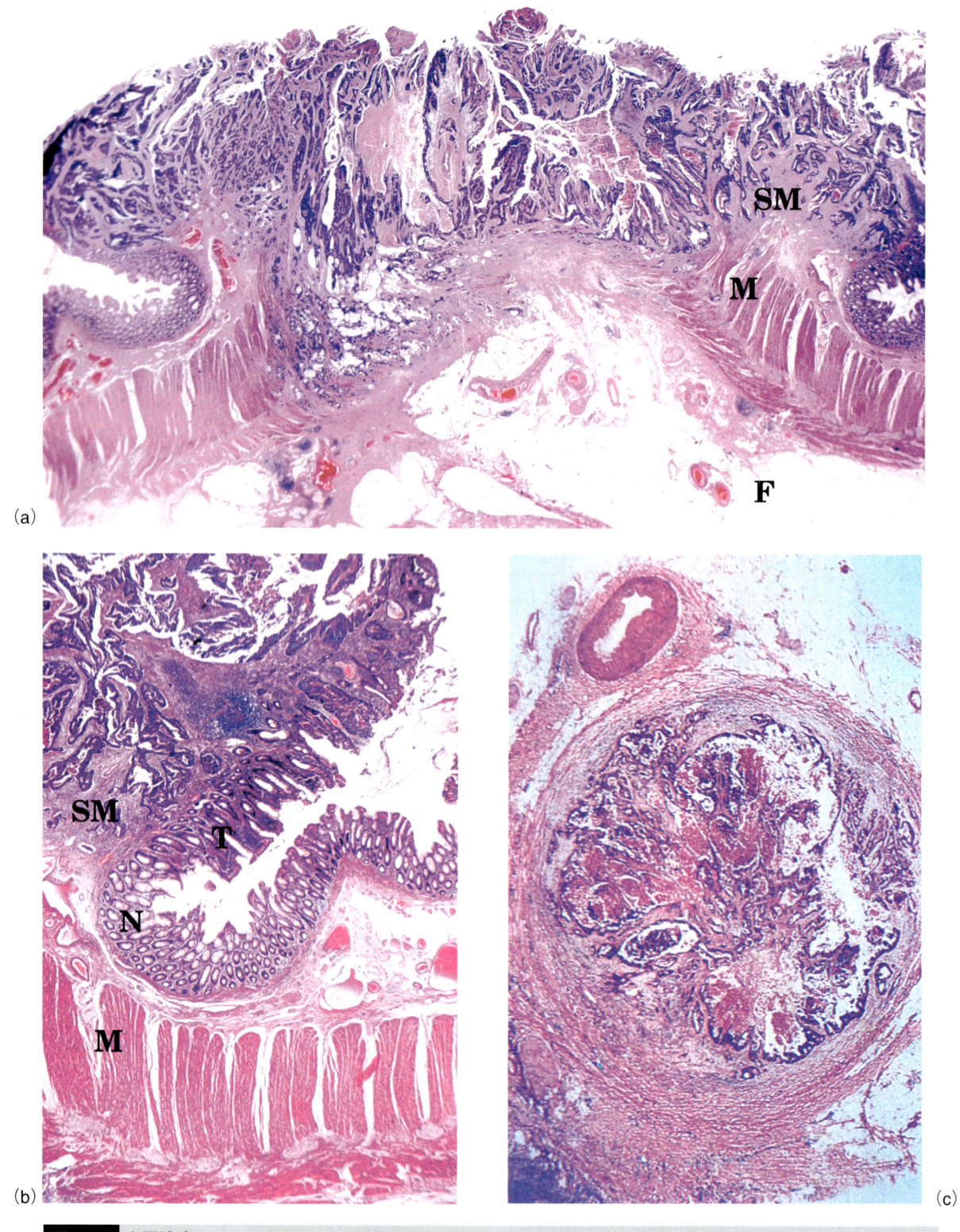

図13.22 大腸腺癌 ▶解説は次ページ

図13.22 大腸腺癌 adenocarcinoma of colon　▶図は前ページ
(a)浸潤腫瘍 invasive tumor（低倍率），(b)図(a)病変の辺縁（中倍率），(c)静脈侵襲 invasion of vein（中倍率）

腺癌は大腸における最も一般的で重要な悪性腫瘍で，下行結腸，S状結腸と直腸に高頻度に発生する。3つの一般的な肉眼的な増殖の型が知られている。すなわち①中心部潰瘍と隆起する周提からなる病変，②大腸の全周に広がり環状狭窄をきたす広範な病変，③通常盲腸や近位大腸にみられる隆起したカリフラワー状に増殖する病変である。

図(a)は直腸の潰瘍化した腺癌の像である。腫瘍は粘膜下組織 submucosa（SM），固有筋層（M）を貫いて深部に浸潤し，大腸周囲の脂肪組織（F）まで達している。図(b)は，この腫瘍の外反した隆起部を拡大したものである。正常大腸粘膜 normal rectal mucosa（N）と悪性腫瘍上皮 malignant tumor epithelium（T）の間は突然移行している。本図では，腫瘍は粘膜下組織（SM）に浸潤しているが固有筋層（M）には達していない。図(c)は大腸漿膜の静脈で，大腸腺癌により満たされ，癌は血管に沿って充実，索状に増殖している。

結腸と直腸の腺癌の予後はいくつかの因子に依存している。最も重要なものは腫瘍の大腸壁への浸潤の深さ（深達度）を評価する病期と，リンパ節ならびに遠隔転移の存在，腫瘍の静脈とリンパ管への侵襲の証拠である。

デュークス分類(病期) Dukes' classification は1932年以来広く用いられてきた。多くの修正や改訂を経て，なおも最初の分類は広く使われ続けている。この分類はもともと直腸腫瘍に限定されて用いられたが，A，B，Cという3つの病期に腫瘍を分けるものである。**デュークス病期A**では，腫瘍は大腸壁の固有筋層まで浸潤している。もし腫瘍が固有筋層を越して漿膜下脂肪組織まで広がると**デュークス病期B**に分類される。リンパ節転移があれば自動的に**デュークス病期C**に分類される。これら3つの病期の5年生存率はそれぞれ100%，70%，35%である。

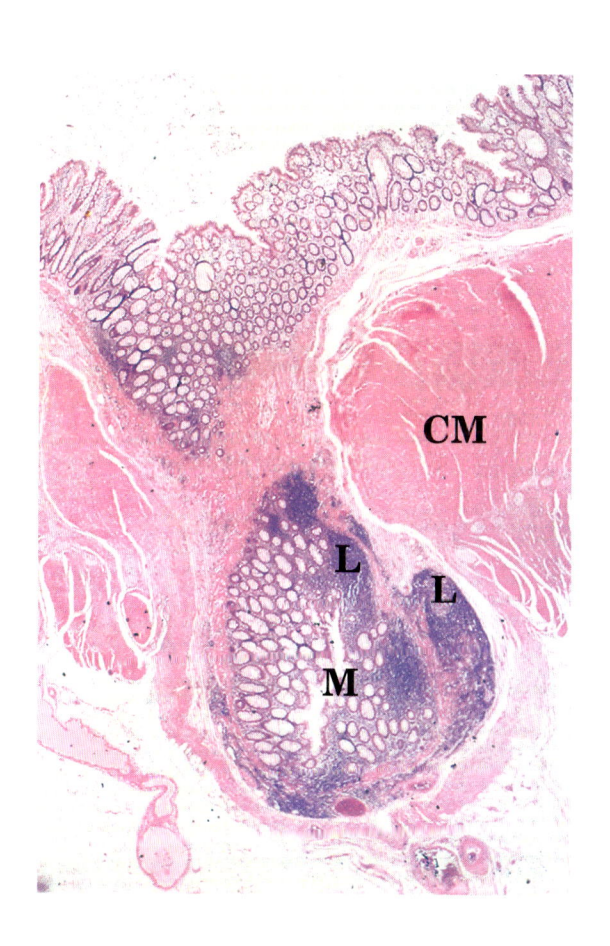

図13.23 憩室症 diverticular disease（低倍率）

憩室症は初老者における一般的な病気である。憩室症は大腸のどこにでも起こるが，S状結腸が最も頻度が高く，激しく障害される部位である。

大腸の正常筋層は内輪走筋層と**結腸紐** taeniae coli に代表される不連続な外縦走筋層からなる。憩室は大腸粘膜 colonic mucosa（M）の袋状のヘルニアが，粘膜のリンパ組織（L）を含んで，結腸紐と結腸紐との間の，輪状筋の支えのない部分を貫いて形成される。憩室は外表面に向かって膨れ出し，しばしば糞便を容れている。これはおそらく異常に高い腸管内腔圧力と低い食物残渣の結果である。特徴的な組織像は内輪走筋層 circular muscle layer（CM）の著明な過形成である。

急性炎症の**憩室炎** diverticulitis は憩室の狭い頸部の閉塞により起こる。合併症は直腸出血，穿孔，腹膜炎，結腸周囲膿瘍，膀胱や腟など他の臓器への瘻孔形成である。

第14章　肝・胆道系と膵臓
Hepatobiliary system and pancreas

肝臓の疾患 Disorders of liver

肝臓には多くの疾患があるが，以下の疾患が代表的である。

- **急性肝壊死** acute hepatic necrosis：第1章でも述べたが，通常，薬物や毒物の摂取や被曝に際して，また劇症型のウイルス感染の一部分症としてみられる。
- **急性肝炎** acute hepatitis：多くの原因で発生する（p.155参照）。回復するか，あるいは慢性に経過する（慢性肝炎）。
- **慢性肝炎** chronic hepatitis：肝細胞障害を示唆する生化学的所見が6ヵ月以上持続した場合に診断され，最終的には肝硬変に至る。
- **肝硬変** cirrhosis：肝細胞の脱落と構造の歪みが長期間に及ぶ種々の肝疾患の終末期である。肝硬変を特徴づけるのは肝臓本来の構築の破壊であり，線維性のバンドで隔離された再生結節で置き換わる。持続する肝細胞障害がみられる。最終的に肝機能は障害され機能しなくなる（**慢性肝不全** chronic liver failure）。肝の血管構築の歪みも発生し，そのため**門脈圧亢進症** portal hyper-tensionが発生する。肝硬変のタイプは図**14.9**に示し，説明してある。
- **悪性腫瘍** malignant disease：しばしば肝臓を侵すが，最もしばしばみられるのは胃腸管（図**7.8**参照），乳腺や肺における原発巣からの二次性進展である。頻度はそれほど高くないが，ホジキン病やその他の悪性リンパ腫などのリンパ網内系の悪性腫瘍がびまん性に肝臓に浸潤することもある。
- **肝原発の悪性腫瘍** primary malignancy of liver である**肝細胞癌** hepatocellular carcinoma（図**14.11**）の多くは，既存の肝硬変に発生する。
- **右心不全** right-sided cardiac failure：中心静脈に圧の上昇が伝わり，類洞でのうっ血をきたし，肝臓にも影響を及ぼす。小葉中心帯の肝細胞はしばしば萎縮する。
- **先天性代謝異常** inborn error of metabolism：多くの場合，単一遺伝子の欠損によると思われ，肝細胞内に種々の物質の異常沈着を認める。これらの疾患は**蓄積症** storage disease として知られ，**糖原病** glycogen storage disease，ムコ多糖症 mucopolysaccharidosis，リピドーシス lipidosis，ヘモクロマトーシス hemochromatosis（図**14.10**），それにウィルソン病 Wilson's disease が含まれる。肝生検はこれらの疾患の診断に有用である。

図14.1　肝・胆道系疾患の臨床所見と病態生理
clinical feature of hepatobiliary disease and their pathophysiology

徴候／症状	臨床症状	機　序
黄　疸	胆汁による組織の黄染	胆汁色素の代謝または排泄障害
出　血	出血しやすく血液凝固時間が延長	凝固因子の生成障害
浮　腫	水分の細胞外蓄積に伴う体下方の腫脹	アルブミン生成の障害とそれによる血漿膠質浸透圧の減少
腹　水	腹腔内漿液	低血清アルブミンと門脈圧亢進症
女性化乳房	男性乳腺の腫大	内因性エストロゲン解毒の障害
脳　症	意識変化と協調性の欠如，昏睡にいたることあり	アンモニアおよび蛋白分解による興奮性のアミノ酸解毒の障害
吐血または下血	血液嘔吐と下血	門脈圧亢進症による食道静脈瘤からの出血

肝臓の急性炎症 Acute inflammation of liver

高度の代謝活性をもつ肝細胞は有毒物質によって障害されやすく，第1章で述べたような混濁腫脹，脂肪変性，壊死として知られている組織学的細胞反応を呈する。一方，肝実質の急性炎症は肝細胞壊死に陥った部への炎症性細胞の浸潤によって示される。例外は胆道系からの，あるいは腹腔内の敗血性病巣からの門脈系を介した細菌感染による**肝膿瘍** hepatic abscess である。

急性肝炎 acute hepatitis は肝実質の炎症に対する一般的な用語であり，病因によってさらに分類されるが，次の4つが重要である。

- **ウイルス性肝炎** viral hepatitis：図14.2に組織像を，図14.3に概略を示す。
- **毒素** toxin：アルコールが，最も多い肝毒素である（図14.4）。
- **薬物** drug：麻酔ガスである**ハロタン** halothaneに特に繰り返し曝露したときに肝炎が生じやすい。結核の治療薬である**イソニアジド** isoniazid も一部の人で急性肝炎を起こす。多くの他の薬物も時として急性肝炎を起こす。
- **全身感染症** systemic infection：レプトスピラ Leptospira属やトキソプラズマ Toxoplasma属の感染は全身感染の一部として肝臓も侵す。他の細菌性敗血症や粟粒結核症などの全身感染症でも肝臓に多発性の微小な感染巣が生ずる。

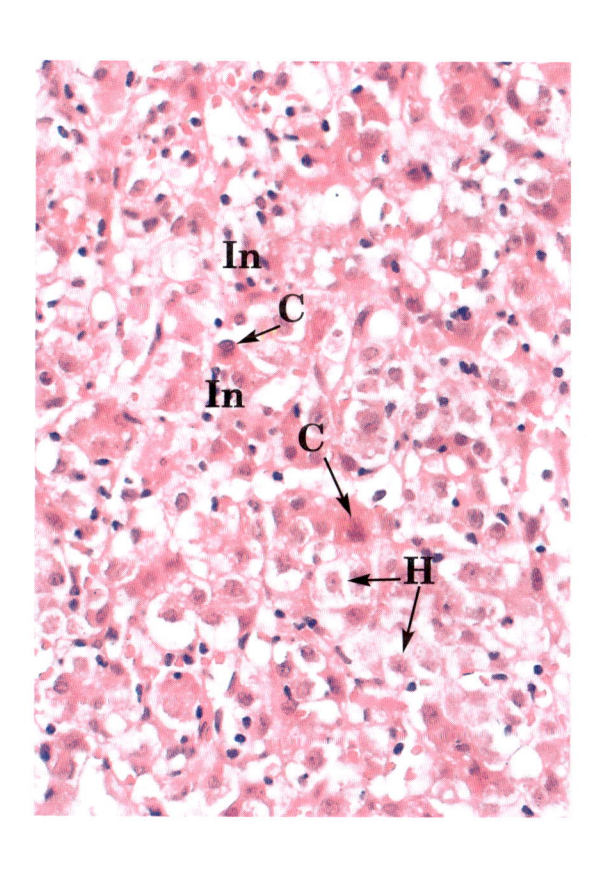

図14.2 急性ウイルス性肝炎 acute viral hepatitis（高倍率）

急性肝炎を引き起こすウイルスは急性期において，すべて同じような組織像を呈する。

水腫変性のため肝細胞 hepatocyte（H）の腫脹と風船化が広汎にみられ，これが肝小葉全体にわたって存在する。肝細胞の巣状壊死あるいは**点状壊死** spotty necrosis へと進展する。壊死の部位は炎症性細胞の集簇巣 aggregates of inflammatory cell（In）として同定され，炎症性細胞は壊死に陥った肝細胞（**カウンシルマン体** Councilman body）（C）と呼ばれる円形の好酸体（ピンク色に染まる）を取り囲む。クッパー細胞 Kupffer cell は非常に活発となり，門脈域内では慢性炎症性細胞の増加がみられる（本図では示されていない）。

時間が経つにつれて，壊死に陥った肝細胞の再生が生じる。A型およびE型肝炎では，病変が完全に吸収されるが，B型，C型，D型では活動性の炎症が持続し，慢性肝炎へと進展することもある（図14.7）。

ウイルス肝炎の場合，まれではあるが，ここでみられた巣状型の壊死ではなく，広汎な肝細胞壊死が起こりうる。これは特に妊娠中のE型肝炎によくみられる*。このような劇症型症例はしばしば致死的である。

*訳註：最近の研究では疑問視されている。

図14.3 肝炎の原因となるウイルス viral causes of hepatitis

ウイルスの型	伝染経路	急性肝炎	慢性肝炎	慢性キャリア	注
A型肝炎	糞便-経口	あり	なし	なし	軽度で自然に治る（まれに劇症化）
B型肝炎	血液，唾液，精液	あり	5〜10%	あり	伝染：注射針の共有，性交渉，輸血
C型肝炎	血液，唾液，精液	あり	50%	あり	伝染：注射針の共有，輸血
D型肝炎	血液，唾液，精液	あり	あり	あり	B型肝炎と一緒に感染
E型肝炎	糞便-経口	あり	なし	なし	通常軽度で自然に治る（まれに劇症化）

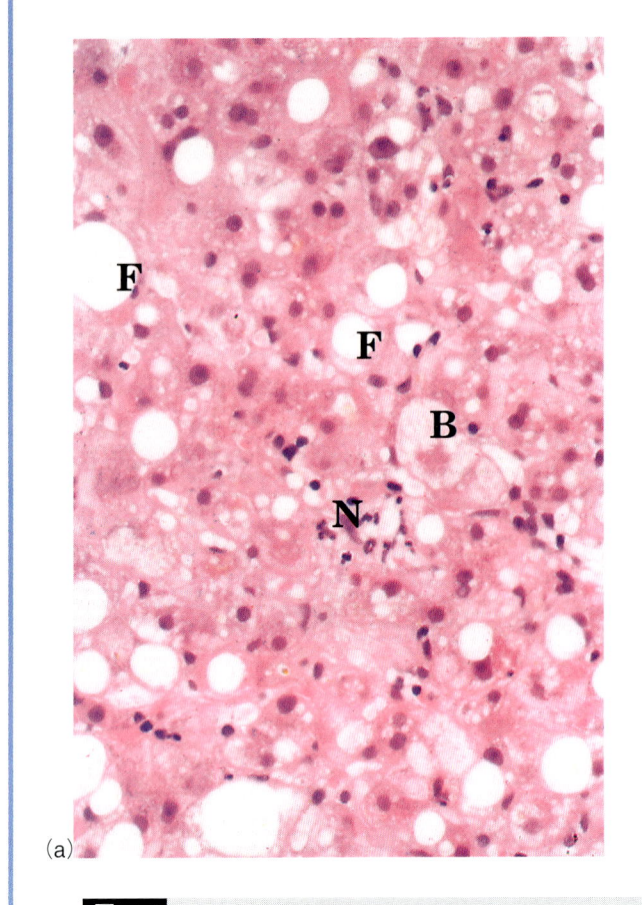

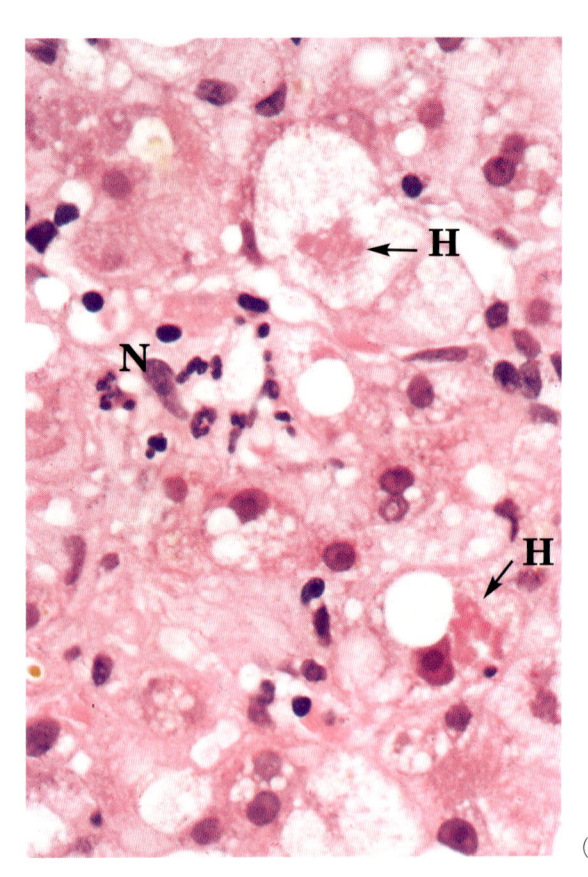

図14.4 アルコール性肝炎 alcoholic hepatitis
(a)中倍率，(b)高倍率

　アルコールは大量に摂取したときには強力な肝毒物となり，1回だけの大酒の後でも肝臓の変化がみられることがある。

　肝細胞に対する代謝障害の初期の徴候は**脂肪変性** fatty change（F）の出現である。この場合，肝細胞内部に大きな細胞質空胞の形で脂肪が蓄積し，ふつうは核が一側に押しのけられている（図1.5参照）。もっと強い代謝障害があると，肝細胞は水腫状変性（図1.4参照）に陥って腫大，空胞化し，**風船化** ballooning degeneration（B）と呼ばれる変化を示す。一部の症例では代謝障害が不可逆的なことがあり，肝細胞は壊死に陥る。肝細胞の壊死部（N）には好中球やリンパ球が集まってくる。細胞骨格を形成する中間径フィラメントであるサイトケラチンに由来する**マロリー硝子体** Mallory's hyaline（H）と呼ばれる好酸性物質が沈着する細胞もみられる。この物質は核の近傍に不規則な形の細胞質性球状体を形成し，正常の細胞質よりわずかに濃くぼんやりとしたピンク色に染まる。小葉中心静脈を取り囲む肝細胞はアルコールの毒性に最も侵されやすく，症例によっては中心静脈周囲に繊細な線維化がみられる。

　長期に及ぶ過度の飲酒に伴い，肝細胞の壊死と再生による進行性線維化があり，これがさらには**アルコール性肝硬変** alcoholic cirrhosis へと進展することがある〔図14.9(a)〕。脂肪変性，アルコール性肝炎それに肝硬変のすべての像が1人の肝に同時に認められることがある。アルコール性肝炎は繰り返し発生することがあり，また肝硬変へと進展しやすい。しかし，急性肝炎のエピソードがなくても潜伏性に肝硬変へと進展する例もある。可逆性の脂肪変性は健常人でも1回の大量飲酒後に生じることがある。飲酒家に脂肪変性がみられた場合，酒を飲み続けている所見と考えられる。

慢性肝炎 Chronic hepatitis

肝臓の慢性炎症が改善なく6ヵ月あるいはそれ以上続く場合，**慢性肝炎**と呼ばれる。しかし慢性肝炎には，アルコール，細菌および胆道閉塞に伴う肝臓の慢性炎症は含まれない。慢性肝炎には**図14.5**に示すように，いくつかの原因がある。

組織学的に，慢性肝炎は以下のように特徴づけられる。

- 肝細胞の壊死 necrosis of liver cell で，門脈域辺縁に密在しているもの，肝小葉内に散在しているもの，あるいは両方に分布するものがある。
- 炎症性細胞 inflammatory cell （主にリンパ球）の浸潤が門脈域内にみられるもの，肝小葉内に散在性にみられるもの，あるいは両方にみられるものがある。
- 門脈域の線維化 fibrosis や，隣接する肝小葉の間に生ずる隔壁性の線維化，あるいは肝小葉を分断するような線維化(肝小葉構造の歪みを伴う)がある。

図14.5 慢性肝炎の原因 causes of chronic hepatitis
ウイルス感染 　B型肝炎 　C型肝炎 　その他の肝炎ウイルス
自己免疫性疾患 　自己免疫性肝炎 　原発性胆汁性肝硬変 　原発性硬化性胆管炎
中毒性/代謝性 　ウィルソン病 　α_1アンチトリプシン欠損症 　薬物性肝炎

これらの病変は，慢性肝炎の活動度がどの程度なのか(慢性肝炎の**活動度** grade)，さらに慢性肝炎がどの程度進行しているのか(慢性肝炎の**病期** stage)，の評価に用いることができる。この評価を**図14.6**に示す(覚える必要はない)。

図14.6 慢性肝炎の病期と活動度 staging and grading of chronic hepatitis

炎症あるいは壊死の程度

スコア	門脈域	肝実質
0	病変なし	病変なし
1	門脈域の炎症	炎症をみるが壊死はない
2	門脈域周辺部肝細胞の軽度の壊死	巣状壊死と好酸体
3	門脈域周辺部肝細胞の中等度の壊死	広汎な巣状肝細胞障害
4	門脈域周辺部肝細胞の高度の壊死	門脈域間を結ぶ橋形成性の肝細胞壊死

線維化の病期

病期のスコア	
0	線維化なし
1	門脈域の拡大
2	門脈域周辺部での線維化
3	線維性隔壁形成をみるが，肝構築の歪みはない
4	再生結節を伴う線維化(肝硬変)

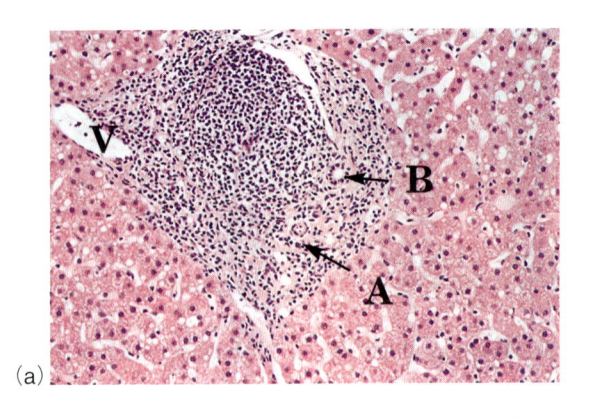

図14.7 慢性肝炎 chronic hepatitis
(a)中倍率, (b)中倍率, (c)高倍率, (d)高倍率

図(a)では，門脈域に限局した慢性炎症がみられる。門脈域周囲の肝細胞(限界板と呼ばれる)には壊死はみられない。胆管 bile duct (B)，動脈 artery (A)，それに門脈 vein (V)は容易に同定できる。これは活動度の低い慢性肝炎である。一方，図(b)は活動度の高い慢性肝炎に相当する。炎症と壊死は門脈域から門脈域周辺部の肝細胞(L)に及んでおり，肝細胞は壊死 necrosis (N)になっている。門脈域周辺の変化に加え，肝小葉内では個々の肝細胞が障害され，図(b)と(c)で示すように，所々で点状壊死 spotty necrosis (S)となっている。図14.6で検討すると，これらの像はより活動度の高い慢性肝炎であり，肝細胞の壊死が活発に生じていることを反映している。肝細胞の再生像もみられ，肝細胞の二核化 binucleate cell (Bn)や肝細胞索の二層性がみられる。

より重篤な慢性肝炎では，肝細胞壊死や炎症が癒合性に生じ，隣接する門脈域がつながるような架橋性の壊死 bridging necrosis が形成される。

慢性肝炎が進展すると，肝には線維化が生じ肝細胞の再生が持続し，最終的には肝硬変になる。

B型肝炎ウイルスによる慢性肝炎では，肝細胞の胞体が淡いピンク色のスリガラス様変化(G)を呈する〔図(d)〕。ウイルス蛋白が集積した像である。

C型肝炎ウイルス感染による慢性肝炎では，リンパ濾胞や限局性の脂肪沈着がみられ，診断のヒントとなることがある。

以前の分類では慢性持続性肝炎 chronic persistent hepatitis と慢性侵襲性肝炎 chronic aggressive hepatitis という名称が用いられていたが，現在は使用されていない。現在用いられている分類は，慢性肝炎を病因と組織学的活動度で規定している(図14.5，図14.6参照)。

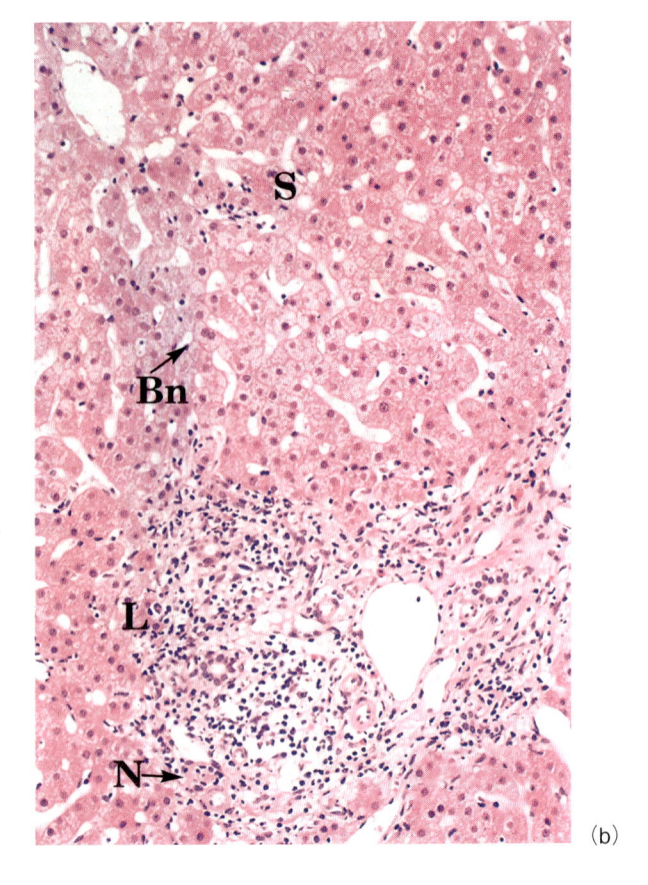

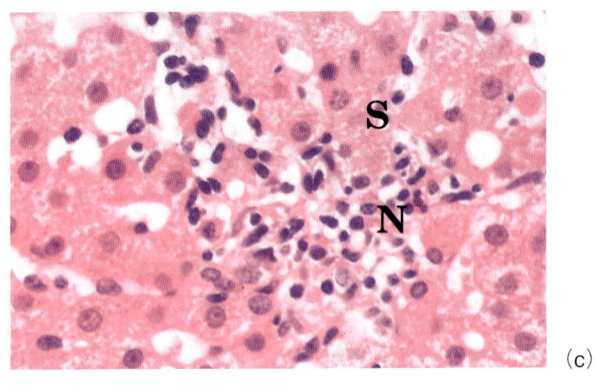

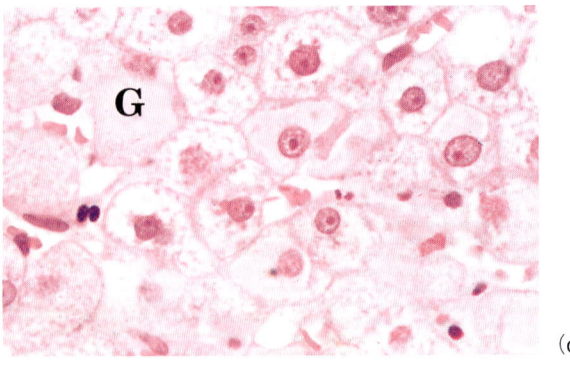

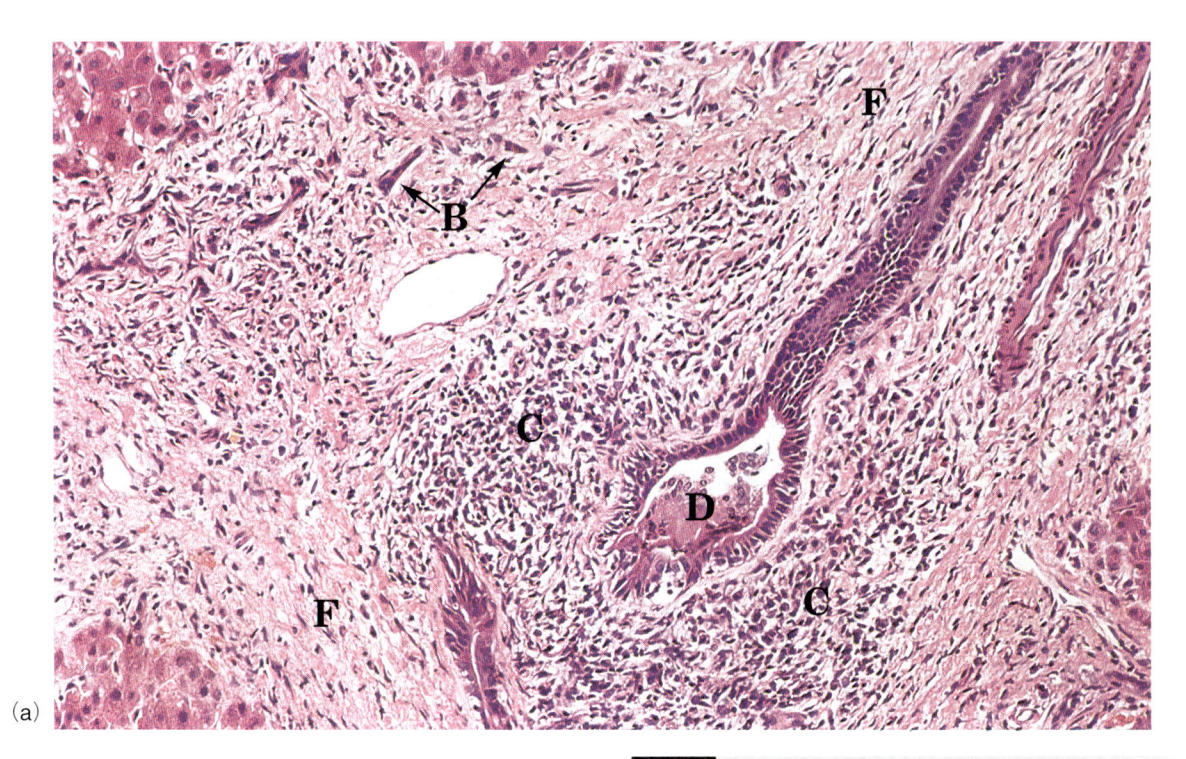

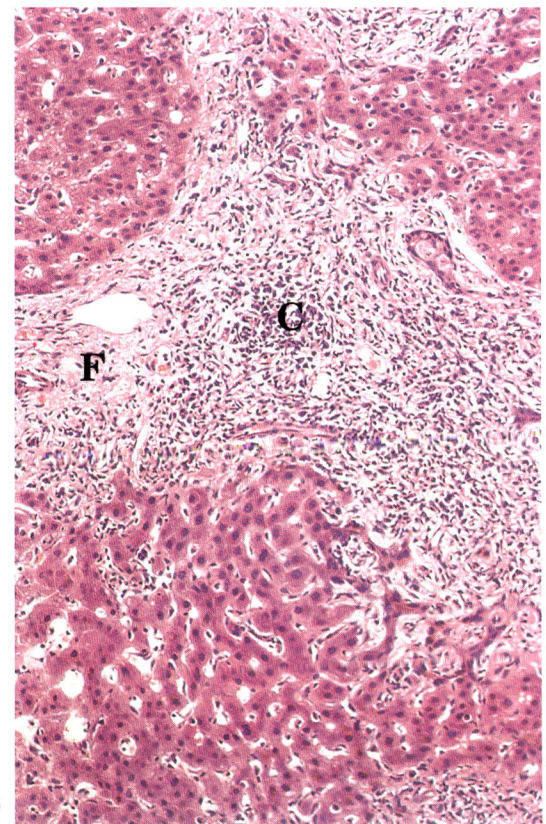

図14.8 原発性胆汁性肝硬変 primary biliary cirrhosis
(a)初期の病変(中倍率)，(b)後期の病変(中倍率)

　原発性胆汁性肝硬変は肝臓の慢性炎症性疾患であり，破壊性炎症性変化が一次的に胆管に集中してみられる。しかし，肝細胞もまた障害される。

　最も初期の変化は，図(a)に示すようなやや大きめの胆管 bile duct（D）の上皮に認められる。上皮細胞は空胞化し，胆管壁および周囲組織にリンパ球の浸潤を認める。ここでは示さないが，この時期における特徴的な所見は障害された胆管に関連して形成される**組織球性肉芽腫** histiocytic granuloma である。次いで，門脈域は慢性炎症性細胞（C）の浸潤によって進行性に拡大してくる。

　図(b)でみられるように，炎症性細胞浸潤は門脈域から肝実質のなかへ広がり，慢性肝炎(図14.7参照)と同様に限界板に沿って起こる，削り取り壊死 piecemeal necrosis を伴っている。肝細胞が破壊されるとともに，門脈域も線維化 fibrosis（F）によって拡大してくる。大型の胆管は破壊され，見つけられなくなる。

　門脈域の辺縁部ではあたかも内腔がないかのようにみえる小胆管 small bile duct（B）の増生がある。この像は図(a)で最もよく認められる。

　もし，原発性胆汁性肝硬変が抑えられず進行すると，真の肝硬変となる(図14.9参照)。肝硬変性変化の確証のない初期においてさえ，この疾患は原発性胆汁性肝硬変と呼ばれていることに注意すること。

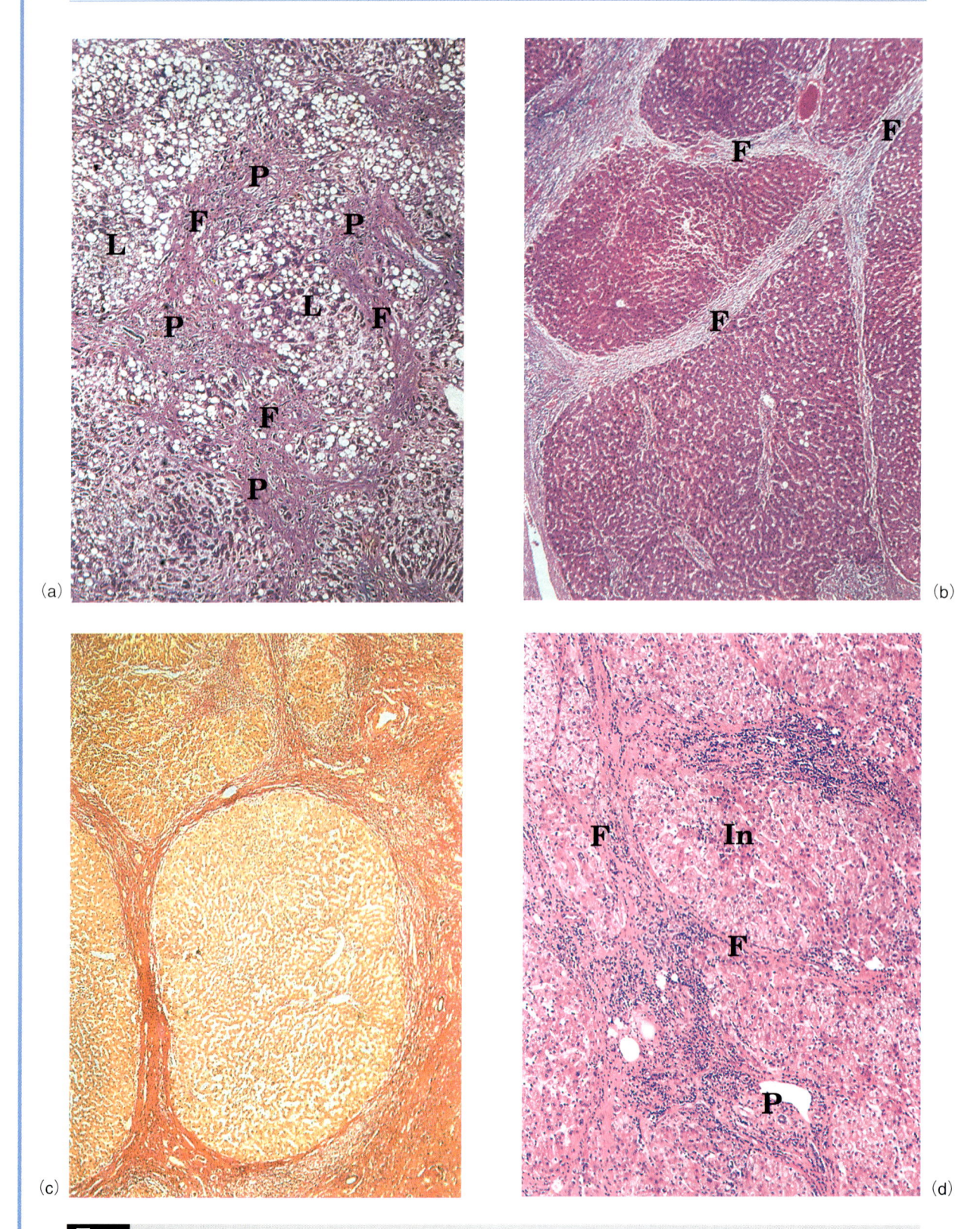

図14.9 肝硬変 cirrhosis
(a)アルコール性肝硬変（中倍率），(b)原因不明性肝硬変（中倍率）
(c)原因不明性肝硬変（ファン・ギーソン染色，中倍率），(d)進行性の慢性肝炎による肝硬変（中倍率）

　肝硬変は，非常に多くの原因による肝細胞の持続的障害の最終結果である。肝構築の破壊が肝全体に及び，線維性の帯 fibrous band で分断された再生肝細胞からなる結節形成が特徴とされる。この肝構築の異常と細胞障害の影響には大きく2つある。第1には肝細胞機能低下（図14.1参照）であり，第2には肝臓を通過して門脈から肝静脈に向かう血流の障害である。

　肝内における血管閉塞の影響は，**門脈圧亢進症** portal hypertension と呼ばれる門脈圧の上昇としてみられる。門脈循環と全身静脈系との間に血管吻合が開通し，**静脈瘤** varix と呼ばれる大きな拡張した静脈となる。静脈瘤形成の最も重要な部位は下部食道であるが，他の場所にも生じうる。これらの拡張した壁の薄い静脈瘤は破裂しやすく，このことは肝硬変患者に共通する致死的な事態

第14章 肝・胆道系と膵臓

でもある。

　肝硬変の分類は，肝障害を引き起こした背景疾患が何であるかに基づいて行われている。最も重要な原因は慢性アルコール中毒，慢性肝炎，胆汁性肝硬変（原発性および閉塞による続発性）である。少数例では基礎疾患が見つからなく，これは**原因不明性肝硬変** cryptogenic cirrhosis として知られている。

　肝硬変の診断は経皮的肝生検により確認される。組織学的検査の目標は，疾患の本態が何であるのかを明らかにすることと，肝硬変であることの確証をつかむことに向けられる。

　図(a)に示す例では，肝硬変の像として門脈域 portal area（P）を結ぶ幅の広い線維性の帯 fibrous band（F）があり，その間に存在する著明な脂肪変性を示す肝細胞性の結節 nodule of liver cell（L）がみられる。これは**アルコール性肝硬変** alcoholic cirrhosis の例である。

　図(b)に示す例では，肝小葉構造を分割する線維組織の帯（F）のみられる典型的な肝硬変パターンを示す。炎症，脂肪変性，あるいは他の特異的所見はない。もし病因に関する臨床的な指標も得られなければ，この例は原因不明性肝硬変と分類される。

　図(c)は同一症例からのもので，ここでは線維化を強調する方法によって染色されている（赤く染まる）。

　また，進行性の慢性肝炎に続発する肝硬変を図(d)に示した。門脈域 portal tract（P）には多数の慢性炎症性細胞がみられ，所々で炎症性細胞が限界板を越えて肝細胞結節内に侵入している。実質内には巣状の炎症病巣（In）もみられる。門脈域は明らかな線維化を呈し，慢性炎症性細胞を含む線維性の帯（F）が隣接する門脈域の間を橋渡ししている。これらの所見は，より活動性の高い慢性肝炎に特徴的に認められる（**図14.7**参照）。

　肝硬変の治療にあたり，医師は進行性線維化の原因となった基礎疾患をコントロールするように努める。一度線維性組織が沈着すると，この変化は事実上，不可逆性である。反復する肝生検はこの疾患の進行を監視するために行われる。

　古くからの肝硬変の分類では，剖検または開腹時にみられる再生結節の大きさによって，この疾患を分類している。**大結節性肝硬変** macronodular cirrhosis では直径数mmまでの大きさの結節が存在する。**小結節性肝硬変** micronodular cirrhosis は直径1mmまでの小さく均一な結節を特徴とする。この分類は肉眼的所見を記述するには便利であるが，病気の型あるいは進行を評価するのには役立たない。図(d)に示すような活動性肝硬変 active cirrhosis では，肝細胞への持続的障害が証明される。一方，非活動性肝硬変 inactive cirrhosis では持続的肝障害の証拠がみられない。

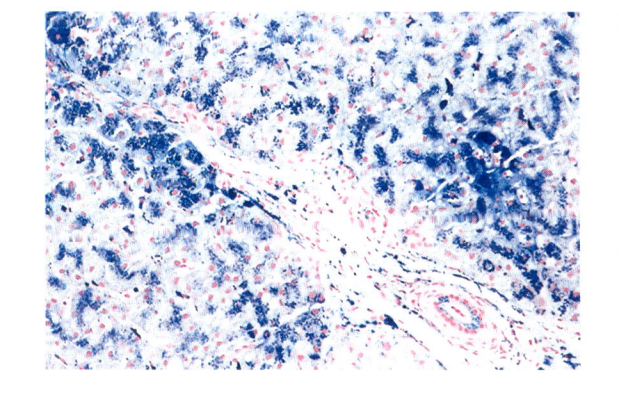

図14.10 ヘモクロマトーシス hemochromatosis
（ペルレス染色，中倍率）

　ヘモクロマトーシスは組織内の過剰な鉄沈着によって特徴づけられる。これは鉄輸送の遺伝的欠陥によるもので，例えば平常の食事からでも過剰の鉄が吸収される。病理学的には過剰の鉄が多くの組織，特に心筋，肝臓，副腎，膵臓に沈着する。

　肝臓が侵されると肝硬変を引き起こす。本図にみられるように，ペルレス染色 Perls stain で青く染まる大量の鉄が肝細胞に蓄積する。過剰の鉄は鉄を多く含む食物，あるいは頻回の輸血によっても肝臓に貯蔵される。これは**続発性ヘモシデローシス** secondary hemosiderosis と呼ばれる。

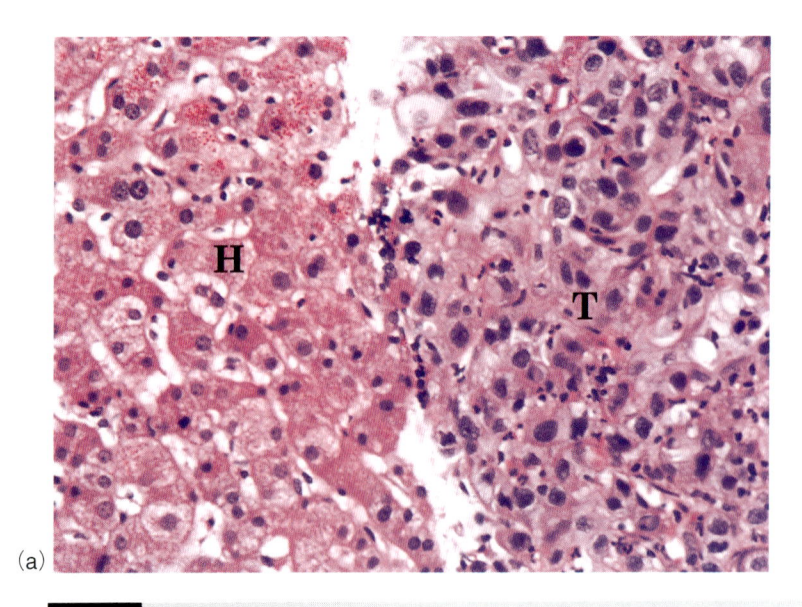

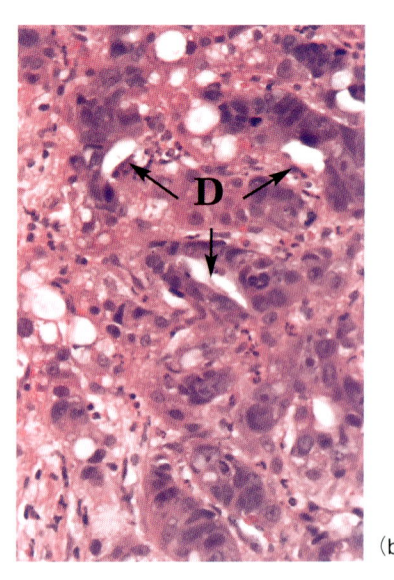

図14.11 肝細胞癌 hepatocellular carcinoma
(a)高倍率，(b)中倍率

　原発性肝癌は，続発性悪性腫瘍に比べれば頻度が低い疾患である。**肝細胞癌**は，しばしば**ヘパトーマ** hepatoma と呼ばれ，世界的にみれば肝細胞癌の頻度はB型肝炎ウイルス感染の流行と密接に関連している。アフリカのいくつかの地域では，肝細胞癌はすべての癌の40%に及ぶ。しかし，ヨーロッパや米国では約2%にすぎない。肝硬変はその原因が何であっても肝細胞癌が発生しやすい。肝細胞癌は臨床的な進展が急速であり，診断後の平均生存期間は約6ヵ月である。

　腫瘍は1個の大きな塊をつくったり，多数の小結節をつくったり，あるいはびまん性に浸潤する。図(a)では左側に正常の肝細胞（ H ）と右側に悪性の肝細胞（ T ）がみられる。図(b)に示すように，腫瘍細胞は時々，細管状のパターン（ D ）を示す。

　α-フェトプロテイン alpha-fetoprotein（AFP）は多くの肝細胞癌で分泌され，有用な診断マーカーである。

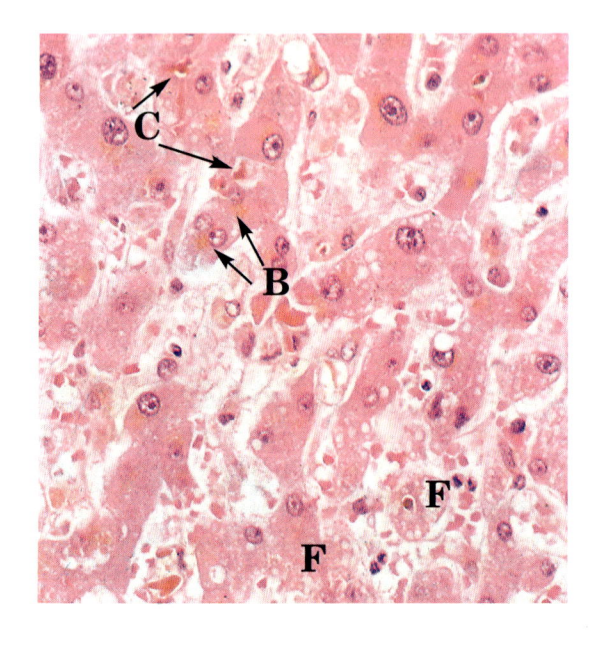

図14.12 胆汁うっ滞 cholestasis（高倍率）

　胆汁うっ滞あるいは肝臓内での胆汁の貯留は胆汁流の閉塞の結果生ずる。胆汁うっ滞は肝外胆道系の閉塞（ほとんどの場合，胆石が原因である），肝内胆管系の破壊による閉塞（原発性胆汁性肝硬変などでみられる），あるいは肝細胞レベルでの胆汁の分泌不全の結果生ずる。肝細胞レベルでの分泌不全は，いかなる原因でも生ずる一般的な肝細胞障害であり，ある種の薬物に対する反応としても生ずる。すべての胆汁うっ滞において，肝実質内に胆汁（ B ）が貯留する。胆管の閉塞による場合は，毛細胆管 bile canaliculus（ C ）内に胆汁栓 plug of bile がみられる。胆汁を含む肝細胞は**網状変性** feathery degeneration（ F ）を示し，肝細胞が泡沫状となる。胆管の閉塞が長期に及ぶと続発性胆汁性肝硬変へと進展する。

胆道系の疾患 Disorders of biliary system

先進諸国では胆嚢の疾患がしばしば外科の対象となり，胆石や胆嚢管閉塞，これに関連して**慢性胆嚢炎**chronic cholecystitis を起こす（図14.13）。胆管系の腫瘍は比較的まれであり，高悪性度の腺癌であることが多い（図14.14）。**胆汁うっ滞** cholestasis は，肝臓内に胆汁が貯留する状態であり，図14.12に図示した。

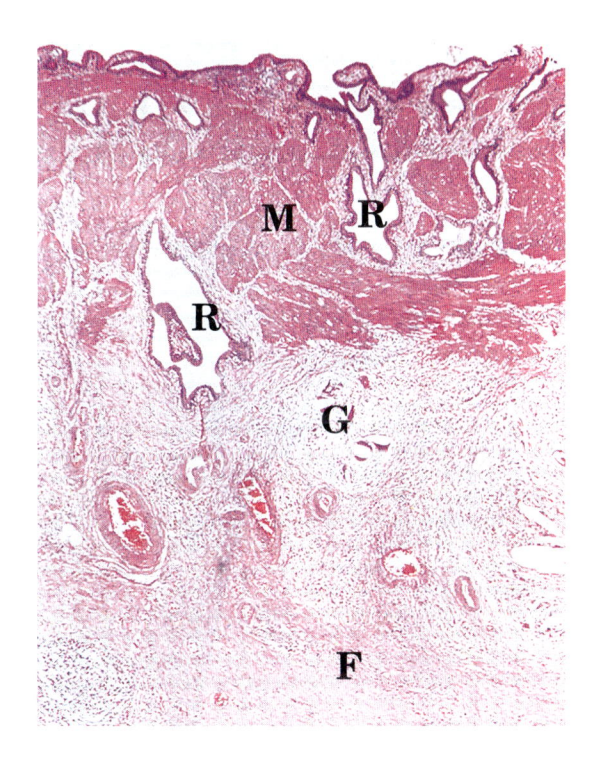

図14.13 慢性胆嚢炎 chronic cholecystitis（低倍率）

結石を有する胆嚢は腹痛のため外科的に切除されることが多い。組織学的には軽度の慢性炎症がみられ，著明な筋肥大 muscle hypertrophy（M）と粘膜下にリンパ球や形質細胞の浸潤が認められる。不規則な腺管状の粘膜ポケットが肥厚した筋層内に深く伸びる。これは**ロキタンスキー-アショフ洞** Rokitansky-Aschoff sinus（R）と呼ばれる。

筋層の外側では濃縮した胆汁の周りに組織球集団が形成され，**胆汁性肉芽腫** bile granuloma（G）となる。漿膜下には線維化（F）と軽度の慢性炎症がある。

もし胆汁が胆嚢内で濃縮されると，より高度の好中球性炎症成分の多い**急性化学作用性胆嚢炎** acute chemical cholecystitis を起こすことがあり，胆嚢壁内に高度の出血をみることが多い。

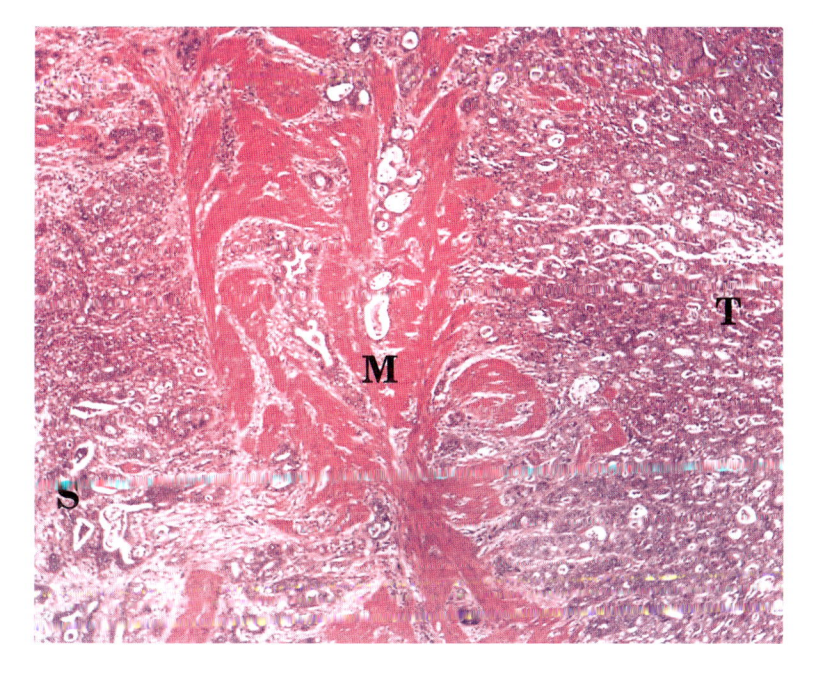

図14.14 胆嚢癌 carcinoma of gallbladder（低倍率）

胆嚢癌は高齢者にみられる。本図では腺構造を示す腺癌（T）で胆嚢の粘膜が置換されている。粘膜下組織を越えた筋層 muscle layer（M）への浸潤がみられ，漿膜 serosa（S）の外層に達している。胆嚢の漿膜が緩く肝臓に付着している部位では，腫瘍の肝への直接浸潤が生じ，通常，手術的な治療が困難となる。

類似の癌は肝内および肝外の胆管にも生ずる（**肝内胆管癌** intrahepatic cholangiocarcinoma および**肝外胆管癌** extrahepatic cholangiocarcinoma）。これらの腫瘍は早期に閉塞性黄疸をきたす。しかし，胆嚢の腫瘍は胆汁流路の閉塞をきたすことはまれであり，そのため腫瘍の発見は遅れることが多い。

膵臓の疾患 Pancreatic disorders

膵臓の炎症(**膵炎** pancreatitis)には急性型と慢性型がある。**急性膵炎** acute pancreatitis は高い死亡率を有するが，その原因の一部は膵酵素が周囲組織へ逸脱し，強い局所性組織破壊を引き起こすためである(**図14.15**)。**慢性膵炎** chronic pancreatitis は局所的な頑固な痛みをしばしば伴い，慢性の膵不全に陥ることもある。膵悪性腫瘍は現在増加しつつある。これらの**腺癌** adenocarcinoma (**図14.16**)は悪性度が高く，診断がくだされた時点ではすでにほとんど転移している。

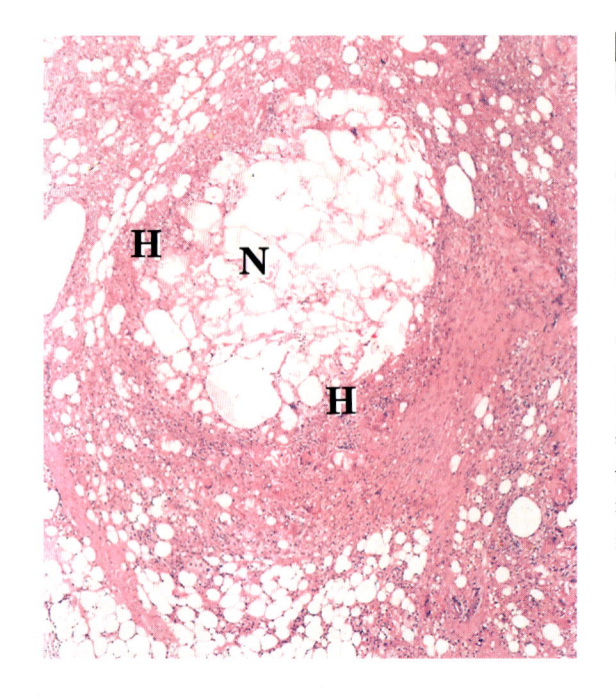

図14.15 急性膵炎にみられる脂肪壊死 fat necrosis in acute pancreatitis (中倍率)

急性膵炎は，膵酵素の逸脱により膵の破壊をきたす疾患である。重篤な場合は腹痛とショックを引き起こす広汎な化学作用性腹膜炎となる。急性膵炎をきたしやすい疾患として**アルコール中毒** alcohol abuse と**胆道系疾患** biliary tract disease (普通は結石)の2つが重要である。

組織学的には膵臓と周囲組織に広範囲の出血性壊死がみられる。膵酵素の逸脱は**脂肪壊死** fat necrosis と呼ばれる特徴的な像を生ずる。肉眼的には膵周囲および大網の脂肪に多数のチョーク白色の点状物がみられる。組織学的にはそれらは壊死性脂肪組織 necrotic adipose tissue (N)の病巣であり，胞体内に脂肪を貪食する泡沫状組織球 foamy histiocyte (H)の層で取り囲まれている。

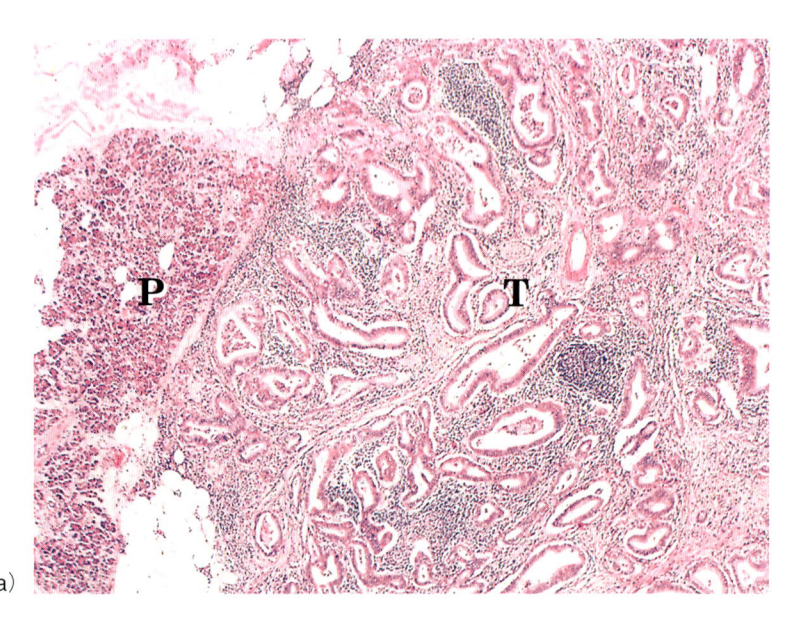

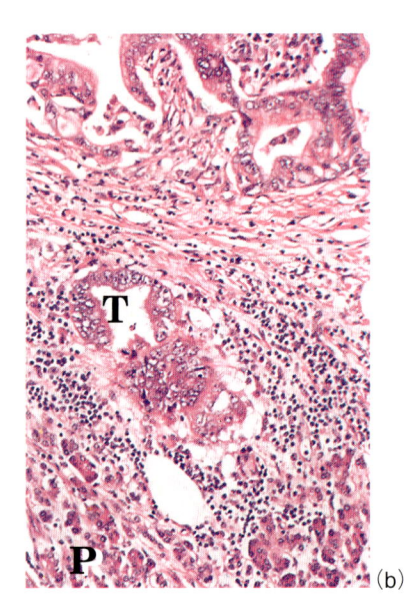

図14.16 膵臓の腺癌 adenocarcinoma of pancreas
(a)低倍率, (b)高倍率

膵臓の腺癌は実際上すべて膵管上皮から生ずるが，潜伏的な発育を示すため非常に進行した時期まで発見されないことが多い。このことは大きな重要性をもっている。大部分の腫瘍は膵頭部に発生し胆管を閉塞する傾向があり，早期に無痛性の黄疸を呈する。ランゲルハンス島に由来する腫瘍は神経内分泌腫瘍に属する(**図13.17**参照)。しかし，これらの腫瘍は通常，産生する物質により，インスリノーマとかガストリノーマなどと分類される。

肉眼的に膵臓の腺癌は硬く白色である。図(a)では腫瘍(T)と左側に正常の膵組織(P)がみられる。密な線維性間質内の，蛇行する不規則で特徴的な腺構造に注目してほしい。図(b)では，腫瘍は細管様構造を示し，腫瘍の腺構造の大きさと形のばらつきが目立つ。

第15章　泌尿器系
Urinary system

はじめに

泌尿器系は，腎臓，腎盂腎杯系，尿管，膀胱および尿道から構成されている。腎臓は，全身の代謝によって生じた老廃物を排泄する。その老廃物は尿と呼ばれる水溶液の形で排泄される。**尿** urine は，腎臓から腎盂腎杯系に入り，その後尿管から貯蔵庫としての膀胱に至る。尿は十分量が溜まるまで，括約筋群によって膀胱内に溜まる。都合のよいときに，膀胱の括約筋が開き平滑筋が収縮すると，尿は尿道から外部へ排泄される（**排尿** micturition）。

腎臓 Kidney

腎臓の障害は，多くの病的状態が原因となって起こる。その原因の多くは他の臓器でもよくみられるものである（例：感染，腫瘍，薬物への反応，循環障害など）。しかし，他の臓器に比べて免疫学的な障害を受けやすく，また，一般的な代謝疾患である糖尿病の進行に最も重要な働きをしているといった点で腎臓は特殊な臓器である。高血圧や血管炎といった血管障害もまた，腎機能に重要な影響を与える。腎障害は，腎のどの構成成分が傷害を受けたかによって便宜的に分類されている。

糸球体 glomerulus

- 様々な**糸球体腎炎** glomerulonephritis：これらの多くは免疫グロブリンとその構成要素，もしくはこれらの片方（両者を併せて**免疫複合体** immune complex と呼ぶ）が糸球体に沈着して生じる。
- **血管炎** vasculitis：厳密にいえば，これは血管の傷害である。しかし，中には，糸球体の毛細血管に傷害を与え，結果として臨床的および病理学的な糸球体腎炎を起こすものがある。
- **糖尿病** diabetes mellitus：異常な糖蛋白の沈着によって，糸球体に不可逆的な構造および機能障害を引き起こす（図**15.9**）。

- **アミロイドーシス** amyloidosis：糸球体にアミロイド蛋白が沈着して構造が変わり，そのため機能まで変わってしまう。

尿細管と間質 tubule and interstitium

- **急性尿細管壊死** acute tubular necrosis：通常，著明な低血圧によって起こり，尿細管上皮に虚血性損傷が起こったものである。
- **感染症** infection：急性腎盂腎炎，腎膿瘍，結核が含まれる。
- **薬物毒性** drug toxicity：通常，過敏反応による尿細管間質性腎炎を引き起こすが，尿細管上皮への直接損傷などのため，他の型の障害も起こりうる。
- 尿管や膀胱の**機械的閉塞** mechanical obstruction：**水腎症** hydronephrosis を引き起こす。

血管 blood vessel

- **高血圧** hypertension：腎臓の大血管と小血管の両方に変化をもたらす。
- **血管炎** vasculitis：大血管のみならず糸球体毛細血管にも傷害を与える。

（→本項目，次ページにつづく）

腎臓の一構成成分へ起こった不可逆的な損傷は，必ず他の部分へも損害を与え，実際には**慢性腎不全**へと移行する。慢性腎不全では，透析や移植なくしては致死的状態となる。腎臓のどれかの構成成分が，重篤であるが可逆的な傷害を受けた場合は**急性腎不全**となる。

- **慢性腎不全** chronic renal failure：糸球体の濾過が不十分なため，窒素代謝物の貯留が進行し，血清クレアチニン値が徐々に上がってゆく現象をとる。尿細管機能不全も併発すると，生化学的恒常性に広く異常が生じる。この異常には，塩と水の貯留，代謝性アシドーシス，電解質不均衡，特に高カリウム血症などが挙げられる。

- **急性腎不全** acute renal failure：ネフロンの活動性が突然休止すると，まずたいていは，尿産生の著明な減少(**乏尿** oliguria)や，時として全く産生されない状態(**無尿** anuria)となって現れる。これは，尿素とカリウムの急激な上昇を伴う。特に，血清カリウム値の上昇と代謝性アシドーシスといった，水・電解質バランスの崩れがすぐに現れてくる。

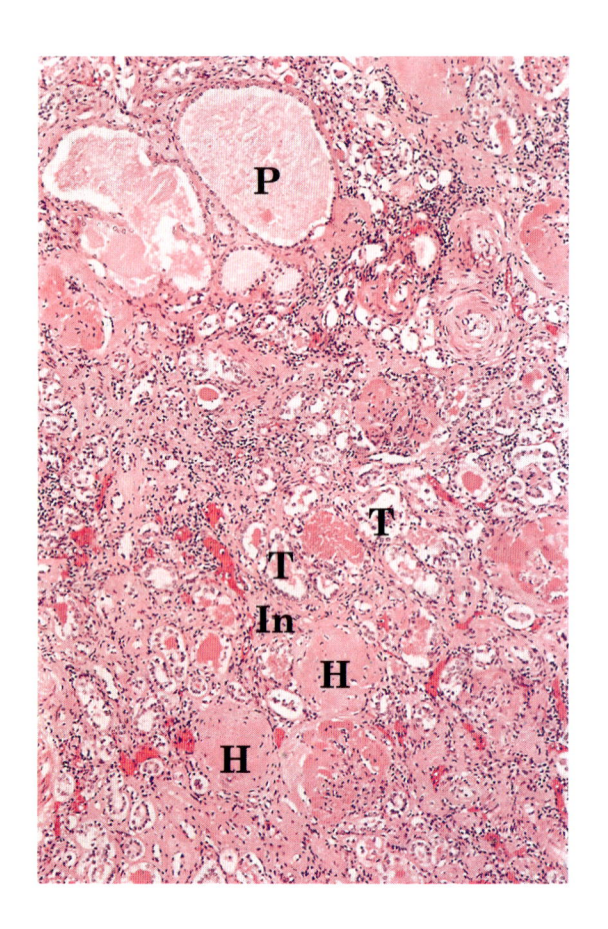

図15.1 終末腎 end-stage kidney（中倍率）

異なった病理発生機序による多くの進行性腎疾患では，臨床的には腎機能が潜行性に悪化しネフロンの進行性破壊をきたし，それに伴って最終的には慢性腎不全により死に至る。肉眼的には，腎は通常小さく硬く見え，左右対称性の皮質萎縮と皮髄境界が不明瞭となる。この状態は，**終末腎**として知られている。肉眼的にも組織学的にも，元の腎疾患の病理が何であったかを知る手がかりはほとんど残っていない。

皮質では，糸球体係蹄が広範に無血管性，無細胞性の硝子化物質 hyaline material (H) によって置換される(**硝子化** hyalinization)。皮質の尿細管 cortical tubule (T) は，減少・萎縮し，かなり広がった間質 interstitial space (In) は線維化を起こす。なお，萎縮した尿細管の中には**円柱** cast を入れて囊胞状に拡張するものもある。円柱は，強い好酸性(ピンク色に染色される)の濃縮した蛋白性物質 proteinaceous material (P) からなる。この状態を，しばしば**甲状腺化** thyroidization と呼ぶ。萎縮した皮質は広範に瘢痕化する。以前は，慢性の感染症によるとされていたが，今では感染によるものは少なく，多くの瘢痕は虚血によるものと考えられている。

糸球体の疾患 Diseases of glomerulus

糸球体の疾患は，腎臓病理医にとっては尽きることのない魅力の源であるが，その他の大方の学生にとっては限りなく混乱に満ちたものである。糸球体疾患には大きく分けて2つの原因がある。1つは**免疫学**的原因（腎臓と全身病に限った疾患を含む）の場合で，もう1つは**代謝**が原因となっている場合（最も重要なのは糖尿病）である。損傷の機序と組織学的変化や臨床症状が1対1に対応しない点で，多くの学生が迷ってしまう。実際に，糸球体損傷の多くの原因が，5つの臨床症状，すなわち腎炎症候群，ネフローゼ症候群，混合性腎炎-ネフローゼ症候群，無症候性血尿，無症候性蛋白尿のうちのどれかを引き起こす。急性および慢性腎不全については既に記載したが，これらも5つのうちのどれにでも引き続いて起こりうる。例えば，極めて重篤な腎炎を起こしている人がすぐに急性腎不全になることもある。もしくは，潜在性の糖尿病で何回か検査して蛋白尿が見つからなくても，慢性腎不全の状態になって初めて診断されることもある。このような臨床状態を，最もよく起こす糸球体疾患とともに**図15.2**にまとめた。

図15.2 糸球体腎炎にみられる臨床的症候群 clinical syndrome associated with glomerular disease

臨床的症候群	臨床症状	病態生理	最も一般的な例
急性腎炎	血尿 高血圧 尿毒症（BUN上昇） 浮腫（しばしば傍眼窩領域） 乏尿あるいは無尿	毛細血管係蹄の閉塞と血流の減少と尿量の減少を伴う。細胞数の多い糸球体の半月体形成と急性腎不全に至ることもある。	びまん性増殖性糸球体腎炎（溶連菌感染後糸球体腎炎，他の感染症） 全身性エリテマトーデス（SLE） 血管炎 グッドパスチャー症候群
ネフローゼ症候群	蛋白尿（1日3.5gm以上） 低アルブミン血症 浮腫 高脂血症	糸球体濾過機能を有する構造の変化：最もよくみられるのは糸球体基底膜の変化	糖尿病 アミロイドーシス 微小変化群 巣状分節性糸球体硬化症（FSGS） 膜性腎症 SLE
混合性腎炎-ネフローゼ症候群	腎炎症候群とネフローゼ症候群の両方の特徴	細胞数の増加と糸球体基底膜の変化	メサンギウム性毛細血管性糸球体腎炎（膜性増殖性糸球体腎炎） SLE
無症候性血尿	周期的な濃い色の尿あるいは顕微鏡的血尿 徐々に起こってくる高血圧	糸球体細胞の増加ないしは基底膜の構造異常	IgA腎症 菲薄基底膜病 SLE
無症候性蛋白尿	蛋白尿	基底膜の初期変化	ネフローゼ症候群を起こす状態すべての初期像

腎生検の役割 Role of renal biopsy

経皮的針生検の安全で信頼できる技術が確立し，腎疾患の自然経過について多くのことが分かってきた。特に，治療の有効性が期待できる，早期の隠れた病変が明らかになってきたことがその理由である。腎臓が萎縮し，組織学的変化が非特異的な状態の慢性腎不全，すなわち**終末腎** end-stage kidney では，生検の意味がほとんどない（図15.1）。**腎生検**は，拒絶や薬物毒性や移植腎の機能を損ないうる様々な状態の有無をみるため，移植腎の評価にしばしば利用される。次に挙げる方法を組み合わせて，腎生検組織から最大限の情報を得る。

- **光学顕微鏡** light microscopy：糸球体の構造を明らかにするための特殊染色を含むもの。
- **電子顕微鏡** electron microscopy：免疫複合体の存在と正確な位置をみる。免疫複合体は，物質の不規則な電子密度の高い沈着物 dense deposit として見える。
- **免疫蛍光顕微鏡** immunofluoresence microscopy：免疫グロブリンや補体成分の種類の局在を知り同定する。

免疫蛍光顕微鏡や電子顕微鏡を用いて免疫複合体の沈着の形をみることによって，光学顕微鏡では同じようにみえる糸球体損傷でも，どの型の糸球体腎炎かが鑑別できる。例を以下に挙げる。

- **IgA腎症** IgA nephropathy：メサンギウムにおける IgA の顆粒状沈着物。
- **膜性腎症** membranous nephropathy：糸球体基底膜 glomerular basement membrane（GBM）の上皮側におけるIgG +/− 補体の顆粒状沈着物。
- **グッドパスチャー症候群** Goodpasture's syndrome：GBM に沿った IgG の線状沈着物。
- **全身性エリテマトーデス** systemic lupus erythematosus：糸球体のどの部位にも大半の種類の免疫グロブリンと多くの補体成分が沈着する。
- **メサンギウム性毛細血管性糸球体腎炎１型** mesangiocapillary glomerulonephritis type Ⅰ：GBM の内皮側における補体成分3(C3)の顆粒状沈着物。

糸球体腎炎 Glomerulonephritis

多くの**糸球体腎炎** glomerulonephritis（GN）は，糸球体に免疫複合体が沈着して起こる。これは，病変が腎臓に限局した**原発性糸球体腎炎** primary GN（例：**膜性腎症** membranous nephropathy，**メサンギウム性毛細血管性糸球体腎炎** mesangiocapillary GN）にも，また例えば**グッドパスチャー症候群** Goodpasture's syndrome，**全身性エリテマトーデス**，**ヘノッホ-シェーンライン紫斑病** Henoch-Schönlein Henoch-Schönlein purpura（HSP）といった全身性の疾患にも当てはまる。免疫複合体沈着物の部位は，複合体の大きさによって決まる。言い換えれば，抗原の型と産生された免疫グロブリンの種類，つまり宿主の反応によって決まる。抗原は，生体の正常な構成要素（グッドパスチャー症候群における自己抗原）のこともあれば，（**溶連菌感染後腎炎** post-streptococcal GN における）細菌がつくる物質のこともある。免疫複合体は，循環する血液から沈着することもあれば，糸球体内で形成されることもある。後者の場合，複合体には，糸球体固有の抗原（グッドパスチャー症候群における基底膜成分）もあれば，血流からそこに沈着した抗原（例：SLEにおけるDNA）も含まれうる。この法則の唯一かつ重要な例外が，微小変化型腎症（微小変化群）である。この腎症では，免疫複合体よりむしろ細胞傷害性免疫反応によって足細胞が壊されると考えられている。糸球体への障害機序が何であれ，様々な免疫学的障害が構造変化をもたらし，よって糸球体の機能を変え，最後にはネフロンの機能を全く変えてしまう。

（→本項目，次ページにつづく）

障害をもたらすような刺激に反応して，糸球体は以下の複数の方法で反応する。

- 糸球体毛細血管を縁取る，正常では扁平な内皮細胞の腫大かつ／もしくは増殖。糸球体毛細血管係蹄の外縁を囲んでいる上皮（足細胞 podocyte）の増殖とボーマン嚢 Bowman's capsule を縁取る細胞の増殖（**半月体形成** crescent formation）。
- 糸球体基底膜の肥厚。
- メサンギウム細胞の増殖と無細胞性メサンギウム基質の過剰産生。

これらの反応から，糸球体腎炎には様々な組織型が生じる。これらは，光顕的に識別可能である。この光顕所見と免疫蛍光顕微鏡と電顕所見，病歴と他の検査所見を組み合わせて最終診断がなされる。他の部分における組織病理学と同様，病理医と臨床医との間でよい情報伝達なくして，適切な治療に不可欠である正確な診断には到達しえない。

糸球体腎炎は，まず下記のように分けられる。

- **びまん性** diffuse：すべての糸球体の変化。
- **巣状** focal：一部の糸球体の変化。
- **全節性** global：1個の糸球体全体にわたって異常。
- **分節性** segmental：1個の糸球体の一部分が異常。

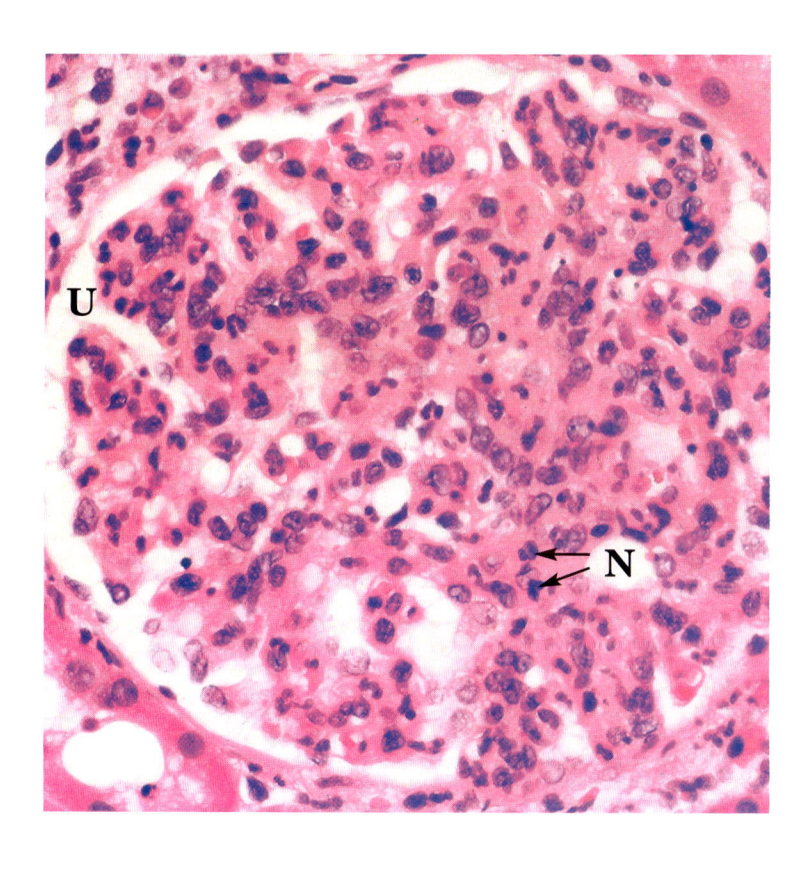

図15.3 急性増殖性〔管内性〕糸球体腎炎
acute proliferative〔endocapillary〕glomerulonephritis（高倍率）

この型のびまん性糸球体腎炎はほとんど子供に起こり，たいていは咽頭の溶連菌感染症に続発する。本図にみるように，内皮細胞の腫大と増殖によって糸球体の細胞数が増すが，内皮細胞は実際に毛細血管腔を閉塞している。好中球 neutrophil（ N ）もまた，糸球体係蹄にみられ，たいていはメサンギウム細胞の増殖も起こっている。糸球体腔 urinary space（ U ）は，足細胞の増殖がないので開いている。糸球体毛細血管腔の閉塞によって，糸球体濾過機能がなくなり，赤血球の漏出を引き起こす。そのためこの状態では，血尿，一過性の高血圧と浮腫といった**急性腎炎症候群** acute nephritic syndrome をきたすことが多い。

似たような型の糸球体障害は，SLE，グッドパスチャー症候群にも起こりうるし，まれだが血管炎でも起こる。何が原因であれ，重症の場合は，半月体形成性糸球体腎炎を併発することがある。

170

図15.4 膜性腎症
▶解説は次ページ

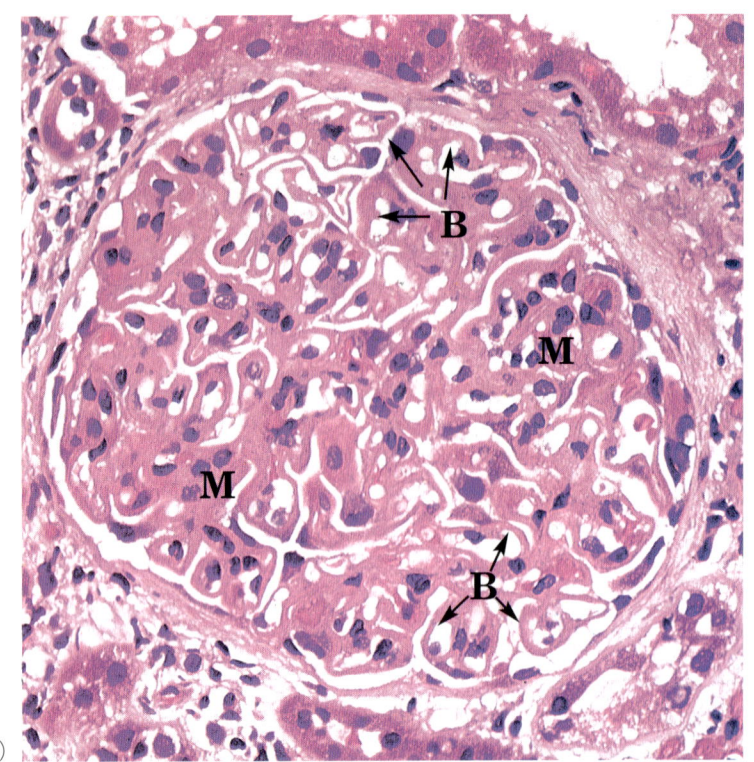

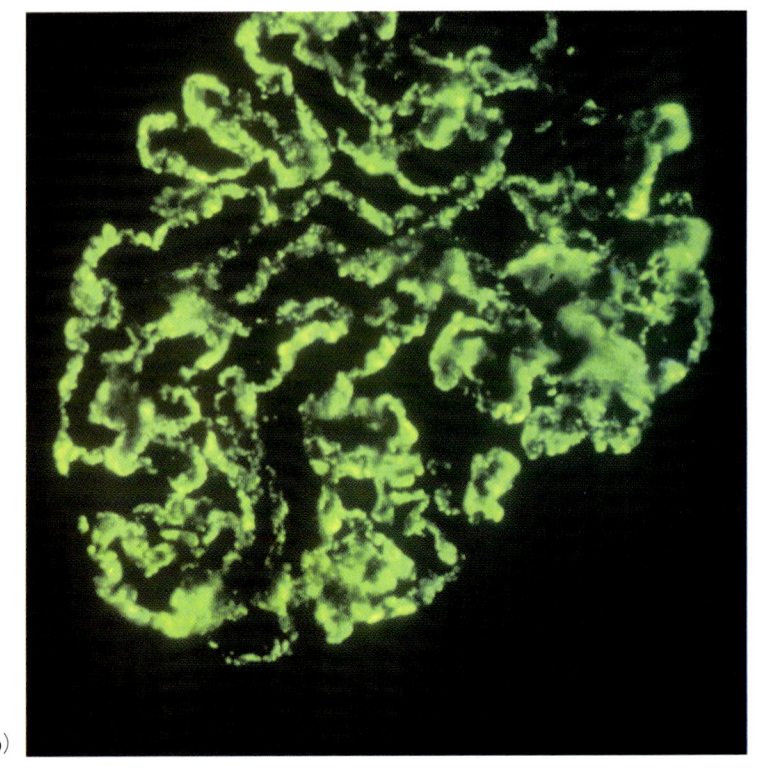

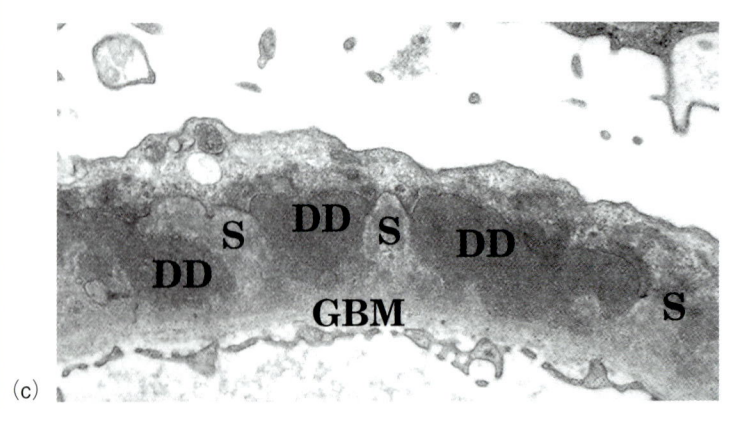

(a)

(b)

(c)

図15.4 膜性腎症 membranous nephropathy　▶図は前ページ
(a) HE染色（高倍率），(b) 免疫蛍光法（高倍率），(c) 電子顕微鏡（高倍率）

　膜性腎症はびまん性全節性の型をとる糸球体損傷で，糸球体基底膜の損傷が蛋白尿を起こす原因となり，しばしばネフローゼ症候群になる。この型は，様々な状態で起こりうる。85％の症例が，**原発性 primary** もしくは**特発性膜性腎症 idiopathic membranous nephropathy** である。**続発性膜性腎症 secondary membranous nephropathy** としても同様の障害が起こるが，これは，悪性腫瘍を有する患者(5〜10％の症例)やある種の薬剤(金，ペニシラミン，カプトリルや非ステロイド系抗炎症薬)を服用している患者や，ある種の感染症(B型肝炎，C型肝炎，マラリア)を起こしている患者にみられる。次に重要なものとしては自己免疫疾患 SLE にみられるものである。なお，SLE では糸球体損傷のほとんどすべての型が生じうる(**図15.2**参照)。

　膜性腎症では，免疫複合体が糸球体基底膜の上皮側に沈着する(上皮下沈着物)。これらの沈着物は，沈着物の間に基底膜物質をさらに沈着させ，光顕的鍍銀染色と電顕像〔図(c)〕では基底膜外表に診断上有用な「スパイク spike」がみえる。

　図(a)では，基底膜 basement membrane (B)は厚く，好酸性で，時にやや屈折性がある。内皮や上皮(足細胞)の増殖はないが，重症かつ長期にわたる症例では，メサンギウム基質 mesangial material (M)の軽度増加がみられることもある。ほとんどの症例で，免疫複合体は IgG と補体(C3)からなる。免疫複合体に含まれる抗原は，基礎疾患によって決まる(例えば SLE なら DNA であり，肝炎であればウイルス抗原であり，特発性ではおそらく自己抗原であろう)。

　図(b)では，膜性腎症に特徴的な免疫蛍光パターンを示している。IgG に特異的で，さらにフルオレセインで標識した抗体を，腎の組織切片上で反応させる。抗体は腎に沈着した IgG に結合する。本図では，IgG が，糸球体基底膜の上皮表層に結合した，明るく緑の蛍光を発する顆粒状沈着物として示されている。

　図(c)は，糸球体基底膜の高倍率の電顕像である。糸球体基底膜 glomerular basement membrane (GBM)は，上皮側に，基底膜物質からなるスパイク(S)をもっている。スパイクの間に，電子密度の高い沈着物 dense deposit (DD)(免疫複合体)を容易に識別できる。免疫複合体の存在が，おそらく補体を活性化させ，膜攻撃複合体 membrane attack complex が糸球体基底膜を傷害し，蛋白の漏出をもたらすのであろう。

　この型の糸球体疾患では，基底膜に異常はなく，びまん性にメサンギウム基質の増加が起こり，メサンギウムの細胞数が様々に増えてくる。この型の糸球体障害は，IgA腎症とその関連疾患であるヘノッホ−シェーンライン紫斑病(HSP)の特徴である。どちらの疾患も，無症候性血尿ないし腎炎症候群の病像を示す。HSP の腎における変化は，IgA腎症に同じだが，HSP では典型的な血管炎による皮疹があり，胃腸症状や症候が加わる場合と加わらない場合がある。免疫蛍光染色では，メサンギウムに IgA の沈着物が証明され，電顕像ではこれに一致して電子密度の高いメサンギウム沈着物がある。IgA腎症の急性増悪では，分節性壊死性糸球体腎炎(**図15.8**参照)を起こすこともあり，しばしば半月体形成性糸球体腎炎(**図15.7**参照)を起こすこともある。このような病巣が治癒する際，二次性の巣状分節性糸球体硬化症〔**図15.8(b)**参照〕が引き起こされる。

　他の疾患で同じような光顕的像を示す(しかし，免疫学的にも電顕的にも所見は異なる)ものとしては，急性増殖性糸球体腎炎が軽快しつつあるときと SLE である。

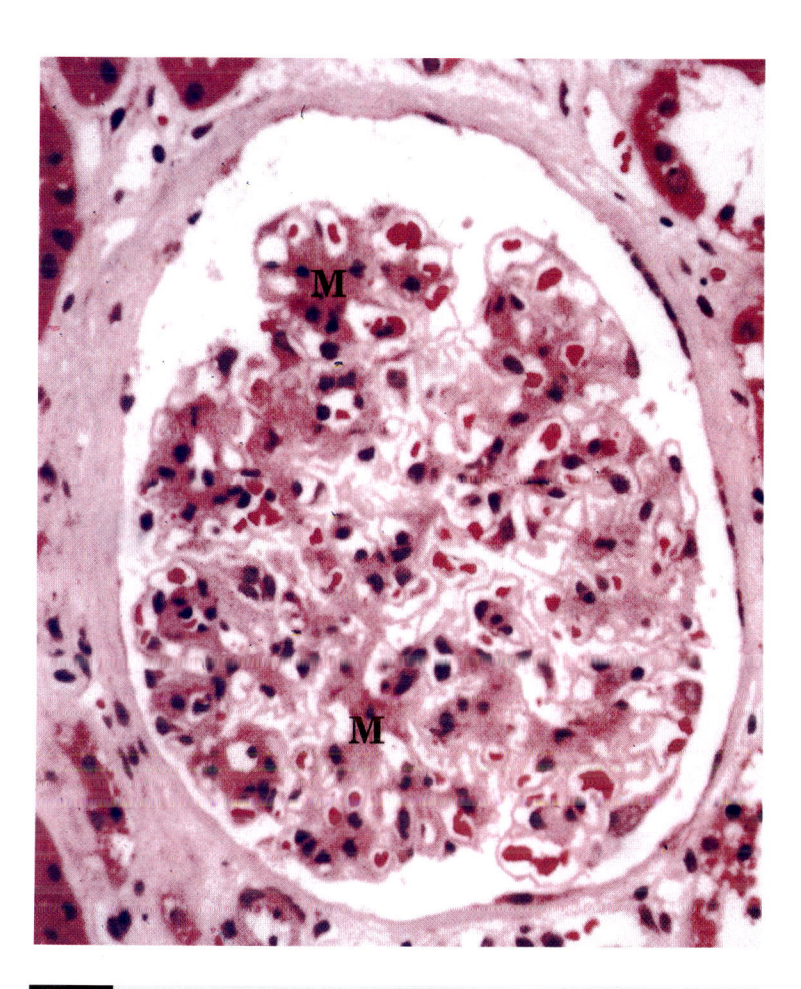

図15.5 メサンギウム増殖性糸球体腎炎 mesangioproliferative glomerulonephritis

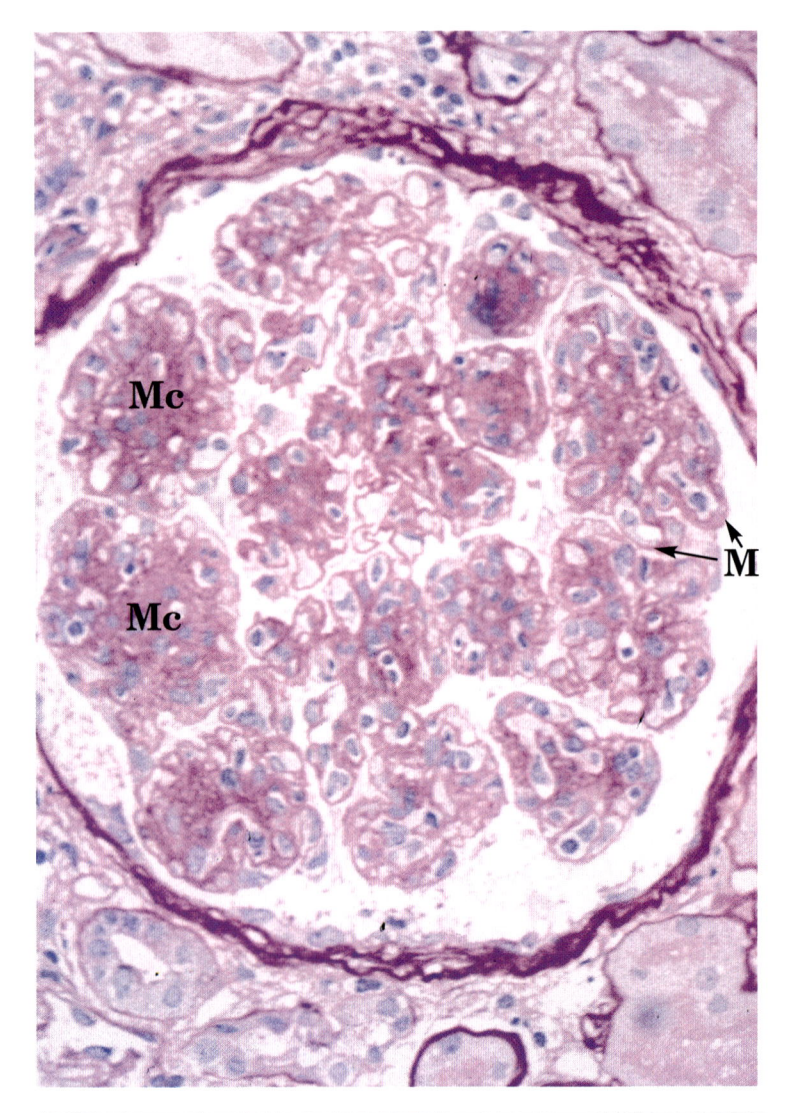

図15.6 膜性増殖性(メサンギウム性毛細血管性)糸球体腎炎
mesangiocapillary (membranoproliferative) glomerulonephritis
（PAS染色，高倍率）

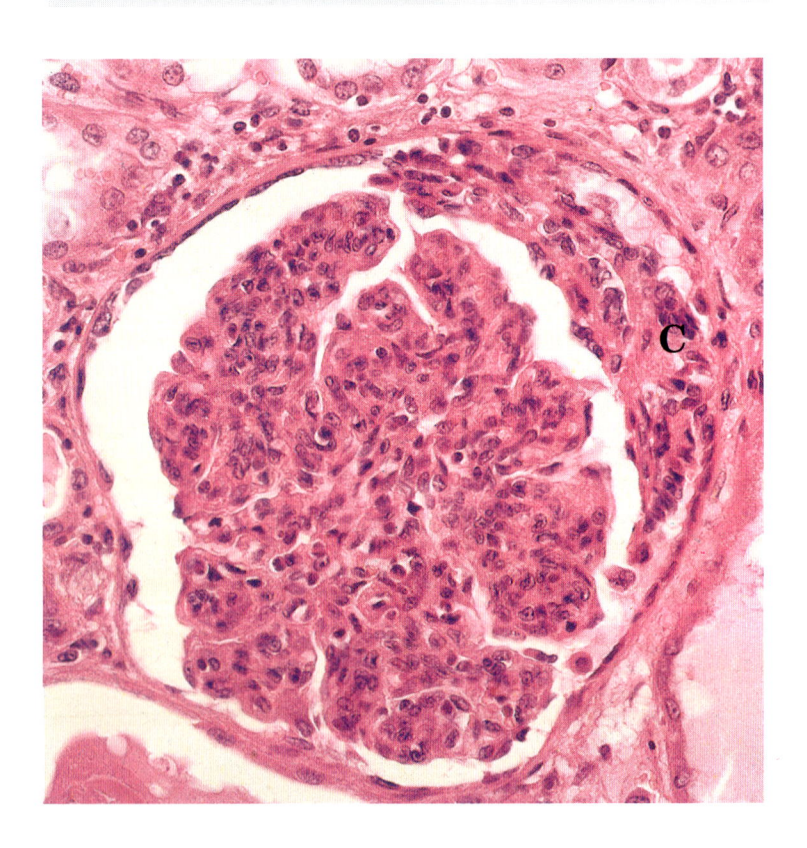

この型の糸球体腎炎は，原発性のこともあるし，SLEに関連して起こることもある。臨床症状は，ネフローゼ症候群か，もしくは混合性腎炎-ネフローゼ症候群である。原発性の膜性増殖性糸球体腎炎 membranoproliferative glomerulonephritis（MPGN）はⅠ型とⅡ型に分けられるが，どちらも光顕的には同じ像である。本図にみるように，糸球体のそれぞれの分節がはっきりと拡大しており，大げさな分葉像をつくっている。特徴は，糸球体基底膜（M）の二重化であり，2層の間にメサンギウム細胞が介在している。メサンギウムの細胞数と基質 matrix（Mc）の増加がある。糸球体には白血球の浸潤もあり，しばしば内皮細胞の軽度増加もある。Ⅰ型MPGNでは，内皮下にC3＋／－IgGからなる密度の高い沈着物がある。Ⅱ型MPGNでは，糸球体の基底膜にいまだ分かっていない密度の高い沈着物がリボン状に沈着するのが特徴で，別名を dense deposit disease と呼ぶ。

この型の糸球体腎炎は，SLEでも一般にみられる。その際は，糸球体基底膜のすべての部分とメサンギウム内に免疫グロブリンの沈着物があったり，「wire-loop病変」があったり，免疫グロブリンと補体の沈着が混じり合っていたり，糸球体腎炎に膜性ないし分節状パターンが被っているといった特徴が，時に加わる。

図15.7 急性半月体形成性糸球体腎炎 acute crescentic glomerulonephritis（高倍率）

糸球体疾患の多くの型で，足細胞とボーマン嚢を縁取る上皮細胞が増加する。ボーマン嚢細胞が嚢周囲の一部で増えるといわゆる**半月体** crescent（C）を形成する。半月体が持続的に増殖すると，糸球体係蹄を閉塞し，不可逆的な糸球体破壊をもたらし，その結果ネフロンの萎縮をきたして急速進行性に腎不全に陥る。これは，**急速進行性糸球体腎炎** rapidly progressive glomerulonephritis として知られており，**グッドパスチャー症候群**に特徴的である。この症候群では，糸球体と肺胞基底膜に反応する自己抗体が形成される。半月体の形成はまた，急性増殖性糸球体腎炎，分節性壊死性糸球体腎炎，SLEでも起こってくる。

第15章 泌尿器系　173

図15.8 巣状分節性糸球体腎炎 focal segmental glomerulonephritis
(a) 分節性壊死性糸球体腎炎（高倍率）
(b) 巣状分節性糸球体硬化症（高倍率）

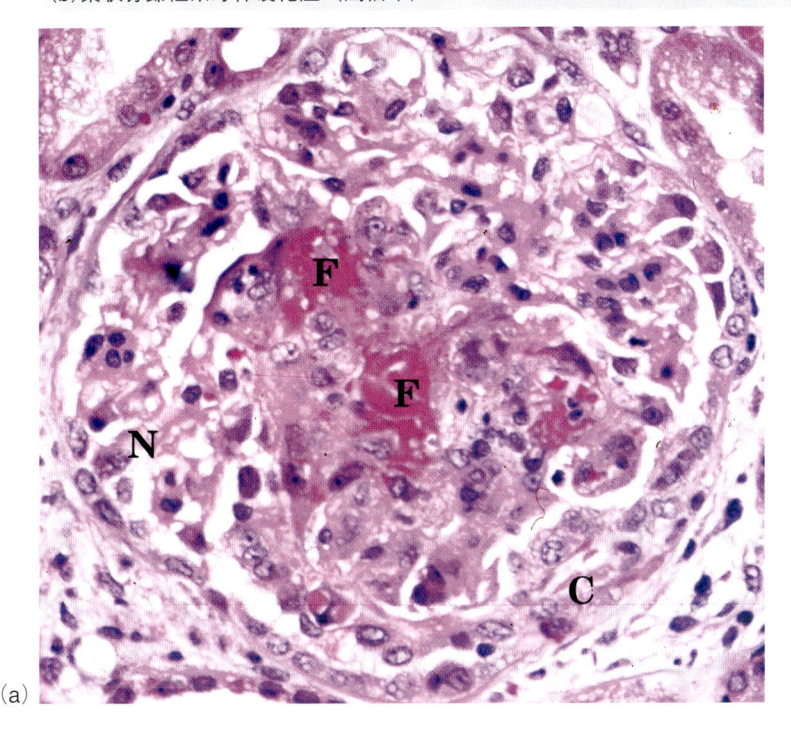

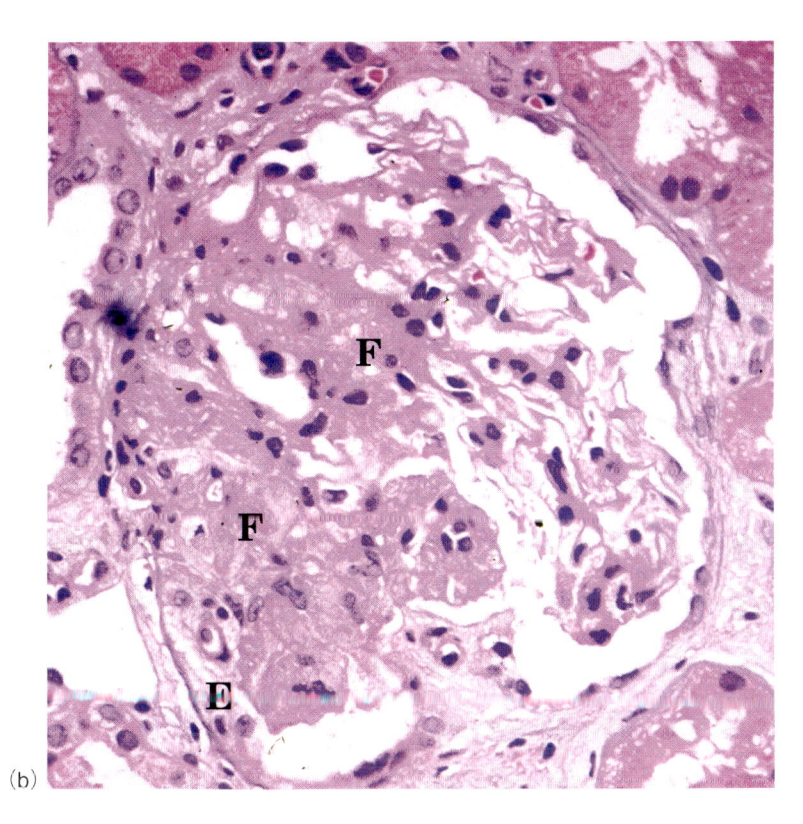

巣状分節性糸球体腎炎には，互いに関連性のある2型がある．今までに述べたびまん性かつ全節性型の糸球体腎炎とは反対に，この病変は多くの糸球体の一部（巣状 focal）かつ1つの糸球体の一部（分節性 segmental）に起こる．

図(a)の**分節性壊死性糸球体腎炎** segmental necrotizing glomerulonephritis では，糸球体係蹄の1分節に好中球が浸潤し，線維素 fibrin（F）の沈着が起こって壊死に陥る．隣接する分節は正常（N）か，もしくは（元となる疾患にもよるが）ほとんど正常である．分節性壊死は，しばしば，ボーマン嚢 Bowman's capsule 上皮の増加を伴っており，明らかな半月体を形成することもある．初期の半月体（C）が本図では確認できる．半月体が多くなると予後は悪い．この型の糸球体腎炎は，IgA腎症，全身性血管炎，SLEの糸球体病変，またグッドパスチャー症候群の一部の症例における糸球体病変としてみられる．分節性壊死性病変は，線維化によって治癒し，**巣状分節性糸球体硬化症** focal segmental glomerulosclerosis (FSGS)に極めてよく似た病変を残す．

図(b)のFSGSは，原発性の糸球体腎炎としても起こりうるし，今まで述べたような病変に続発しても起こりうる．さらに，ネフロンの著明な欠失を引き起こすいかなる疾患も，そのほとんどが二次性のFSGSを起こす．これらの状況のすべてで，組織学的変化は同じである．いくつかの糸球体の分節が，メサンギウム基質で置換される（F）（**硬化** sclerosis）．硬化した分節は，増殖する上皮細胞の一群（E）と癒着する．上皮細胞には泡沫状胞体をもつものもある．この例には示されていないが，**硝子様変性** hyalinosis は，血漿蛋白が沈着し軟らかい感じの好酸性腫瘤をつくったもので，この病変によくみられる特徴である．

巣状壊死性糸球体腎炎が血尿や腎炎症候群を起こす一方，FSGSはネフローゼ症候群に進展しうる蛋白尿が特徴である．どちらの病変もSLEでみられることがある．

第2部　器官の病理組織学

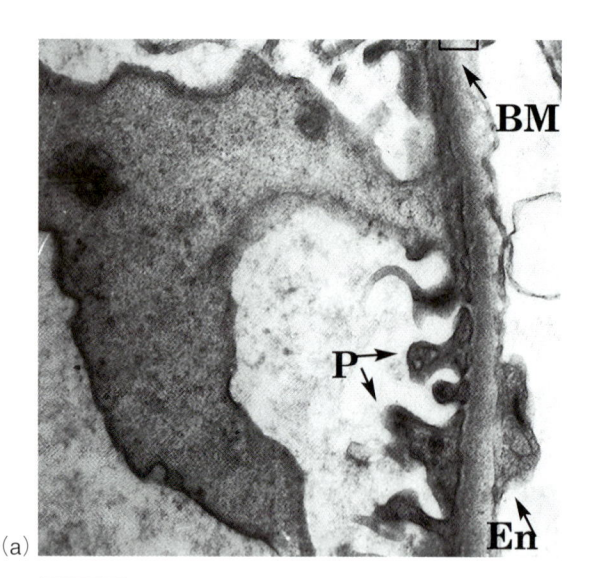

図15.9 糖尿病性腎硬化症 diabetic glomerulosclerosis　　▶図(c)～(e)は次ページ
(a)正常の糸球体基底膜（電顕像）
(b)糖尿病の基底膜（電顕像）
(c)結節性糸球体硬化（高倍率）
(d)びまん性糸球体硬化（高倍率）
(e)囊滴 capsular drop（PAS染色，高倍率）

　糖尿病では，腎病変がいくつかの方法で起こる。糖尿病では，腎盂腎炎 pyelonephritis（**図15.10**参照）と乳頭壊死 papillary necrosis（**図15.11**参照）といった感染症に発展しやすいし，大血管のアテローム硬化症が重篤になる傾向があり腎虚血と梗塞の危険性が増す。

　長期にわたる糖尿病では，結果として糸球体に特徴的変化が起こる（**糖尿病性糸球体硬化**）。初期の糸球体変化でさえ，糸球体毛細血管基底膜の一定の均質な肥厚がある。これは，図(b)に示したように，図(a)の正常像と比較すると，電子顕微鏡像で最もよくわかる。どちらの図も，内側の薄い内皮細胞の胞体 endothelial cell cytoplasm（En）と外側の上皮細胞（足細胞）の足突起 podocyte（P）で挟まれた糸球体毛細血管基底膜 glomerular capillary basement membrane（BM）に注目されたい。糖尿病では，基底膜は正常の4～5倍まで厚くなる。

　進行すると，メサンギウム基質が増えて，しばしば分節性かつ限局性に無細胞性の**キンメルスティール−ウィルソン結節** Kimmelstiel-Wilson nodule といった特徴的構造をつくってくる。

　この結節はしばしば，メサンギウム細胞の核を圧排し，結節の周辺部まで押している。この状態を**結節性糖尿病性糸球体硬化** nodular diabetic glomerulosclerosis と呼ぶ〔図(c)〕。キンメルスティール−ウィルソン結節（K）に注目されたい。

　もう1つの型では，図(d)に示すように，メサンギウム基質の増加が分節性かつ結節性ではなく，びまん性かつ全節性に起こって，**びまん性糖尿病性糸球体硬化** diffuse diabetic glomerulosclerosis と呼ばれる変化をもたらす。どちらの型も，同じ腎臓内に起こりうるし，1つの糸球体の中で，びまん性変化の上に結節形成が生じることもある。どちらの型でも，厚いが透過性を増した糸球体毛細血管壁を通って，ボーマン腔に血漿蛋白が漏れてゆく。ともすると，漏れ出た蛋白が糸球体係蹄の外表に沈着し，図(d)にあるように**線維素帽** fibrin cap（FC）となったり，図(e)にあるようにボーマン嚢の内側に沈着し，**囊滴** capsular drop（C）となる。

　糖尿病性腎疾患の特徴は，小動脈の**硝子化** hyalinization で，これは高血圧にみられるもの（**図15.12**参照）と似ているが，糖尿病に特徴的なのは輸入かつ輸出動脈の両方が侵される点である。この小動脈の硝子化（H）は，図(c)にあるように結節性糖尿病性糸球体硬化に伴ってみられることが多く，糸球体の血管極にも及ぶことがある。動脈の粥状動脈硬化症（アテローム硬化症）と小動脈の硝子化が相俟って，次第に糸球体への血流が減る。従って糖尿病性腎疾患は，糸球体の硝子化と傍糸球体の線維化といった慢性の虚血性変化を伴っていることが多い。

　初期の糸球体基底膜の変化によって蛋白尿もネフローゼ症候群までもが起こる。しかし，進行性の糖尿病性糸球体硬化と慢性虚血性ネフロン萎縮とともに，慢性腎不全の兆候が現れてくる。急性腎盂腎炎（**図15.10**参照）や腎乳頭壊死（**図15.11**参照）から，急性腎不全に陥ることもある。

第15章 泌尿器系 175

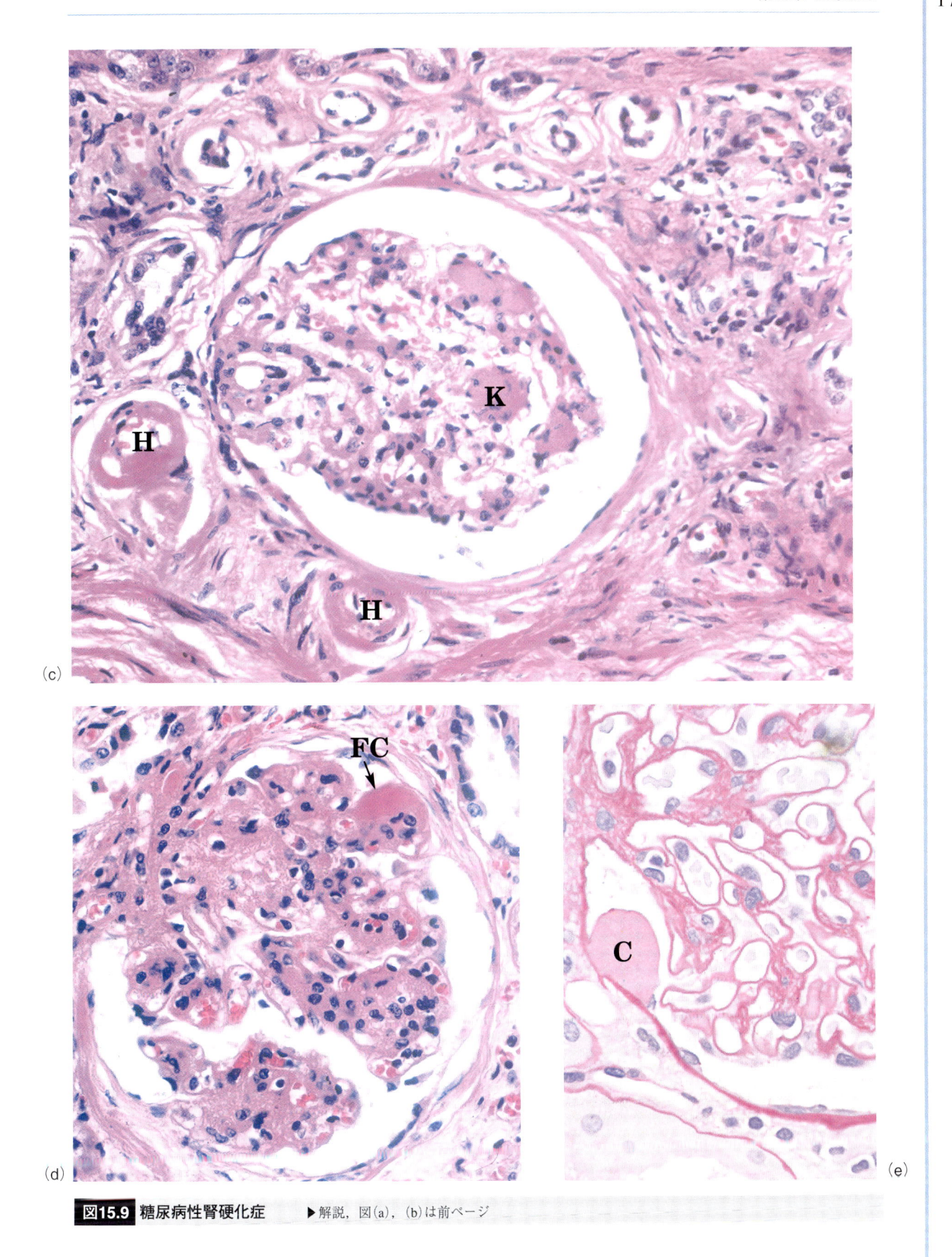

(c)

(d)

(e)

図15.9 糖尿病性腎硬化症　▶解説，図(a)，(b)は前ページ

糸球体障害の帰結 Outcome of glomerular disorders

主に糸球体が障害を受けている腎疾患は，自然に治癒することもあるし，治療によって治癒することもある。しかし進行すると，糸球体の血流が途絶え糸球体の濾過ができず，糸球体に連続する尿細管も障害を受ける。このようにして多くのネフロンが機能を失う。必要数以上のネフロンが障害を受けると，臨床症状が次第に悪化し慢性腎不全へ進行する。

例えば，糖尿病性腎症におけるネフローゼ症候群の患者は，個々のネフロンが破壊されるにつれ，ゆっくりとではあるが慢性腎不全の様相を呈する。反対に，急性進行性半月体形成性糸球体腎炎（図15.7）による急性腎炎症候群が初発の患者は，病期の進行に伴って糸球体が急速に破壊されるにつれ，急激に急性腎不全に陥ることもある。

尿細管ならびに間質障害 Disorders of renal tubule and interstitium

尿細管ならびに間質は，体液喪失性ショック，無機性および有機性の毒素，あるいは感染症により一次性に障害されうる。循環血液量の減少状態や中毒症では，尿細管上皮細胞に病理学的に**急性尿細管壊死** acute tubular necrosis（図1.4参照）と呼ばれる高度の細胞変性，あるいは明らかな壊死が起こり，臨床的な症候群である急性腎不全へと進行する。尿細管上皮は，かなりの回復力および再生力を有しており，もし透析や他の支持療法により生命をしばらく維持することができれば，そのような状況下でも急性腎不全から回復可能である。

尿細管間質性疾患のなかで，ますます重要となっている原因としては，間質性腎炎を引き起こす薬物中毒がある。これには，抗生物質，非ステロイド性抗炎症薬，サイアザイド系利尿薬，シメチジンなど多種の薬剤が含まれている。発症には急性と慢性がある。間質には混合性炎症細胞浸潤がみられ，好酸球浸潤が著明な場合がある。尿細管障害が引き起こされると，慢性腎不全へと移行しうる。

腎臓の感染症には，急性および慢性腎盂腎炎（図15.10），そして結核（第4章参照）がある。腎臓の急性化膿性細菌感染（**腎盂腎炎** pyelonephritis）は通常，下部尿路からの上行性感染によって起きるが，特に前立腺肥大症，あるいは妊娠時の胎児性圧迫によって尿流出が障害された場合にみられる。そのような場合，腸内細菌（特に *Escherichia coli* や *Proteus* 属）が最も頻度の高い病原菌である。また腎臓の感染は，菌血症において血行性経路によって起こりうる。急性腎盂腎炎（図15.10）は，乳頭壊死（図15.11）や，拡張，閉塞した腎盂腎杯系の膿貯留を合併することがある（**膿腎症** pyonephrosis）。腎および下部尿路の結核も同様の広がり方によって起こる可能性がある。腎結核については，図4.7に示した。

尿路の逆流あるいは尿路の閉塞を伴う患者は急性腎盂腎炎を再発しやすい。たび重なる感染により瘢痕化が生じ，後に腎臓は粗大な瘢痕腎となる。この現象を**慢性腎盂腎炎**という。

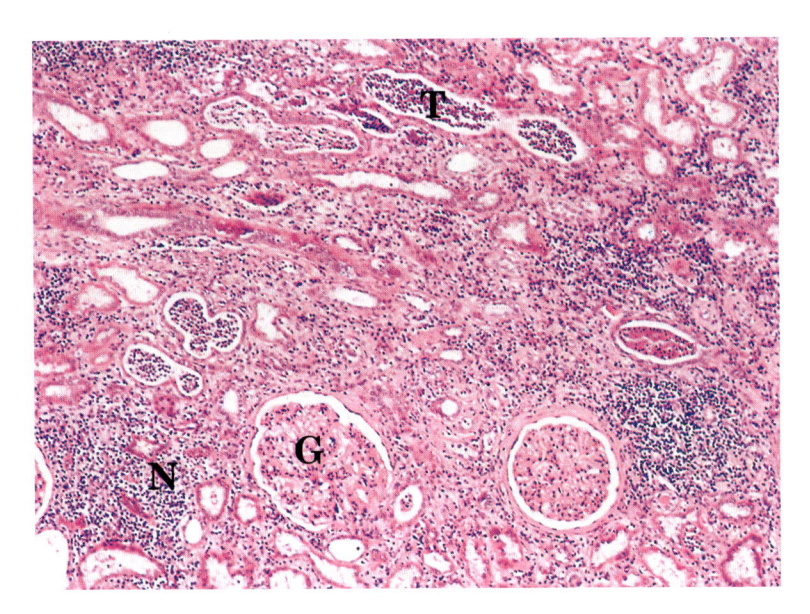

図15.10 急性腎盂腎炎
acute pyelonephritis（高倍率）

図は，典型的な**急性腎盂腎炎**を示している。腎臓には，小型で暗色に染まる好中球 neutrophil（N）の浸潤が顕著で，これらは拡張した尿細管 tubule（T）内に充満している。膿瘍が形成され，未治療の場合には多発性膿瘍が融合して大きな膿瘍となる。膿は腎盂腎杯系へ排出され**膿腎症**となるか，あるいは腎被膜を越え周囲の脂肪織に**腎周囲性膿瘍** perinephric abscess を引き起こす。注目すべきは糸球体 glomeruli（G）が保たれていることである。

血管障害 Vascular disorders

腎臓は，図11.9，そして図11.10でみられるように高血圧の影響を特に受けやすい。実際，不可逆的なネフロンの障害は，増悪性高血圧か，あるいは年余にわたる良性の本態性高血圧かのいずれかによって起こる。**高血圧性腎硬化症** hypertensive nephrosclerosis は，図15.12(a)に示したように良性本態性高血圧症から起こる。悪性あるいは増悪性高血圧症は，異なった種類の腎障害を引き起こす。これは，**急性強皮症** scleroderma にみられる変化に酷似しており，急性腎不全に陥る可能性がある。

結節性多発性動脈炎 polyarteritis nodosa（図11.18），**顕微鏡的多発性動脈炎** microscopic polyarteritis（図11.19），そしてウェゲナー肉芽腫 Wegener's granulomatosis を含む種々の血管炎が腎臓を障害する。鎮痛薬の過剰使用による鎮痛薬性腎症は，慢性間質性腎炎と腎乳頭壊死が特徴的である。

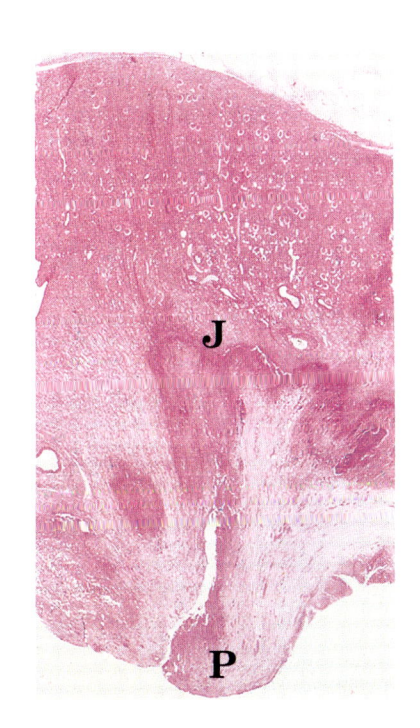

図15.11 腎乳頭壊死
renal papillary necrosis（低倍率）

この低倍率像は，**腎乳頭壊死**または**壊死性乳頭炎** necrotizing papillitis として知られる状態を示している。乳頭の先端 tip of papilla（P）は，乳頭細管および集合管がゴースト状に輪郭をとどめる凝固壊死に陥っている。初期には，健常部と壊死部乳頭の境界 junction（J）に好中球性の炎症反応をみるが，壊死乳頭が分離・脱落する後期になると，これらはほとんど消失する。この状態はおそらく虚血性のものと考えられるが，特に下部尿路に閉塞性病巣を伴う場合には，尿路系の実質および腎盂腎杯の急性感染にしばしば随伴して起こる。糖尿病性腎症や鎮痛薬性腎症の際には，乳頭壊死は明らかな感染の有無にかかわらずみられる。多くの乳頭が突然消失した場合には，患者は急性腎不全に陥る。

178

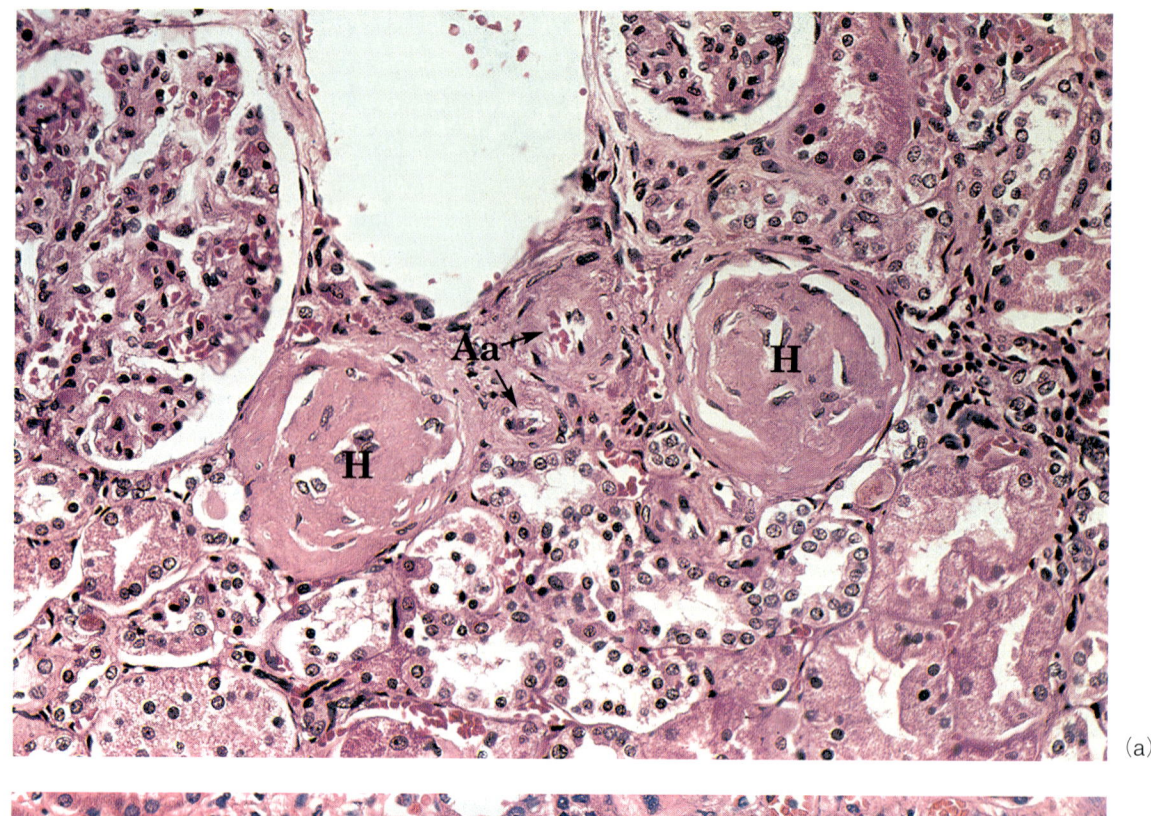

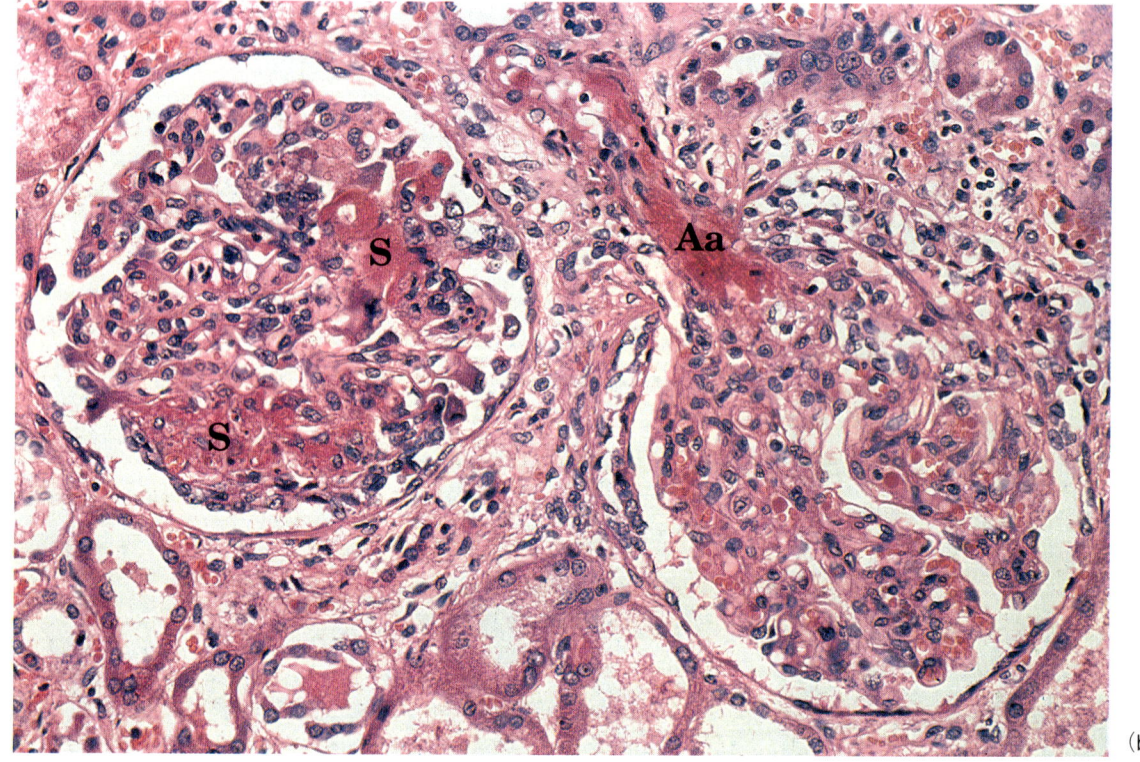

図15.12 高血圧性腎硬化症　　▶解説は次ページ

図15.12 高血圧性腎硬化症 hypertensive nephrosclerosis　▶図は前ページ
(a)良性高血圧性腎硬化症（高倍率），(b)悪性高血圧性腎硬化症（高倍率）

　高血圧症の血管病変については既に述べた。また，図11.9および図11.10で詳細に図示した。腎臓はこのような血管障害の影響を特に受けやすく，腎不全が未治療高血圧症の重要な合併症である。腎臓の病理学的変化は，高血圧の重症度と進行度に左右される。
　良性（本態性）高血圧症 benign (essential) hypertension では，高血圧の発症および進行が穏やかで，拡張期血圧のみが中等度に上昇する。大・中型の腎動脈は中膜肥厚，弾性板の重層化および線維性内膜肥厚により著明に肥厚している〔図11.9(a)〕。図11.9(b)に示したように，細動脈は壁の硝子様肥厚を示す。これらの変化はすべての輸入血管の内腔を狭小化し，その結果生じる慢性腎虚血は糸球体の**進行性硬化（硝子化）** sclerosis (hyalinization)をもたらす。そしてネフロンの尿細管成分の廃用性萎縮をきたす。
　図(a)は糸球体の集団を示し，そのうち2個は輸入細動脈壁 afferent arteriole（Aa）の硝子化による慢性虚血の結果，ピンク色に染まる硝子様無形物の塊 hyaline amorphous mass（H）に変化している。その他の糸球体はまだ障害を受けていない。機能しているネフロンが徐々にでも進行性に消失すると，最終的には慢性腎不全となり，終末腎として知られる形態を示すようになる（図15.1参照）。

　それに対して血圧の上昇が急速かつ高度な**悪性（増悪性）高血圧症** malignant (accelerated) hypertension では動脈および細動脈の変化が異なる。大・中型の動脈は疎で，むしろ粘液腫様の線維性組織による内膜の同心状肥厚のみを示し〔図11.10(a)〕，弾性板の重層化や明らかな中膜肥厚はみられない。小動脈は著しい同心円状の線維芽細胞による内膜肥厚のため，事実上内腔はしばしば閉塞される。細動脈は，しばしば壁の斑紋状急性壊死を示し，その障害壁には無定形な好酸性の蛋白様物質（**類線維素** fibrinoid）が蓄積している。これを図11.10(b)に示した。この変化は，**フィブリノイド壊死** fibrinoid necrosis として知られている。腎臓においては，図(b)にみられるようにしばしば糸球体門部の輸入細動脈（Aa）が障害され，また，その病変が糸球体係蹄へ伸びて，糸球体毛細血管網の分節 segment（S）に波及することもある。これらの小血管の変化は急激に起こり，ネフロンへの血液供給を急激に減少させ，しばしば糸球体の微小梗塞および尿細管上皮の壊死をもたらす。その結果，糸球体の濾過は劇的に減少し，患者は急性の乏尿性または無尿性の腎不全となる。長期間の病状経過を示す良性高血圧症の患者が突然，増悪期に進展することもまれではなく，その腎臓の組織学的変化は良性および悪性腎硬化症の混合像を示す。

腎移植の病理 Pathology of renal transplantation

　腎移植は多くの国において慢性腎不全の一般的な治療法になりつつある。移植のレシピエントは定期的な透析生活から解放される結果，生活の質（QOL）が向上する。しかしながら移植腎の機能は移植後，日単位，週単位，月単位で様々な因子によって影響を受ける可能性がある。これらの因子のなかで最も重要なものには以下のものが含まれる。

- **急性尿細管壊死** acute tubular necrosis：これは他の原因で起こる急性尿細管壊死と同一のものである（図1.4参照）。ここでの重要な因子は，冷蔵下での虚血時間，すなわち腎臓を採取してから移植腎の血流が再開するまでの時間である。移植直後では補助的手段が必要な場合があるかもしれないが，通常この問題は解決されるであろう。
- **拒絶反応** rejection：図15.13参照。
- **薬剤毒性** drug toxicity：よく使われるシクロスポリンA cyclosporin A やこれに関連する薬剤などの免疫抑制薬は，腎臓に様々な効果を及ぼすであろう。組織学的には，尿細管あるいはまた血管に変化が現れるかもしれない。投与量や他の薬剤への変更を厳重に管理することが，この問題を解決することになるであろう。
- **感染** infection
- **糸球体腎炎の再発** recurrent glomerulonephritis

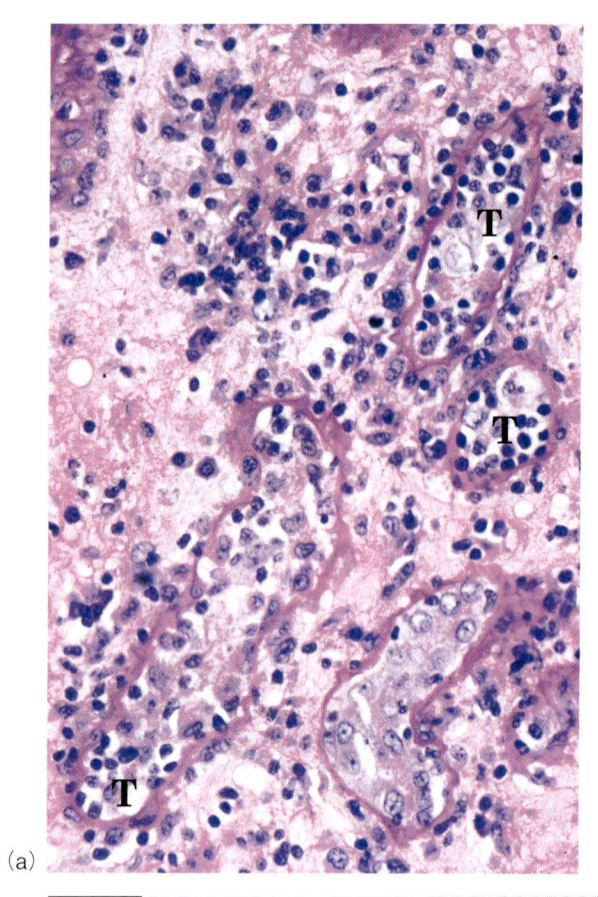

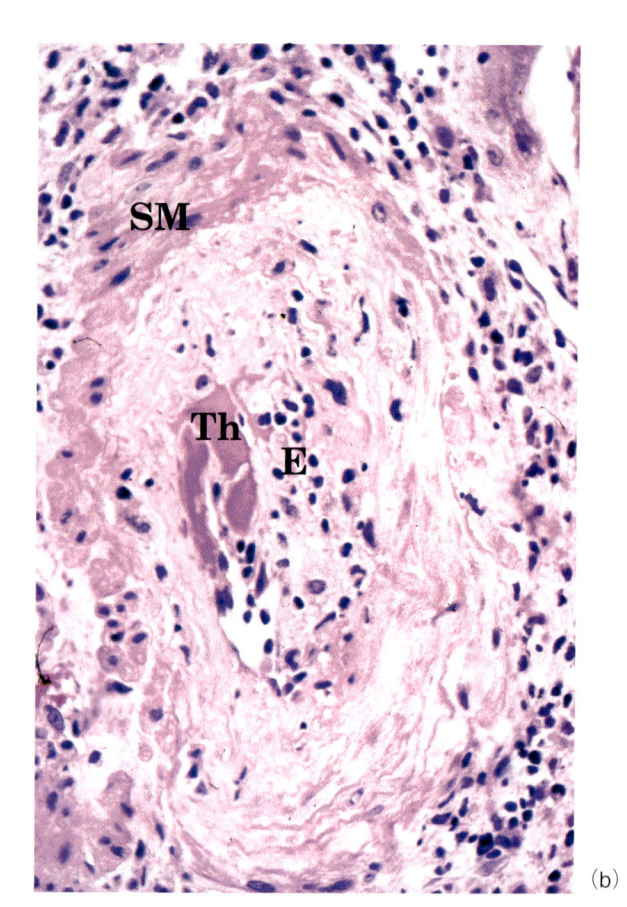

図15.13 腎移植拒絶反応 renal transplant rejection
(a)急性細胞性拒絶反応（中倍率）
(b)急性血管性拒絶反応（高倍率）

　移植腎あるいは他の移植臓器の**拒絶反応**は，主にドナーとレシピエント間の**ヒト白血球抗原** human leukocyte antigen (HLA)の適合の程度に左右される。一卵性双生児間の移植は成功する確率が最も高いが，こうした条件がそろうことはほとんどない。HLAが最も適合するレシピエントを見つけるために，ドナー候補者の組織タイピング tissue typing が通常行われる。

　カナダのバンフBanffで腎臓病理医からなる委員会によって作成されたBanff分類は，拒絶反応を評価するための半定量的方法の1つである。拒絶反応の様々な特徴が段階別に数値化され，点数を合計することで拒絶反応を，拒絶反応の種類と重症度の程度に従って分類する。この分類は移植免疫抑制の国際的な治験に使用されており，絶えず改訂され更新されている。

　腎移植の拒絶は主に4つのカテゴリーに分けられる。

- **超急性拒絶反応** hyperacute rejection（抗体媒介性）：移植後数分〜1時間以内に起こるもので，移植腎のドナーの血管内皮細胞へレシピエントの抗体が結合する結果起こるようである。血管内に血栓がすばやく形成され，腎臓は黒ずみ（手術台でみられることのある特徴の1つ），梗塞巣がみられる。一般的に治療には反応しない。

- **急性細胞性拒絶反応** acute cellular rejection（BanffⅠ型）：移植後数日〜数ヵ月以内に起こる。図(a)でも確認できるように，間質には尿細管上皮内にもみられるリンパ球の浸潤がみられる（**尿細管炎** tubulitis）（ T ）。尿細管炎はドナーの尿細管上皮細胞に対する細胞性免疫を表している。糸球体はふつう侵されない。純粋な急性細胞性拒絶反応は，免疫抑制を強めれば抑制することができる。

- **急性血管性拒絶反応** acute vascular rejection（BanffⅡ型とⅢ型）：血管内皮細胞に対する抗体依存性に起こる。典型像では図(b)にみられるように，**内皮炎** endothelitis（ E ）として知られるパターン，すなわち炎症細胞の血管内皮への浸潤と内皮細胞の腫大と増殖がみられる。動脈壁の**平滑筋** smooth muscle（ SM ）は比較的侵されない。血管壁の全層性の炎症または中膜のフィブリノイド壊死がある場合には，BanffⅢ型急性拒絶反応に分類される。ここでみられるように，これは結果的に血管内血栓症 intravascular thrombosis（ Th ）を起こし，腎臓の虚血を引き起こす。そのような状態が慢性化すると，線維化と筋性内膜細胞 myointimal cell の増殖による内膜の肥厚がみられる。急性血管性拒絶反応は，有効な治療を行うことは一般的に困難である。

- **慢性拒絶反応** chronic rejection（慢性／硬化性同種移植片腎症）：ふつう数ヵ月〜1年後に起こり，急性拒絶反応の特異所見がみられることもあるが，終末腎に類似するかなり非特異的な組織学的変化を示す。

腎臓の腫瘍 Tumor of kidney

成人に発生する腎臓の悪性腫瘍で代表的な腫瘍は、尿細管上皮から発生する**腎細胞(腺)癌** renal adenocarcinoma (renal cell carcinoma)である(図15.16)。重要な進展様式の1つである静脈浸潤を図7.6に示した。腎臓は小児においても悪性腫瘍が発生する臓器として重要で、**腎芽腫** nephroblastoma(ウィルムス腫瘍 Wilms' tumor)が挙げられる(図15.14)。これらはいわゆる、「**小円形青色細胞腫瘍** small round blue cell tumor」の代表的なもので、胎児成分由来である。腎臓の良性腫瘍としては**オンコサイトーマ** oncocytoma や**血管筋脂肪腫** angiomyolipoma がある。

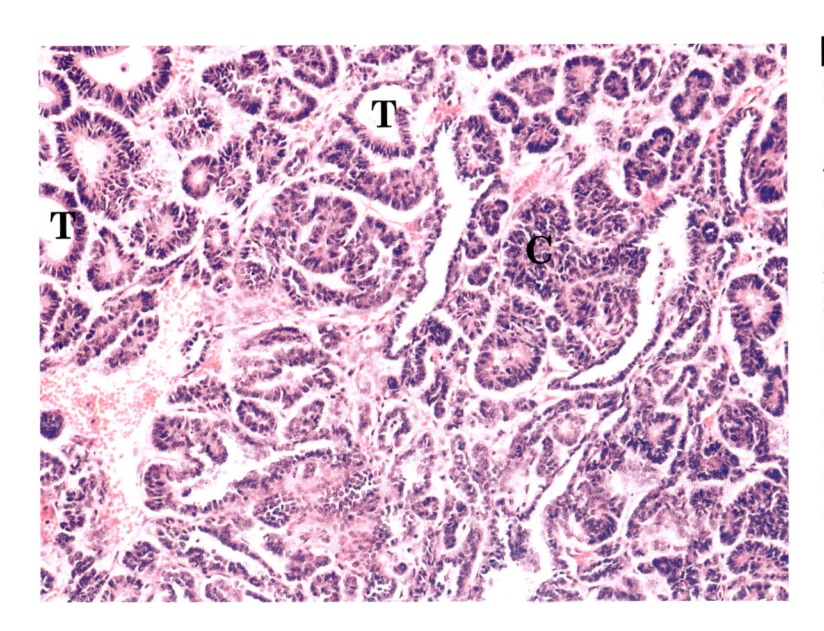

図15.14 腎芽腫 nephroblastoma(高倍率)

幼児ないし小児に発生する主な悪性腫瘍で、胎児性の腎胚胞から発生すると考えられている。原始的および未分化細胞 primitive and undifferentiated cell（C）の混在から構成され、原始尿細管に似た管状構造 tubular structure（T）を呈しており、時に未熟な糸球体に似た構造も認められる。この腫瘍には多くの組織学的亜型があり、そのうちの幾つかは骨格筋前駆細胞(横紋筋芽細胞)のような未熟細胞を含む。

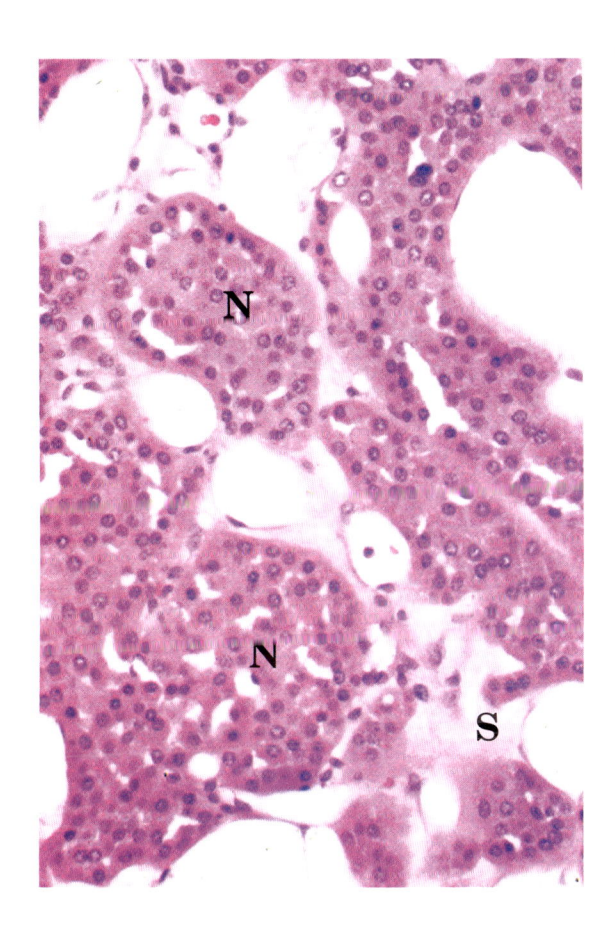

図15.15 オンコサイトーマ oncocytoma

腎臓の良性腫瘍のなかでは、オンコサイトーマはかなり頻度の高い腫瘍で、臨床的には腎細胞癌との鑑別が困難である。肉眼的には、赤褐色調で境界明瞭な腫瘍で、腎皮質に発生する。画像上、中心性に不規則な線維性瘢痕がみられることがある。腎細胞癌とは対照的に、壊死や出血は非常にまれである。組織学的には、顕微鏡像にみられるように、腫瘍は胞巣状（N）に配列する小型で均一な円形細胞から構成されている。これらの細胞胞巣は浮腫状の間質 stroma（S）により隔てられている。腫瘍細胞には多形性はほとんどみられないが、ごくわずかの核分裂像は認められることもある。細胞質内を埋め尽くすほどの多量のミトコンドリアを含むため、腫瘍細胞は豊富で好酸性顆粒状の細胞質を有している。

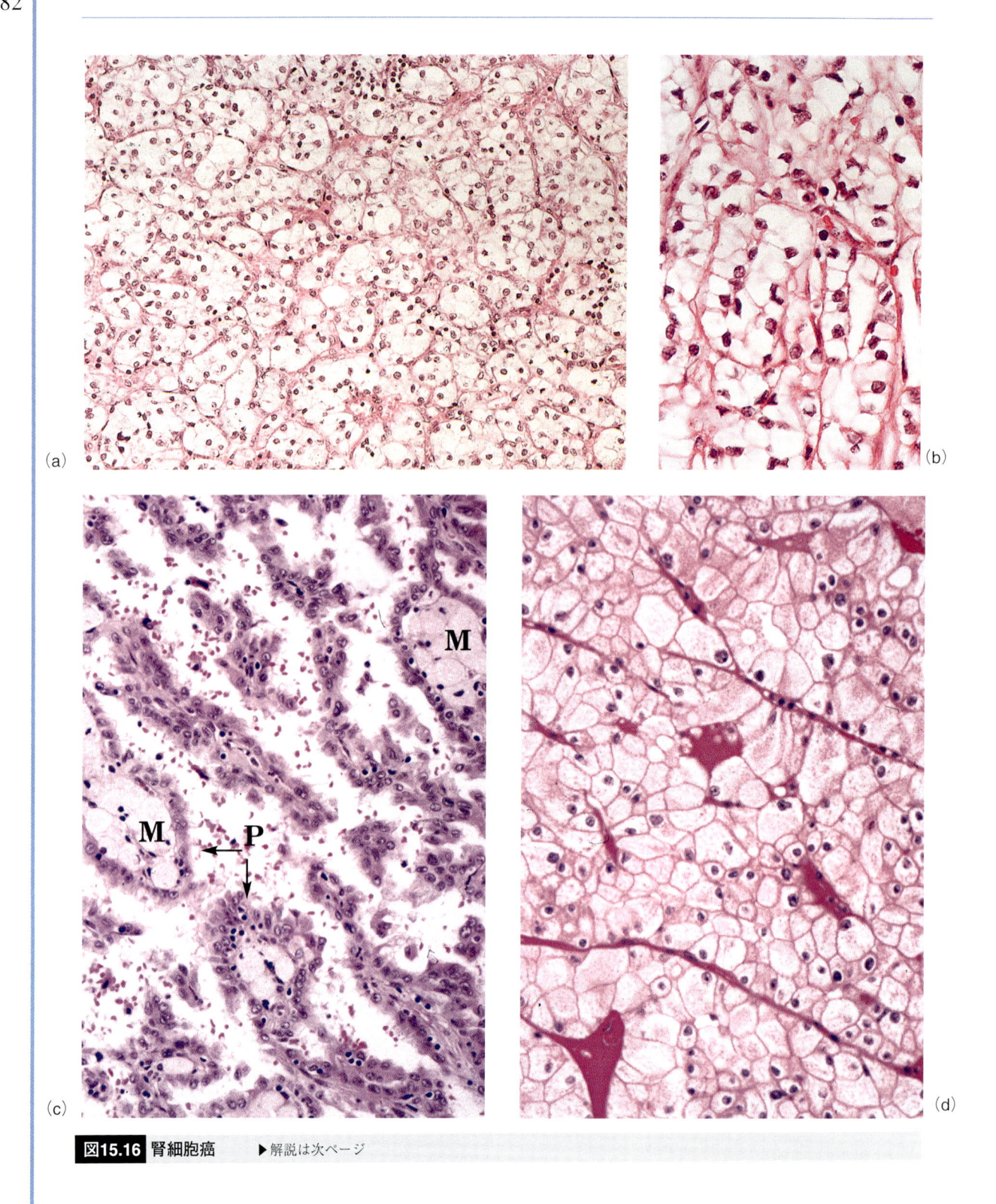

図15.16 腎細胞癌　　▶解説は次ページ

図15.16 腎細胞癌 renal cell carcinoma ▶図は前ページ
(a)淡明細胞癌（中倍率），(b)淡明細胞癌（高倍率）
(c)乳頭状癌（中倍率），(d)嫌色素細胞癌（中倍率）

腎臓原発の悪性腫瘍で最も頻度の高いものは，尿細管上皮由来の**腎細胞癌**である。近年，腎細胞癌は組織学的ないし細胞学的基準によって亜分類された。いずれの亜型の腎細胞癌も，血尿，鈍痛，腫瘤触知といった古典的な3兆候の1つ，あるいはそれ以上の兆候を呈する。少数の腎細胞癌には遺伝性があり，小脳および網膜血管芽腫と関係したフォン・ヒッペル-リンダウ症候群 von Hippel-Lindau syndrome として見つかる。しかしながら，大半の症例は散発的に発生する。腎細胞癌の主要な亜型を以下に示す。

- **淡明細胞癌 clear cell carcinoma**：最も頻度の高い亜型で，予後が最も悪い。図(a)と(b)に示したとおり，腫瘍細胞は大きく多角形で，グリコーゲンおよび脂質の蓄積により，細胞質は透明である。腫瘍の発生母体である尿細管上皮に類似するような顆粒状でピンク色に染まる細胞質を呈する部位も認められる。
- **乳頭状〔好色素性〕癌 papillary〔chromophil〕carcinoma**：淡明細胞癌に次いで多くみられる亜型で，この腫瘍は図(c)に示したように主に乳頭状構造になっている。腫瘍はしばしば厚い線維性隔壁で境されており，壊死および出血が著明である。組織学的には，腫瘍は立方状ないし円柱状の悪性上皮細胞層で被われている乳頭状構造 papillary structure (P)からなる。図に示したように乳頭間質は，しばしば泡沫状組織球 foamy macrophage (M)で埋め尽くされている。
- **嫌色素細胞癌 chromophobe carcinoma**：この腫瘍は，図(d)にみられるように淡青色な細胞質をもつ悪性上皮細胞のシート状配列からなる。注目すべきはこの腫瘍と淡明細胞癌〔図(b)〕との違いである。
- **集合管癌 collecting duct carcinoma**
- **肉腫様癌 sarcomatoid carcinoma**

淡明細胞癌は腎内の静脈壁に沿って，また静脈内腔に沿って充実性索状 solid cord として下大静脈に向かうように発育する傾向がある。こうして静脈塞栓が広がり，肺では「キャノンボール状転移巣 cannon ball secondaries」と称される特徴的な孤立性の転移巣を形成することがある。また腎細胞癌は特に骨と脳に転移しやすい。

下部尿路疾患 Diseases of lower urinary tract

下部尿路の疾患で最も重要なものは感染症と腫瘍である。

感染症はよくみられるが，通常膀胱に限局する(**膀胱炎 cystitis**)。図15.10に示したように，尿管ないし腎盂腎杯系へ上行性に進展し，腎実質を侵すこともある(**急性腎盂腎炎 acute pyelonephritis**)。感染が頑固で反復すれば，膀胱および腎盂腎杯に尿道結石が発生する。尿道の感染(**尿道炎 urethritis**)は一般的に性行為感染症で，淋菌およびクラミジア chlamydia などが原因菌である。

腎盂腎杯系，尿管および膀胱の管腔内は**移行上皮 transitional epithelium**（**尿路上皮 urothelium**)という特殊な上皮で裏打ちされている。移行上皮癌ないし尿路上皮癌(図15.19)として知られる尿路上皮の悪性腫瘍はよくみられるもので，発生機序としてアニリン色素のような化学物質が関与していることから特に興味深い。尿路上皮癌には浸潤癌ないし非浸潤癌がある。深部に達する浸潤性の腫瘍はたいてい高悪性度の癌である。尿路上皮の異形成および上皮内癌(図15.18)が前癌病変として認められる。良性腫瘍としては**移行上皮乳頭腫 transitional cell papilloma** や**内向性乳頭腫 inverted papilloma** がある。

病理学の他の分野と同様に，これらの腫瘍は，腫瘍の臨床病態をより正確に反映させ，治療のためのより良い指針となるように，近年再分類されている。現時点では旧分類および新分類とも両方使用されている。これら2種類の分類の概要を以下に示す。

図15.17 尿路上皮系腫瘍の分類 classification of urothelial tumors

WHO分類(1973年)	WHO/ISUP 分類(1998年)
乳頭腫	乳頭腫
移行上皮癌　grade 1	潜在的低悪度乳頭状尿路上皮腫瘍
	低悪性度尿路上皮癌
移行上皮癌　grade 2	高悪性(乳頭)尿路上皮癌
移行上皮癌　grade 3	

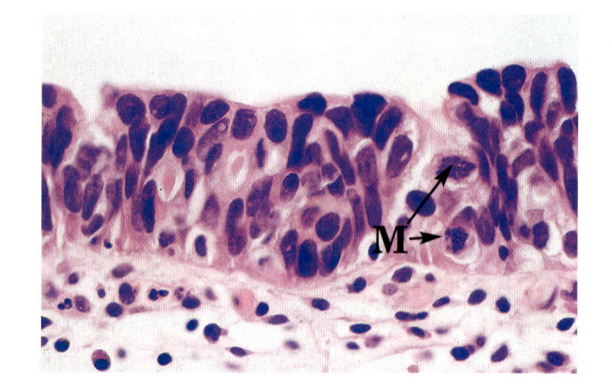

図15.18 膀胱上皮内癌 bladder carcinoma *in situ* （高倍率）

膀胱の上皮内癌は，正常上皮が尿路上皮癌細胞と区別できない細胞によって置換されていることで特徴づけられる。上皮細胞は大きく，クロマチンの豊富な大きい核を有しており，核分裂像 mitotic figure（ M ）も目立つ。分裂像の1つは上皮表層近くにみられる。上皮の肥厚はみられず，この領域は膀胱鏡では単に発赤としかみえないであろう。尿路上皮内癌は孤立性に，ないしは乳頭状尿路上皮癌と関係してみられる（図15.19参照）。これらの病変は浸潤癌に進展する可能性がある。

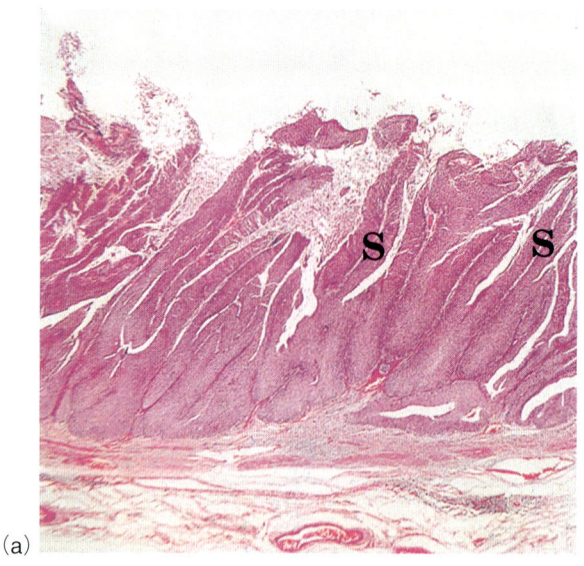

図15.19 尿路（移行）上皮癌
urothelial (transitional cell) carcinoma
（a）低悪性度（低倍率），（b）高悪性度（中倍率）

尿路（移行）上皮癌は比較的頻度の高い腫瘍である。初回発見時に浸潤の証拠がなくても悪性とみなされる。

図(a)で示した腎盂腎杯の腫瘍は低悪性度尿路上皮癌（移行上皮癌 grade 1）で，通常尿路上皮層から羊歯状に乳頭状増殖を呈し，細長い結合組織の間質 stroma（ S ）が，正常の尿路上皮に比べると拡大し乱れたように見える腫瘍細胞層を支持している。

高悪性度の尿路上皮癌（移行上皮癌 grade 3）は，通常表層では乳頭状を呈しているが，しばしば無茎性の潰瘍斑を呈することがある。また図(b)にみられるように，腫瘍 tumor（ T ）は平滑筋束 smooth muscle bundle（ M ）の間を通り膀胱壁深部に浸潤していく。

尿路上皮癌はしばしば多巣性に発生し，その発生とアニリン色素のような工業化学物質の曝露とは密接な関係がある。喫煙もまた尿路上皮癌の発生と関係がある。

尿路上皮癌の予後は発生部位，腫瘍の悪性度および初回発見時の浸潤の程度による。尿路上皮癌の細胞所見を図7.15にもっと詳しく示した。時折，結石や寄生虫感染（住血吸虫症）による慢性炎症に伴う膀胱の化生上皮から扁平上皮癌が発生することがある。まれに，胎児期尿膜管の遺残組織から腺癌が発生する。

第16章　リンパ系ならびに造血系
Lymphoid and hemopoietic systems

リンパ細網系の機能 Functions of lymphoreticular system

　リンパ細網系は，免疫反応の遂行に際して，リンパ球が単球-マクロファージ細胞との相互作用を容易に行いうる様々な臓器や組織からなる。この系の主要臓器としては，胸腺，脾臓，リンパ節，骨髄ならびに扁桃や腸管パイエル板のような粘膜関連リンパ組織 mucosa-associated lymphoid tissue (MALT) がある。実際は，体内のどの組織にもリンパ系細胞に新しい抗原の提示に重要な役割をもつ特殊化した樹状細胞がみられる。

　リンパ球は骨髄でつくられ，特別な免疫学的要求に反応して主に胸腺とリンパ節とで選択的にその数を増やす。多くは血管やリンパ管を介して常に抗原を探索しながら末梢組織を循環している（免疫学的監視 immunological surveillance）。

　単球-マクロファージ系は実際すべての組織にみられる組織マクロファージ（組織球）を含む。この細胞は組織の傷害後に活性化し，血液に由来する単球とともに，器質化の過程で貪食細胞として働く。この系はさらにある役割をもつ特殊化した樹状形態をとる抗原提示細胞を含み，T細胞に抗原提示することで新しい免疫反応を開始する。

　リンパ細網系疾患は，感染や炎症による反応性変化，自己免疫疾患，免疫抑制疾患（HIV／AIDSを含む）および腫瘍といった4つの主な群に分けられる。

リンパ節の反応性疾患 Reactive disorders of lymph nodes

　リンパ細網系は極めて不安定で，感染物質あるいは異物の存在で免疫反応が活性化し，ただちに反応する。これには2つの免疫反応様式がある。

* **細胞性反応** cell-mediated response：直接あるいは間接的に細胞毒性T細胞の活性化が関与する。
* **液性反応** humoral response：抗体を分泌する**形質細胞** plasma cell へと分化するB細胞の活性化が関与する。抗体と抗原との相互作用はその抗原の破壊をもたらす。

　細胞傷害に続いて，特に感染では，局所流入リンパ節はとりわけ活性化され腫大する。これは組織学的に**反応性過形成** reactive hyperplasia といわれる（図**16.1**）。その際には，リンパ節の基本的構成要素の1つまたはそれ以上が反応するが，それは関与する異物の種類に左右される。

* 著明な液性反応では，主にBリンパ球からなる皮質濾胞の過形成がみられ，大きなB細胞性胚中心が形成される（**濾胞過形成 follicular hyperplasia**）。
* 著明な細胞性反応では，主にT細胞で占められている傍皮質（傍濾胞）領域の拡大がリンパ節にみられる（**傍濾胞 parafollicular** あるいは**傍皮質過形成 paracortical hyperplasia**）。
* ある種の刺激は強い貪食活性を引き起こし，マクロファージや貪食性洞内皮細胞の数の増加と活性化を伴う被膜下や髄質のリンパ洞の拡張をもたらす（**洞過形成 sinus hyperplasia** あるいは**洞組織球症 sinus histiocytosis**）。

　ある種の異物はリンパ節に特徴的な反応様式を引き起こし，リンパ節生検で疾患の診断を可能にする。例えばトキソプラズマ症では多くの微小な肉芽腫を形成する。さらにリンパ節は結核，サルコイドーシス，クローン病 Crohn's disease や梅毒などのような典型的な特殊性慢性肉芽腫性炎症により侵される（第3章，第4章参照）。

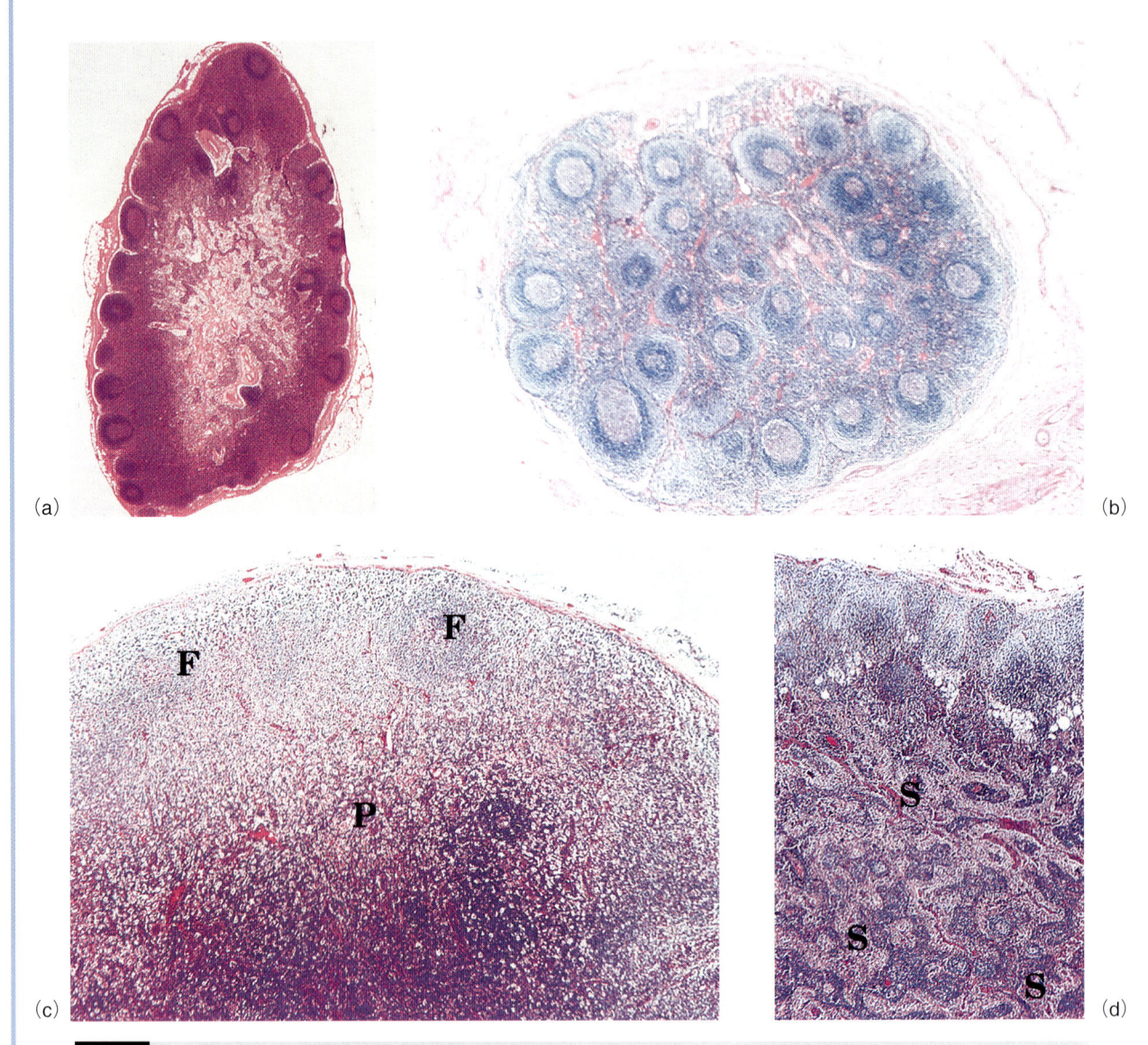

図16.1 リンパ節の反応性過形成 reactive hyperplasia of lymph node
(a)正常リンパ節（低倍率），(b)濾胞過形成（低倍率）
(c)傍皮質過形成（中倍率），(d)洞過形成（中倍率）

　どんな組織でも損傷や炎症があると，その所属リンパ節に反応性変化を起こしうる．反応の3つの基本的な様式，すなわち濾胞過形成，傍皮質過形成，洞過形成は刺激の種類により，個別に，あるいは複合してみられる．

　濾胞過形成 follicular hyperplasia では図(b)に示すように，図(a)の正常と比較して皮質リンパ濾胞の数と大きさの増加が明らかである．これはB細胞性（液性）反応を反映し，抗体分泌形質細胞の産生とクローンの拡大を起こす．

　図(c)にみられる**傍皮質（傍濾胞）過形成** paracortical (parafollicular) hyperplasia では，T細胞性傍濾胞帯 T cell parafollicular zone（ P ）が拡大し，小さいB細胞性濾胞 B cell follicle（ F ）が被膜下のリンパ節辺縁に圧排されてみられる．この様式はウイルス感染に対する反応としてよくみられる．

　図(d)に示される**洞過形成** sinus hyperplasia では，リンパ系細胞成分の増加はあまりみられないが，髄洞 medullary sinus（ S ）は拡張し，洞を覆う組織球の過形成により極めて明瞭となる．この反応は脂質のような内因性の特殊な物質，例えば壊死に陥った腫瘍組織から放出された脂質が流入するリンパ節にみられる．

後天的免疫不全症（エイズ）Acquired immune deficiency syndrome（AIDS）

ヒト免疫不全ウイルス1型 human immunodeficiency virus type 1（HIV-1）はリンパ向性ウイルスで，通常ヘルパーT細胞と同様に多くの単球や，マクロファージに存在するCD4陽性膜蛋白を介して細胞に侵入する．HIV-1による感染は，いくつかの臨床的ならびに病理学的症候群を伴う．患者によっては発熱，体重減少，下痢，全身性のリンパ濾胞腫大を示す全身リンパ節腫大（全身性リンパ節症 generalized lymphadenopathy）がみられる．免疫不全が充分に進行したAIDS患者では，リンパ節は通常，濾胞の消失，リンパ球減少，血管増生ならびに線維化を認める．

エイズにみられる免疫不全状態の主な帰結を以下に示す．

◆日和見感染症に罹患しやすい

エイズ患者における重要な日和見感染症 opportunistic infection は，

- ニューモシスティス・カリニ肺炎 *Pneumocystis carinii* pneumonia（図**4.23**参照）
- サイトメガロウイルス感染症 cytomegalovirus infection（図**4.16**参照）
- マイコバクテリア感染症 mycobacterial infection（結核症ならびに非定型抗酸菌症）（図**4.10**参照）
- クリプトコッカス cryptococcus 属（図**4.22**参照）を含む粘膜皮膚および他部位にみられる**真菌感染症** fungal infection（p.48参照）
- トキソプラズマ症 toxoplasmosis

◆特定の腫瘍を続発しやすい

最も重要なものは，

- カポジ肉腫 Kaposi's sarcoma（図**11.16**参照）
- 非ホジキンリンパ腫 non-Hodgkin lymphoma（下記参照）

リンパ系の悪性腫瘍 Malignant disorders of lymphoid system

ある種の異物に対して免疫反応を起こしている反応性の変化を別にして，リンパ細網系に最もよくみられる疾患は，様々なリンパ系細胞に起こる原発性腫瘍性増殖である．この腫瘍性増殖は腫瘍細胞の形態によって2つに大別される．

- ホジキンリンパ腫 Hodgkin lymphoma：最初の記載者に因んで**リード-ステルンベルグ細胞** Reed-Sternberg cell と呼ばれる，B細胞（まれにT細胞）由来の大型活性化リンパ系細胞の腫瘍性増殖で特徴づけられる．
- 非ホジキンリンパ腫 non-Hodgkin lymphoma：リンパ球（T細胞またはB細胞），あるいはまれに組織球の腫瘍性増殖である．

これらの疾患は通常一群のリンパ節を侵すが，その後多くのリンパ節群，脾臓，骨髄へと広がる．非ホジキンリンパ腫は肝臓，皮膚あるいは腸管，脳，唾液腺，甲状腺や睾丸などの非リンパ性臓器からも発生しうる．これらの状態や分類については後で詳しく論じる．

リンパ細網系には，また**ランゲルハンス細胞組織球症** Langerhans cell histiocytosis（**組織球症X** histiocytosis X）と呼ばれる疾患群も生じうる．この疾患群は確実に腫瘍性とはいえないが，広範に浸潤する細胞増殖を示す．通常小児にみられ，正常皮膚や所属リンパ節にみられる樹状抗原提示細胞の1つの型であるランゲルハンス細胞の形態を示す組織球が，広範に組織へ浸潤する．浸潤は局所性で良性なものから，皮膚，内臓臓器，骨髄，リンパ節を侵す広範に広がる致死的なものまで多彩である．

リンパ細網系臓器，特にリンパ節は，また腫瘍の転移をよく認める部位である（図**7.5**参照）．

ホジキンリンパ腫 Hodgkin lymphoma

　ホジキンリンパ腫は，通常まずリンパ節の腫大をきたし，後に脾臓や肝臓の腫大，骨髄浸潤をきたすリンパ細網系の悪性腫瘍である。ホジキンリンパ腫はいくつかの亜型に分けることができ，それぞれやや異なった組織様式と臨床経過を示す。ホジキンリンパ腫の腫瘍細胞は形態学的に特徴的で，リード-ステルンベルグ細胞と呼ばれる。この細胞は通常活性化B細胞由来であるが，少数例では活性化T細胞由来である。リード-ステルンベルグ細胞は形態により主要ないくつかの型に分けられる。古典型は紅色に染まる大きな核小体（フクロウの目 owl's eyes にもたとえられる）をもち，鏡像を示す大きな二核性の細胞である。ホジキンリンパ腫の組織亜型によっては，多核性や単核性のリード-ステルンベルグ細胞亜型をみる。

　リード-ステルンベルグ細胞は，通常ホジキンリンパ腫リンパ節の構成細胞のごくわずかを占めるのみである。そして腫瘍細胞は反応性リンパ球，組織球，さらにしばしば存在する好酸球の間に埋没して見出しにくい。

　ホジキンリンパ腫には5つの組織亜型があり，この亜型は予後ならびに治療に対する反応と関係する。すなわち，結節性リンパ球優勢型 nodular lymphocyte-predominant pattern ならびにリンパ球豊富型 lymphocytic-rich pattern（緩慢に進行），混合細胞型 mixed cellularity pattern（中間の速さで進行），リンパ球減少型 lymphocyte-depleted pattern（急速進行性疾患）と結節硬化型 nodular sclerosing pattern（緩慢に進行）である。

　それぞれの型の区別は，リンパ節におけるリード-ステルンベルグ細胞とその関連細胞の数に対する反応性細胞の数の比率でなされる（図16.2）。結節硬化型はリンパ節における帯状の膠原線維増生を伴う線維芽細胞の反応で識別される。

　ホジキンリンパ腫の予後と治療は，組織亜型だけに関係するのではなく，リンパ細網系全体への腫瘍の広がりにも関係する。通常，リンパ節，骨髄，肝臓の生検とCTやリンパ管造影により，リンパ節浸潤の広がりをみることで評価される。

図16.2 ホジキンリンパ腫 Hodgkin lymphoma　▶図は次ページ
(a)結節性リンパ球優勢型（高倍率），(b)混合細胞型（高倍率）
(c)リンパ球減少型（高倍率），(d)結節硬化型（低倍率）

　予後の最も良好なホジキン病の亜型は，図(a)に示す結節性リンパ球優勢型 nodular lymphocyte-predominant Hodgkin lymphoma である。この型では，反応性リンパ球が病変リンパ節の大部分を占めるように広いシートを形成し，その中に核が分葉することから「ポップコーン細胞 popcorn cell」とも呼ばれる比較的少数の単核リード-ステルンベルグ細胞 mononuclear Reed-Sternberg cell が散在する。このポップコーン細胞は活性化B細胞とされている。この亜型と非ホジキンリンパ腫のいくつかの型との鑑別が困難なことがある。リンパ球の豊富なホジキンリンパ腫 lymphocyte-rich Hodgkin lymphoma は図示していない。

　次に予後が良好な型は，図(b)に示す混合細胞型ホジキンリンパ腫 mixed cellularity Hodgkin lymphoma で，最も発生頻度の高い型でもある。この型では，古典的リード-ステルンベルグ細胞（ RS ）は，リンパ球（ L ），組織球 histiocyte（ H ），好酸球 eosinophil（ E ），好中球 neutrophil（ N ）ならびに線維芽細胞 fibroblast（ F ）を含む多彩な反応細胞に混在する。

　最も予後不良な型は，図(c)に示すリンパ球減少型ホジキンリンパ腫 lymphocyte-depleted Hodgkin lymphoma で，この型では反応性細胞はほとんどない。病変リンパ節は，大型で多形性の変異型リード-ステルンベルグ細胞とごく少数の古典的リード-ステルンベルグ細胞（ RS ）のシート状増殖を示す。リンパ球（ L ）と他の反応性細胞はほとんどみられない。

　ほとんどのホジキンリンパ腫では，リンパ節の正常構造は完全に破壊され，本来の皮髄境界や濾胞構造も残存せず，均質な構造となっている。しかし，図(d)に示す結節硬化型ホジキンリンパ腫 nodular sclerosing Hodgkin lymphoma では，ピンク色に染まる様々な広さの膠原線維帯が細胞成分に富んだ腫瘍組織を島状に区分し，リンパ節の割面を結節状にしている。病初期に診断されれば結節硬化型は予後が良好である。

　今日では，近代的な化学療法によってホジキンリンパ腫では完全治癒をみるのが通常となった。予後は組織型と臨床病期に依存する。しかし，リンパ球優勢型では病変が限局しやすい（極めて予後良好）が，リンパ球減少型では広範に広がる傾向がある（予後不良）。混合細胞型の予後は病期に依存し，限在性では予後良好であるが，広範に拡大し，とくに節外組織を侵す際は予後がより不良である。

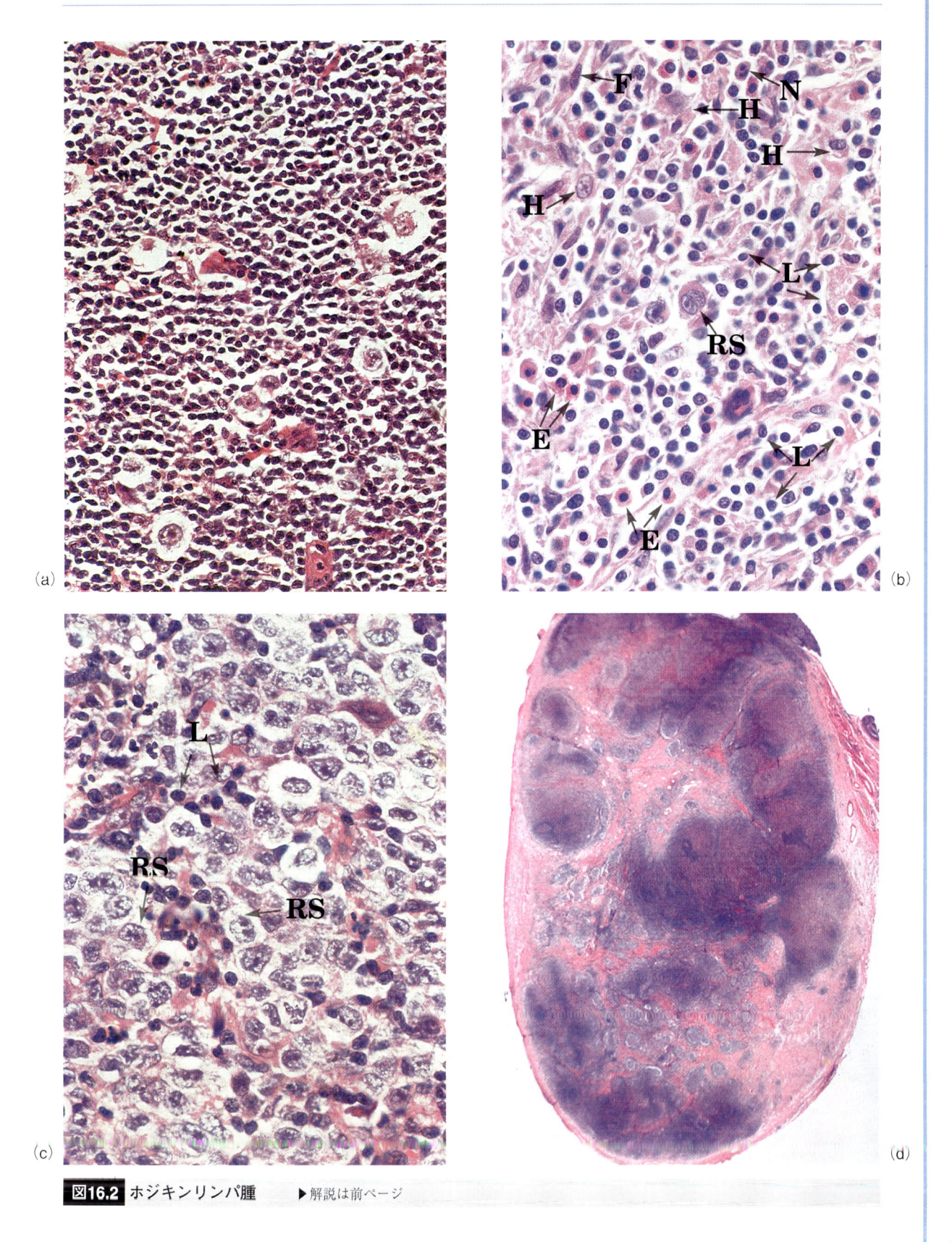

第16章 リンパ系ならびに造血系　189

図16.2 ホジキンリンパ腫　　▶解説は前ページ

非ホジキンリンパ腫 Non-Hodgkin lymphoma

非ホジキンリンパ腫はリンパ系細胞，あるいはごくまれに組織球系細胞の腫瘍性増殖群である。

ひとまとめにしてリンパ腫 lymphoma として知られ，-oma（〜腫）という接尾語がつくが，いずれも悪性で広範に広がりうる。非ホジキンリンパ腫の主な組織像を以下に示す。

- 臨床的によくみられる所見は一群のリンパ節腫大であり，通常は診断確定のために生検がなされる。通常の組織学的検索とともに，免疫組織化学や分子遺伝学的手法が腫瘍性に増殖する細胞を正確に同定するために用いられる。
- 病初期には一群のリンパ節に局在しうるが，全身性にリンパ節が侵されていることもある。
- 腫瘍はTリンパ球かBリンパ球に由来するが，真の組織球由来も極めてまれにある。リンパ腫の大多数はリンパ節に生じ，B細胞性である。
- 非ホジキンリンパ腫は腸管，肺，唾液腺あるいは涙腺に起こりうるが，これらの腫瘍細胞は粘膜関連リンパ組織（MALT）由来である。この特殊型は系統的に広がることはなく，局所に留まる傾向がある。
- T細胞リンパ腫は皮膚リンパ腫の多くを占め，菌状息肉腫 mycosis fungoides はその1つである（図21.27参照）。

非ホジキンリンパ腫の分類 Classification of non-Hodgkin lymphomas

非ホジキンリンパ腫には多くの異なった亜型があり，その結果，形態学，免疫学あるいは臨床像に基づく種々の異なった分類がなされてきている。今日では，WHO分類（図16.3）が，これまでのキール分類 Kiel classification，ルークス-コリンズ分類 Lukes-Collins classification，国際作業基準 International Working Formulation classification などに取って代わった。しかし，リンパ腫を「良好」「中間」「不良」の予後に併せて，**低悪性度 low grade，中悪性度 intermediate grade，高悪性度 high grade** に分けることも臨床的に有効である。以下の所見は分類で考慮されるべき所見である。

- **細胞形態 cell morphology**：リンパ腫細胞は，細胞の大きさから**小型 small**（ほぼ成熟リンパ球の大きさ）か**大型 large**（小リンパ球の5〜6倍の大きさ）に分けられる。一般に小型細胞が多くを占めれば攻撃性は弱く，大型細胞の比率が高ければ攻撃性が強い。
- **免疫形質 immunophenotype**：今日では，抗体などの免疫化学試薬は日常的に用いられ，リンパ系細胞を機能的な亜型に分けることが可能である。まずはB細胞リンパ腫とT細胞リンパ腫に分けられ，さらに付加的なマーカーで腫瘍細胞の構成要素をより正確に特徴づけられる。
- **増殖形式 growth pattern**：Bリンパ腫は**濾胞性 follicular** あるいは**びまん性 diffuse** に分けられうる。濾胞性では細胞がリンパ濾胞様に集合するが，胚中心はみられない。びまん性では細胞がびまん性に広がり，濾胞状集合はみられない。
- **リンパ球成熟度 lymphocyte maturation**：正常濾胞Bリンパ球の細胞学的および機能的研究により，リンパ球が小型成熟リンパ球から形質細胞へと転換する過程で特徴的な細胞像を示すことが明らかにされ，これが非ホジキンリンパ腫の分類にも要約されている。ヨーロッパで広く用いられている**キール分類**は，腫瘍性リンパ球を「リンパ球性 lymphocytic」，「リンパ芽球性 lymphoblastic」，「胚中心細胞性 centrocytic」，「胚中心芽球性 centroblastic」，「免疫芽球性 immunoblastic」，「リンパ形質細胞性 lymphoplasmacytic」，「形質細胞性 plasma cell」に識別したものである。米国で多く用いられている**ルークス-コリンズ分類**では，「リンパ球性 lymphocytic」，「リンパ芽球性 lymphoblastic」，「小ならびに大切れ込み細胞 small and large cleaved cell」，「小ならびに大非切れ込み細胞 small and large non-cleaved cell」と「免疫芽球性 immunoblastic」の用語を，同じ形態像に対して用いている。
- **分子生物学 molecular biology**：免疫グロブリンあるいはT細胞受容体遺伝子の特徴を解析することで，リンパ性腫瘍のクローン性を分子的に確定することが可能である。さらに，いくつかの腫瘍では特定の腫瘍遺伝子を活性化させる特殊な細胞遺伝学的異常をみる。

（→本項目，次ページにつづく）

臨床の実際にあたって病理医は，腫瘍性リンパ球の同定の際には，腫瘍細胞の大きさ，形，核小体の数と位置，さらに細胞質の量と広さといった細胞所見を評価する。次いで特殊な細胞マーカーを染める抗体を使用した免疫組織化学で細胞起源（B細胞あるいはT細胞）が同定される。これを基にして，リンパ腫の型が決められる。このような道筋でいくつかの臨床病理学的なリンパ腫分類がなされ，色々なセンターからそれぞれ好みのものが提唱されてきた。国際的に認められるようになった非ホジキンリンパ腫のWHO分類を図16.3に示す。この分類を1つひとつ覚える必要はないが，ここに今日認識されうる一連の疾患が表に示されている。

特色ある臨床像や病理像を示す非ホジキンリンパ腫のうち，比較的発生頻度の高いものを以下にまとめる。

- **小細胞リンパ球性リンパ腫** small cell lymphocytic lymphoma：初老者にみられ，しばしば広範に拡大する疾患である。無活動性の低悪性度腫瘍である。骨髄浸潤とそれに伴う白血化がよくみられる。

- **濾胞中心細胞** follicular center cell，**濾胞性リンパ腫** follicular pattern lymphoma のうち小細胞が著明なものは老年者に起こり，全身性リンパ節腫大としばしば骨髄浸潤をみる。長い無活動性の経過をたどるが，完全寛解を得るのは困難である。

- **びまん性大B細胞リンパ腫** diffuse large B cell lymphoma：特に成人にみられ，細胞増殖度が高い。寛解導入には強力な化学療法が必要である。

- **リンパ芽球性リンパ腫** lymphoblastic lymphoma（B細胞型ならびにT細胞型）：小児にみられ，細胞増殖度が高く大きな腫瘍塊を形成する。寛解を得るには強力な化学療法を必要とする。

- **骨髄腫** myeloma（形質細胞腫 plasmacytoma）：形質細胞（B細胞由来）の腫瘍で，通常骨に骨融解病変，あるいは骨髄へのびまん性浸潤を示す。

- **皮膚T細胞性リンパ腫** cutaneous T cell lymphoma（菌状息肉腫 mycosis fungoides）：皮膚を侵す低悪性度T細胞リンパ腫である（図21.27参照）。扁平紅色斑として潜行性に発症し，ゆっくりと隆起性結節性病変へと進展する。後期にはリンパ腫は全身の諸臓器へと広がりうる。

図16.3　非ホジキンリンパ腫のWHO分類　WHO classification of non-Hodgkin lymphomas

B細胞腫瘍	T細胞腫瘍
前駆B細胞リンパ芽球性白血病／リンパ腫	前駆T細胞リンパ芽球性白血病／リンパ腫
成熟B細胞性腫瘍	成熟T細胞性腫瘍
B細胞慢性リンパ性白血病／小リンパ球性リンパ腫	T細胞前リンパ球性白血病
B細胞前リンパ球性白血病	T細胞大顆粒球リンパ性白血病
リンパ形質細胞性リンパ腫（リンパ形質細胞様リンパ腫）	NK細胞白血病
マントル細胞リンパ腫	節外性NK/T細胞リンパ腫，鼻型（血管中心性リンパ腫）
濾胞リンパ腫（濾胞中心リンパ腫）	菌状息肉腫
粘膜関連リンパ組織（MALT）型辺縁帯B細胞リンパ腫	セザリー症候群
節性辺縁帯リンパ腫，単球様B細胞ありとなし	血管免疫芽球性T細胞リンパ腫
脾辺縁帯B細胞リンパ腫	末梢性T細胞リンパ腫（非特定）
ヘアリー細胞白血病	成人T細胞白血病／リンパ腫
びまん性大B細胞リンパ腫	系統的未分化大細胞リンパ腫T細胞型およびヌル細胞型）
亜型縦隔（胸腺），血管内，原発性浸出液リンパ腫	原発性皮膚未分化大細胞リンパ腫
バーキットリンパ腫	皮下脂肪織炎様T細胞リンパ腫
形質細胞腫	腸症型腸管T細胞リンパ
形質細胞骨髄腫	肝脾T細胞（γ/δ）リンパ腫

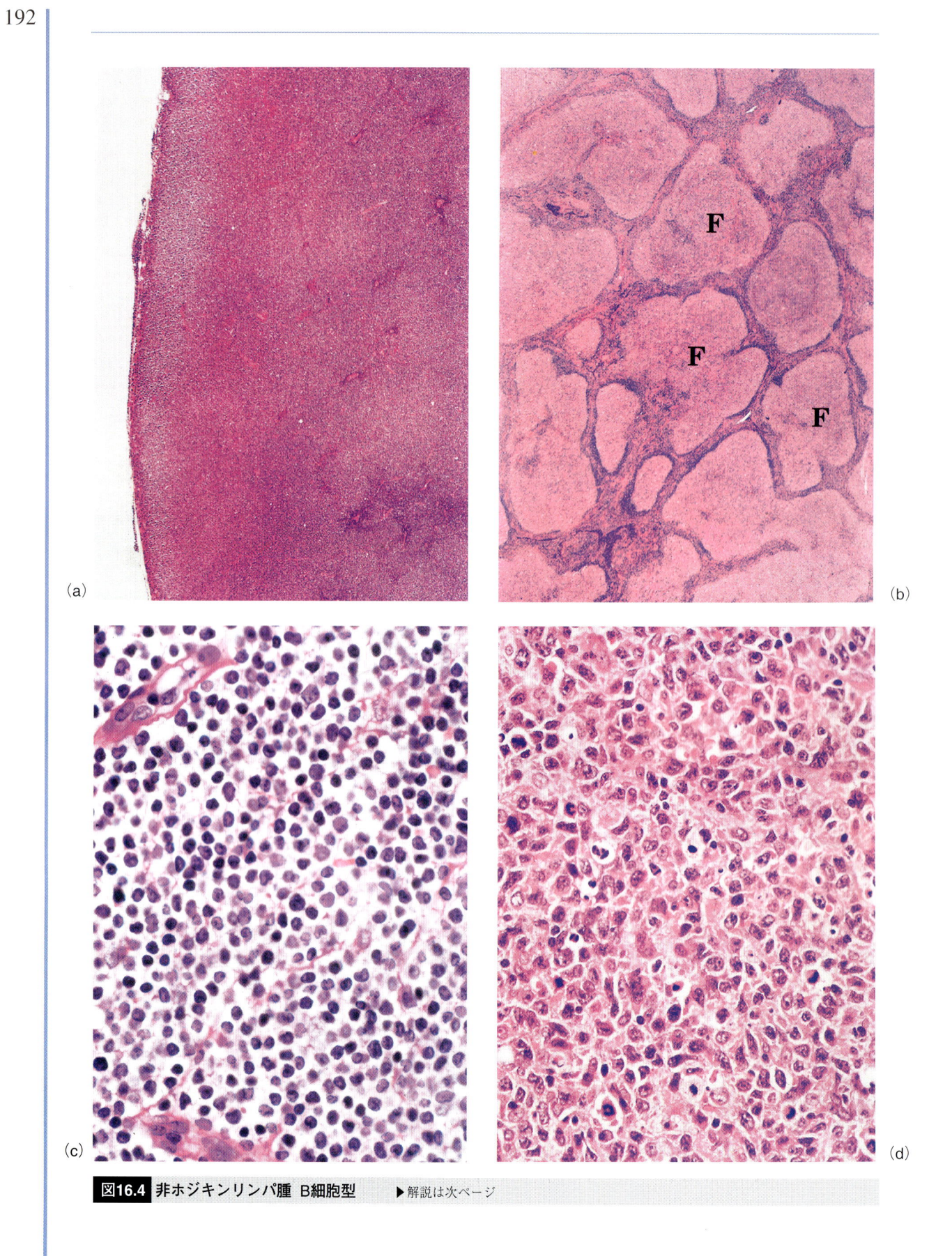

図16.4 非ホジキンリンパ腫　B細胞型　　▶解説は次ページ

図16.4 非ホジキンリンパ腫 B細胞型 non-Hodgkin lymphoma B cell type　▶図は前ページ

(a)びまん様式（低倍率），(b)濾胞様式（低倍率）
(c)濾胞中心細胞 follicular center cell，小細胞優位Ⅰ度 predominantly small cell（grade Ⅰ）（高倍率）
(d)大細胞リンパ腫（高倍率）

　B細胞リンパ腫の増殖様式は**濾胞性** follicular とび**まん性** diffuse に分けられ，細胞の大きさでも**小細胞** small cell と**大細胞** large cell の**変異** variant に区分されうる．図にはこの基準によるB細胞リンパ腫の4つの変異を示す．

　図(a)に示すびまん様式では，リンパ節の正常構造は完全に消失し，腫瘍細胞の均一なシート状増殖に置き換わっている．

　対照的に図(b)で示す濾胞様式では，腫瘍細胞は正常の濾胞に比べ，大きさや形が不揃いな濾胞状（F）の集合をなす．

　細胞をよくみると悪性リンパ球の形や大きさに多様性がみられる．ここには2つのよくみられる型を示す．

　図(c)に示す小濾胞中心細胞型では，腫瘍細胞は小リンパ球様で，しばしば溝（切れ込み核細胞 cleaved cell）と円形の濃染核をもつ，わずかではっきりしない細胞質をもつ．

　図(d)に示す大細胞変異では，核形，大きさ，染色性はあまり均一でないが，多くの核は大型で明るい染色質と大きな核小体をもっている．

骨髄疾患 Bone marrow diseases

　海綿状骨の骨梁間にある骨髄腔は脂肪組織で占められ，その中に赤血球，白血球，血小板産生にかかわる造血組織の集まりが存在する．これらの細胞系統は貯蔵されている造血幹細胞に由来し，それらが特異的な成長因子群に反応して，様々な専門化された細胞系列に分化する．骨髄には様々な血球の需要増大に対し，前駆細胞や幹細胞の増殖能を高めて迅速に対応する能力がある．

　主な骨髄疾患を以下に示す．

- 原発性および二次性造血異常
- 腫瘍の転移
- 原発性白血病／リンパ腫，骨髄腫
- 骨髄増殖疾患群

造血障害性疾患群 hemopoietic disorders

　造血の障害は極めてよくみられる障害だが，多くは本書の範囲外である．ただ骨髄穿刺吸引の塗抹標本による細胞学的検査，および生検針による骨髄くりぬき材料の組織学的検査はいくつかの疾患の検索上，重要な手段となる．

　大部分の貧血（赤血球の欠乏）は鉄やビタミンB_{12}／葉酸の欠乏か，あるいは過剰な赤血球崩壊（溶血性貧血）の結果によるものだが，あるもの（白・赤芽球性貧血）は腫瘍や線維症による造血組織の破壊によるもので，骨髄生検の組織診断は原因の確定に不可欠な検査法である．

骨髄における転移性腫瘍 metastatic tumor in bone marrow

　骨髄はいくつかの悪性腫瘍にとって血行性転移を起こしやすい場所である．骨髄に転移しやすい腫瘍は癌腫であり，次のようなものが最も頻度の高い原発部位とその癌腫である．

- 乳腺の腺癌
- 気管支と肺の癌
- 腎臓癌
- 甲状腺癌（特に濾胞型）
- 前立腺癌（図16.5参照）

　ほとんどの場合，骨髄内転移癌の発育は骨梁の破壊による骨融解性腫瘤の形成をもたらし，X線像上，透明な区域として現れる．前立腺癌はしばしば新たな網状骨の活発な形成を促し，骨硬化性病変を形成し，X線像上，骨密度の増加した区域として現れる．

　もう1つ特に骨髄に転移する腫瘍として神経芽細胞腫がある．

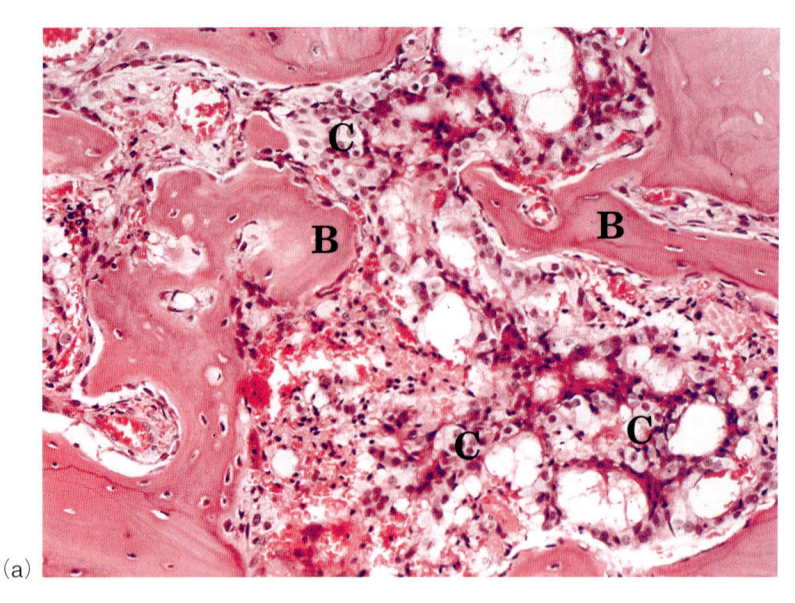

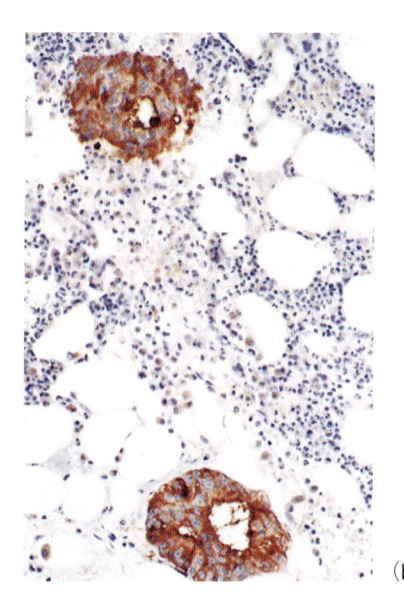

図16.5 骨髄内転移性腫瘍：前立腺癌 metastatic tumor in bone marrow: prostatic carcinoma
(a)HE染色（中倍率），(b)前立腺特異抗原(PSA)に対する免疫ペルオキシダーゼ法（中倍率）

　骨髄はしばしば癌の転移が起こる部位であり，その原発部位としては前立腺，気管支，乳腺，甲状腺，腎臓などのものが多い。転移性腫瘍によって骨髄が広範に置換されると，肝臓と脾臓に髄外造血が起こる可能性がある。

　ほとんどの転移病巣は骨破壊をもたらし，それが広範な場合には高カルシウム血症が起こりうる。しかし前立腺癌の転移の場合には，骨新生を伴い骨硬化症となることがある。これが図(a)である。本図では骨髄が前立腺癌の癌細胞（ C ）に置換され，それが反応性の骨梁形成（ B ）を伴っている。図(b)では**前立腺特異抗原** prostate-specific antigen (PSA)を証明するため免疫ペルオキシダーゼ法が用いられている。転移性腫瘍において前立腺の腺癌であることの特異的マーカーである。

白血病 leukemia

　白血病は白血球の腫瘍性新生として最も多い病態である。白血病の一般的特性として以下のようなことが挙げられる。

- 骨髄に由来する細胞の腫瘍性増殖で，1つ，あるいは複数の腫瘍細胞の系列をなす。
- ほとんどすべての例において血液中に腫瘍細胞が循環している。
- 白血病細胞群の急激な膨張によって正常の造血機能は抑制される。

　腫瘍性の白血病細胞は血液中を循環するので，これらの細胞は通常，他の組織や臓器，特にリンパ節，肝臓，脾臓に浸潤する。

　白血病はもとになっている細胞によって分類されるが，その前段階的分類として慢性白血病と急性白血病の2つの主要な型に分類するのが有用である。

- **慢性白血病** chronic leukemia：その特徴は，ほぼ成熟した段階の白血球の腫瘍性増殖にある。典型的には臨床的な進行は緩やかで長い自然経過をたどる。骨髄においては腫瘍細胞が優勢ではあるが他の血液細胞も同時に生きており，一定数の赤血球や血小板は産生されている。
- **急性白血病** acute leukemia：その特徴は，白血球系列の非常に未熟な段階の細胞（**芽球** blast cell）の腫瘍性増殖にある。病気の進行は非常に急激で，骨髄における他の造血細胞系列のすべてに破壊が及ぶ。治療しなければ，これらの病気は急激に致死的となる。

　慢性白血病は主として40歳以上の成人にみられる。最終的には，より劇症型の急性白血病に移行する可能性がある。

　慢性リンパ球性白血病 chronic lymphocytic leukemia (CLL)は小型成熟リンパ球の腫瘍性増殖で，小型(B細胞)リンパ球性リンパ腫におけるものと同様の細胞である。これら2つの状態には重なり合うところがあり，しばしば一緒に考えられる(図16.3)。**慢性骨髄性白血病** chronic myeloid leukemia (CML)は，より成熟した好中球系前駆細胞の腫瘍性増殖（例：骨髄球，後骨髄球）であり，成人に多い。**急性リンパ芽球性白血病** acute lymphoblastic leukemia (ALL)は未熟なリンパ球前駆細胞（リンパ芽球）の腫瘍で，子供に多く起こる。

　リンパ節に発生するリンパ腫もやがて骨髄にまで浸潤が広がることがあり，血液塗抹標本でも発見されるだけの数のリンパ腫の細胞が末梢血中に流れていることがある。このように白血病とリンパ腫との間には重なり合う部分がある。

　急性骨髄性白血病 acute myeloid leukemia (AML)は骨髄系の未熟な前駆細胞（主として骨髄芽球）からなる腫瘍で，成人に多い。それは骨髄系の様々な前駆細胞に由来する急性白血病のグループを急性非リンパ芽球性白血病として包括した中で最も多い。

骨髄増殖疾患群 myeloproliferative disorders

　これらは骨髄における幹細胞の異常増殖の結果起こる疾患群である。これらの幹細胞は赤血球(赤血球系)前駆細胞，白血球(骨髄系あるいは顆粒球系)前駆細胞，あるいは巨核球に分化しうる。このグループの疾患群にはし

ばしば相互に重なり合うところがあるが，赤血球前駆細胞の過剰な自律性原発性増殖である**真性赤血球増多症** polycythemia rubra vera，巨核球の過剰増殖である**原発性血小板血症** primary thrombocythemia および骨髄線維芽細胞の過剰増殖により骨髄腔が膠原線維や線維芽細胞によって消し去られる**骨髄線維症** myelofibrosis（図16.9）を含んでいる。**慢性骨髄性（慢性顆粒球性）白血病** chronic myeloid (chronic granulocytic) leukemia もまた骨髄増殖疾患群の1つと考えられている。

骨髄増殖疾患群は，しばしば相互のオーバーラップや，あるいは1つの病型から他の病型への移行を示すだけでなく，最終的には急性白血病になってしまう傾向がある。

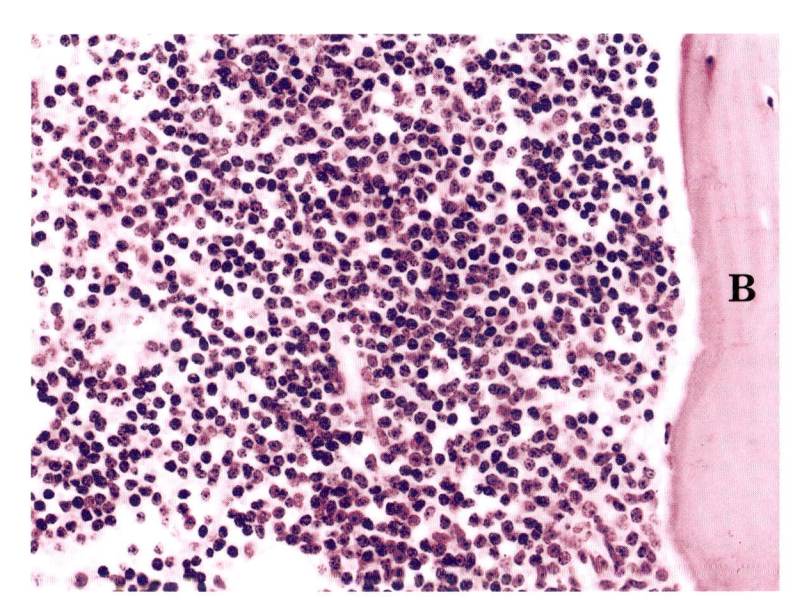

図16.6 慢性リンパ球性白血病：骨髄
chronic lymphocytic leukemia: bone marrow（高倍率）

慢性リンパ球性白血病では骨梁 bone trabecula（B）間の骨髄は小細胞リンパ球性リンパ腫における場合と同様の小リンパ球に浸潤され，末梢循環中にも同様の細胞がおびただしい数で出現する。

骨髄占拠は高度だが，正常の骨髄造血成分の破壊は急性リンパ芽球性白血病ほど急激ではなく，病態としては緩やかな経過をたどる。

この疾患は，主として年老いて起こる疾患である。普通リンパ節腫大，脾腫および貧血がみられる。

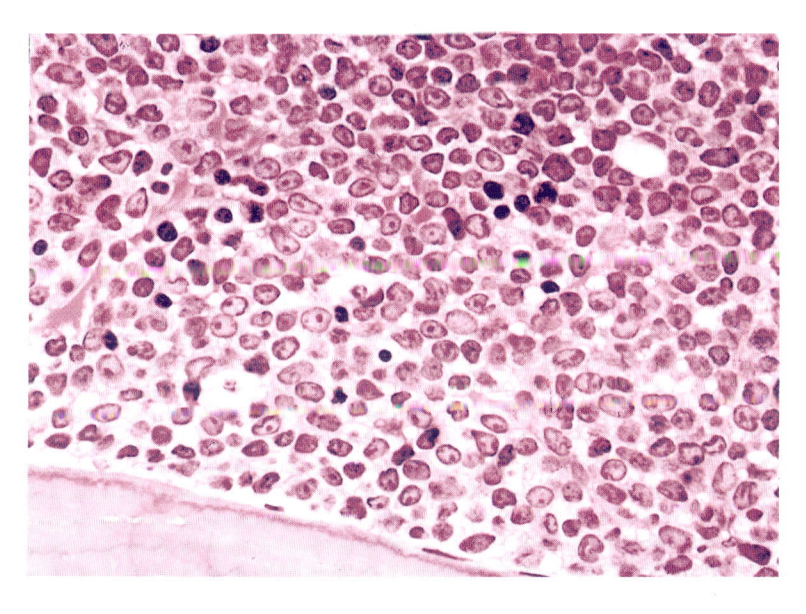

図16.7 急性骨髄性白血病：骨髄
acute myeloid leukemia: bone marrow（高倍率）

急性骨髄性白血病は骨髄における幼若な骨髄系細胞の増殖によって特徴づけられる。腫瘍細胞の分化の程度によっていくつかの亜型が存在する。すなわち幼若な骨髄芽球から前骨髄球様の形態のもの，さらに骨髄球と単球の2つの形態を含んでいるものまである。ここにみられるように，骨髄は大型で異型のある骨髄系芽球によって置換され，成熟細胞は極めて少数である（図16.8と比較参照のこと）。

このタイプの白血病は60歳以下の成人においては最も多く，貧血や血小板減少による出血などを伴って急激に発症する。診断は末梢血と骨髄の検査によって行われる。

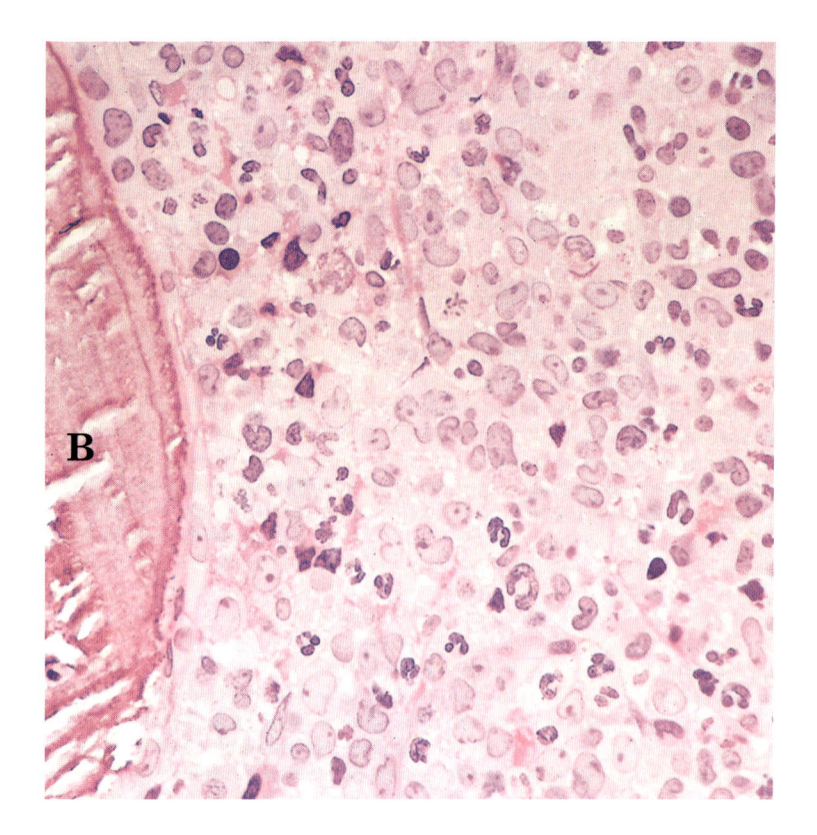

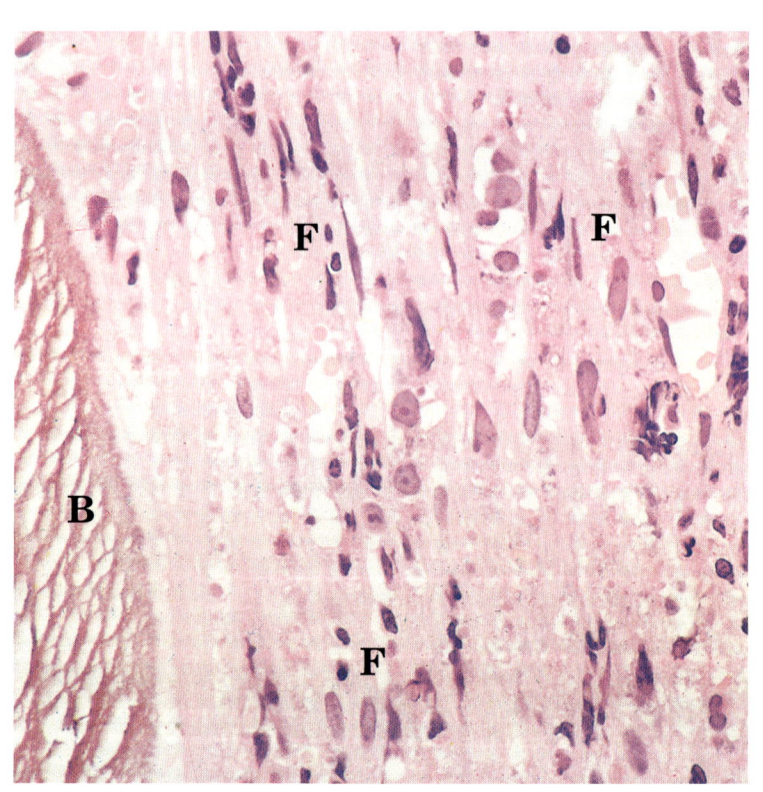

図16.8 慢性骨髄性（慢性顆粒球性）白血病：骨髄 chronic myeloid (chronic granulocytic) leukemia : bone marrow （樹脂包埋薄切切片，高倍率）

　この疾患においては好中球前駆細胞の低悪性度の腫瘍性増殖がある。骨髄芽球の増加は骨髄球や後骨髄球，成熟好中球の著増をもたらし，それらすべてが末梢血中に出現して著しく数を増す。

　本図にみるように，骨梁（B）間の骨髄には好中球や，その前駆細胞の中の後半のもの，ことに骨髄球や後骨髄球などが充満している。最も幼若な前駆細胞である骨髄芽球の増加もあるが，それらは急性骨髄性白血病（図16.7参照）と比較してみると少数にとどまっている。

　骨髄系細胞の異常な増殖はあるものの，正常の造血活動は減少しながらも存続している。

図16.9 骨髄線維症 myelofibrosis （樹脂包埋薄切切片，高倍率）

　この疾患では造血能のある骨髄が進行性に線維化し，それによって赤血球，白血球，血小板産生能が失われていく。本図では骨梁（B）間の骨髄腔が紡錘形の線維芽細胞 fibroblastic cell（F）の浸潤を受けている。

　これは他のリンパ網内系の臓器が，胎生期の造血能を再び獲得することによって部分的に代償されうる。

　脾臓はこのような代償過程を担う主たる臓器で，高度に腫大する。

　組織学的には未熟な赤血球および顆粒球造血細胞の存在によって赤脾髄が著しく拡大する。

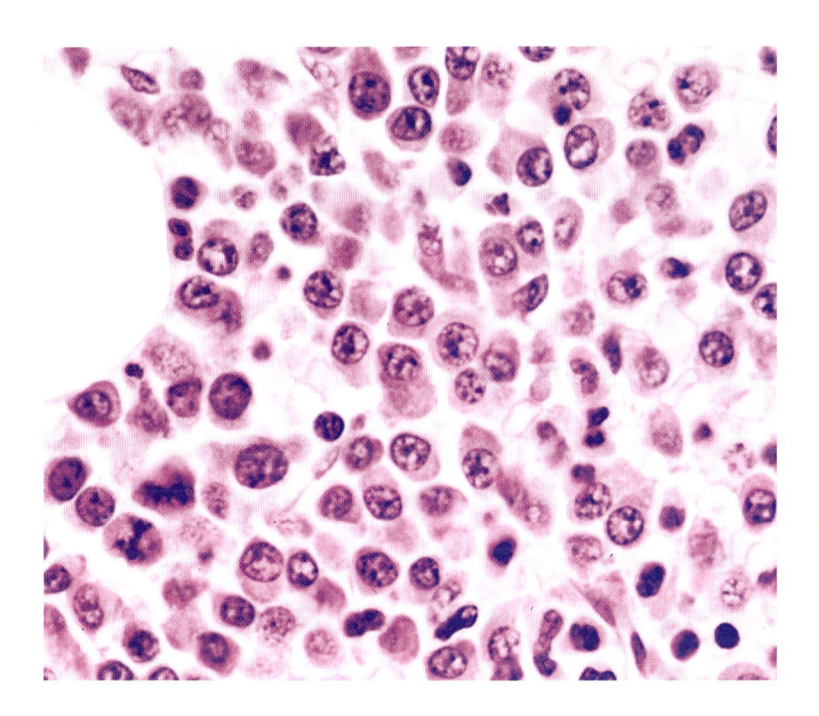

図16.10 多発性骨髄腫
multiple myeloma（高倍率）

骨髄腫は形質細胞の腫瘍であるが，骨髄に孤立性の病変であったり多発性病変であったり，あるいは骨髄にびまん性に広がっている。これは骨髄がびまん性に侵されている例であるが，骨髄腔は異常な形質細胞群に置換されている。形質細胞は正常骨髄では非常にわずかな成分にすぎない。骨髄腫による骨融解病変は，骨痛やある時には骨折をもたらすが，骨髄にびまん性に浸潤しているときは正常造血細胞の破壊が起こり，**白・赤芽球性貧血** leucoerythro-blastic anemia をきたすことがある。骨における孤立性病変を形質細胞腫と呼ぶ。

個々の骨髄腫は単一クローンの形質細胞に由来し，単クローン性抗体を産生するので，循環血の電気泳導で検出できる。単クローン抗体の軽鎖が尿中に出現することがある（ベンス・ジョーンズ蛋白 Bence Jones protein）。

第17章　女性生殖器系
Female reproductive system

はじめに

　女性生殖器は，外陰 vulva，腟 vagina，子宮 uterus，卵管 fallopian tube，卵巣 ovary より構成されている。他の臓器と同様，これらの臓器にも種々の病態が生じる。悪性腫瘍や前癌性病変は，病理学的に最も重要な疾患である。女性生殖器の興味深い特徴は，そのほとんどすべての部位で様々な上皮性悪性腫瘍が発生しうることである。例えば，類内膜腺癌は，子宮内膜にのみ発生すると思うかも知れないが，原発性類内膜腺癌 primary endometrioid adenocarcinoma は，卵巣や子宮頸部，まれには腟でも発生する。同様に，漿液性乳頭腺癌 serous papillary adenocarcinoma は主に卵巣に発生するが，子宮内膜，子宮頸部，腟にも発生し，まれに腹膜にも発生する。

外陰部の疾患 Disorders of vulva

　外陰部は，通常皮膚にみられる**皮膚炎** dermatitis（図 21.5，図 21.6）や**扁平苔癬** lichen planus（図 21.7）のような様々な炎症性病変に罹患し，しかも**初期梅毒の下疳** chancre of primary syphilis のような性行為感染症を生じる重要な部位でもある。多くの外陰部の炎症性病変は激しい痒みを惹起し，これらの状態の組織学的特徴は，擦過による外傷〔**慢性単純性苔癬** lichen simplex chronicus（ビダール苔癬）〕の影響で複雑化することである。時に，閉経後の女性に上皮の萎縮と上皮下組織の線維化による外陰部粘膜が肥厚，白色化することがある。これは**硬化性苔癬** lichen sclerosus として知られている（図 17.1）。

　外陰部の多くの癌は，ヒトパピローマウイルス感染症に起因し，**外陰部上皮内腫瘍** vulval intraepithelial neoplasia (VIN)として知られる上皮異形成を経て生ずる。臨床的に，これらの状態を感染病変から鑑別することは難しく，診断には生検が必要である。

　外陰部の悪性腫瘍のほとんどは，他の皮膚や粘膜に発生するものと同様に増殖が遅い高分化型扁平上皮癌である（図 7.14）。外陰部腫瘍は大陰唇，小陰唇，陰核より発生し，下層の結合組織に深く浸潤し，さらにリンパ管を経由して表在鼠径リンパ節へ転移する。外陰部の他の腫瘍としては，良性母斑や悪性黒色腫 malignant melanoma があり，まれにバルトリン腺 Bartholin's gland から腺癌が発生する。

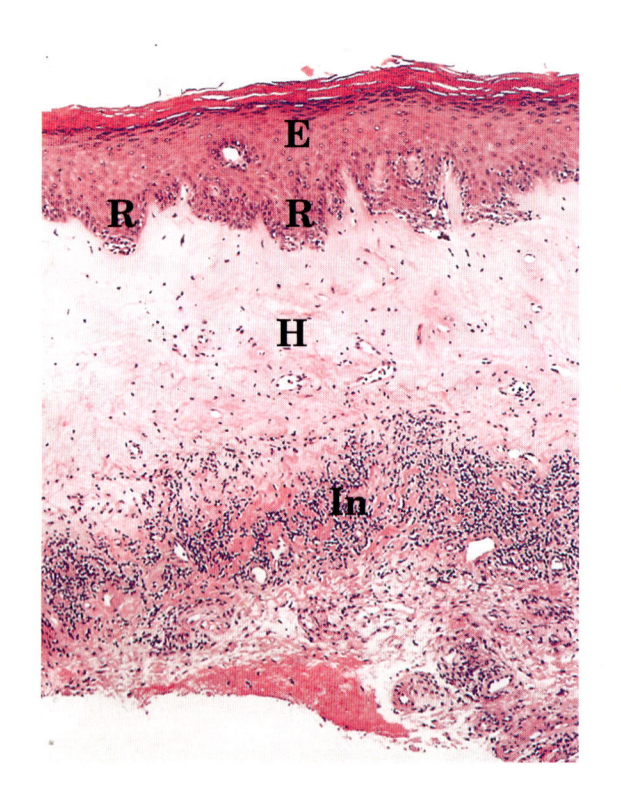

図17.1　硬化性苔癬 lichen sclerosus（高倍率）

　原因不明のこの病態では臨床的に外陰部周囲に激しい掻痒感を伴う平滑で白色の扁平丘疹を生じ，しばしば陰門の狭窄をきたす。組織学的に表皮突起 rete peg（R）や皮膚附属器の消失を伴った著明な表皮の萎縮 atrophy of epidermis（E）を認める。特徴的なこととして，真皮内にリンパ球や形質細胞を主とする炎症細胞の帯（In）がみられる。この炎症領域は真皮表層における細胞成分に乏しい硝子化コラーゲン hyalinized collagen（H）で表皮と隔てられている。この疾患には表皮の異形成はみられないが，浸潤癌に付随してみられる。

腟部と子宮頸部の疾患 Diseases of vagina and uterine cervix

腟では病理組織学的に重要な原発性病変はまれであるが，よく感染に見舞われる部位である（**腟炎** vaginitis）。特にカンジダ candida，トリコモナス trichomonas，ガルドネラ菌 Gardnerella vaginalis による腟炎が特記すべき感染症である。腟の原発性扁平上皮癌や腺癌の発生はまれである。

子宮頸部には，よく**慢性頸管炎** chronic cervicitis といわれる慢性炎症が発生するが（図17.2），子宮頸管粘膜のポリープ状過形成を伴い，時に拡張した子宮頸管腺と間質を含む大きな有茎性ポリープ polyp を形成する（図17.3）。臨床的に，子宮頸部の最も重要な病変は，様々な段階の異型度の**上皮異形成** epithelial dysplasia と**扁平上皮癌** squamous cell carcinoma であり，いずれも扁平円柱上皮境界を発生母地とする。これらに関連する病態，病因は図17.4〜図17.6で詳細に考察している。頸部の**上皮内腺癌** adenocarcinoma in situ と**浸潤性腺癌** invasive adenocarcinoma は扁平上皮癌ほど多くはない。

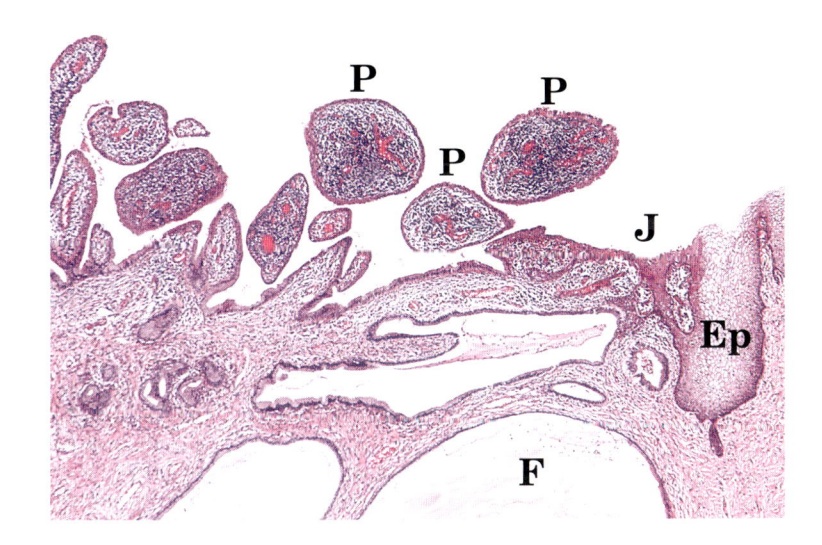

図17.2 慢性頸管炎 chronic cervicitis（中倍率）

慢性頸管炎では，子宮腟部扁平上皮 ectocervical squamous epithelium（Ep）は，軽度肥厚以外，著変をみない。主病変は扁平円柱上皮境界 squamocolumnar junction（J）の直上の子宮頸管部にあり，**多発性小ポリープ** micropolyposis が存在し，各々の小ポリープ（P）の中心にはリンパ球や形質細胞を主とする著明な慢性炎症細胞浸潤を認める。頸管腺は囊胞状拡張を示したりする。これはしばしばナボット囊胞 nabothian follicle（F）といわれる。長期にわたる炎症の場合，子宮頸管表層上皮は**扁平上皮化生** squamous metaplasia を示すことがある。

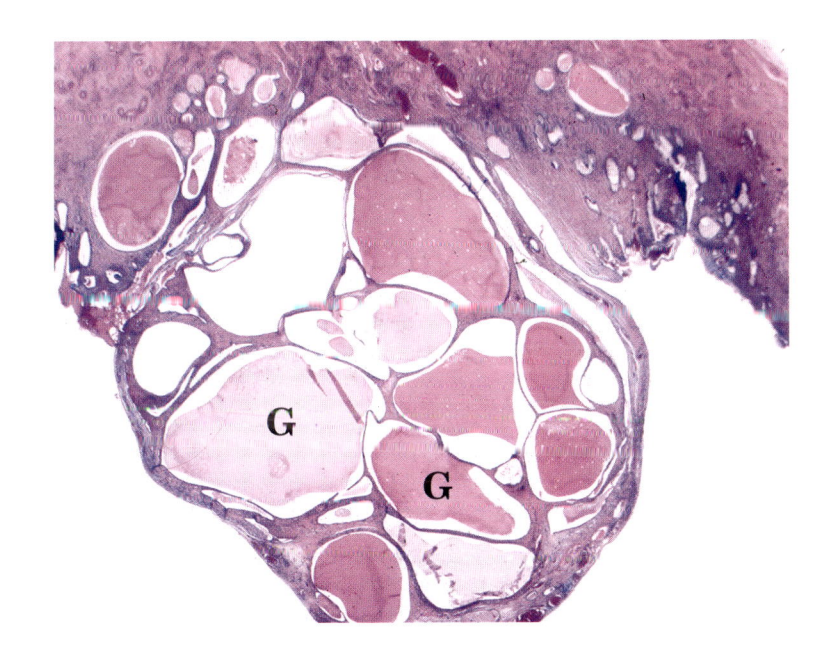

図17.3 頸管ポリープ endocervical polyp（低倍率）

本図は，子宮頸管に発生した良性小頸管ポリープである。ポリープは，様々な大きさに囊胞状に拡張した腺管 gland（G）よりなり，粘液で拡張し，粘液分泌性頸部円柱上皮で被覆されている。ポリープが大きくなるにつれて囊胞状腺管の間の線維性間質が発達したり，外子宮口より突出して表層が潰瘍となったりすることもある。

したがって，頸管ポリープは，腟からの不正出血の大きな原因の1つとなる。

外陰部，腟，子宮頸部の異形成の病因と分類
Etiology and classification of dysplasia of vulva, vagina and cervix

外陰部，腟，子宮腟部は重層扁平上皮で被覆され，性行為でヒトパピローマウイルス human papillomavirus (HPV)に感染しやすい。このウイルスは一般的な皮膚の疣贅，**尋常性疣贅** verruca vulgaris（図**21.9**参照）と性行為で感染する疣贅，**尖圭コンジローム** condyloma acuminatum とに関連するとされてきた。

HPVには多くの亜型 serotype があり，最近の知見では，あるタイプの感染と異形成 dysplasia や浸潤性扁平上皮癌の出現の間に大変密接な関係があることが証明されてきている。その関係は，まず初めに子宮頸部で発見され，高危険度のHPV亜型は浸潤癌の約85%に関係していた。腟，外陰部や他の部位の扁平上皮病変にも証明された。

あるHPVの**低危険度亜型** low risk serotype，HPV6, 11, 42, 44型の感染は，尖圭コンジロームや軽度異形成 low grade dysplasia を引き起こす。

高危険度亜型 high risk serotype，HPV16, 18, 31, 33, 35型は高度異形成 high grade dysplasia や浸潤癌を引き起こすようである。高危険度亜型はそのDNAが宿主の遺伝子に組み込まれた後，**ウイルス性癌遺伝子** viral oncogene (v-oncogene)が誘導され，転写される。その不顕性感染から浸潤性癌への進行は，宿主の免疫能，栄養状態，喫煙といった宿主因子にも左右される。そして，高危険度亜型のHPVに感染した女性のほんのわずかが浸潤癌に進展する。

子宮頸部において，粘膜内異形成は**頸部上皮内腫瘍** cervical intraepithelial neoplasia ないしCINと名付けられ，Ⅰ，Ⅱ，Ⅲと段階分けされている（図**17.5**）。同様に，**外陰部上皮内腫瘍** vulval intraepithelial neoplasia はVIN Ⅰ，Ⅱ，Ⅲと，そして，**腟上皮内腫瘍** vaginal intraepithelial neoplasia はVAIN Ⅰ，Ⅱ，Ⅲと分類されている。

子宮頸部の異形成と癌 Cervical dysplasia and carcinoma

腟や子宮頸部は重層扁平上皮で被覆され，正常腟環境によく耐えうるようになっている。一方，子宮頸管は単層粘液産生性円柱上皮に被覆されており，組織学的には，その上皮は頸部間質中に深く屈曲して腺管様に陥入し，子宮頸管腺を形成し，正常頸管粘液を産生する。

正常では，扁平円柱上皮境界は外子宮口部に位置する。頸部間質の量は各月経周期の間や初潮期，妊娠期間のホルモンの影響で増大する。このことは子宮頸管の腟部端の外反の原因となり，単層円柱上皮の一部が腟環境にさらされるようになる。この露出した粘膜は周囲の重層扁平上皮との関係で赤味を帯びて見え，このため不適当な名称であるが，**頸部びらん** cervical erosion として知られている。**頸部外反** cervical ectropion という名称もあり，実際にはこちらのほうがより相応しい。腟部の環境の影響下，外反した円柱上皮は扁平上皮化生し〔図**6.6**(a)参照〕，腟部に本来あった上皮と区別できない重層扁平上皮を形成する。**移行帯** transformation zone と称されるこの化生領域は，不安定で外的因子によって異形成化しやすい。上記のように，あるHPV亜型の感染，ならびに喫煙や不特定多数の男性との性交渉は頸部異形成や癌の高い発生率に関係している。異形成はこれらの危険因子が取り除かれると容易に消退するとされている。しかし，ある場合にはCIN Ⅲに進展し，不可逆的な腫瘍性変化となると信じられている。さらに，放置されたCIN Ⅲの患者のうちの少数が，明らかな**浸潤性扁平上皮癌** invasive squamous cell carcinoma に進展する。

したがって，浸潤性扁平上皮癌の進展は，異形成の進行を早い時期に阻止することで予防できる。**子宮頸部の細胞診** cervical cytology は危険群の女性のこの過程を監視，スクリーニングする方法として発展してきた。一度，異形成が細胞診上指摘された場合，**コルポスコピー** colposcopy にて採取された生検標本による病理組織学検査を行い，正確な異形成の程度を決定し，適当な治療方針をたてる。

第17章 女性生殖器系　201

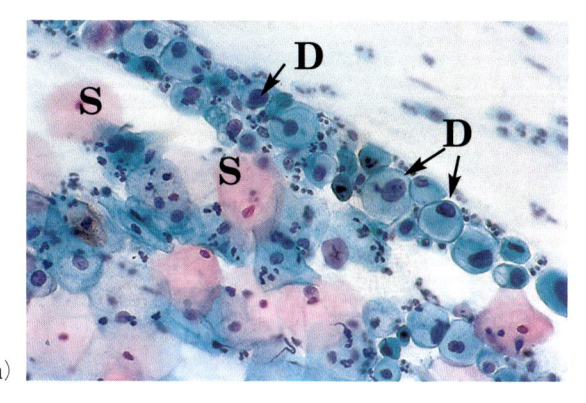

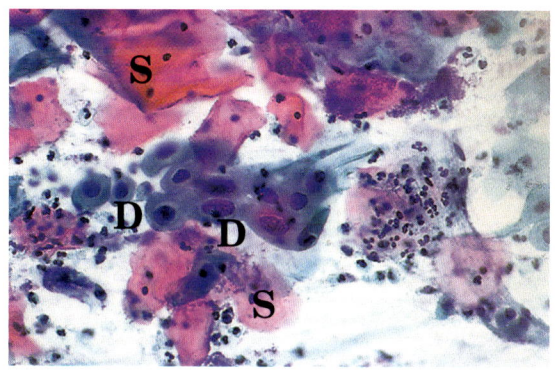

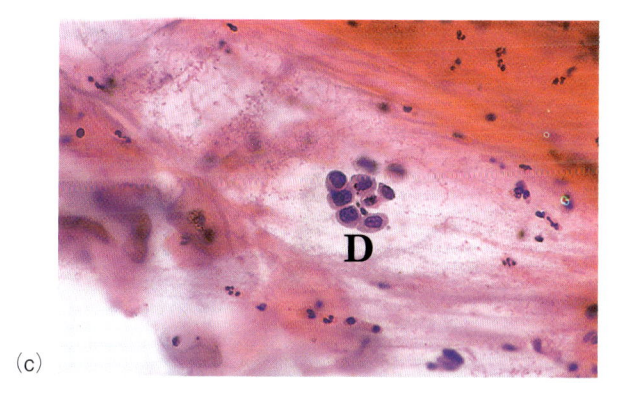

図17.4 子宮頸部塗抹細胞診 cervical smear cytology
(a)CIN I，(b)CIN II，(c)CIN III（Pap染色，高倍率）

これらの図は，パパニコロウ法 Papanicolaou method (Pap)によって染色された子宮頸部塗抹標本からのものである。CIN I〔**軽度扁平上皮内病変** low grade squamous intraepithelial lesion (SIL)〕の図(a)は，正常頸部扁平上皮細胞 normal cervical squamous cell（S）と軽度異形成細胞 mildly dysplastic cell（D）の密集を認め，後者は，肥大した濃染核と軽度の核縁不整，粗大核クロマチンパターンが認められる。

図(b)はCIN II（**高度扁平上皮内病変** high grade SIL）を示す。この塗抹標本(スメア smear)では，異常上皮細胞（D）はCIN I に比較してより粗大でクロマチン量の増加した核がさらに肥大し，核・細胞質比(N/C比)の増大が認められる。（S）と印を付けられている細胞は，正常上皮細胞である。図(c)のCIN III（**高度扁平上皮内病変**）において，細胞は全体に小さいが，N/C比はむしろ増大している（D）。これは表層成熟化が全く欠けていることに相応している。基底細胞に類似するこの細胞は，表層で剥離する。**コイロサイト koilocyte**（ウイルスに感染した細胞）もここにはみられないが，頸部スメアに観察されることがある（**図17.6**参照）。

異形成上皮の異常表層細胞はPapスメアを採取するときに剥がし取られる。ほとんどの異形成は，移行帯で発生する。移行帯は，生殖年齢のほとんどの女性に認められる扁平円柱上皮境界にみられる化生性扁平上皮の存在する領域である。臨床的には移行帯は正確に「外反」とされるか，あるいは俗称的に「びらん erosion」と記述される。したがって，子宮頸部の細胞がPapスメアに観察されるかどうかは，サンプルが正しい部分から採取されているか否かを判定するために重要である。

多くの病理医は子宮頸部細胞診標本を判定する際に，ベセスダ分類方式 Bethesda classification system を用いている。この方式はヒトパピローマウイルス誘発変化と**軽度扁平上皮内病変**の範疇に入るCIN I，**高度扁平上皮内病変**に入るCIN II，CIN III に分類している。これらの分類方法は，少々混乱を生じるので下の**図17.5**で比較する。

図17.5　子宮頸部異形成の分類法の比較　comparison of grading systems for cervical dysplasia

病理組織学的特徴	伝統的分類	WHO分類	ベセスダ分類
コイロサイト＋軽度の異型	HPV感染	HPV感染	軽度SIL
上皮 下1/3に限局する異形成	軽度異形成	CIN I	軽度SIL
上皮 下2/3に限局する異形成	中等度異形成	CIN II	高度SIL
上皮 上1/3に広がる異形成	高度異形成	CIN III	高度SIL
上皮全体に広がる異形成	上皮内癌	CIN III	高度SIL

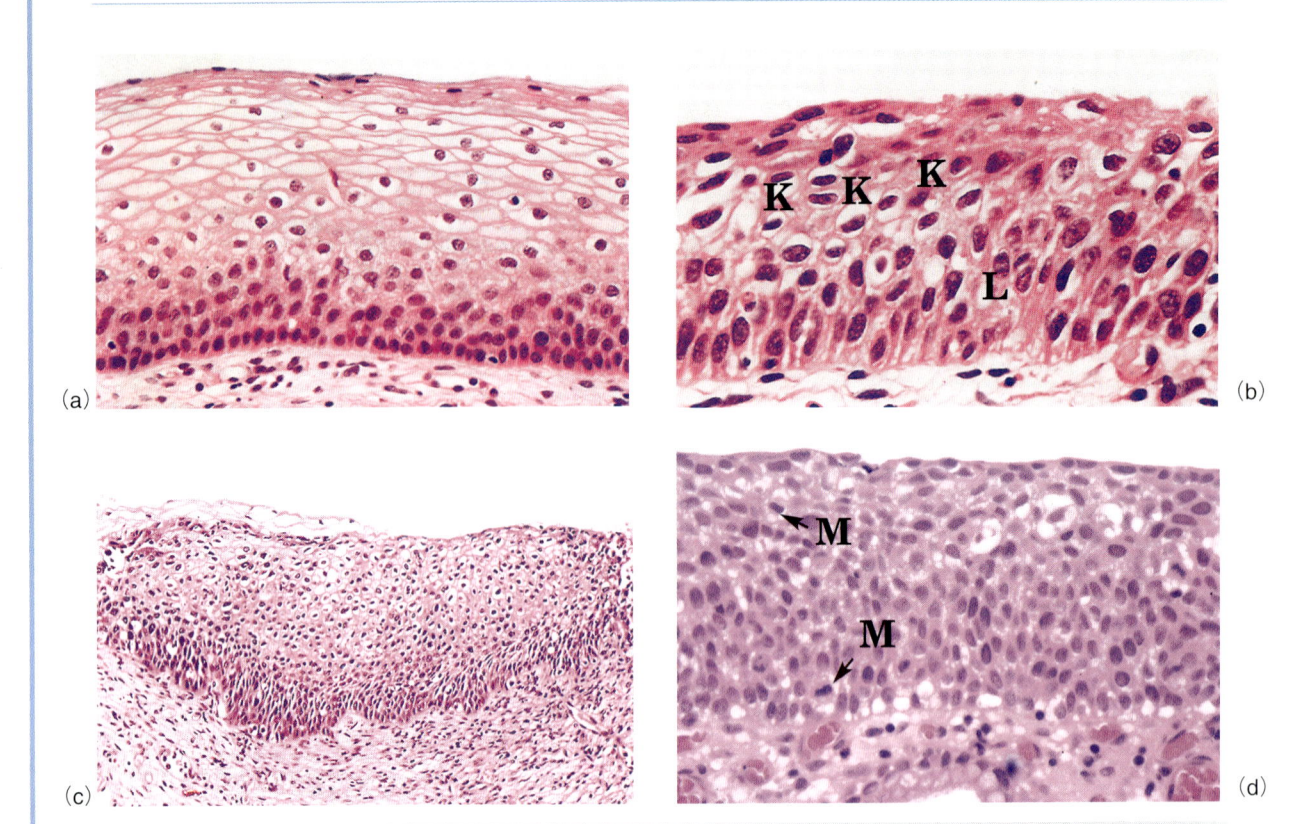

図17.6 子宮頸部上皮内腫瘍 cervical intraepithelial neoplasia(CIN)
(a)正常子宮腟部（中倍率），(b)CIN I（中倍率），(c)CIN II（低倍率），(d)CIN III（中倍率）

図(a)〜(d)は正常重層扁平上皮からCIN IIIまでの子宮頸部上皮の各像を示している。

図(a)にみられるように正常腟部上皮は典型的な重層扁平上皮であり，小型の濃染する立方細胞よりなる1層の基底細胞層に限局して分裂像が認められる。細胞が成熟するにしたがって，その好酸性細胞質は大きく拡張し，皮膚の棘細胞層に相当する層へ押し上げられる。この後，細胞はさらに成熟して扁平化し，その核はまず核濃縮 pyknosis し，さらに核崩壊 karyorrhexis，核融解 karyolysis（図1.6参照）が起こる。ついに細胞が表層から脱落するまで細胞質は暫時扁平化する。

図(b)にみられる CIN I において，上皮の下1/3の細胞（L）は肥大し，細胞密度が増し，クロマチン量が増加し，分裂能の上昇が認められる。この生検像では，多くの**コイロサイト koilocyte**（K）でHPV感染が証明される。このようなウイルス感染細胞は上皮の上層に見つかるのが特徴で，肥大した不整核と明調な細胞質を有する（図4.17参照）。

図(c)にみられるように基底細胞の増殖が上皮の厚さの1/3〜2/3にまで広がるとき，その病変は，CIN II と呼ばれる。多くのコイロサイトがこの標本にも観察される。これらのコイロサイトはHPVの感染，増殖を表している。

図(d)にみられる CIN III において，異型細胞 atypical cell は上皮の上1/3に進展している。この標本のように分裂像 mitotic figure（M）がよくみられ，特に基底細胞層の上部に観察される。異常分裂像も認められる。

これまで論じてきた異形成症例の重要な特徴は，基底膜が明瞭でよく保たれていることである。**微小浸潤 microinvasion** の何かしらの形跡や下部組織への広範な進展があれば，その病変は**浸潤癌 invasive carcinoma** と定義される。

第17章 女性生殖器系

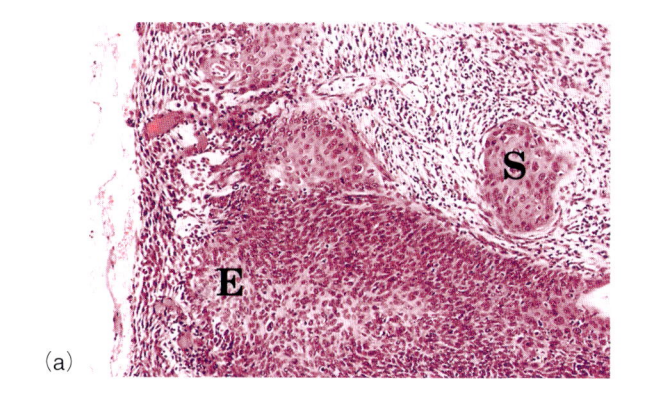

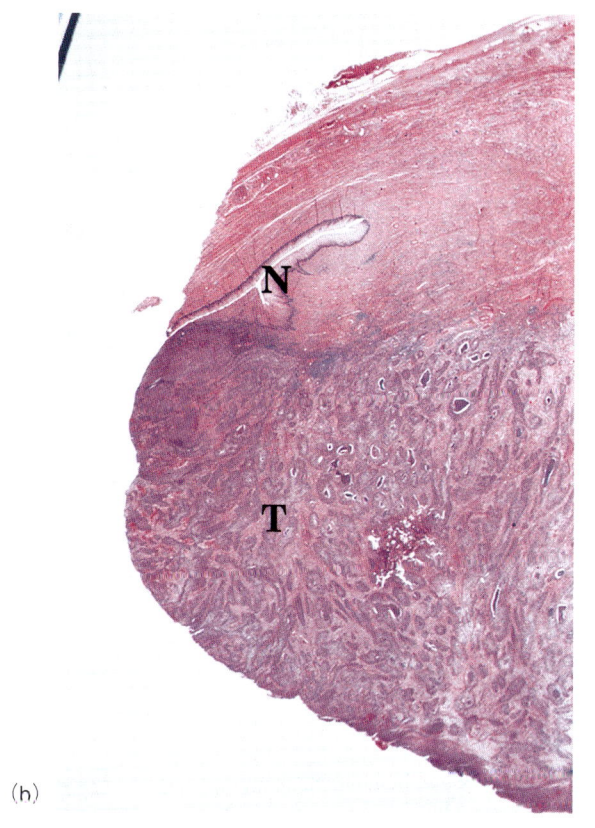

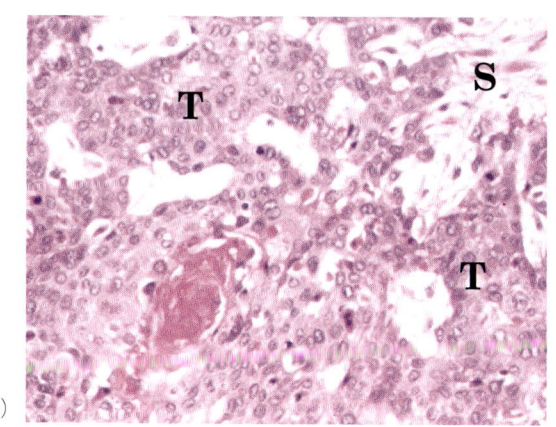

図17.7 子宮頸部の浸潤性扁平上皮癌
invasive squamous cell carcinoma of cervix
(a) 微小浸潤癌（中倍率）
(b) 浸潤癌（低倍率）
(c) 中分化型癌（中倍率）

頸部浸潤性扁平上皮癌のほとんどの症例は，異形成 dysplasia（cervical intraepithelial neoplasia〈CIN〉）という長期の前癌性病変の期間が前駆する。CIN の治療は病変の進行度により決まり，高度異形成病変（CINⅡ，Ⅲ）は，通常は切除されるが，中でもループ（円錐）切除生検で切除が最もしばしばなされる。病理組織学検査において，これらの検体のうちの幾つかに頸部間質へ浅く浸潤する浸潤癌の最も早期の形態が認められる。病変が限られた浸潤（浸潤の深さが5mm以内）の場合，これを**微小浸潤癌** microinvasive carcinoma といい，円錐切除生検のような比較的保存的な手術が治療に適当である。

図(a)にみられるように異形成性表層上皮 dysplastic surface epithelium（ E ）は，CINⅢにみられるものに類似する〔図17.6(d)参照〕。同様の異形成上皮は，図の下半分にみられ，頸管腺により深く広がっている。複数の扁平上皮癌の小巣 nest of squamous carcinoma（ S ）は間質支持組織の中に点在し，腫瘍細胞は上皮基底膜を破っている。

より広範で肉眼的に明らかな頸部癌は，子宮の外科的全摘除（**子宮切除術** hysterectomy）で治療される。そのような頸部の浸潤性扁平上皮癌を図(b)に低倍率で図示する。紫色に染色された腫瘍（ T ）は，頸部間質や筋層のほとんどを置換し，腫瘍の辺縁に正常腟粘膜 normal vaginal mucosa（ N ）の一部が残存している。腫瘍の表層は潰瘍化し，性交後出血 postcoital bleeding をしばしばきたす原因となる。

中分化型頸部扁平上皮癌を図(c)に示す。病変は頸部間質 cervical stroma（ S ）に浸潤する多形成性扁平上皮細胞（ T ）のシート状配列よりなる。その細胞は豊富な好酸性細胞質を有し，高倍率で細胞間橋が観察される小間隙で分けられる。この標本と図7.14の高分化型および低分化型扁平上皮癌を比較してもらいたい。

扁平上皮癌は頸部悪性腫瘍の約90％を占め，残りのほとんどは腺癌で，頸管より発生する。頸部の浸潤癌は周囲に広く浸潤し，骨盤内リンパ節に転移する。

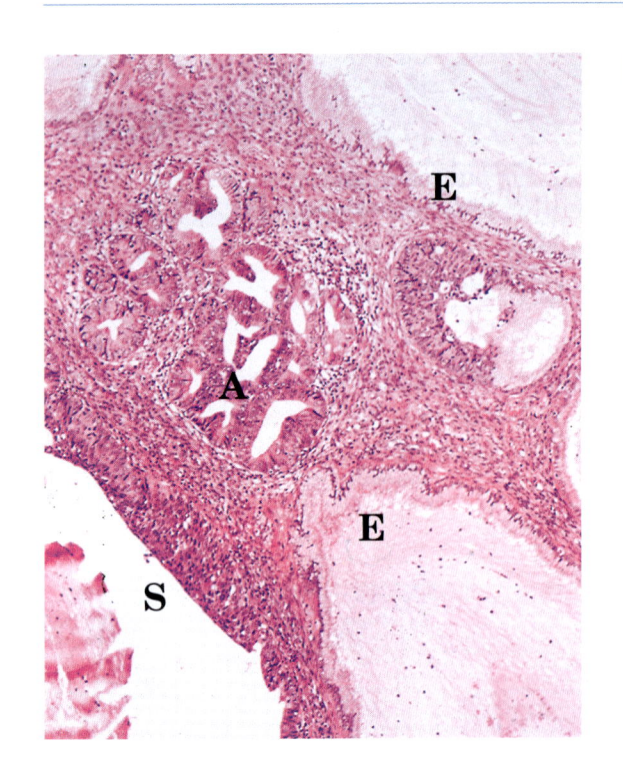

図17.8 子宮頸管部の上皮内腺癌
adenocarcinoma *in situ* of endocervix（中倍率）

頸部腺癌は扁平上皮癌よりまれで，頸管腺より発生する。腺上皮における異形成性変化がやはりしばしば前駆する。本図は上皮内腺癌 adenocarcinoma *in situ*（ A ）〔頸部腺上皮内腫瘍 cervical glandular intraepithelial neoplasia (CGIN) としても知られている〕の小病変である。肥大した異形成性円柱上皮を隣接する正常頸管上皮 normal endocervical epithelium（ E ）と比較すると，これらの腺管は腺癌の多くの特徴を示しているが，間質への浸潤能は示していない。頸部上皮内腺癌は通常扁平上皮異形成に随伴して発生する。この症例では，表層の上皮 surface epithelium（ S ）は，CINⅢと同等の変化を認める。

子宮の疾患 Disorders of uterus

子宮内膜は，初経 menarche から閉経 menopause に至る間，ホルモンの影響下にあり，妊娠期間を除いて月単位の周期的変化を繰り返す。初経以前，子宮内膜腺および間質は密で非活動的であるが，閉経後またこれと同じ状態に戻る。初経時，閉経期，妊娠後2〜3ヵ月の間の子宮内膜は非活動性と正常機能像が混在している。避妊薬の服用や子宮内避妊器具を装填した場合，内膜は多彩な組織像を呈する。

子宮内膜感染症はまれであるが，生殖器結核や（例えば腫瘍による）子宮頸管の機械的閉塞に続発して起こり，膿による子宮内膜腔の拡張をしばしばきたす（**子宮溜膿腫 pyometra**）。大腸菌群による子宮の劇症型感染症は，かつて出産後のよくある致命的な合併症（**産褥熱 puerperal fever**）であったが，今は先進国ではまれである。

過剰ないし異常な内膜へのホルモン刺激は，**びまん性内膜増殖症 diffuse endometrial hyperplasia** をきたすことがある。これには2つの型が認められる。**単純型〔嚢胞性〕増殖症 simple〔cystic〕hyperplasia** と **複雑型増殖症 complex hyperplasia** である。これらは図17.10に図示した。ポリープ様増殖症の一部が **子宮内膜ポリープ endometrial polyp** を形成することはよくみられ，しばしば嚢胞状に拡張した内膜腺を含んでいる（図17.9）。内膜に最も多い悪性腫瘍は **類内膜癌 endometrioid carcinoma** であり，腺癌は内膜腺由来である（図17.11）。卵巣によくみられる漿液性乳頭腺癌や粘液癌を含む他のタイプの内膜由来の腺癌はまれである。

子宮筋層は，最も頻度の高い良性結合組織腫瘍の1つである **平滑筋腫 leiomyoma**（図17.12）の好発部位である。子宮筋層においてこれらの平滑筋腫瘍は肥大するに従い，進行性に膠原線維が増加する。いわゆる **類線維腫 fibroid** と呼ばれる所以である。平滑筋腫は大変まれな悪性腫瘍，**平滑筋肉腫 leiomyosarcoma** や **低悪性度平滑筋腫瘍 smooth muscle tumor of low malignant potential** として知られる境界悪性腫瘍とは鑑別されねばならない。

子宮筋層には **腺筋症 adenomyosis** として知られる異所性内膜組織が迷入することがあり（図17.13），疼痛や月経に伴う愁訴を引き起こすことがある。このような異所性子宮内膜組織は骨盤内の他の至るところ，時として腹腔内にもみられることがあり，**子宮内膜症 endometriosis**（図17.14）と呼ばれる。この場合，正常のホルモン周期の変化に反応し，組織内に出血やその結果として線維化を生じることがある。

第17章 女性生殖器系

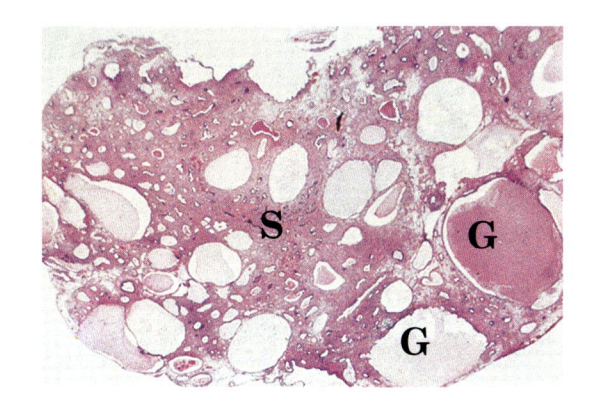

図17.9 内膜ポリープ endometrial polyp（低倍率）

内膜ポリープは，閉経期または閉経期近くの異常子宮出血の重要ではあるが些細な原因の一つとなる。ポリープは有茎性でしばしば多発性である。ほとんどのポリープは線維性内膜間質 fibrotic endometrial stroma（S）と嚢胞状に拡張した腺管 gland（G）よりなり，一層の扁平な内膜表層細胞で被覆される。ある場合には腺管と間質が卵巣ホルモンに反応し，増殖期，分泌期内膜や内膜増殖症に類似した像を示すことがある。

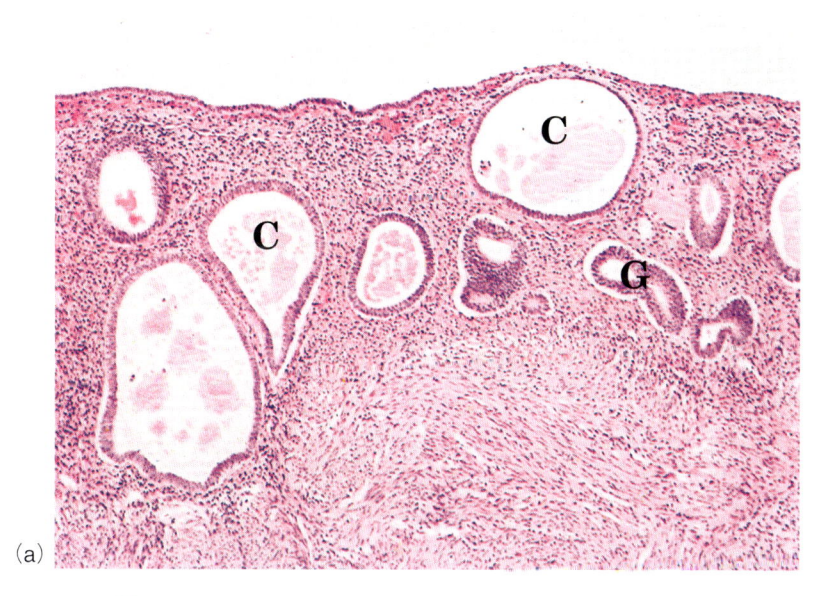

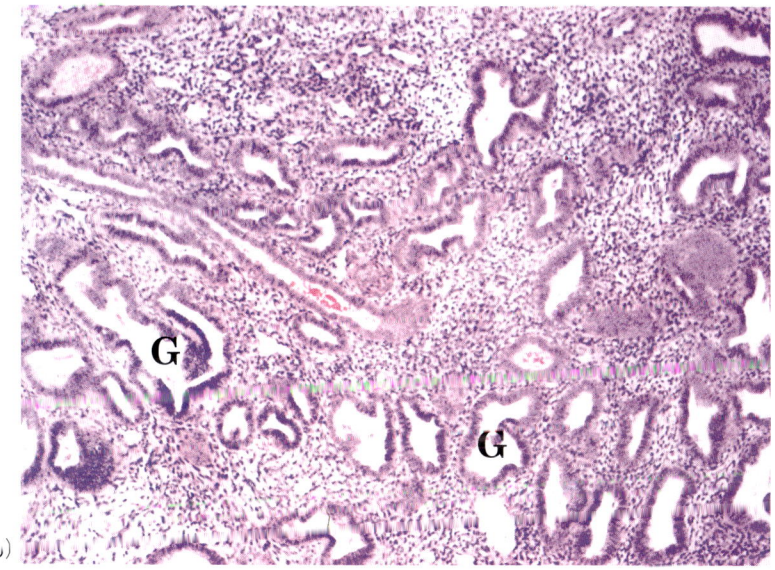

図17.10 子宮内膜増殖症 endometrial hyperplasia
(a) 単純型（嚢胞性）増殖症（中倍率）
(b) 複雑型増殖症（中倍率）

子宮内膜増殖症は過剰なまたは均衡を欠いたエストロゲン産生に対する1つの反応として現れ，単純型か複雑型になると考えられる。

図(a)にみられる**単純型〔嚢胞性〕増殖症** simple〔cystic〕hyperplasia において，一見正常にみえる内膜腺 endometrial gland（G）の間に散在して多くの小さな嚢胞 cyst（C）が形成され，内膜腺組織が増殖し，それによって内膜が肥厚する。これらの嚢胞は内膜腺の拡張により生ずる。介在する間質には著しく薄い壁の血管（ここにはみられない）をしばしば有している。子宮の大量出血が最も多い症状である。

高倍率の図(b)でみられる**複雑型増殖症** complex hyperplasia において，内膜腺（G）の増殖がみられる。これらの腺管には異常増殖を認める。多くは形や大きさが不規則で，しばしば乳頭状の陥入を伴っている。隣接する腺同士が密に接し，介在する間質がほとんど消失している。

核，胞体の多形性や分裂像の増加を示す強い細胞学的異型が，単純型のみならず，よりしばしば複雑型増殖症に重複してみられることもある。すべてのタイプの増殖症において浸潤性内膜癌の危険性が増加する。この危険性は単純型増殖症でわずかであるが，複雑型増殖症では大きく，**複雑型異型増殖症** complex hyperplasia with atypia で最も高い。

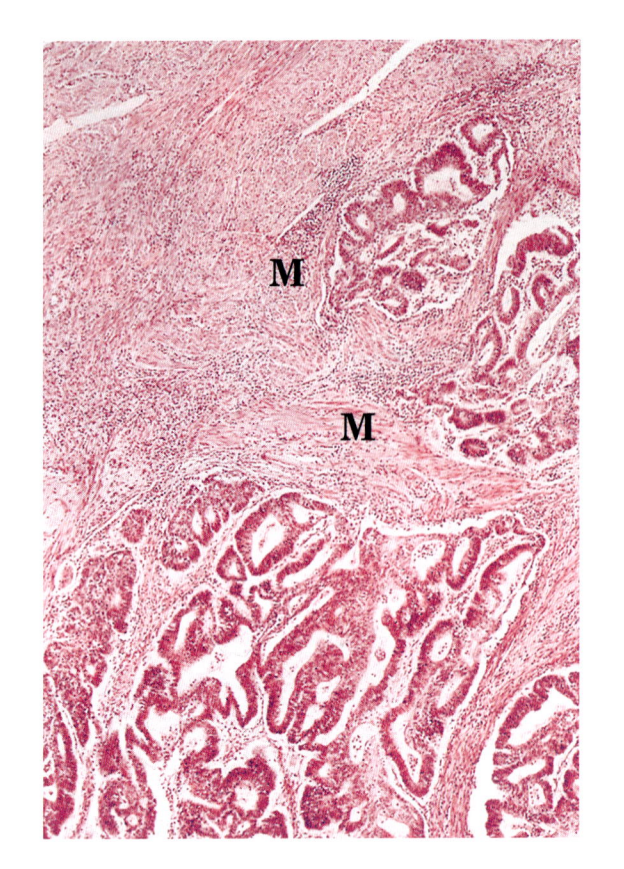

図17.11 類内膜腺癌 endometrioid adenocarcinoma （中倍率）

類内膜腺癌 endometrioid adenocarcinoma ないし**内膜腺癌** endometrial adenocarcinoma は内膜の最も多い悪性腫瘍で，内膜腺に類似するためにこのように称される。通常閉経後の女性に生じ，閉経後出血の最も重要な原因である。

類内膜腺癌は，しばしば複雑型増殖症を有する内膜に発生する。それは子宮内腔に突出する腫瘤を形成する内膜に限られる場合もあれば，この図にみられるように下層の子宮筋層 myometrium（M）に浸潤することもある。乱れた不規則な腺管形態は典型像であり，部分的扁平上皮化生もよくみられ，それは**扁平上皮桑実様細胞巣** squamous morules として知られている。腫瘍は子宮筋層を貫く局所浸潤や腸骨，傍大動脈リンパ節へのリンパ行性転移で浸潤・転移する。

類内膜癌は構造異型と細胞異型を基準に分類され，grade1，2，3に分けられる。grade1は最もよい予後を，grade3は最も悪い予後を示す。予後を決定する他の因子は，子宮筋層への浸潤の深達度，子宮頸部への進展，リンパ節転移や遠隔転移である。

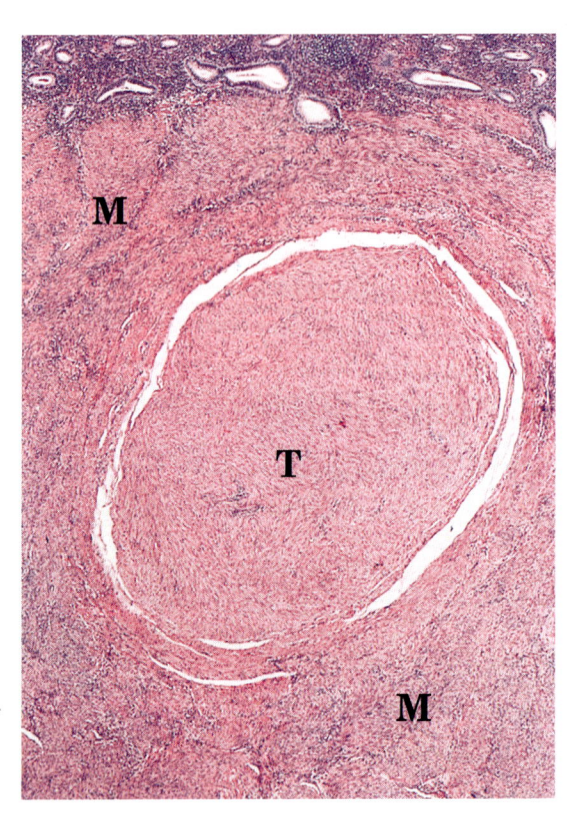

図17.12 平滑筋腫 leiomyoma (fibroid) of myometrium （低倍率）

子宮筋層の平滑筋由来のこの良性腫瘍は，異常ないし大量子宮出血や骨盤違和感の大きな原因の1つである。

腫瘍（T）は平滑筋細胞の束よりなり，腫瘍が大きくなると，特に腫瘍の中心に向かう膠原線維集積巣をみるようになる。腫瘍は徐々に大きくなり，周囲の筋層（M）を圧迫し，正常平滑筋細胞を萎縮させる。

この症例において，腫瘍は内膜の深く筋層内にみられるが，時に腫瘍が子宮内膜腔付近に発生し，内腔に突出してポリープ状の**粘膜下筋腫** submucous fibroid (leiomyoma)を形成する。広範な膠原線維化，石灰化(特に高齢者で)，嚢胞状変性といった続発性変化も生ずる。この腫瘍の成長はホルモン依存性で，そのほとんどは閉経後に縮小し，部分的には退縮する。この腫瘍は**平滑筋肉腫** leiomyosarcoma や**低悪性度平滑筋腫瘍** smooth muscle tumor of low malignant potential とは核分裂能，細胞密度，細胞多形性，辺縁への浸潤性を基に鑑別される。

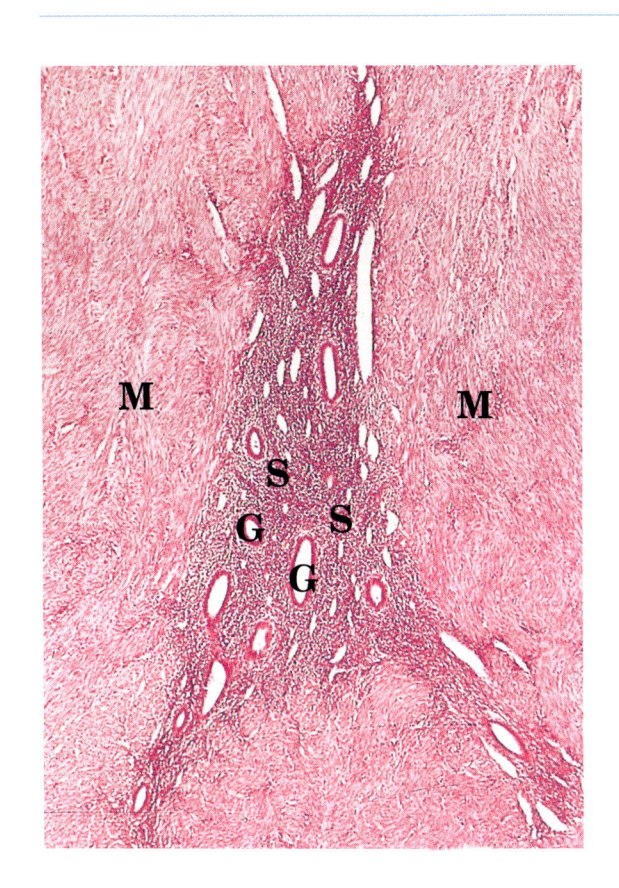

図17.13 子宮腺筋症 adenomyosis of uterus（中倍率）

子宮腺筋症は，異所性内膜腺 ectopic endometrial gland（G）や間質 stroma（S）が島状に筋層（M）に深く埋没してみられる状態を示し，しばしば正常子宮内膜からかなり離れた部位にみられることもある。この病変はしばしば筋層を厚くして左右対称性に広がり，子宮を大きくする。時にそれは平滑筋を局所的により増加させ，子宮内膜島を含む平滑筋腫様腫瘤を形成する。これは**腺筋腫** adenomyoma と呼ばれる。

この異所性内膜は内膜基底層由来のものであり，そのため卵巣ホルモンの正常周期に反応しない。それゆえ，子宮内膜症（**図17.14**参照）と対照的に月経期に傷つくことはないので，出血の跡は組織内にみられない。

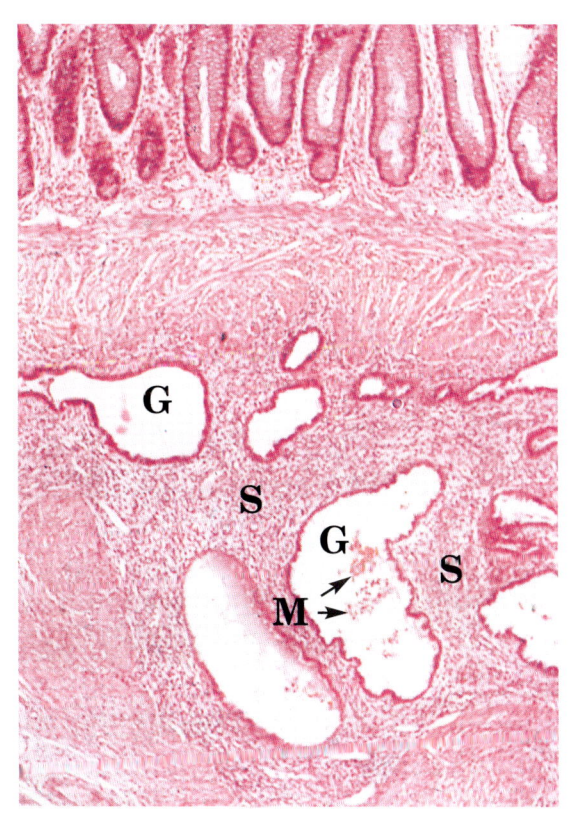

図17.14 子宮内膜症 endometriosis（中倍率）

卵管 fallopian tube，卵管周囲結合組織，卵巣 ovary は**子宮内膜症**の最も好発する部位である。異所性子宮内膜や間質の島が子宮体部の外に発見される。

本図には，大腸の平滑筋層内に迷入した子宮内膜腺（G）と間質（S）が認められる。子宮腺筋症と異なり，この内膜はホルモンに反応し，月経期の出血を生じ，疼痛の原因となる。出血の証拠としてこの症例のように，組織や腺腔内にヘモジデリン貪食マクロファージ hemosiderin-laden macrophage（M）がみられることがある。組織内への出血はしばしば著明な線維化の原因となり，それは腸管ループ間の癒着の原因となる。子宮内膜症による卵管の線維化は，不妊症や卵管における子宮外妊娠の原因となりやすい。卵巣の子宮内膜症は変性した血液を満たした嚢胞を生じることがある。これは**チョコレート嚢胞** chocolate cyst として知られている。

胎盤疾患 Placental disorders

　胎盤，脱落膜，羊膜，臍帯の様々な構造的，機能的異常の詳細な説明は他の成書を参照されたい。**胞状奇胎** hydatidiform mole（**図17.15**），**絨毛癌** chorio-carcinoma（**図17.16**）については胎盤の疾患として本書で扱う。子宮外妊娠は**図17.18**で言及する。

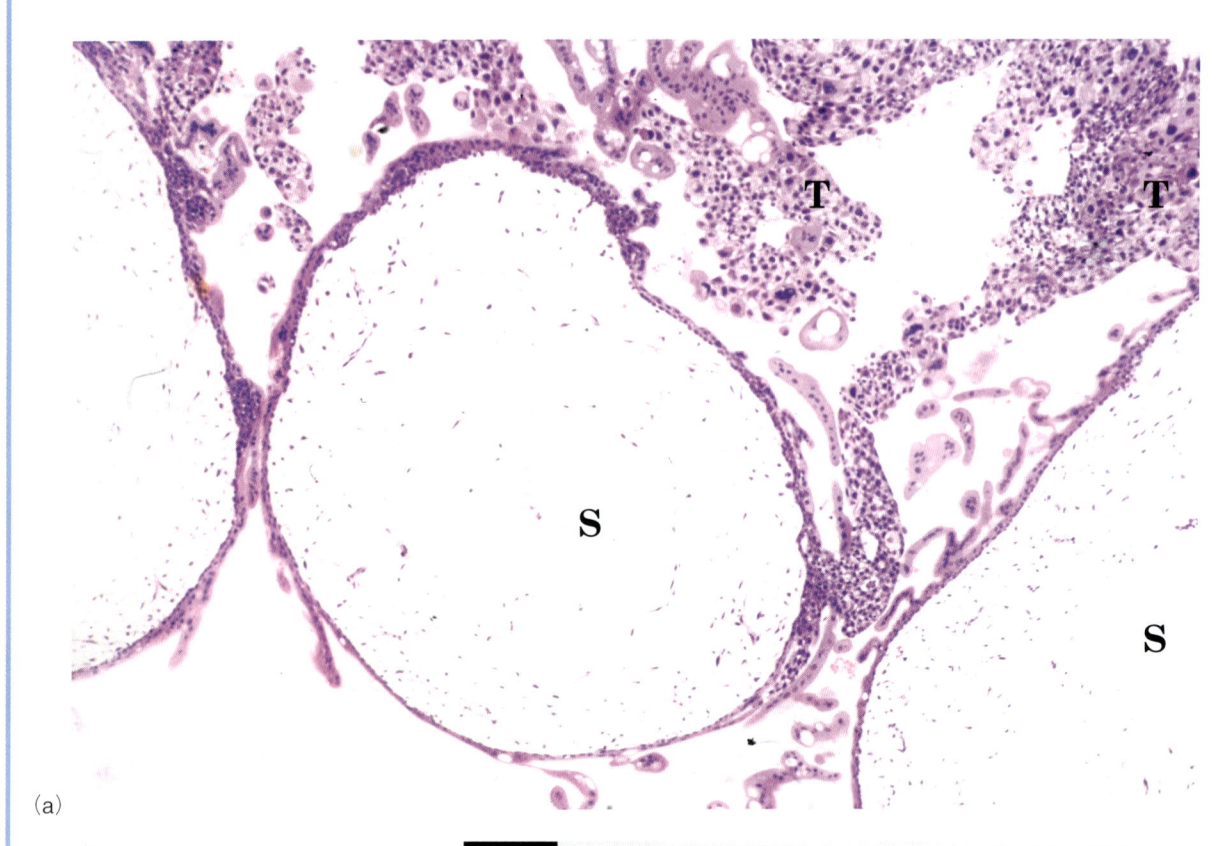

図17.15 胞状奇胎 hydatidiform mole
(a)中倍率，(b)高倍率

　胞状奇胎として知られる病態は妊娠例のごく少数に生ずる。流産後や正期産の後にみられ，妊娠数年後にも生じうる。胞状奇胎には**部分奇胎** partial mole と**全奇胎** complete mole がある。全奇胎では，図(a)でみられるように，絨毛膜絨毛 chorionic villi は水腫により中心部が囊胞状空間 cystic space（**槽** cistern）（S）となる。槽は増生した栄養膜細胞や合胞体栄養膜細胞の層で囲まれている。栄養膜細胞層の過形成に加え，絨毛から明らかに離れて栄養膜細胞 trophoblast cell（T）の遊離した塊があり，軽度の細胞異型を認める。胞状奇胎は種々の転帰をたどる。1回の掻爬で除去できるもの，繰り返し掻爬しても除去できないもの，そしてわずかであるが，明らかに悪性の**絨毛癌**(**図17.16**)に進展するものがある。

　全奇胎のほとんどの核型は46,XXで，染色体はすべて精子由来であり，卵子由来のものはない。部分奇胎での組織学的異常は全奇胎と類似するが，典型像に乏しい。まれに絨毛癌に進展し，69,XXYのような三倍体の核型を有する。

第17章 女性生殖器系　209

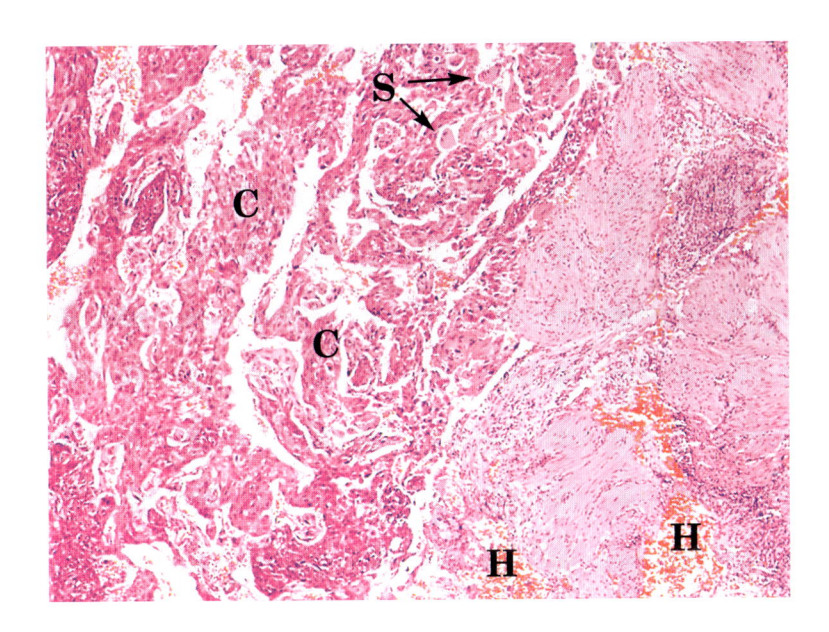

図17.16 絨毛癌
choriocarcinoma（高倍率）

　絨毛癌は，栄養膜細胞由来の悪性腫瘍である。通常は異常妊娠に起因する。腫瘍は細胞性栄養膜細胞 cytotrophoblast cell（C）や多核合胞体栄養膜細胞 multinucleate syncytiotrophoblast cell（S）に類似する悪性細胞からなる。この2つの型の細胞は絨毛の構造を模した交互に重なった層を形成する。本当の絨毛膜絨毛はみられない。腫瘍は栄養膜細胞の血管壁に浸潤する性格から，典型例では出血性 hemorrhagic（H）となる。

　絨毛癌は著しく浸潤性でリンパ行性，血行性に広く転移する。特に肺に転移する。通常，腫瘍に壊死巣を認める。

　絨毛癌はまれに卵巣や精巣にも発生する。通常，後者では複合胚細胞腫瘍の1成分として存在する。

卵管の疾患 Diseases of fallopian tubes

　卵管は，化膿菌，特に淋菌 gonococcus やクラミジア Chlamydia の感染を受けやすく，急性炎症の**急性卵管炎** acute salpingitis（図17.17）は卵管腔の閉塞を合併し，慢性化膿性炎症や膿瘍形成に至る。卵管結核になると卵管腔の閉塞により女性不妊症の大きな原因となる。卵管の瘢痕化などは受精卵の子宮内膜腔への移送を妨げ，受精卵の卵管での着床が起こり，**卵管子宮外妊娠** tubal ectopic pregnancy を引き起こす（図17.18）。これは通常卵管壁に胎盤が侵入することにより大量出血を惹起する。

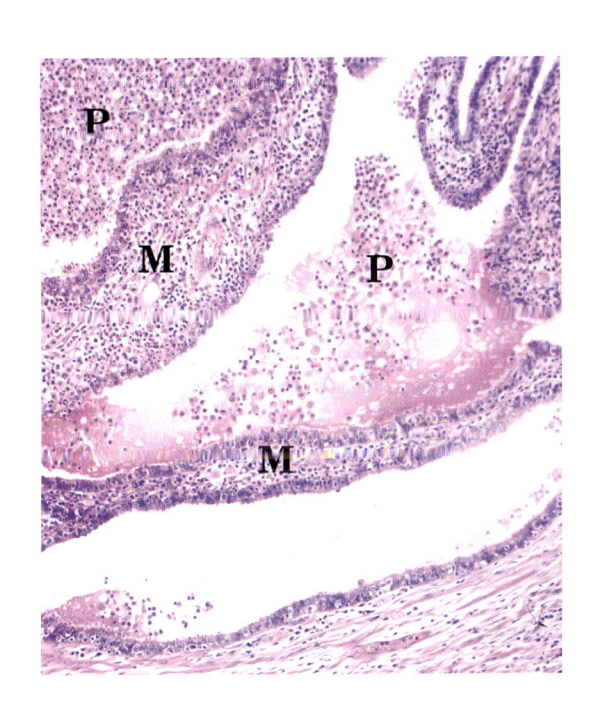

図17.17 急性卵管炎 acute salpingitis（中倍率）

　急性卵管炎において，卵管粘膜 tubal mucosa（M）は充血性，浮腫状となり，好中球が浸潤し，内腔は膿性滲出物 purulent exudate（P）で満たされる。卵管腔の閉塞がしばしば生じ，排膿を妨げ，膿（**卵管留膿症** pyosalpinx）による卵管の膨張を引き起こす。時に，この炎症は卵管，卵管采，卵巣を**癒着** adhesion させ，化膿性炎がこれらの領域に波及した場合，小膿瘍，**卵管-卵巣膿瘍** tubo ovarian abscess が多発する。抗生物質を使用しない場合，癒着と化膿の併発が急性炎症の治癒を妨げ，通常，慢性炎症に進む。この状態は，**慢性卵管炎** chronic salpingitis として知られ，長年にわたり持続すると線維化や卵管閉塞をきたし，女性不妊の大きな原因となる。慢性卵管炎は卵巣を含めた広範な慢性炎症や臨床的に**骨盤内炎症性疾患** pelvic inflammatory disease の1要素となりうる。時に，炎症は消失し，閉塞した卵管が液体で大きく膨張する。これを**卵管留水症（卵管水腫）** hydrosalpinx という。

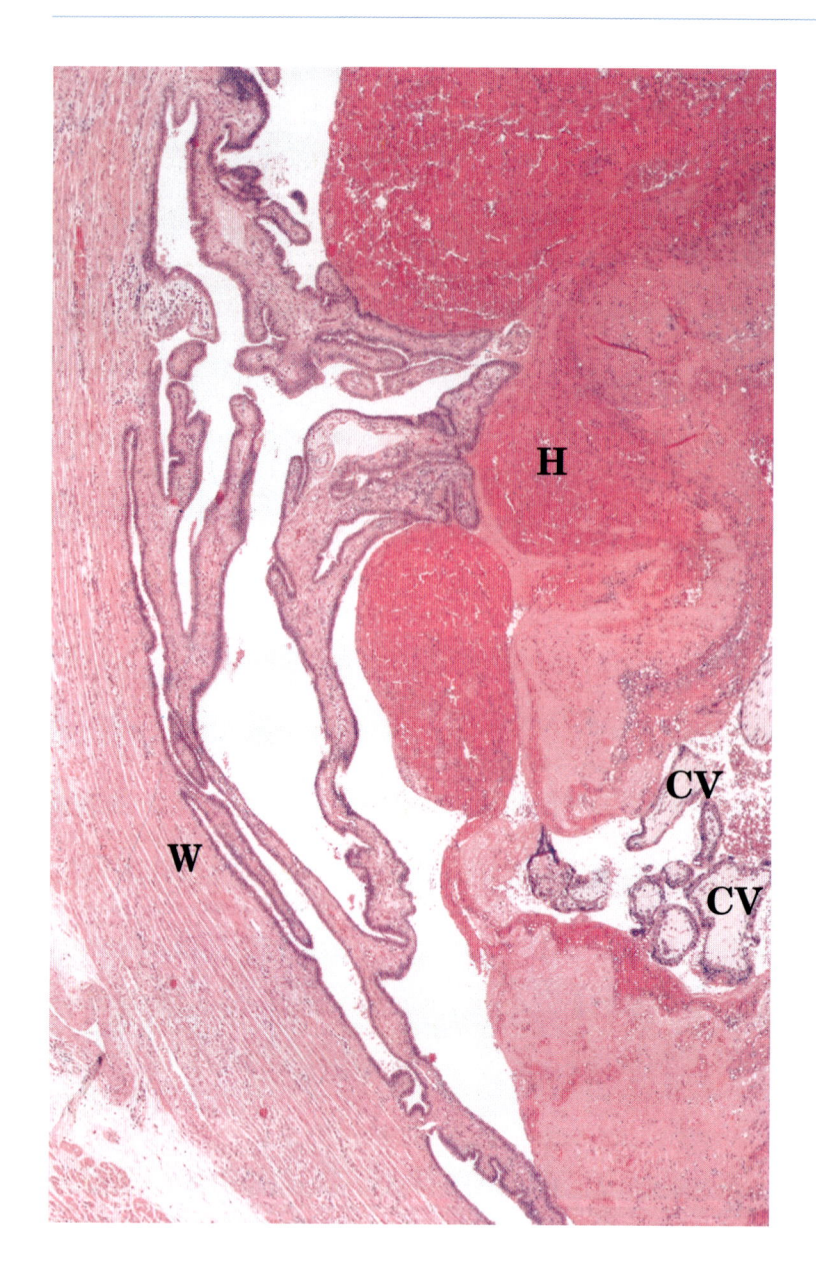

図17.18 卵管子宮外妊娠
tubal ectopic pregnancy（低倍率）

卵管は，受精卵の異所性着床の最も起きやすい部位であり，**子宮外妊娠** ectopic pregnancy を引き起こす。

卵管の内腔は発育途上の胚芽（本図にはみられない）や附属する羊膜，胎盤の絨毛膜絨毛 chorionic villi（CV）に満たされている。膨張した卵管壁 tubal wall（W）は，しばしば著しくうっ血し菲薄化する。卵管腔内に広範な出血 hemorrhage（H）がみられる（**卵管留血症** hematosalpinx）。栄養膜細胞は卵管壁に侵入し，穿孔を引き起こす。

子宮外妊娠は通常，卵管腔内への著しい出血により劇的に発見される。そして，しばしば腹腔内に血液が流出する。このため，卵管子宮外妊娠は多くの場合，急性腹症として発症する。なお，極めてまれに妊娠が満期近くまで持続することもある。

卵巣の疾患 Disorders of ovary

非腫瘍性嚢胞 non-neoplastic cyst

下垂体の性腺刺激ホルモンにより，卵巣は卵の発育と各月経周期の中ほどでの成熟卵の排卵という周期的変化を営む。また卵巣は，月経周期を調節する卵巣ホルモンを産生する。月経周期の増殖期にはいくつかの卵胞が大きくなり，最終的には1つの卵胞のみが成熟し，それに含まれるただ1個の卵が卵管に向けて放出される（排卵 ovulation）。成熟した卵胞は，これまでエストロゲンを産生しているが，排卵を機に黄体となりプロゲステロンを産生するようになる。この産生は次の月経周期が開始するまで続き，その後黄体は退縮し遺残的な膠様の白体となる。通常，この一連の変化は妊娠によって中断され，この場合，黄体は妊娠の初期3ヵ月間は存続する。しかし時に上述の一連の変化がある段階で停止し，小さな**卵胞嚢胞** follicular cyst や**黄体嚢胞** luteal cyst が形成される。また，卵巣表面の「胚」上皮の封入により小嚢胞が形成されることもある。これは**胚上皮封入嚢胞** germinal inclusion cyst として知られている。これら3種類の嚢胞を**図17.20**に示す。

卵巣の腫瘍 Tumors of ovary

卵巣腫瘍には卵巣を構成する各成分由来のものがあり，大きく4つに大別される。この腫瘍分類とその代表的な亜型を図17.19に示す。

1) **上皮由来**：卵巣の表層上皮に由来する腫瘍の頻度は高く，それらの多くは囊状である。この腫瘍は良性（しばしば囊状）あるいは悪性に分類される。このほかに中等度悪性という第3の群もあり，これは転移の頻度は低いけれども確かな転移能を有する。この群は境界 borderline 型あるいは低悪性度腫瘍などと呼ばれている。

2) **間質細胞由来**：卵巣の**顆粒膜細胞** granulosa cell あるいは**莢膜細胞** theca cell から腫瘍が発生することがあり（図17.24），さらに卵巣の間質の紡錘形細胞から**線維腫** fibroma が発生する。これらの**性索間質性腫瘍** sex cord-stromal tumor はエストロゲン作用のあるホルモンを分泌することがあり，その場合，子宮内膜増殖症などの内分泌症状を呈する（図17.10）。

3) **胚細胞由来**：卵巣の胚細胞由来腫瘍の分類あるいは組織像は，精巣での場合とほぼ同様である（図19.3参照）。

4) **他臓器からの転移**：卵巣は他臓器の癌が好んで転移する臓器でもあり，**クルケンベルグ腫瘍** Krukenberg tumor と呼ばれる卵巣腫瘍がそのよい例である。クルケンベルグ腫瘍は，胃や大腸由来の印環細胞型のムチン産生性腺癌がおそらくは体腔内に播種し，またはリンパ行性に卵巣に浸潤増殖したものである〔図7.16(c)，図13.11(b)参照〕。子宮や子宮頸部など卵巣以外の泌尿生殖器由来の腫瘍もよく卵巣を侵し，乳癌もしばしば卵巣に転移する。卵巣はまたリンパ腫にも侵される。

図17.19 卵巣腫瘍の分類 overview of ovarian tumors

腫瘍型	組織亜型
上皮性	漿液性：漿液性囊胞腺腫，境界型漿液性腫瘍，漿液性囊胞腺癌 粘液性：粘液性囊胞腺腫，境界型粘液性腫瘍，粘液性囊胞腺癌
	類内膜腫瘍：ほぼ悪性
	ブレンナー Brenner 腫瘍：良性，まれに悪性
	明細胞腫瘍：囊胞腺腫，境界型，多くは悪性
性索間質性	線維腫
	莢膜細胞腫
	顆粒膜細胞腫
胚細胞性	成熟奇形腫（皮様囊胞）
	未分化胚細胞腫（精巣における精上皮腫）
	卵黄囊腫瘍
	絨毛癌
転移性	胃，大腸，乳腺，子宮，子宮頸部原発の腫瘍
	時にリンパ腫

その他の卵巣の疾患 Other disorders of ovary

卵巣は図17.14に示したように**子宮内膜症** endometriosis が好発する臓器であり，さらに卵管の炎症より波及した卵管卵巣膿瘍に由来する慢性炎症がしばしば認められる（図17.17）。

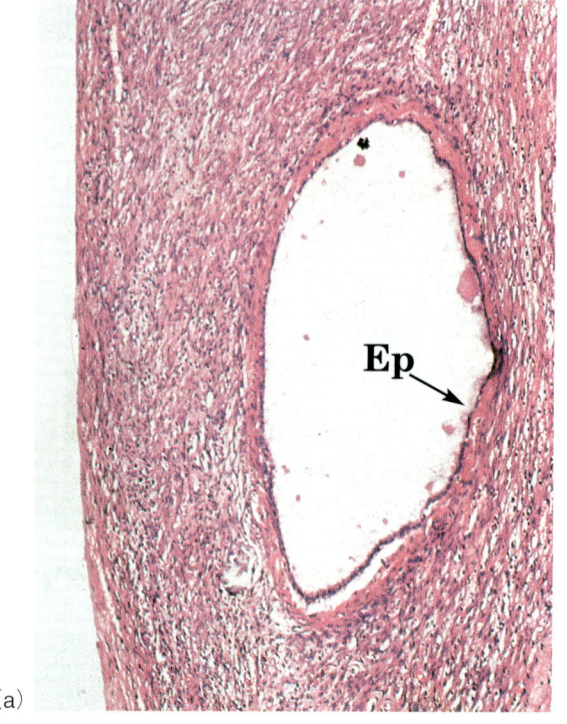

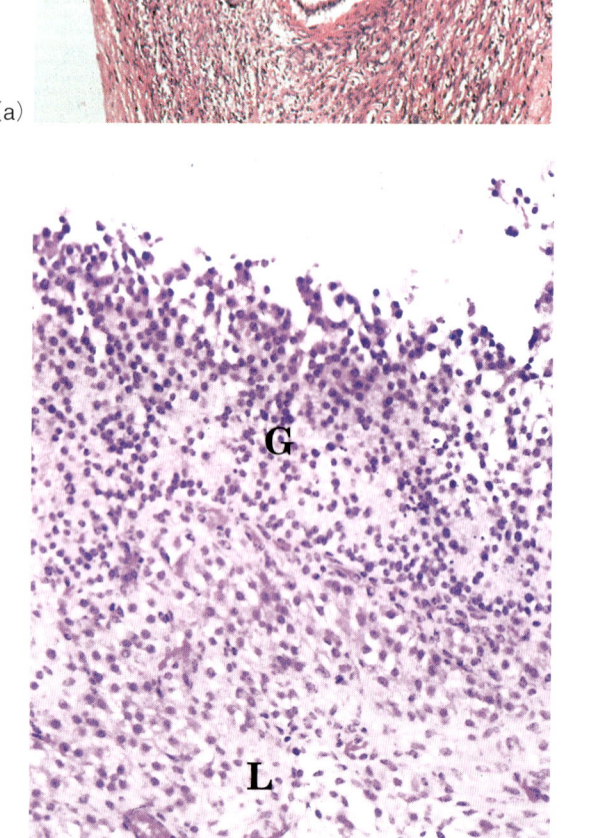

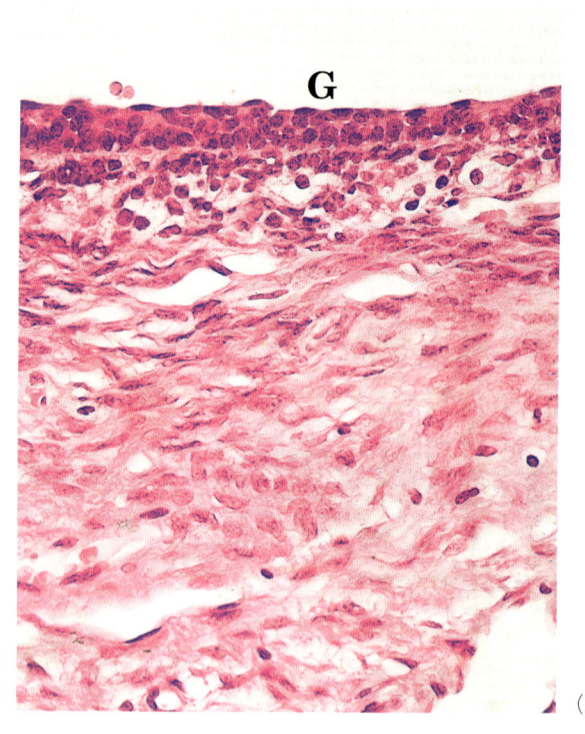

図17.20 卵巣の非腫瘍性嚢胞
non-neoplastic ovarian cyst
(a)胚上皮封入嚢胞（中倍率）
(b)卵胞嚢胞（中倍率）
(c)黄体嚢胞（中倍率）

最もよくみられる卵巣嚢胞は，図(a)に示したいわゆる**胚上皮封入嚢胞** germinal〔epithelial〕inclusion cyst である。通常，この嚢胞は多発性で小さく，立方上皮 cuboidal epithelium（Ep）で被覆されている。この嚢胞は，従来から胚上皮と誤って呼ばれている卵巣表面の上皮が陥入してできると考えられている。

卵胞嚢胞 follicular cyst では，図(b)にみられるように嚢胞の内腔面が顆粒膜細胞 granulosa cell（G）により裏打ちされており，それは胚上皮封入嚢胞の扁平な被覆上皮より厚い。しかし卵胞嚢胞が引き続き大きくなった場合は，被覆上皮は萎縮するため大きな卵胞嚢胞と胚上皮封入嚢胞との区別は困難となる。

黄体嚢胞 luteal cyst は，おそらく白体に移行しなかった黄体に由来するとされる。黄体嚢胞は輪郭がやや不規則であるものの，総じて卵円形である。その腔には透明ないし茶色の液を容れ，様々な厚さの黄色の層で被覆されている。図(c)にみられるように，その黄色の層は脂質に富む胞体をもった，腫大した黄体細胞 luteal cell（L）よりなっている。その内側層には黄体化した顆粒膜細胞（G）がみられる。

第17章 女性生殖器系　213

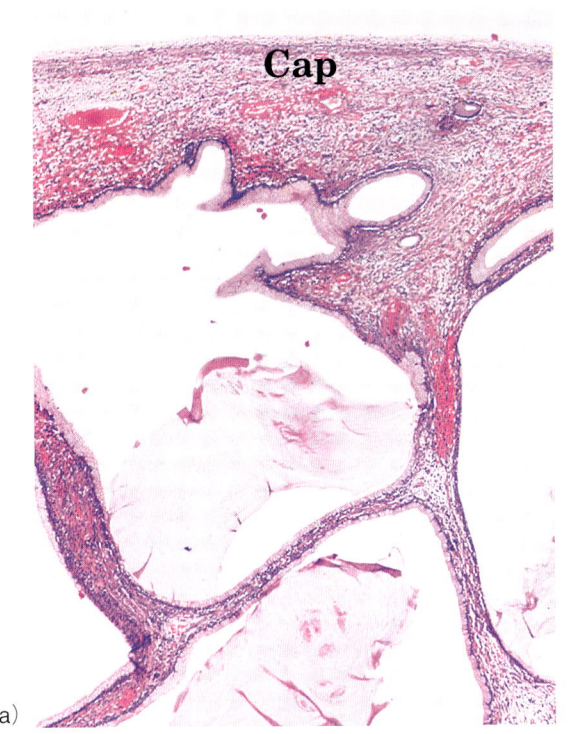

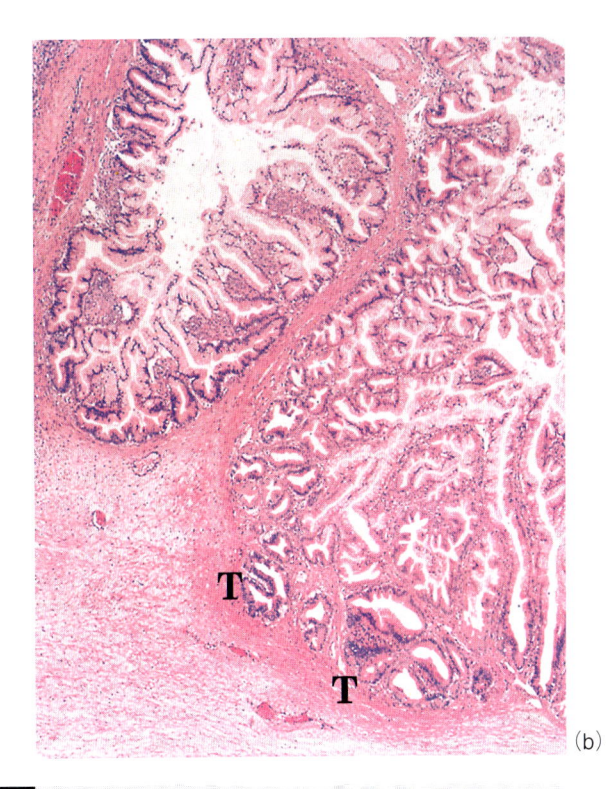

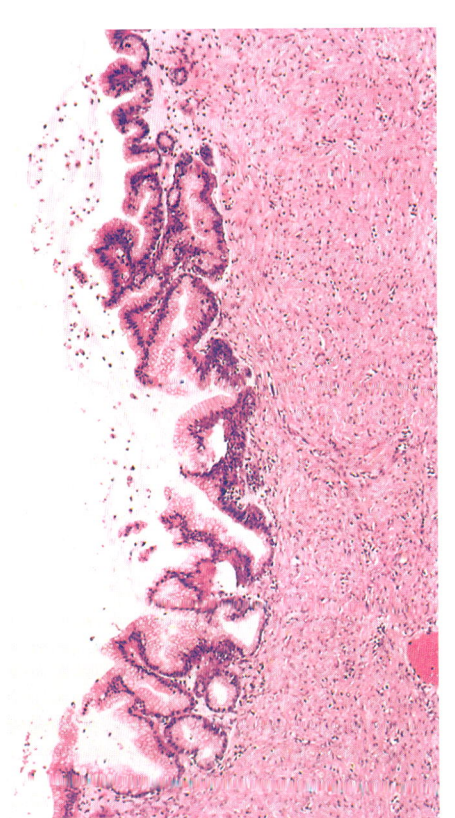

図17.21 卵巣の粘液性腫瘍　mucinous tumor of ovary
(a)良性粘液性囊胞腺腫　benign mucinous cystadenoma
　　　　　　　　　　　　　　　　　　　（中倍率）
(b)粘液性囊胞腺癌　mucinous cystadenocarcinoma（中倍率）
(c)境界型粘液性腫瘍　borderline mucinous tumor（中倍率）

　卵巣の粘液性腫瘍には良性と悪性がある。**良性囊胞腺腫** benign cystadenoma は，図(a)にみられるように被膜 capsule (Cap)に被われ表面は平滑である。小さな囊胞腔内は粘液で満たされ，高円柱上皮で被覆されている。その上皮の核は，胞体の基底膜側に一様に位置し，胞体の内腔側には多量の粘液を含んでいる。

　悪性型は図(b)に示した**粘液性囊胞腺癌** mucinous cystadenocarcinoma であり，比較的まれである。本腫瘍は充実性部分が多いが，小さな囊胞腔ももつ。腫瘍細胞は円柱状のものが多いが，核は腫大し多形性がみられる。また細胞成分に富み，分裂像も散見される。悪性の判定は，腫瘍細胞の周囲間質への浸潤 invasion of tumor cell (T) をもって成される。

　また粘液性腫瘍では，粘液性囊胞腺癌の細胞学的所見の多くをもっているが，明らかな間質への浸潤がないものがみられる。これらは**境界病変**ないし**低悪性度粘液性腫瘍**と呼ばれ，その予後は明らかな悪性腫瘍より良い。その1例を図(c)に示す。

図17.22 卵巣の漿液性腫瘍 serous ovarian tumor
(a) 漿液性嚢胞腺腫 serous cystadenoma（高倍率）
(b) 漿液性乳頭状嚢胞腺癌 serous papillary cystadenocarcinoma（中倍率）
(c) 境界型漿液性腫瘍 borderline serous tumor（低倍率）

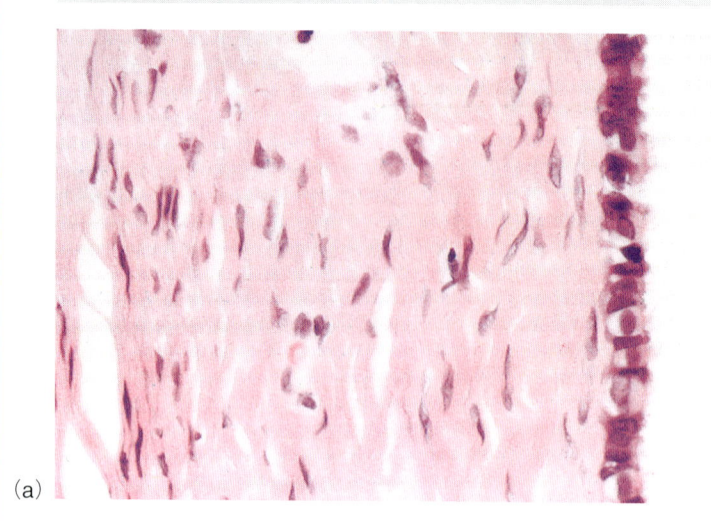

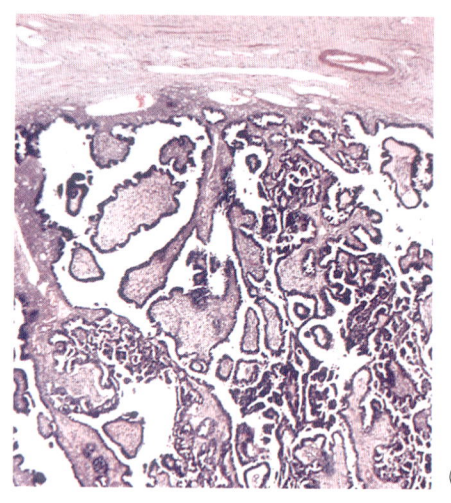

良性漿液性嚢胞腺腫 benign serous cystadenoma は，非常に大きな嚢胞を形成することがあるが，しばしば単胞性で透明な水様（漿液性）液で満たされている。この良性の嚢胞は卵管の上皮に似る円柱上皮で被覆されている。この亜型として**漿液性嚢胞性腺線維腫** serous cystadenofibroma があり，漿液性嚢胞腺腫と同様の上皮とともに異型の弱い紡錘形細胞を含んだ膠様の間質成分からなる。この組織像は乳腺の線維腺腫を想起させる（図**18.6**参照）。

漿液性嚢胞腺癌 serous cystadenocarcinoma として知られる悪性型〔図(b)〕では，嚢胞腔内は複雑に分岐する乳頭状構造物で満ちている。この乳頭状構造は，細胞成分に富み異形成を伴う円柱細胞で被覆される。その細胞は多層化し充実性シート状になる。悪性の診断を下すのに不可欠なのは，腫瘍細胞（T）が間質に浸潤していることである。実際には，腫瘍が卵巣の被膜を破り，表層に乳頭状の外観を呈することもある。

良性と悪性の境界に位置する腫瘍は，**境界型(低悪性度)漿液性腫瘍**として知られている〔図(c)〕。境界型では，漿液性嚢胞腺癌の細胞学的および構造的特徴を有するが，間質への浸潤を欠く。腫瘍の乳頭状増殖部には，時に間質に球状で同心円状の層形成をもち，石灰化を伴う小体をもつ。これは**砂粒体** psammoma body といわれ，卵巣では乳頭状腫瘍に典型的である。また同様の砂粒体は，甲状腺乳頭癌や髄膜腫（図**23.14**参照）においてもみられる。

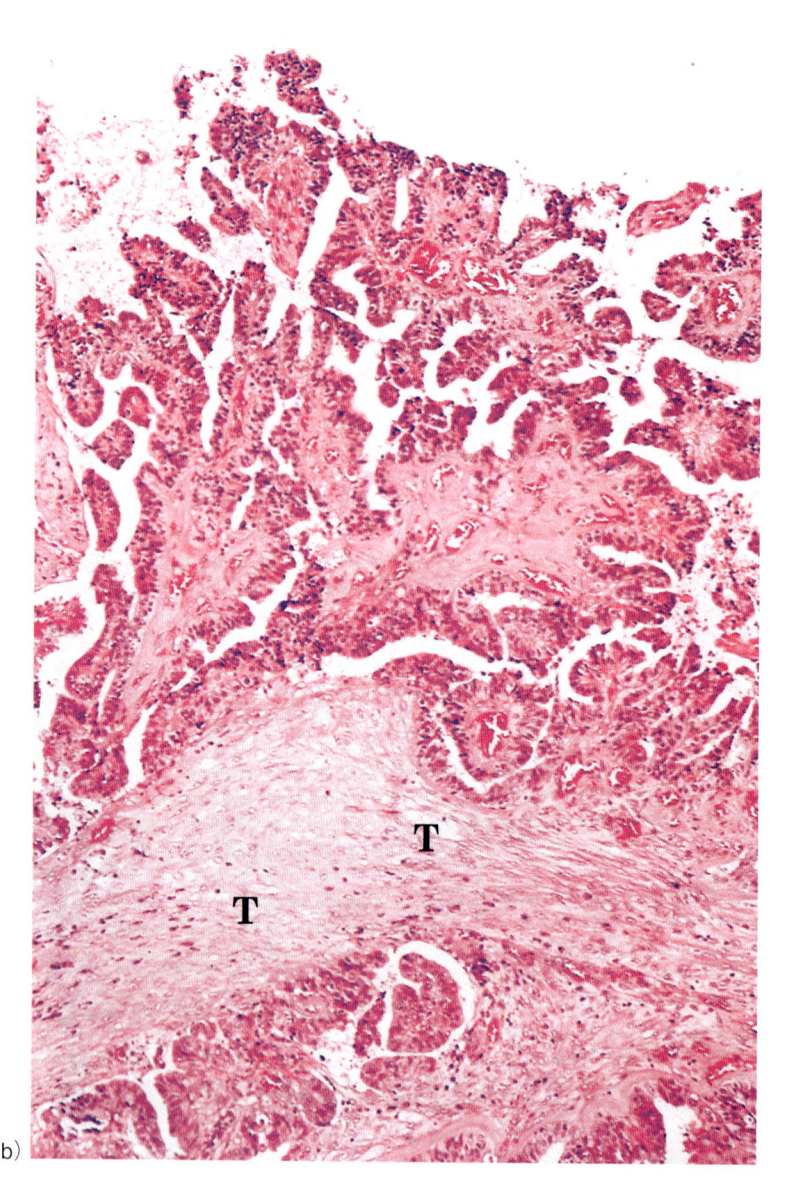

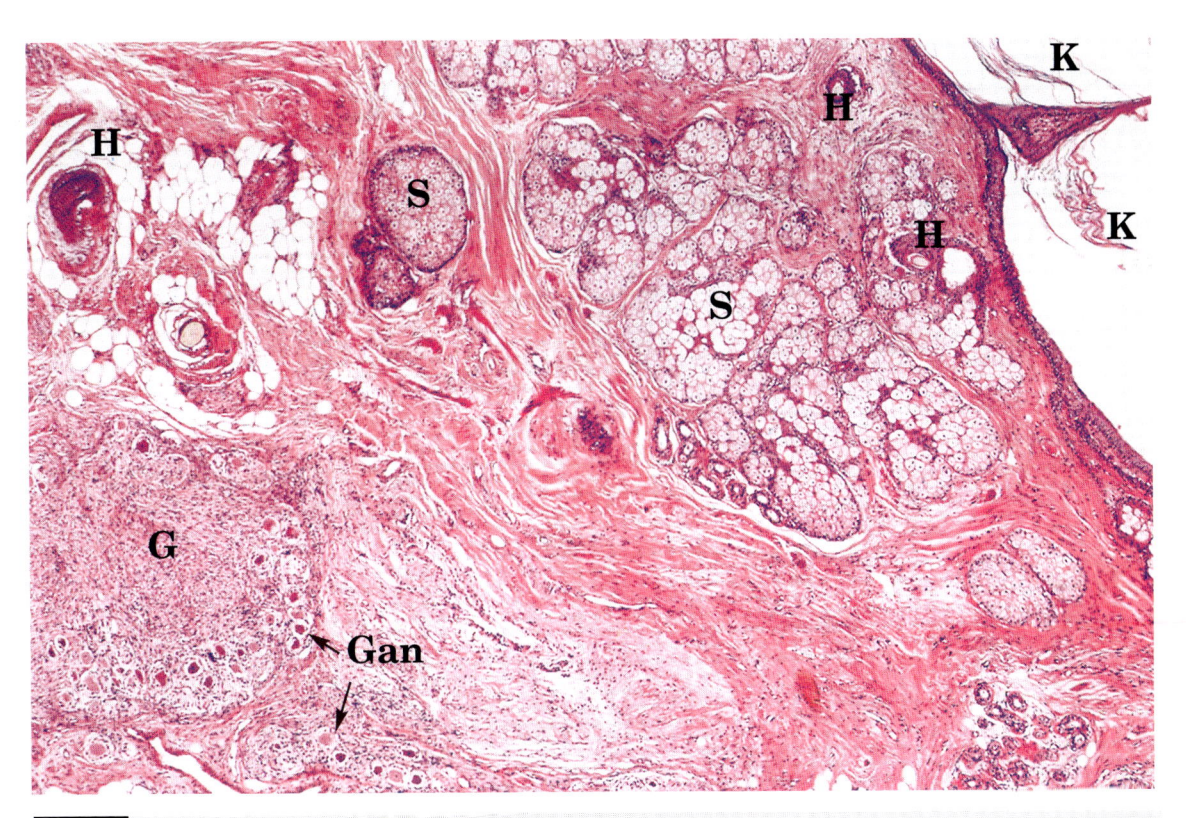

図17.23 良性嚢胞性奇形腫 benign cystic teratoma（中倍率）

　本腫瘍はかつて**卵巣の皮様嚢胞** dermoid cyst of ovary として知られたものであり，外胚葉成分が優勢の成熟奇形腫の1例である。この病変は単胞性で，変性した角化物塊 mass of degenerating keratin（K）よりなる濃厚な黄色糊状物質を容れている。またしばしば毛髪をも含む。この糊状の内容物は嚢胞の被覆上皮から産生されるが，この上皮は皮膚の表皮に似た角化を伴う扁平上皮よりなる。嚢胞壁の一端には，扁平上皮の他に毛囊 hair follicle（H）や皮脂腺 sebaceous gland（S），そして時に歯などからなる奇形腫的要素を含む隆起性病変がみられる。皮膚や皮膚附属器などの外胚葉性要素が優勢なことが多いが，軟骨や平滑筋などの中胚葉あるいは呼吸器や消化器などの内胚葉性要素を含むこともある。神経外胚葉組織も時に認められ，図ではグリア組織 glial tissue（G）と神経節 ganglion（Gan）が並んで確認できる。

　嚢胞性奇形腫は若い女性に好発し，そのほとんどが良性である。まれではあるが悪性型への移行が奇形腫の扁平上皮成分にみられることがある。このような嚢胞性奇形腫の悪性化例は，長期にわたり摘除術を受けなかった，やや高い年齢層に生じる。

　良性の嚢胞性奇形腫に加え，小児期や思春期の卵巣には広範な転移を伴う充実性悪性奇形腫が発生する。その他の卵巣の胚細胞腫瘍には未分化胚細胞腫，絨毛癌，卵黄囊腫瘍などがあるがまれであり，精巣でのものと同様の組織像を示す（第19章参照）。

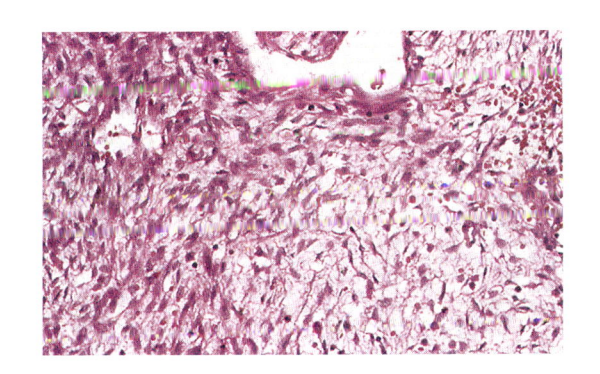

図17.24 莢膜細胞腫 theca cell tumor（中倍率）

　本腫瘍はホルモンを分泌する，数ある卵巣の性索間質性腫瘍のうちの1つである。この他の性索間質性腫瘍には顆粒膜細胞腫，線維腫，セルトリ-ライディッヒ細胞腫 Sertoli-Leydig cell tumor などがあるが，これらの頻度はまれで，精巣でみられるものと同様である。**莢膜細胞腫** theca cell tumor (thecoma)は分葉状の充実性腫瘍で，肉眼的に境界明瞭で割面は明るい黄色を呈する。本腫瘍は微小な脂肪滴を有する異型に乏しい紡錘形細胞からなり，このためその胞体は泡沫状に見える。また本腫瘍は多量のエストロゲンを分泌し，子宮内膜増殖症，あるいは場合によっては子宮内膜癌を合併することがある。莢膜細胞腫はほぼ良性と考えてよい。

第18章　乳　腺
Breast

はじめに

　女性の乳腺は，正常状態でエストロゲンやプロゲステロンの影響を受けているため，一生の間に形態上または機能上，様々な変化を遂げるのが普通である．思春期，妊娠時，閉経後には特徴的な所見を示すほか，性成熟期にも月経周期によって微妙な変化をきたす．ホルモンの異常により種々の変化を起こした場合には**良性乳腺疾患** benign breast disease を引き起こすが，さらに重篤な疾患には**乳癌** breast cancer がある．男性乳腺は通常では女性のような変化は乏しいが，外因性または内因性のホルモン失調が起こると乳房が大きくなり，**女性化乳房** gynecomastia（図18.5）となる．この疾患はスピロノラクトンのような薬剤を使用した際にも起こることがある．

　多くの乳腺疾患は乳腺腫瘤（しこり）により発見され，もし悪性であれば直ちに治療が行われる．また，画像診断（**マンモグラフィ** mammography または**超音波検査** ultrasound）を用いたスクリーニングによって，異常石灰化を含む異常病変を早期に発見する試みがなされている．異常病変に対しては，**穿刺吸引細胞診** fine needle aspiration biopsy（FNAB），**針生検** core biopsy や**摘出生検** excisional biopsy などの細胞・組織学的検査が行われ，癌の確定診断のもと治療が行われる．非常に小さな腫瘍を早期に発見し，完全に切除すれば治癒を望むことができる．

乳腺の炎症性疾患 Inflammatory disorders of breast

　乳腺に感染症が発生する頻度は低く，通常は授乳中に起こる．病原微生物（多くは黄色ブドウ球菌）は乳頭や乳輪の小さなびらんや裂隙から侵入する．初期に適切な抗生物質の投与が行われなかった場合には**細菌性乳腺炎** bacterial mastitis が起こり，さらに進行すると**乳腺膿瘍** breast abscess となり，切開排膿が必要になる．むしろ頻度の高いものは，外傷後に生じる限局性の炎症である．ある程度強い刺激が加われば，**脂肪壊死** fat necrosis（図18.1）として知られる病変となる．

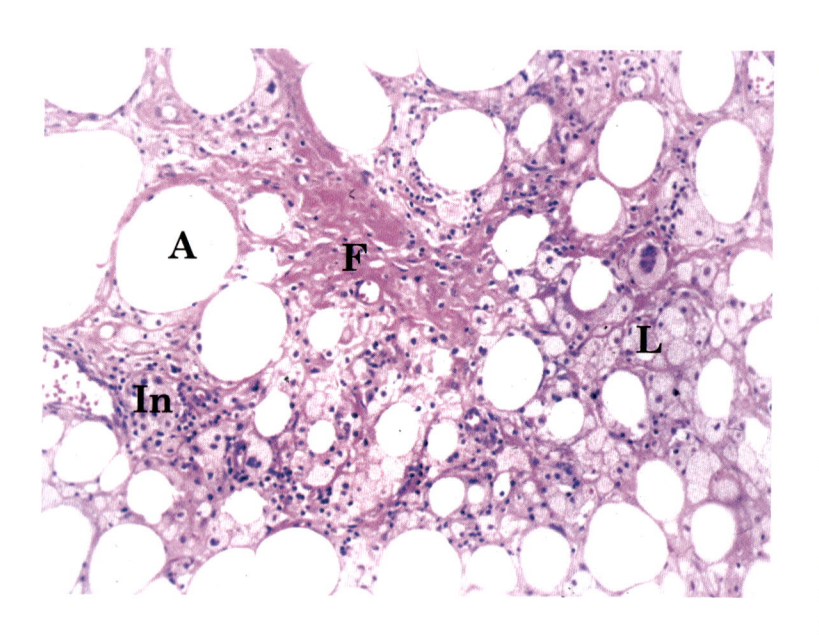

図18.1 脂肪壊死 fat necrosis（中倍率）

　乳房に起こる外傷は，ときに些細なものであっても，脂肪組織の壊死を引き起こす．壊死に陥った脂肪組織 adipose tissue（A）は慢性炎症細胞浸潤 inflammatory cell infiltrate（In）を伴い，この中には脂肪貪食細胞 lipophage cell（L）（脂肪を含むマクロファージで，細胞質が泡沫状を呈する）および形質細胞が多量に含まれている．傷害を受けた部位には線維化 fibrosis（F）が起こり，硬く，しばしば不整形の乳腺腫瘤を形成するため，触診上乳癌に類似することがある．同様に，細胞診，針生検，あるいは他の外科的手技によって，より限局性の変化を起こすことがある．

非腫瘍性乳腺疾患 Non-neoplastic breast diseases

　非腫瘍性乳腺疾患の中には，触知腫瘤形成またはマンモグラフィの異常石灰化によって発見される様々な疾患が含まれている。この中には間質成分，乳管の構築，あるいは乳管上皮自体に起こる病変があり，通常これら3種類のうちの1つ以上に異常がある。良性疾患に石灰化を伴うことは決してまれではないことから，悪性疾患で認められる石灰化とは区別しなければならない。しかし，実際には画像上での鑑別がしきれないものもあり，そのような場合には生検によって石灰化の性状を確認する必要がある。

　単純な**線維嚢胞変性** fibrocystic change の中には乳管の嚢胞状拡張，上皮のアポクリン化生，間質の線維化を含む（図18.2）。**腺症** adenosis は良性の腺管増加を示す病変である。間質の線維化（硝子化）を伴う場合には**硬化性腺症** sclerosing adenosis（図18.3）の形をとり，臨床的にも，また病理学的にも，浸潤癌との鑑別が難しいことがある。類似の状態として**放射状瘢痕** radial scar または**複合硬化巣** complex sclerosing lesion がある。

これらは線維化間質を伴って，良性の乳管や小葉が増加，変形をきたす。3つ目の良性病変は**上皮過形成** ductal hyperplasia で，腺管の増加を伴わずに乳管上皮が増殖する病変である。乳管上皮細胞が過剰に増殖した結果，組織学的には乳管内の上皮が多層化する（正常では2層である）。通常，その程度により軽度 mild，中等度 moderate および高度 florid の段階に分けられる。**異型乳管過形成** atypical ductal hyperplasia（ADH）（図18.4参照）は過形成と**非浸潤癌** carcinoma in situ との中間的位置づけで，小さな病変だが，存在すれば癌発生の危険性が明らかに増加する。

　異型乳管過形成や硬化性腺症のような例外を除き，上述の状態の存在による癌発生の危険性はほとんど，または全く増加しない。良性乳腺病変は，臨床的に癌と鑑別困難な場合がありうる。さらに，これらの状態がみられる頻度は高く，浸潤癌に付随して認められることがあるが，癌とは別個に発生している。

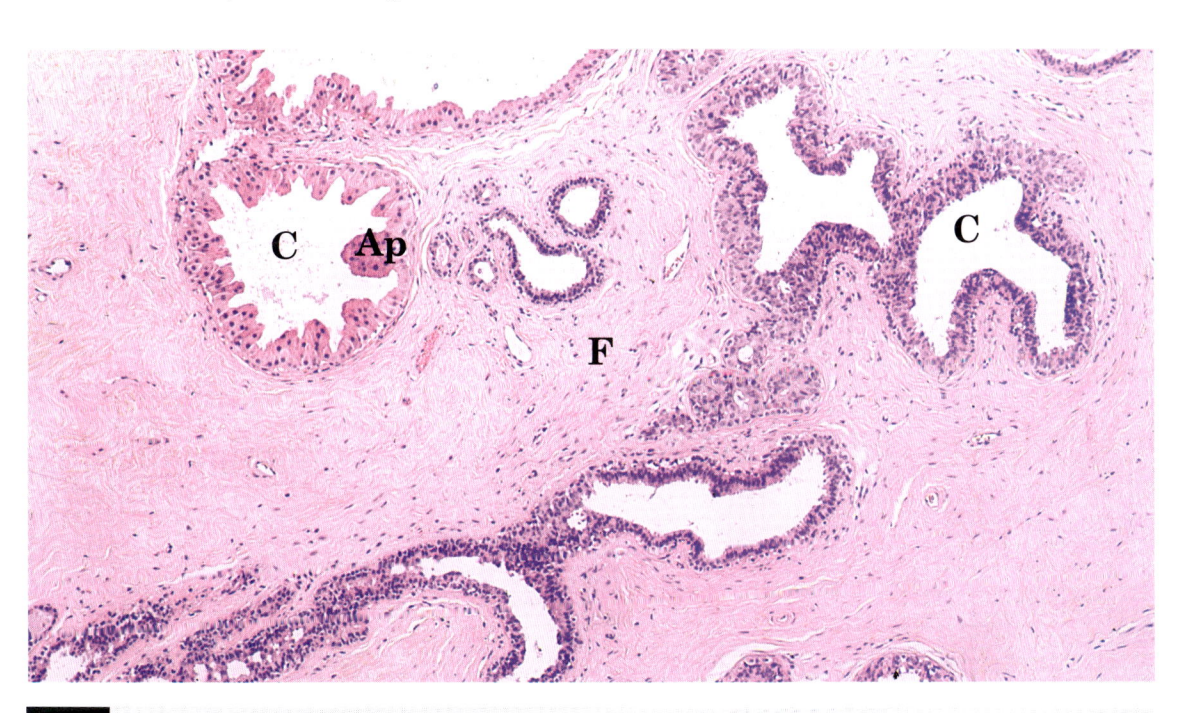

図18.2 線維嚢胞変性 fibrocystic change（中倍率）

　この乳腺病変は頻繁に認められることから，生理的変化の一型と考えられている。しかし，硬く触れるしこりを形成したり，大きな嚢胞形成をきたすことがあり，癌を否定するためには生検が必要になる。これらの病変内に石灰化を伴うこともある。

　典型的には本図のように，乳管が拡張して嚢胞 cyst（C）を形成し，その上皮には**アポクリン化生** apocrine metaplasia（Ap）を伴うことがある。アポクリン化生は，腺上皮が強い好酸性の胞体を有し，しばしば細胞表面の突起や核腫大をきたし，授乳時のアポクリン分泌パターンに類似する。さらに，間質には種々の程度の線維化（F）を認め，その結果，全体の輪郭が不明瞭になることもある。

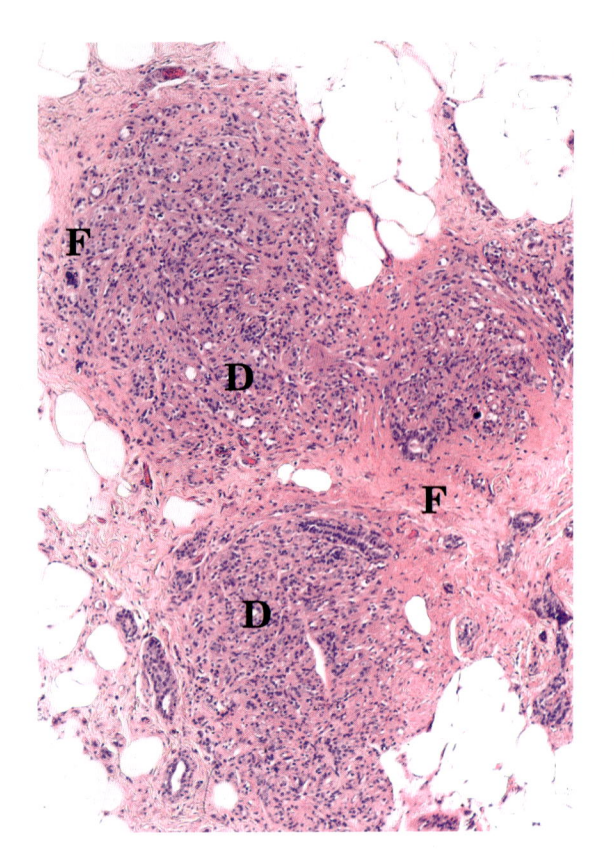

図18.3 硬化性腺症 sclerosing adenosis （中倍率）

この状態は，腺症，すなわち末梢乳管小葉単位 terminal duct-lobular unit における良性腺管増加とともに，小葉内間質の線維化が認められる。このような変化には頻繁に遭遇するが，中には境界不明瞭な触知腫瘤を形成したり，石灰化などマンモグラフィにおける異常所見を示すことがある。本病変は，小葉中心性に起こり，依然小葉全体のパターンは保持されている。対照的に癌ではこのパターンが崩れる。また，硬化性腺症では癌発生の危険性が軽度に増す。

組織学的には小腺管 small duct （ D ）の増殖が認められ，周囲を取り巻く線維化（ F ）によって配列に歪みが生じている。したがって，一見したところでは癌のようにみえる。

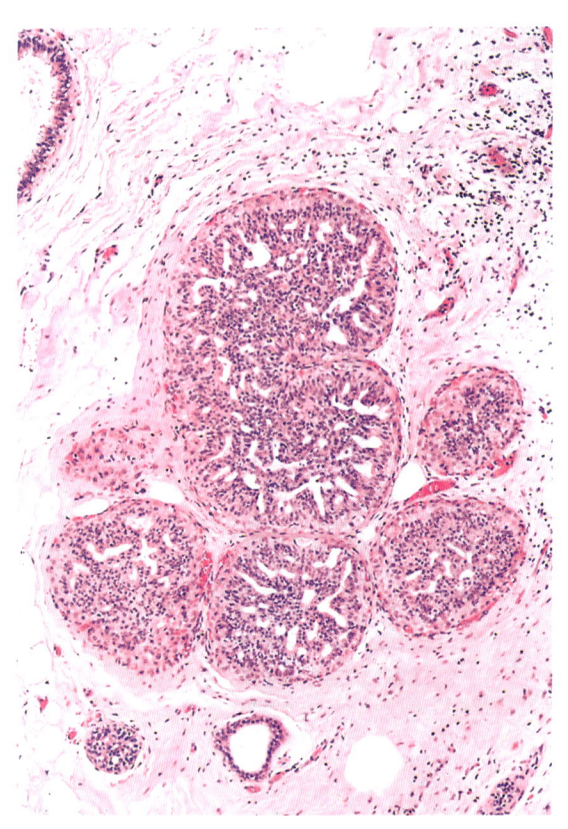

図18.4 乳管過形成 ductal hyperplasia （中倍率）

乳管過形成は，もう1つの良性乳腺疾患の組織形態である。もともと乳管を被う上皮は2層だが，軽度，中等度，高度の過形成では，それが3〜4層またはそれ以上に重積を示す。中等度〜高度乳管過形成は，図に示したとおり，著しい上皮増殖の結果，乳管が拡張し上皮は渦巻き状のパターンをとる。

異型乳管過形成 atypical ductal hyperplasia (ADH)の存在は，浸潤癌が発生する危険度が軽度に増していることを示すが，この度合いは**非浸潤性乳管癌** ductal carcinoma *in situ* （**図18.9**参照）よりも低い。ADH は，浸潤性および非浸潤性乳管癌に合併し，生検標本中でも，しばしばこれらに付随して存在する。

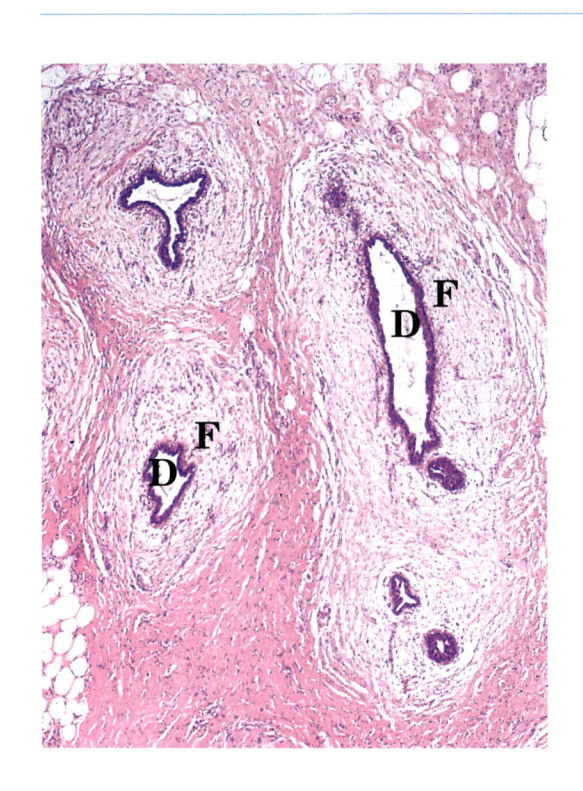

図18.5 男性の女性化乳房
gynecomastia of male breast（中倍率）

　男性の乳腺は，正常では未発達，非活動性で，線維脂肪性の結合組織の中に萎縮した乳管を含んでいる。エストロゲンの刺激によって，乳腺過形成（**女性化乳房** gynecomastia）になりうる。単純な乳管 mammary duct（ D ）が拡張し，上皮層の肥厚と乳管周囲の線維増生（ F ）を伴う。

　女性化乳房は思春期に発生することがあり，循環血中のエストロゲン増加によるものと考えられている。他に性転換や前立腺癌治療薬によって外来性のエストロゲンが増加した場合にも起こる。スピロノラクトンや，さらにヘロインやマリファナなどによっても，人により女性化乳房を引き起こすことがある。アルコール常習者や，特に肝硬変患者では，異常な代謝機構によってアンドロゲンがエストロゲンに転換されて発症する場合がある。

乳腺の腫瘍 Neoplasms of breast

　最も頻度が高い良性乳腺腫瘍は**線維腺腫** fibroadenoma（図18.6）で，乳管と間質の両者が限局性に増殖する。本腫瘍は25〜35歳の女性に最も高頻度に，孤立性に発生する（いわゆる"breast mouse"）。**葉状腫瘍** phyllodes tumor（図18.7）は線維腺腫に類似するが，再発する可能性がある点で異なっており，さらにその一部は明らかに悪性である。他の良性腫瘍のうち，臨床的に非常に重要な唯一の疾患は**良性乳管内乳頭腫** benign intraduct papilloma（図18.8）である。通常主乳管の1つに単発性に生じる。組織学的には，同様の病変が多発性に認められることがあり，**乳管内乳頭腫症** intraduct papillomatosis と呼ばれる。これらは小型の乳管に発生する傾向があり，その存在によって程度は軽いが明らかに乳癌発生の危険性が増す。

　女性に悪性乳腺腫瘍が起こる頻度は高く，閉経前10年間に発生のピークがある。大半が乳管上皮に由来する腺癌で，小葉由来のもの（**小葉癌** lobular carcinoma）と乳管由来のもの（**乳管癌** ductal carcinoma）がある。組織像の多彩性を図18.9〜図18.13に示す。多くの症例で，浸潤性乳癌は非浸潤癌を基盤として起こっているようである。非浸潤癌は，癌細胞が乳管内または小葉内に増殖するが基底膜を越えて浸潤していないものを指す（**非浸潤性乳管癌** ductal carcinoma in situ または**非浸潤性小葉癌** lobular carcinoma in situ）。

　主要な癌のグループ（乳管癌および小葉癌）以外にも，特徴的な臨床像および病理組織像を呈するいくつかの乳管癌亜型の存在が知られており，それらはしばしば予後良好である。例として**管状癌** tubular carcinoma や**粘液癌** mucinous carcinoma がある（図18.10）。ここでは**髄様癌** medullary carcinoma の顕微鏡像は示していないが，悪性度の高い組織像と強い炎症反応の存在を特徴とするまれな組織型である。

　乳癌の一部では，非浸潤癌および浸潤癌の症例とともに，癌細胞が乳管および主乳管に沿って広がり乳頭表面に達するものがあり，**乳頭ページェット（パジェット）病** Paget's disease of nipple と呼ばれる（図18.13）。

　乳腺に肉腫が起こることもある。最も頻度が高いのは**血管肉腫** angiosarcoma である。乳癌は男性に起こることもあるが，極めてまれである。

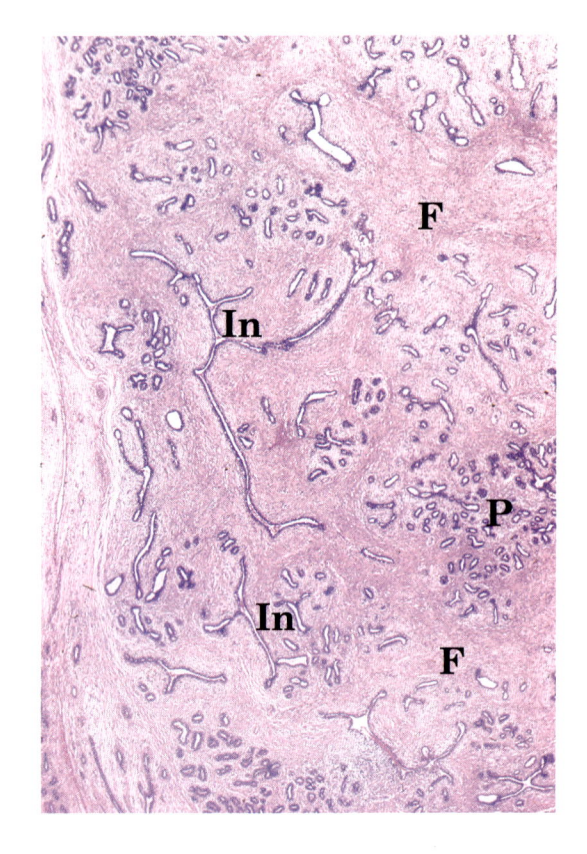

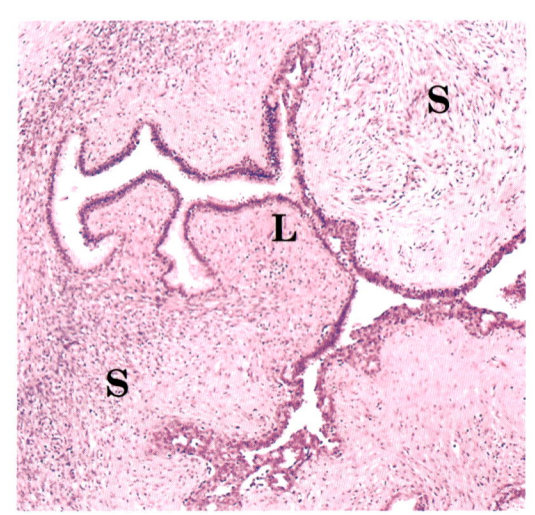

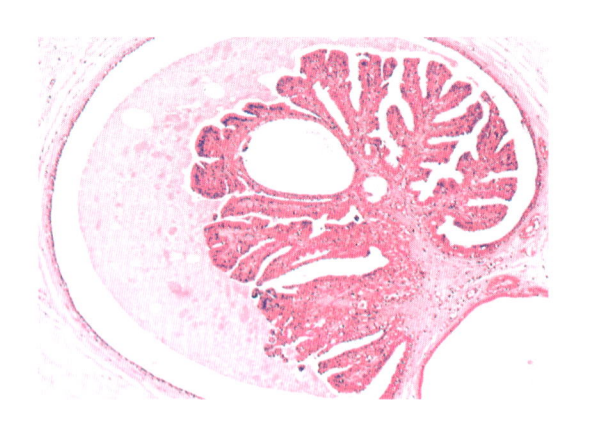

図18.6 線維腺腫 fibroadenoma（中倍率）

線維腺腫は最も頻繁に認められる良性単発の病変である。あらゆる年代の女性に発生しうるが，30歳以下の女性に最も多い。通常は腫瘍性と考えられているが，結節型の良性乳腺過形成としても知られている。腫瘤は境界鮮明で，結合組織による偽被膜を有している。内部は上皮と間質成分両者の増殖からなる。上皮成分は，乳腺上皮に被われた乳管構造で構成され，一方，間質成分は疎な細胞配列による線維組織（F）である。間質が粘液腫状の症例もある。

通常2種類の増殖パターンが存在し，両者はしばしば1つの腫瘍内に混在する。**管周囲型** pericanalicular pattern（P）では，上皮成分が丸くて変形の少ない小型腺腔を形成しており，間質もこれらを取り囲むように存在し，左右対称で整った外観を呈する。これに対して**管内型** intracanalicular pattern（In）では間質成分が結節状に増殖した結果，圧排された乳管は細長く引き延ばされて，扁平な空隙を示す。一般的には，後者はより大型の線維腺腫で認められる。両パターンともに，妊娠や授乳中などに起こるホルモンの変化によって上皮成分の過形成を示すことがある。

図18.7 葉状腫瘍 phyllodes tumor（中倍率）

葉状腫瘍は，上皮と間質成分両者の増殖からなっている点で，線維腺腫と関連性がある。しかし，葉状腫瘍では間質 stroma（S）がより優勢で，異型を有する紡錘形細胞が密在している。その結果，間質成分が乳管内腔に突出し，顕微鏡学的に葉状パターン（L）を示す。核分裂像が存在し，異常核分裂像をも含む。

本腫瘍の大半は，完全摘出により治癒するが，一部は局所再発を起こす。頻度は低いが明らかな悪性の腫瘍も存在し，遠隔転移を起こしうる。以前は**葉状嚢胞肉腫** cystosarcoma phyllodes と呼ばれていたが，最近では**良性** benign および**悪性葉状腫瘍** malignant phyllodes tumor が好んで用いられる。これらの病変が真の悪性腫瘍となりうる危険性については，組織像のみから類推することは困難である。

図18.8 乳管内乳頭腫 intraduct papilloma（低倍率）

乳腺上皮に起こる乳頭腫は，単発性または多発性である。本図のような孤立性腫瘍は，通常乳頭近くの大型の乳管から発生しており，臨床的には血性乳頭分泌を示す。病巣は通常小さいが，大きくなるとしばしば乳管は拡張する。組織学的には好酸性の細い支持間質が介在し，その周囲は既存の乳管上皮に類似した1～2層の立方状～低円柱状上皮に被覆されている。多発性の**乳管乳頭腫症** duct papillomatosis が起こることもある。悪性化することはまれだが，しばしば乳頭状構造を示す癌が存在する。乳頭腫のなかに癌が発生することもある。

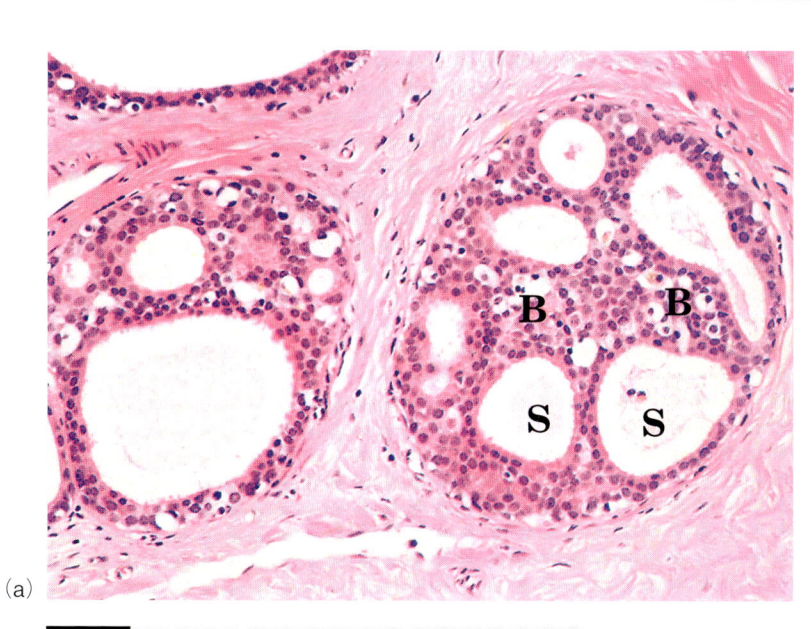

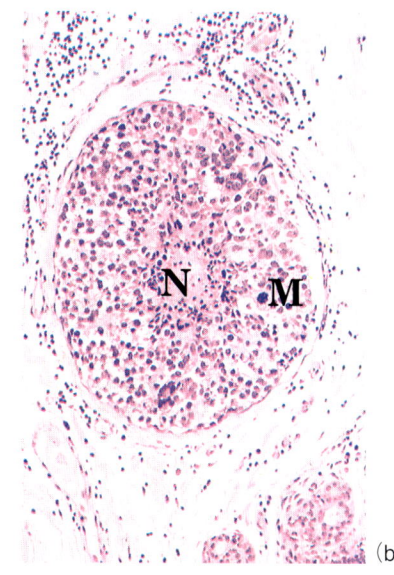

第18章 乳 腺　221

図18.9 乳管癌 ductal carcinoma of breast
(a) 低悪性度の非浸潤性乳管癌（中倍率）
(b) 高悪性度の非浸潤性乳管癌（中倍率）
(c) 浸潤性乳管癌（中倍率）

乳管癌は，悪性細胞が基底膜を越えて間質内に浸潤しているか否かによって，浸潤癌と非浸潤癌に分かれる。浸潤癌も非浸潤癌も異常石灰化を伴うことがあり，小さな腫瘍ではマンモグラフィ所見だけが，発見動機となりうる。

非浸潤性乳管癌 ductal carcinoma in situ（DCIS）は細胞所見および構築の特徴によって悪性度分類がなされる。低悪性度の病巣は浸潤癌発生の危険度が中等度に増すが，高悪性度の病巣では危険度が非常に増す。図(a)には低悪性度DCISの例を示した。乳管内に上皮細胞が充満した結果，乳管が拡張し，その内部は張りのある「橋渡し構造 rigid bridge」（ B ）を示す細胞集団によって構成された境界鮮明な管腔構造 glandular space（ S ）が特徴で，**篩状パターン** cribriform pattern として知られている。個々の細胞は極めて均質な大きさと，お互いに均等な間隔で配列している。もう1つの低悪性度病巣は**微小乳頭状パターン** micropapillary pattern（本図では示されていない）で，しばしば篩状パターンに付随して認められる。

これに対して，高悪性度DCISでは，乳管内には多形性の強い大型異型細胞が充満している。図(b)は，中心壊死 central necrosis（ N ）と同様に核分裂像 mitotic figure（ M ）も多く認められる。壊死はしばしば**コメド壊死** comedo necrosis とも呼ばれ，石灰化を伴うこともある（この症例にはない）。DCISは通常，マンモグラフィによるスクリーニングで発見され，広範囲に進展した場合にのみ触知腫瘤を形成する。

浸潤性乳管癌 invasive ductal carcinoma〔しばしば**通常型乳管癌** ductal carcinoma, NOS (not otherwise specified)と呼ばれる〕は，最も頻度の高い浸潤性乳管癌で，予後は最も不良である。

図(c)で示すように，組織学的に浸潤する癌細胞は小腺管状 small ductal structure（ D ），充実性胞巣 solid nest（ N ），および充実性シート状の胞巣を形成することもある。間質（ S ）は，この例のようにしばしば強い線維化を示し，その結果触診する上で特徴的な硬いしこりを有する。浸潤性乳管癌の他の例は図7.3（c），（d）に示されている。

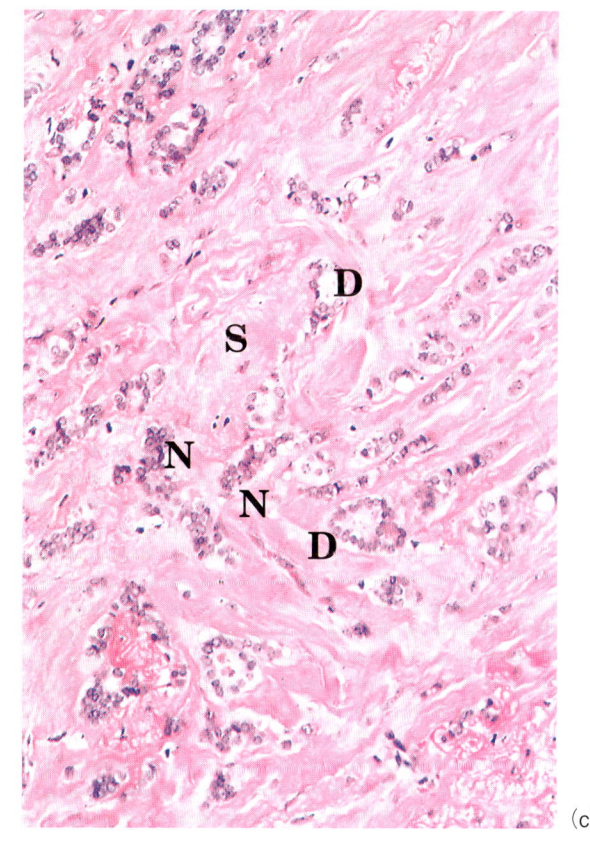

浸潤性乳管癌の臨床的な特性を推測する補助として，永年にわたり様々な異型度分類が提唱されてきた。最もよく用いられている分類は，腫瘍がもつ3種類の特徴をそれぞれ3段階に数値化したものである。すなわち腺管形成の度合，核所見および核分裂像の頻度である。各数値の合計により組織学的異型度1，2，3に分類する。1度は低悪性度で予後良好，逆に3度は高悪性度の病変である。

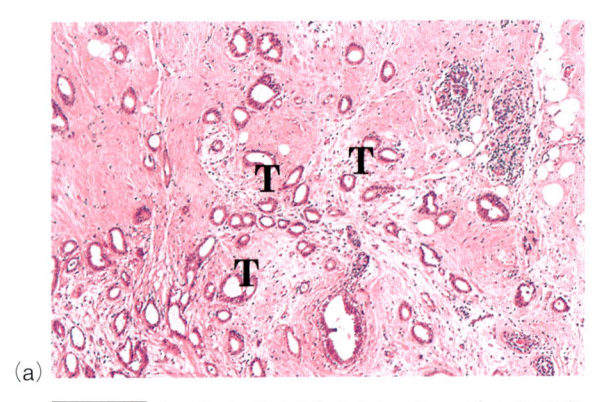

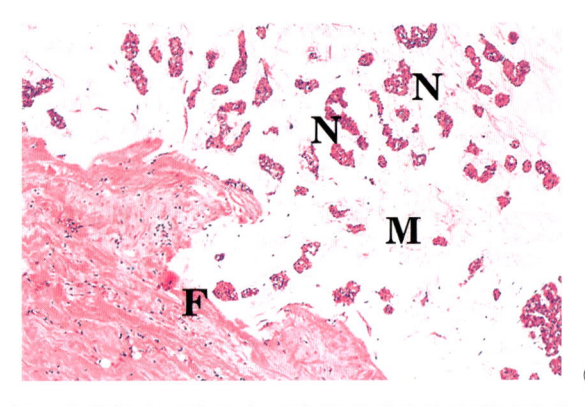

図18.10 浸潤性乳管癌の特殊型 variants of invasive ductal carcinoma
(a)管状癌（中倍率），(b)粘液(膠様)癌（中倍率）

　浸潤性乳管癌の特殊型の中には，通常型に比して予後が良好なものがある。特殊型は通常型に比してずっと少ないが，その中でもより頻度が高い2つの型は**管状癌** tubular carcinoma と，**粘液(膠様)癌** mucinous (colloid) carcinoma である。

　管状癌は図(a)で示すように，癌細胞が明確な腺管ないし導管状構造 tubular or ductal structure（ T ）を示し，充実胞巣や孤立細胞性浸潤を示さないものである。腺腔は1層の，軽い多形性を呈する癌細胞により被覆されている。それらは周囲の脂肪組織内に浸潤し，小葉構造の全体像は不明瞭化する。この特徴は，管状癌との鑑別を要する硬化性腺症（**図18.3**参照）とは対照的である。

　粘液癌は，図(b)のように粘液塊 pool of mucin（ M ）の中に癌細胞巣 nest of malignant cell（ N ）が浮遊しているものである。触診上は特徴的な軟らかさを有し，線維性組織 fibrous tissue（ F ）との境界は明瞭である。

　他の特殊型のうち，予後良好なものには**浸潤性篩状癌** cribriform carcinoma や**髄様癌** medullary carcinoma がある（本図には示されていない）。

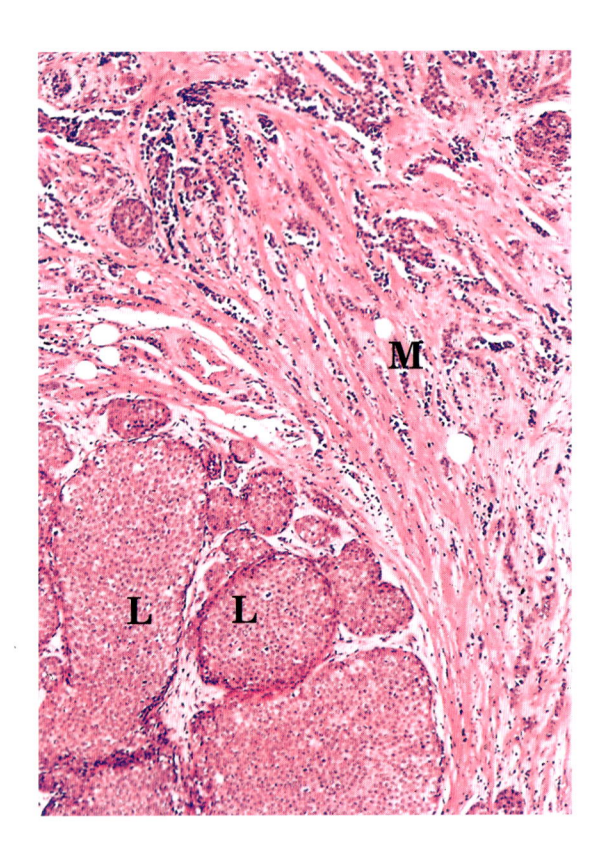

図18.11 乳腺の小葉癌 lobular carcinoma of breast
（中倍率）

　乳管癌と同様に，乳腺小葉に発生する癌には非浸潤癌と浸潤癌とがある。両者はしばしば同一病巣内に合併して認められる。本図では，浸潤癌に接して，左下部に**非浸潤性小葉癌** lobular carcinoma in situ (LCIS)が存在している。

　非浸潤部分では，小型の上皮細胞が管腔を充満するために，小葉 lobule（ L ）が拡張している。これらの細胞は均等に分布し，管腔をつくらない。図の右上部分は**浸潤性小葉癌** invasive lobular carcinoma で，LCISと同様の癌細胞 malignant cell（ M ）が浸潤するものである。これらは索状構造（しばしば**インディアンファイル** Indian file 状といわれる）または孤立細胞性の浸潤を示し，腺腔を形成しない。

　非浸潤性小葉癌は，通常は他の理由で生検された組織内に偶然発見されることが多く，マンモグラフィや触診では発見されない。LCISはしばしば多発性に起こり，前癌病変というよりも，むしろ浸潤癌発症のマーカー病変であると考えられている。浸潤性小葉癌は通常型の浸潤性乳管癌よりも予後良好だが，より両側乳腺を発生しやすい。

第18章 乳　腺　223

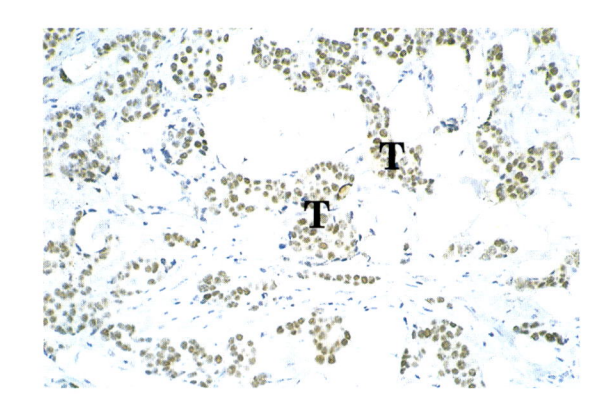

図18.12 乳癌のエストロゲンレセプター
estrogen receptor in breast carcinoma（高倍率）

　乳癌患者の予後には数多くの因子が影響を与えている。その中で最も重要なものは，癌の組織型，組織学的悪性度，腫瘍の大きさ，リンパ管や血管浸潤，およびリンパ節転移個数である。エストロゲンレセプターやプロゲステロンレセプターの発現を認める乳癌の予後はより良好で，ホルモン療法に対する奏功度も高い。

　本図は浸潤性乳管癌で，エストロゲンレセプターに対する特異的単クローン性抗体を用いた免疫組織学的染色を行ったものである。腫瘍細胞 tumor cell（T）の大半で核に強い褐色の染色性を認めている。この結果から本症例はエストロゲンレセプター陽性で，比較的予後良好である。

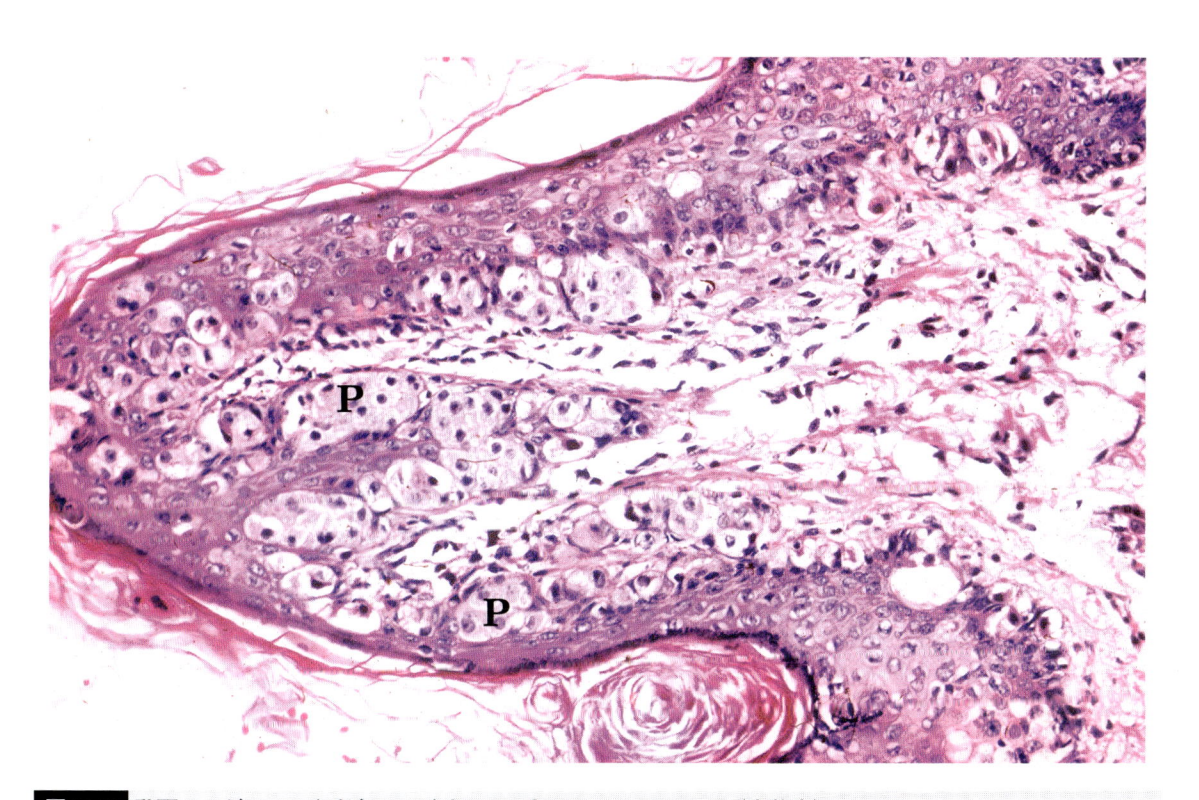

図18.13 乳頭ページェット（パジェット）病 Paget's disease of nipple（高倍率）

　乳癌（通常は乳管癌）患者の一部では，乳頭部や乳輪の皮膚が発赤および肥厚し，しばしば潰瘍を伴う。病巣部では，クロマチンの増量した核と淡い胞体からなる悪性細胞が表皮内に浸潤する。これらの癌細胞はページェット細胞 Paget's cell（P）として知られており，下床に存在する非浸潤性または浸潤性乳癌の細胞が，乳腺内および乳頭部の乳管内を進展し表皮に達するものである。

第19章　男性生殖器系
Male reproductive system

はじめに

　男性生殖器には精巣とそれに続く精管，前立腺および陰茎が含まれる。これらの器官は，男性の生殖細胞である精子や，主としてテストステロンからなる男性ホルモンの産生，貯蔵，定期的な排泄を担っている。また，ここでみられる疾患の種類は体の他の部分でみられるもののすべてに及ぶが，感染に伴う炎症と腫瘍が臨床的に重要である。

精巣と精巣上体の疾患 Disorders of testis and epididymis

　精巣の炎症(**精巣炎** orchitis)は，流行性耳下腺炎のようなウイルス感染で起こる場合がある。また精巣は第3期梅毒におけるゴム腫の発生の場となる(図4.13参照)。他の細菌感染として多いのは，下部尿路の感染や外科的器具の使用後に続発してみられる感染である。非感染性の精巣の炎症性疾患としては，精巣の外傷に続いて起こる**肉芽腫性精巣炎** granulomatous orchitis がある(図19.1)。局所的な肉芽腫として知られている**精子肉芽腫** sperm granuloma は，精管切除術後に起こる精液の貯留に伴い発生する。**捻転** torsion に伴って起こる静脈性の梗塞は子供や若年男性の精巣痛の重要な原因であり，図19.2に示されている。

　病理学的に最も重要な精巣の疾患は腫瘍であり，そのほとんどは胚細胞に由来する。その分類は図19.3に，症例は図19.4〜図19.8に示した。

　精巣と同様，精巣上体にも下部尿路の感染や外科的器具による処置に伴って化膿菌による感染が起こることがある。感染が起こると，通常は精巣，精巣上体の両方が侵され，**急性精巣上体-精巣炎** acute epididymo-orchitis と呼ばれる。精巣上体には，しばしば活動性の肺結核や腎結核からの結核菌の感染，**結核性精巣上体炎** tuberculous epididymitis がみられる。

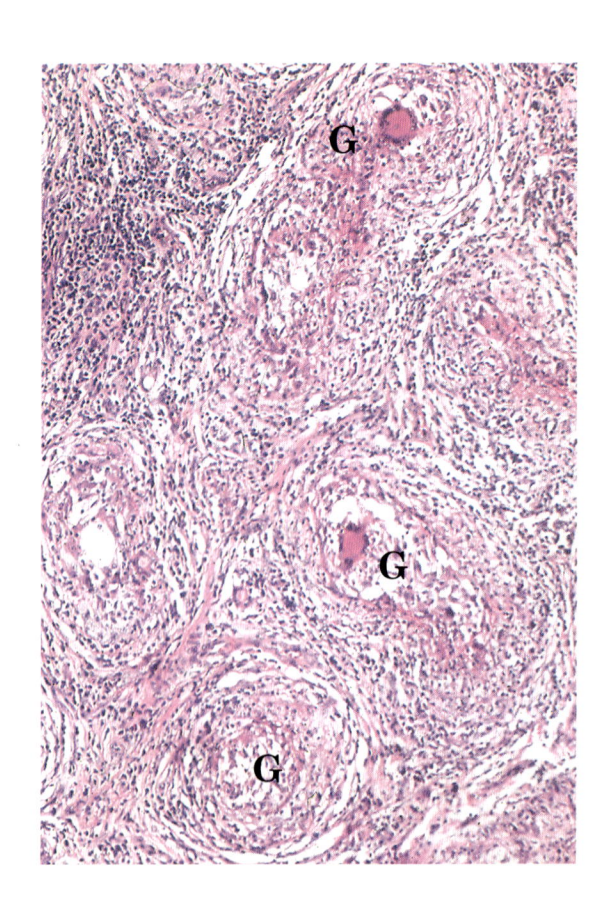

図19.1 肉芽腫性精巣炎 granulomatous orchitis
（中倍率）

　精巣のこの型の炎症は精巣の外傷や精管への外科処置後に最もよくみられ，割面は均質で蒼白な様相を呈する。
　組織学的にはびまん性の主としてリンパ球，形質細胞からなる慢性炎症性細胞の浸潤とともに巨細胞を含む多数の肉芽腫 granuloma (G)をみる。これらの炎症性変化は，精細管の破壊と萎縮を伴う。本図に示されている組織でも，精細管は破壊されている。この炎症の原因は明らかでないが，押し出された精子に対する異常な反応を示していると考えられる。

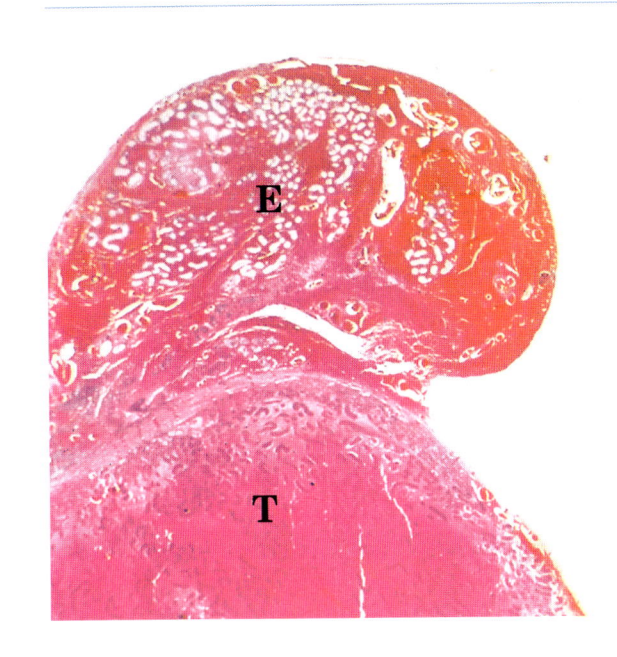

図19.2 精巣の捻転 torsion of testis（低倍率）

精巣動脈の供給と静脈の還流は骨盤腹腔の大血管から精索を経由する長い道のりを経て行われる。精索は捻れやすく，捻れると壁の薄い静脈は圧迫され閉塞する。この状態が修復されず数時間以上続くと精巣 testis（T）と精巣上体 epididymis（E）は高度のうっ血状態となり静脈性梗塞に陥り，うっ血，出血を伴った壊死がみられる。胎児期の遺残物である精巣垂 appendix testis と精巣上体垂 appendix epididymis も捻転状態になりやすい。組織学的変化は腸管の捻転 volvulus や嵌頓 strangulation に伴って起こる静脈性梗塞と同様である（図10.5参照）。

精巣腫瘍 Testicular tumor

精巣腫瘍は正常の精巣の構成成分のいずれからでも発生しうる。しかし，最も多いのは，精細管の多分化能胚細胞より発生する**胚細胞腫瘍 germ cell tumor** である。大部分の精巣の胚細胞腫は，**精細管内胚細胞腫瘍 intratubular germ cell neoplasia (ITGCN)** と呼ばれ，精細管に並ぶ細胞の悪性化した部分より発生すると考えられる。ITGCN を示すと考えられる病巣は通常腫瘍の近傍に見つかる。精巣胚細胞腫瘍の分類としては，現在ではWHOの分類が広く使われている（図19.3）。精巣腫瘍の2/3は2つあるいはそれ以上の異なった腫瘍成分からなる。例えば，**精上皮腫 seminoma ＋胎児性癌 embryonal carcinoma** である。精巣と卵巣の胚細胞腫瘍には多くの共通性があるが，これも図19.3に示されている。

精巣腫瘍はしばしば大きく2つに分けられる。

- **精上皮腫 seminoma**：精細管に並んでいる正常の細胞に似た細胞からなり，これには**古典的精上皮腫 classical seminoma**（図19.4）や，やや症例の少ない**精母細胞性精上皮腫 spermatocytic seminoma** がある。
- **非精上皮腫性胚細胞腫瘍 non-seminomatous germ cell tumor**：このグループには胚あるいは胚外の構造への分化を示す種々の腫瘍がある。

精巣腫瘍の一部のものは，精巣の他の細胞，例えば，ライディッヒ細胞 Leydig cell やセルトリ細胞 Sertoli cell から発生する。大部分は良性であるが，尋常でない性ホルモンの分泌を示すことがある。老人の精巣で最も多い腫瘍は**リンパ腫 lymphoma** であるが，通常体の他の部分のリンパ腫と合併してみられる。まれに，精巣のリンパ腫が最初に見つかる場合もある。精巣のリンパ腫はほとんどの場合，非ホジキンびまん性大細胞型リンパ腫 non-Hodgkin's diffuse large cell lymphoma である（第16章参照）。

図19.3 精巣胚細胞腫瘍の分類 classification of germ cell tumors of testis

腫瘍の種類	WHO分類	対応する卵巣腫瘍
精上皮腫	古典的精上皮腫 精母細胞性精上皮腫	未分化胚細胞腫 なし
非精上皮腫性胚細胞腫瘍	奇形腫 　成熟型 　未熟型 　悪性転化型 胎児性癌 絨毛癌 卵黄嚢腫瘍	奇形腫／類表皮嚢腫 胎児性癌 絨毛癌 卵黄嚢腫瘍
混合腫瘍	奇形腫合併胎児性癌（奇形癌） 存在する成分により名前の付けられる他の混合腫瘍	

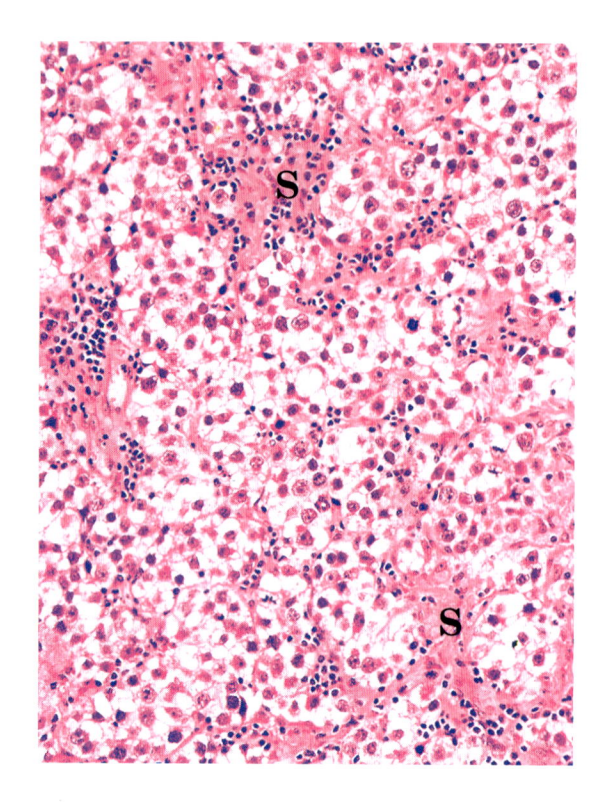

図19.4 古典的精上皮腫 classical seminoma（高倍率）

　精上皮腫 seminoma は精巣で最も多くみられる腫瘍で30〜45歳に発生のピークがある。肉眼的には腫瘍は境界明瞭，色は蒼白で一様にクリーム様に白い。また，かすかに小葉状を呈する。壊死や出血は腫瘍が非常に大きくならない限りまれである。精上皮腫は悪性で，リンパ行性に最初は腸骨リンパ節，傍大動脈リンパ節に転移することが多い。

　組織学的には，大部分の精上皮腫は本図に示すとおりの古典的特徴を有する。腫瘍細胞は一様に多角形で明るい胞体，中央の丸い核を示し，シート状に配列する。腫瘍は通常，小リンパ球の浸潤を伴った繊細な線維性の隔壁 septa（ S ）により細胞集団に分けられている。過去には種々の基準により腫瘍の悪性度評価 grading を行うことにより精上皮腫の予後を予測する試みがなされ，最も悪性度の高いものは退形成性精上皮腫と呼ばれた。しかし，この悪性度評価はほとんど予後の推測に役立たず，もはや使われていない。他の精上皮腫の型である**精母細胞性精上皮腫** spermatocytic seminoma は古典的精上皮腫より高齢者に多く，通常，良性の経過を示す。

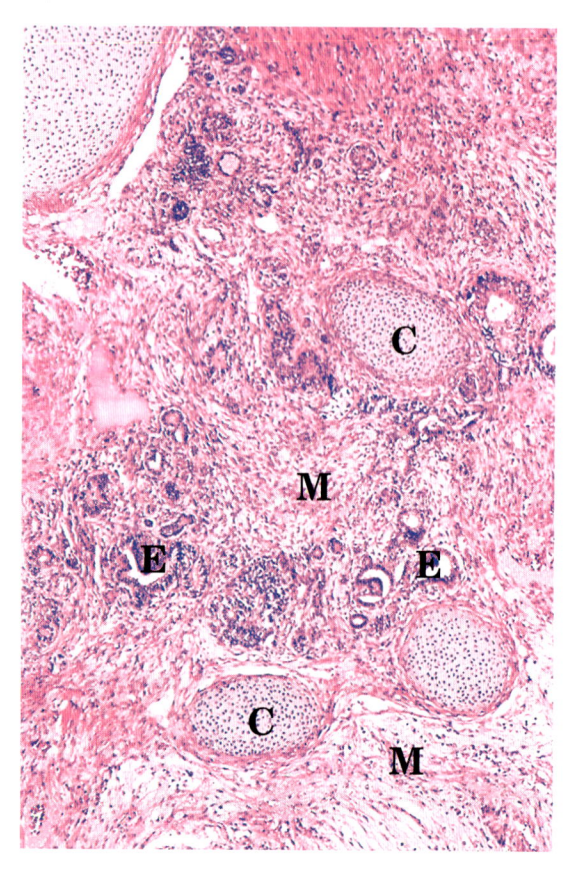

図19.5 未熟奇形腫 immature teratoma（中倍率）

　成人では，大部分の精巣奇形腫は未熟型で，本図に示すとおり，軟骨 cartilage（ C ），未分化の上皮構造 epithelial structure（ E ），原始的な間葉細胞 mesenchyme（ M ），等の胎児型の組織よりなる。大部分の場合，良性である卵巣の奇形腫（**図17.23**参照）と対照的に，これらの腫瘍は悪性の態度をとる傾向がある。成人の奇形腫の中には，癌や肉腫の領域をもつ真の悪性化を示すものもみられる。奇形腫は混合胚細胞腫瘍にもよくみられる腫瘍成分である。

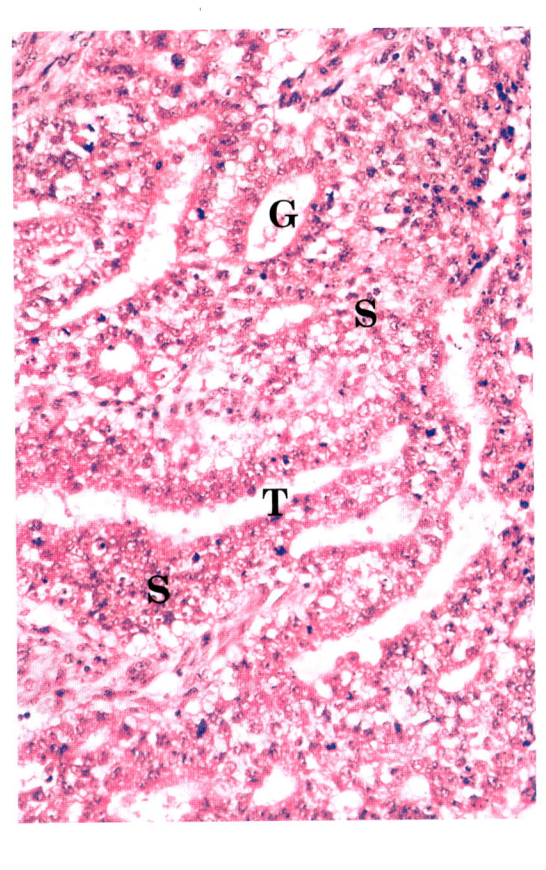

図19.6 胎児性癌 embryonal carcinoma（中倍率）

　この腫瘍は20～30歳の男性に最もしばしば起こり，精上皮腫より侵襲的な傾向を示す。肉眼的には腫瘍は出血や壊死の部分を伴ってしばしば境界は不明瞭である。

　本図にみるように，大きな退形成性の腫瘍細胞はシート状（S），腺様構造 gland-like structure（G），あるいは管状構造 tubular structure（T）を示す。核分裂像がしばしばみられる。この腫瘍は，白膜を通り精巣上体へ浸潤することがある。

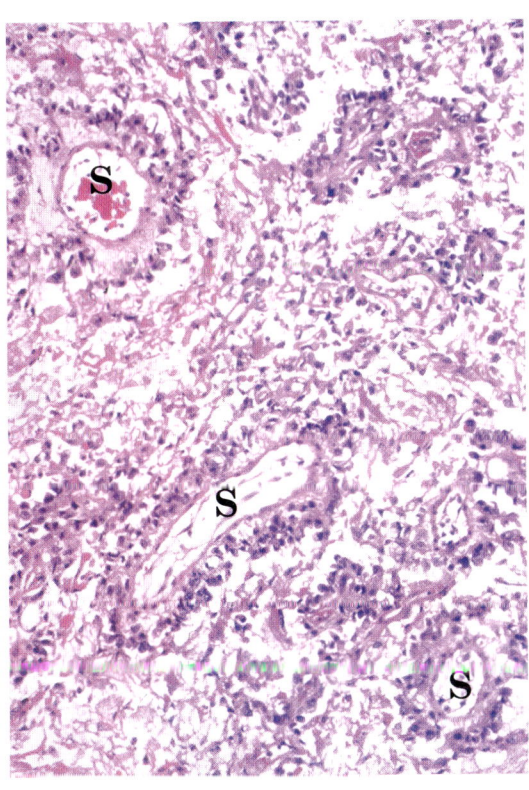

図19.7 卵黄嚢腫瘍 yolk sac tumor（中倍率）

　真の卵黄嚢腫瘍（内胚葉洞腫瘍 endodermal sinus tumor）は成人男性にはまれであるが，男の幼児や少年では最も多い悪性胚細胞腫瘍である。卵黄嚢腫瘍は発育過程の胚の卵黄嚢に似ている。実際には，組織像は多彩で，最もよくみられるのは本図にみられるような，大型未分化細胞のレース様（**網状** reticular）配列である。頻度は高くないが特徴的なものとして，シラー－デュバル小体 Schiller-Duvall body（S）がある。卵黄嚢腫瘍は成人の混合型胚細胞腫瘍にしばしばみられる要素である。

　卵黄嚢腫瘍はα-フェトプロテイン alpha-fetoprotein（AFP）を産生するが，これは血液で簡単に測れ，腫瘍の進行をモニターすることに使われる。

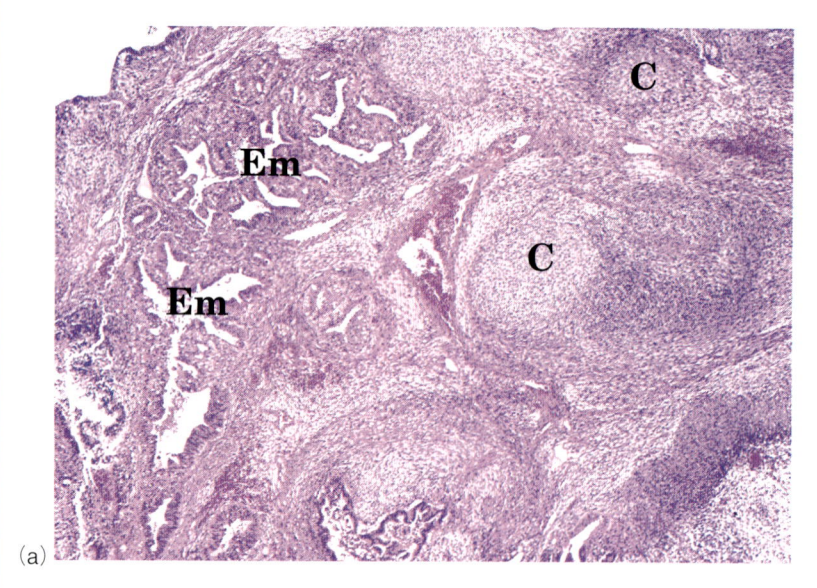

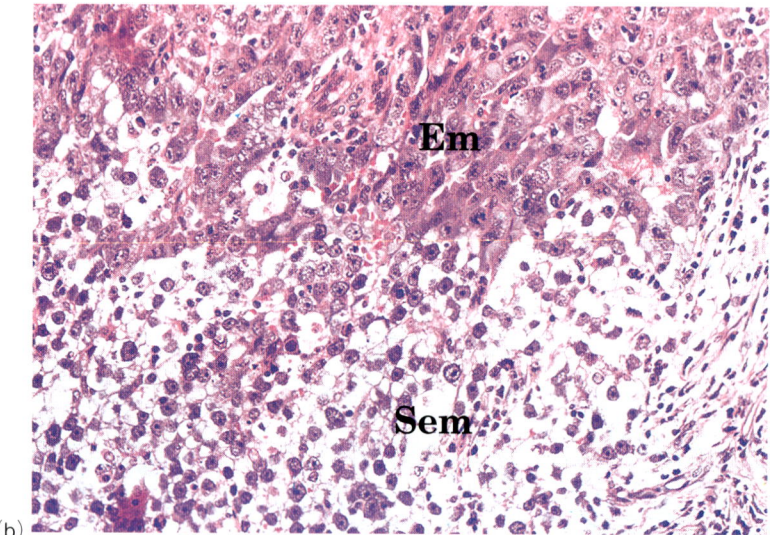

図19.8 混合型胚細胞腫
mixed germ cell tumor
(a)奇形癌 teratocarcinoma
　　　　　　　　　　（中倍率）
(b)混合型胚細胞腫（高倍率）

　図(a)は成熟型奇形腫，胎児性癌 embryonal carcinoma（Em）からなる胚細胞腫瘍である。他の部分では器官様構造への分化の傾向を示すが，成熟奇形腫ほどの分化を示すことはまれである。この例では，未熟な軟骨 cartilage（C）を認める。

　図(b)で示すように，明るい細胞からなる精上皮腫の成分 seminoma component（Sem）と，対照的に暗く染まる細胞である胎児性腫瘍（Em）の成分の混合からなる胚細胞腫瘍もみられる。この腫瘍は **精上皮腫を伴う胎児性癌** embryonal carcinoma with seminoma と分類されている。

　混合型胚細胞性腫瘍は **絨毛癌** choriocarcinoma や **卵黄囊腫瘍** の部分を含んでいることもある。β-HCGは栄養膜細胞により産生され，絨毛癌の存在や腫瘍の再発の生化学的指標として使われる。

前立腺の疾患 Disorders of prostate

　前立腺はほとんどすべての男性において中年以後にホルモン平衡の変化のために **良性結節性増生（肥大）** benign nodular hyperplasia (hypertrophy)を起こす。この重要な障害は，図19.9に示すように前立腺部尿道を圧迫し，膀胱からの尿の排出路を閉塞する。この閉塞は反対に，近位の尿路へ圧による影響を及ぼし，**水尿管** hydroureter，**水腎症** hydronephrosisを起こし，さらには腎実質の圧迫萎縮をきたす。前立腺肥大は，感染や結石の形成の原因ともなる。

　前立腺の浸潤癌 invasive carcinoma of prostate は男性に多い重要な悪性腫瘍である（図19.11）。前立腺癌は **前立腺上皮内腫瘍** prostatic intraepithelial neoplasia (PIN)と呼ばれる腺上皮の異型性に合併することがある（図19.10）。前立腺癌の予後は注意深い悪性度評価 grading と病期分類 staging により正確に予測することができる。病期分類では腫瘍の大きさ（体積），前立腺内での広がり，前立腺を越えた広がり，リンパ節や遠隔部への転移が考慮される。神経周囲や血管内進展も予後の評価に有用である。これらの中には根治的に切除された前立腺組織を使用しないと評価できないものもあるが，生検で評価できるものもある。画像診断も骨等への遠隔転移の判断に重要である。良性の肥大として摘出された材料内に触知不可能な低悪性度の腫瘍の小さい病巣が見つかることもある。ほとんどの場合，このような腫瘍の成長は非常に遅く，臨床的な重要性をもつに至らないことが多い。このために，しばしば **ラテント癌** latent carcinoma と呼ばれる。

第19章 男性生殖器系　229

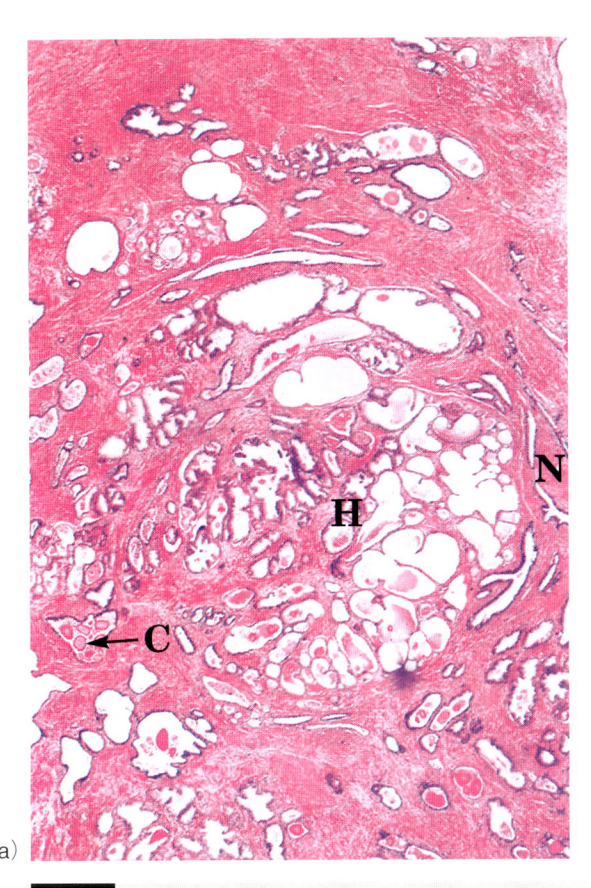

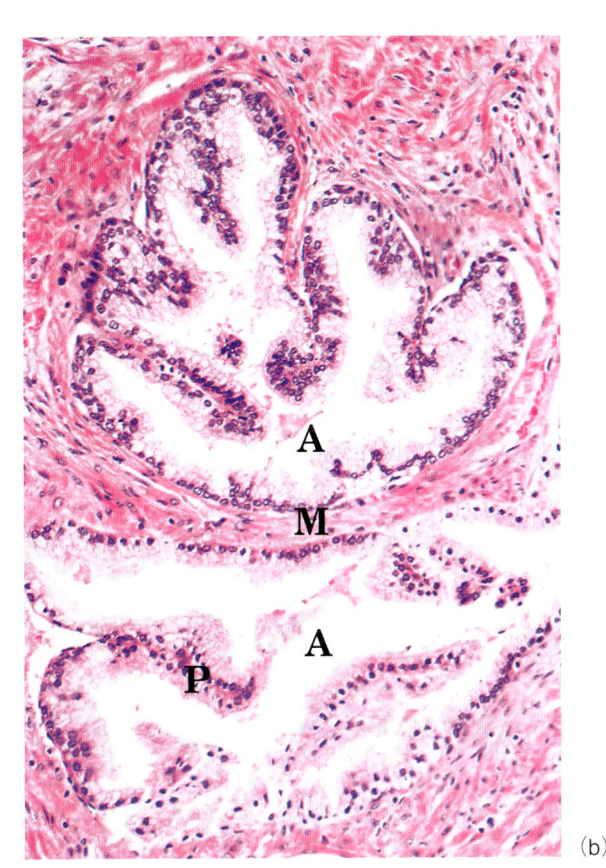

(a) (b)

図19.9 良性前立腺肥大　benign prostatic hyperplasia
(a)低倍率，(b)高倍率

　良性前立腺肥大は中年～老年の男性に普通にみられる状態であり，前立腺の移行域および傍尿道部の腺の過形成が，間を埋める線維筋組織の過形成を伴ってみられる。前立腺の末梢部では過形成はみられず，周辺部は圧排されて萎縮する。

　図(a)で示すように，低倍率では過形成を示す前立腺組織(H)が移行域/傍尿道部にみられ，圧排された末梢部(N)が辺縁にみられる。傍尿道部が侵されるので，尿道への圧迫がしばしば起こり，排尿困難，尿線狭小化，尿閉のような典型的な臨床的特徴が出現する。肉眼的には，典型的な過形成前立腺は微小嚢胞の結節状の集合よりなり，微小嚢胞は著明に拡張した過形成の腺房を示し，中にアミロイド小体 corpora amylacea (C)と呼ばれる小さな層状の結石を容れる。

　図(b)で示すように，高倍率では腺房 acinus (A)は，小さな核が基底側にある高円柱上皮細胞よりなっている。細胞は規則正しい配列を示すが，時には乳頭状の内腺腔内への突出 papillary fold (P)を示す。近傍の腺房とは筋成分の肥大を伴う種々の量の線維筋組織 fibromuscular connective tissue (M)により隔てられている。筋肉の肥大は膀胱頸部でしばしば特に著明である。

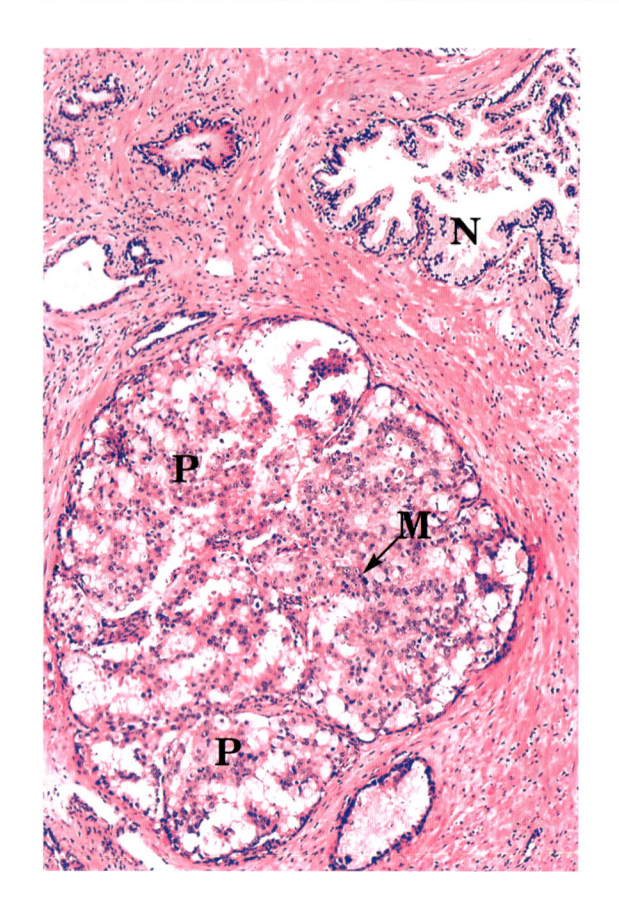

図19.10 前立腺上皮内腫瘍
prostatic intraepithelial neoplasia（中倍率）

前立腺上皮内腫瘍 prostatic intraepithelial neoplasia (PIN)では高円柱上皮細胞の異形成を示す。PINはさらに高度と軽度に分けられるが，臨床的には軽度PINの重要性は不確かであるので，通常は無視されている。しかし，高度PINは浸潤癌のある前立腺で起こることがしばしばで，高度PINを見つけたときは浸潤癌の検索が急がれる。

本図の下2/3を占める腺は，高度に異型の上皮細胞からなる乳頭状構造 papillary structure（ P ）により満たされている。これらの細胞は上にある正常の前立腺上皮 normal prostatic epithelium（ N ）に比べて高い核細胞質比と大きな核小体を有している。核分裂像 mitotic figure（ M ）も容易に見つかる。これらの細胞は悪性細胞の多くの特徴を示すが，間質への浸潤はみられず，腺の周辺部には1層の基底細胞がみられる。しかし，良性の前立腺過形成として切除されたこの前立腺を注意深く検索したところ，浸潤癌の小病巣（本図では示されていない）が見つかった。

図19.11 前立腺癌 carcinoma of prostate ▶図は次ページ
(a)高分化型（高倍率），(b)低分化型（中倍率）

この，よくみられる腫瘍は，良性前立腺肥大が傍尿道部から移行域に特徴的に発生する（図19.9参照）のに対し，一般に前立腺の末梢部に発生する。この腫瘍は前立腺腺房の細胞に由来し，腺癌の形をとる。

前立腺癌は構造的特徴から悪性度評価 grading され，これはグリーソン分類システム Gleason grading system として知られている。Gleason grade 1の病変は小さなはっきりした腺の結節からなり，周囲組織への浸潤は限局的である。これに対して，grade 5の病変は腺への分化はみられず悪性細胞はシート状に並び，広範な浸潤を示す。grade 2～4はその間の性格を示す。大部分の前立腺腫瘍はこれらのパターンの2つ，あるいはそれ以上の成分を含むので，最近では，最もよくみられる成分のうち2つの和をもってその grade としており，combined Gleason grade あるいは combined Gleason score と呼ばれている。例えば，

combined Gleason score 3＋5＝8

では，最初の数字が最も著明にみられる成分を示している。上述したように，正確な grading と staging が前立腺癌の予後を推測するのに重要であり，治療への手がかりを与えてくれる。

図(a)は Gleason grade 3の癌の部分像を示している。大型の異型上皮細胞からつくられた小円形の悪性の腺（ M ）が良性の腺（ B ）の間に浸潤しているのがみられる。良性と悪性の細胞の違いがよく示されている。悪性細胞は大きく，核小体が明瞭で，細胞質は少ない。悪性の腺の非常に重要な特徴は，良性の腺ではっきりと分かる基底細層（ E ）がみられないことである。

図(b)は Gleason grade 5の前立腺腺癌の部分を示している。ここでは，多形性を示す悪性細胞が間質に浸潤しながらシート状（ S ）に並んでいる。腺構造はみられず，著明な腫瘍細胞の壊死 necrosis（ N ）がみられる。

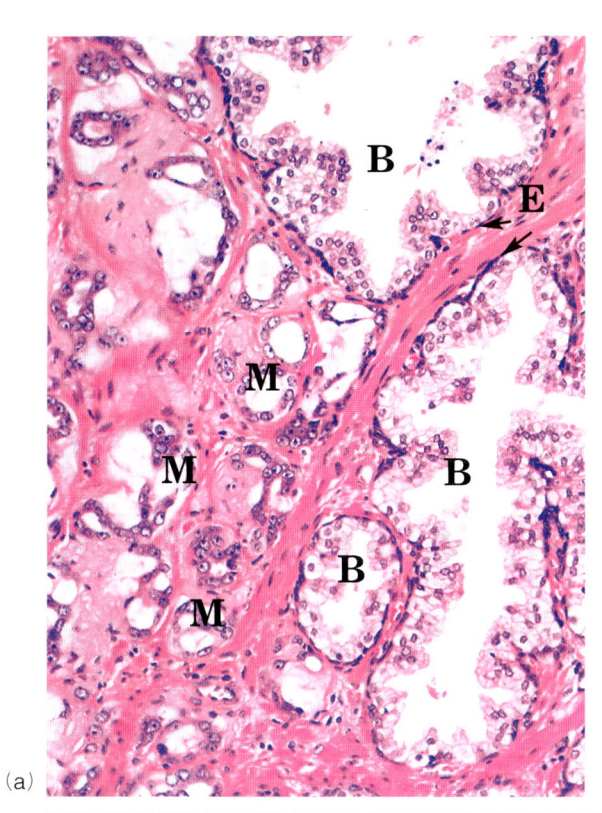

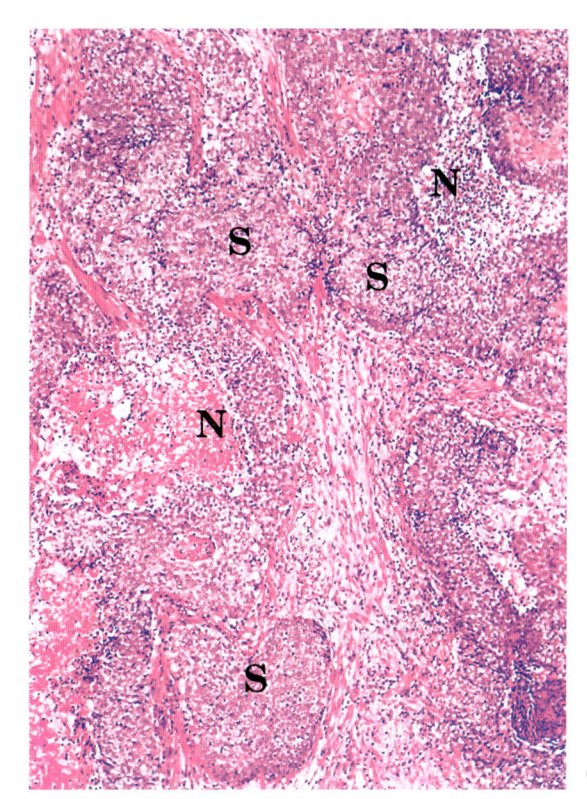

図19.11 前立腺癌　　▶解説は前ページ

陰茎の疾患 Disorders of penis

陰茎の疾患で病理学的に最も大事なものは**扁平上皮癌** squamous cell carcinoma である（図19.12）。これは通常亀頭あるいは包皮部に出来る。陰茎亀頭部は Queyrat 紅色肥厚症 erythroplasia of Queyrat と呼ばれる上皮内癌 carcinoma in situ の出来る部分でもある。これは，皮膚に出来る**表皮内癌** intraepidermal carcinoma と組織学的に同じであり（図21.15参照），浸潤癌に先行してみられる。生殖器に出来る**疣贅** wart あるいは**尖圭コンジローム** condyloma acuminatum も陰茎にみられ，女性の下部生殖器にみられるものと同様にヒトパピローマウイルス human papillomavirus の感染による。包茎 phimosis はよくみられる状態であるが，時に**閉鎖性乾燥性亀頭炎** balanitis xerotica obliterans と呼ばれる包皮の炎症性線維化に伴うことがある。この疾患は陰唇部の硬化性〔萎縮性〕苔癬 lichen sclerosus （図17.1参照）と同様の組織学的特徴を示す。

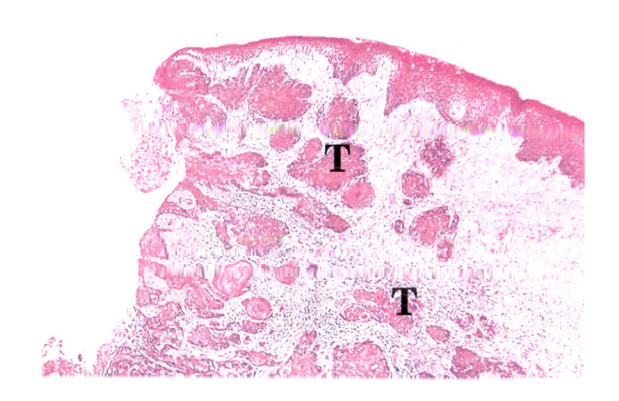

図19.12 陰茎扁平上皮癌
squamous carcinoma of penis （低倍率）

本図は陰茎亀頭部の高分化型角化扁平上皮癌の低倍率像を示し，島状に癌細胞（T）が亀頭の間質に浸潤している。転移がリンパ行性に鼠径部のリンパ節にみられる。

陰茎の癌は割礼を受けた男性にはまれで，慢性的な刺激と悪い衛生状況が促進因子になると考えられる。しかし，陰茎の扁平上皮癌では，ヒトパピローマウイルス（血清型16と18）の感染の合併がみられるとの証拠が蓄積されてきている。これは，女性の子宮頸部の浸潤癌でみられる血清型と同じである。

第20章　内分泌系
Endocrine system

下垂体の疾患 Pituitary gland disorders

　下垂体には構造異常・欠損がほとんどみられない一方，潜在的に多くの機能異常が発現する可能性がある。下垂体の機能異常の結果，下垂体自身や下垂体ホルモンの標的となる内分泌臓器から産生される1種類，あるいはそれ以上のホルモンについて，産生低下または産生過剰が起こる。

　病理組織学的な立場からみると，下垂体で最も重要な病変は良性の**腺腫** adenoma である。下垂体腺腫は一般に下垂体前葉ホルモンを分泌し，その結果，様々な内分泌異常を発現する。下垂体腺腫は正常の下垂体前葉細胞のうち，いずれのタイプの細胞からも発生する可能性がある。

- **プロラクチノーマ** prolactinoma（プロラクチン細胞腫）：不妊症の原因となり，そしてしばしば不適切な乳汁分泌の原因になる。
- **好塩基性腺腫** corticotroph adenoma（ACTH細胞腫）：ACTHを分泌し，**クッシング症候群** Cushing's syndrome をきたす（図20.1）。
- **好酸性腺腫** somatotroph adenoma（GH細胞腫）：過剰な成長ホルモン growth hormone（GH）分泌により，**巨人症**あるいは**先端肥大症**をきたす。
- **TSH細胞腫** thyrotroph adenoma および**ゴナドトロピン細胞腫** gonadotroph adenoma：いずれもまれである。
- **非分泌性（非機能性）腺腫** non-secretory adenoma：多くの下垂体腺腫は明らかなホルモン分泌を示さない。このような腫瘍は，例えば視交叉のような重要な局所構造に影響を与える。その結果視覚障害のような臨床症状をきたしたり，大型の腺腫となったりして周囲の正常組織の機能を障害して**下垂体機能低下症** hypopituitarism を示すが，そういったことで，初めてその存在が明らかになる。

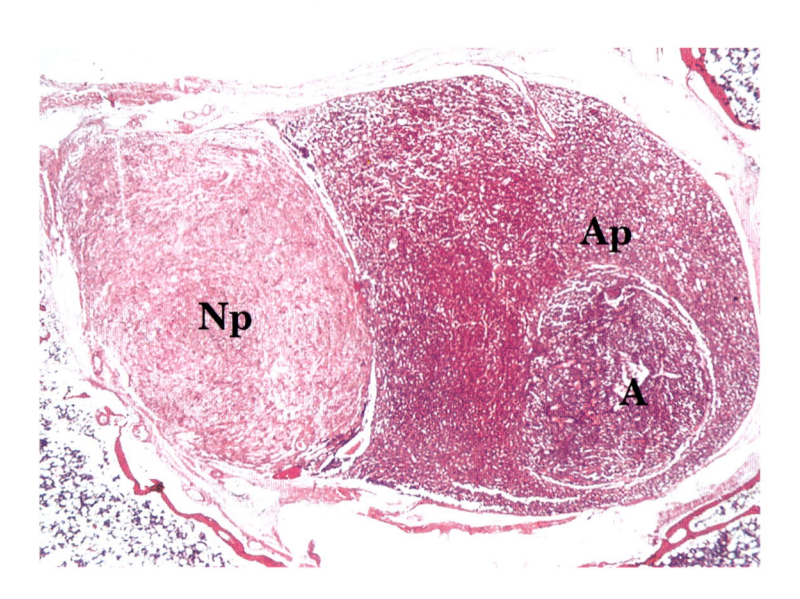

図20.1　下垂体腺腫
pituitary adenoma（低倍率）

　本図は下垂体窩 pituitary fossa 内の下垂体を周囲組織のまま矢状断にしたところである。ここには下垂体前葉（腺性下垂体）adenohypophysis（Ap）および下垂体後葉（神経性下垂体）neurohypophysis（Np）がみられる。下垂体前葉の実質中には，同一の細胞の増殖からなる小型の**下垂体腺腫** pituitary adenoma（A）が認められる。腫瘍は境界明瞭，非浸潤性，球形であることからも分かるように，良性であり，また非常に小型であることから，下垂体の外形の変化もなく，周囲の正常下垂体細胞にも圧迫はみられない。この症例では，腫瘍細胞は過剰のadenocorticotropic hormone（ACTH）を分泌しており，患者はクッシング病の合併症として，代謝障害および心臓障害を起こして死亡した。この下垂体腺腫は病理学的には「良性」であったにもかかわらず，結果的に患者は発症後約7〜8週で死亡した。

甲状腺と副甲状腺の疾患 Disorders of thyroid and parathyroid gland

甲状腺は様々な病的変化を受けやすく、その結果、サイロキシン thyroxine の分泌低下あるいは分泌過剰を生じることがある。**甲状腺機能低下症(粘液水腫 myxedema)** は様々な原因で生じる可能性があるが、甲状腺機能低下症をきたす疾患の中には、例えば**橋本甲状腺炎(慢性甲状腺炎)**(図20.2)のように自己免疫機序によるものがある。長期間持続した甲状腺機能低下症の症例では、甲状腺の萎縮、線維化と大部分の腺房の破壊とともに、慢性炎症性細胞のまばらな浸潤がみられるだけ、という場合がしばしばある。**原発性萎縮性甲状腺炎 primary atrophic thyroiditis** として知られているこの疾患は、長期間持続した腎障害の結果みられる「終末腎 end-stage kidney」と類似したものであり(図15.1参照)、本来甲状腺にどのような異常がみられたかについては、ほとんど手がかりが残っていない。

甲状腺機能亢進症 hyperthyroidism は通常、甲状腺腺房細胞のびまん性の過形成 hyperplasia の結果であり、**グレーヴス病**(図20.3)としてより広く知られている。**良性甲状腺腺腫 benign thyroid adenoma** の単一の結節や、**多結節性甲状腺腫 multinodular goiter** にみられる1～2個の小結節のことをさして過形成ということもある。ちなみに今日では、ほぼどのような甲状腺の腫脹に対しても、この「甲状腺腫 goiter」という言葉が無差別に用いられてしまっている。しかし大多数の甲状腺腺腫と多結節性甲状腺腫はホルモン産生性ではなく、甲状腺ホルモン分泌の異常をきたさない。図20.4、図20.5に例を示す。

甲状腺癌には4つの主要な形態がみられるが、これらは**濾胞癌、乳頭状癌、未分化癌と髄様癌 medullary carcinoma** である。最初の3つのタイプの甲状腺癌は立方状の濾胞上皮細胞から生じる(図20.6)。甲状腺の髄様癌はカルシトニンを産生する傍濾胞細胞 parafollicular cell 由来のまれな悪性腫瘍で、特にアミロイド(図5.7参照)を産生することで知られている。**悪性リンパ腫 malignant lymphoma** が甲状腺に発生する場合もあるが、通常は橋本甲状腺炎で続発性に生じてくる場合が多い。

副甲状腺 parathyroid gland には2つの重要な病変、すなわち**過形成**と**良性の腺腫**(図20.7)がみられる。いずれの場合も、一次性あるいは二次性の副甲状腺ホルモン分泌とカルシウム代謝の異常を生じ、骨疾患と高カルシウム血症をきたす。副甲状腺癌は極めてまれである。

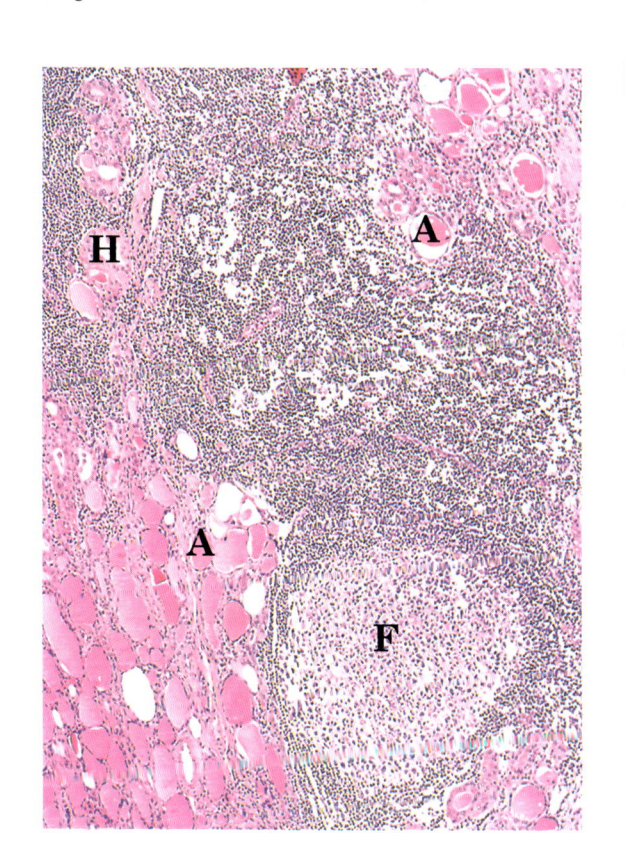

図20.2 橋本甲状腺炎 Hashimoto's thyroiditis (中倍率)

この疾患は自己免疫性甲状腺炎であり、甲状腺の濾胞 acinus (A)が次第に免疫学的な過程により破壊され、甲状腺はリンパ球と形質細胞のびまん性浸潤をきたすようになる。場所により、小型でヘマトキシリンに濃染するリンパ球が集合し、典型的な**リンパ濾胞 lymphoid follicle** (F)を形成し、しばしば**胚中心 germinal center** を伴う。病気の早期には、著明なリンパ球の浸潤により甲状腺がびまん性に腫大して硬くなり、割面の色調が青みを帯びることがある。この状態の甲状腺濾胞上皮細胞は一般に**膨大化 oncocytic transformation** あるいは**ヒュルツル細胞化 Hürthle cell transformation** と呼ばれる変化を示す。ヒュルツル細胞(H)は好酸性が強く、顆粒状の細胞質と軽度腫大した核を有している。

多年にわたって甲状腺濾胞が徐々に破壊されるとともに、発症時には甲状腺機能は正常、あるいは軽度甲状腺機能亢進を示すことさえあった患者も、次第に甲状腺機能低下状態(粘液水腫状態)になる。ほとんどすべての甲状腺腺房が破壊されると、リンパ球浸潤は以前より目立たなくなり、線維化を併発する。そして甲状腺の大きさは徐々に縮小する。

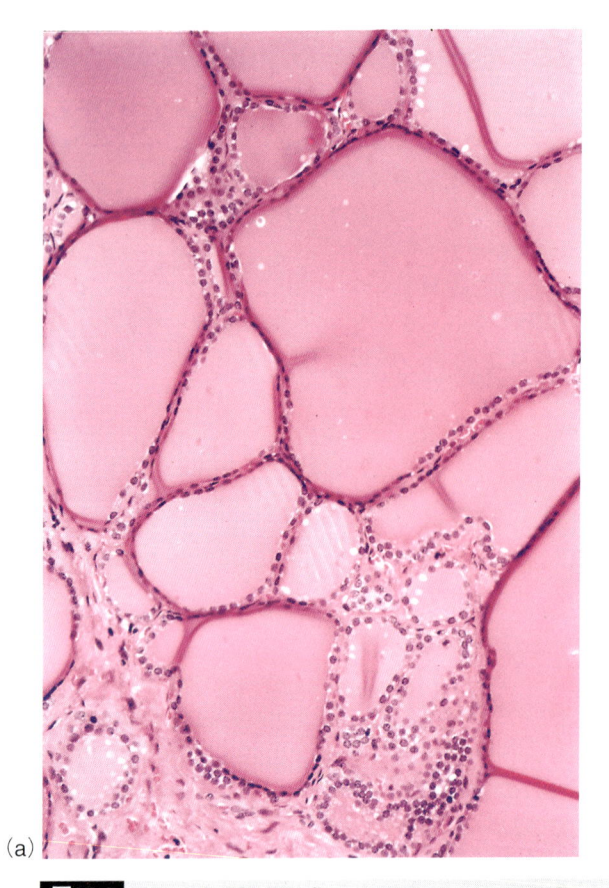

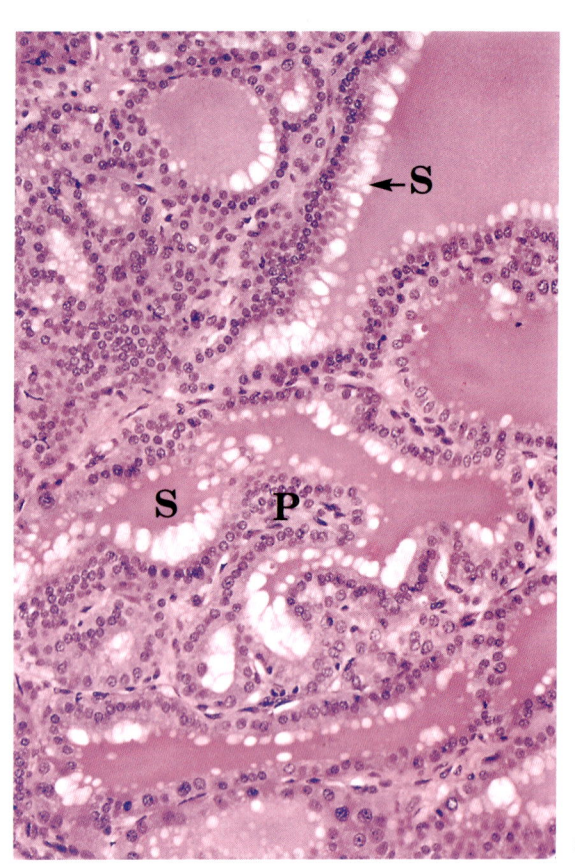

図20.3 甲状腺中毒性過形成 thyrotoxic hyperplasia
(a)正常甲状腺（高倍率），(b)過形成性の甲状腺（高倍率）

　甲状腺機能は正常時は視床下部-下垂体系の制御下にあり，甲状腺刺激ホルモン thyroid stimulating hormone (TSH) の放出により，甲状腺濾胞細胞からサイロキシン thyroxine が分泌され，甲状腺機能は制御されている。この結果，血中の甲状腺ホルモンが増加し，負のフィードバック negative feedback 機構により TSH 産生を抑制することになる。

　ある状況下でこのバランスが崩れ，TSH や TSH 類似物質の過剰産生が持続すると，甲状腺濾胞細胞の過形成と甲状腺の肥大が進行する。こうして**甲状腺過形成 thyroid hyperplasia** として知られる組織像が形成される。原因疾患によっては，患者の甲状腺機能は正常の場合もあり，また甲状腺機能亢進状態を示す場合もある。

　グレーヴス病 Graves' disease は，病的な甲状腺過形成の原因として今のところ最も普通にみられるものである。この自己免疫疾患では，以前には long-acting thyroid stimulator (LATS) として知られ，現在，**甲状腺刺激免疫グロブリン thyroid stimulating immunoglobulin** (TSI) と呼ばれている免疫グロブリンが血中に産生され，甲状腺濾胞細胞の TSH 受容体に結合し，TSH と同様の効果をもたらすことで，サイロキシンの過剰分泌をきたす。この結果生じる甲状腺の形態は**甲状腺中毒性過形成 thyrotoxic hyperplasia** と記述される。実例を図(b)に挙げる。

　図(a)の正常な甲状腺と比較して，過形成性の濾胞細胞は丈が長く，大型の核を有しているが，これらは代謝がより活発であることを表している。サイロキシン分泌が増加してコロイドが減少するため，濾胞の大きさ自体は正常より小型になる。過形成を起こすと濾胞細胞は濾胞の一方に偏在し，また内腔に突出して乳頭状構造 papillary structure (P) をつくることもある。過形成を起こした濾胞ではコロイド吸収像 scalloping (S) を示す。これは濾胞細胞の機能亢進により，サイロキシン産生が亢進するため，濾胞内に貯蔵されていたコロイドの利用が増加したことを反映している。グレーヴス病でも甲状腺に顕著なリンパ球の集簇を示す場合もあるが，この標本中にはみられない。

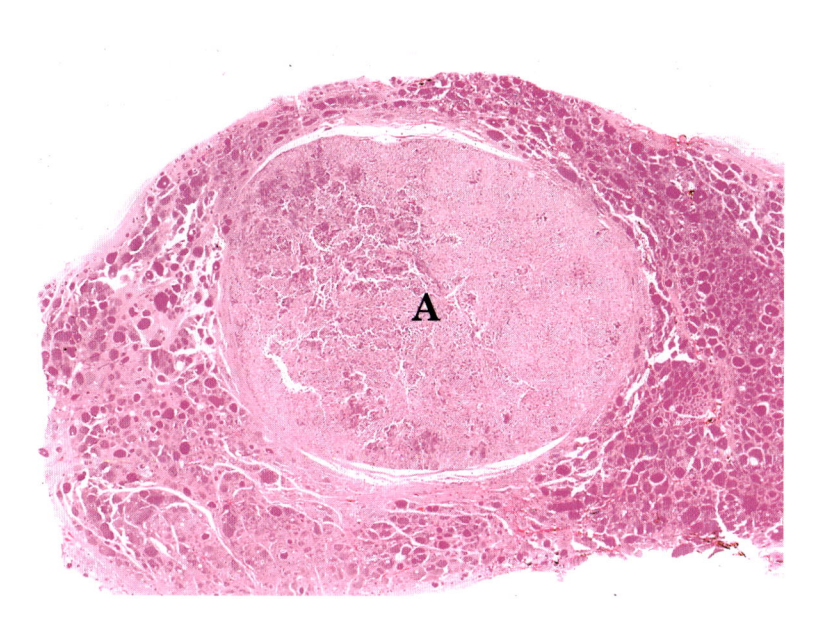

図20.4 甲状腺腺腫
thyroid adenoma（低倍率）

甲状腺腺腫は濾胞上皮由来の良性腫瘍である。甲状腺腺腫は通常，被膜を有する丸い結節を形成する。甲状腺腺腫の構築は，**コロイド状（大濾胞性 macrofollicular）**，**小濾胞性 microfollicular**，**胎児性 fetal**，**胎芽性 embryonic** に分類される。しかし普通はこれらの組織構築の混在型である。いずれもすべて良性の挙動を示し，局所切除により完治する。本図の甲状腺腺腫（ A ）の1例は，小濾胞性の増殖パターンを示す。**濾胞腺腫**は，被膜形成を伴う高分化型の**濾胞癌**〔図20.6(b)〕との鑑別が困難な場合がある。

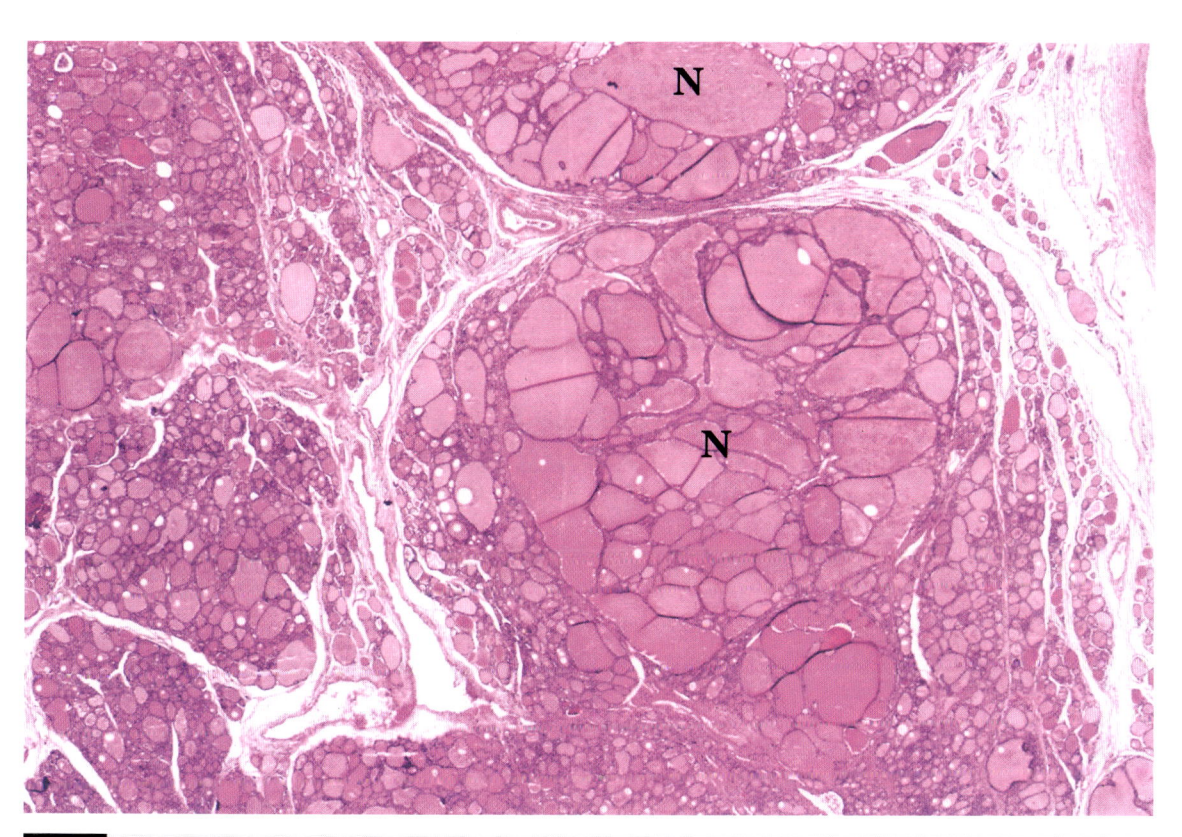

図20.5 多結節性甲状腺腫 multinodular goiter（中倍率）

多結節性甲状腺腫は不顕性のヨード欠乏による甲状腺の過形成が原因で生じると考えられている。正常の甲状腺機能を維持するため，甲状腺はまず最初は全体に少しずつ腫大する。この際，正常よりも大型の濾胞が形成されるが，この状態は**コロイド甲状腺腫 colloid goiter** として知られている（本図では示されていない）。コロイド甲状腺腫は図に示されるような多結節性甲状腺腫に移行する場合がある。多結節性甲状腺腫では甲状腺は多数の結節 nodule （ N ）からなり，様々な大きさの濾胞が形成される。

線維化，出血および石灰化(本図では示されていない)は普通にみられる。多結節性甲状腺腫の中には，単一で大型の**優位結節 dominant nodule** を有するものがあり，臨床的に腺腫との鑑別が困難な場合がある。しかし，組織学的に甲状腺組織の他の部位も結節状であれば，この病変が多結節性甲状腺腫の一部であることが確認できる。

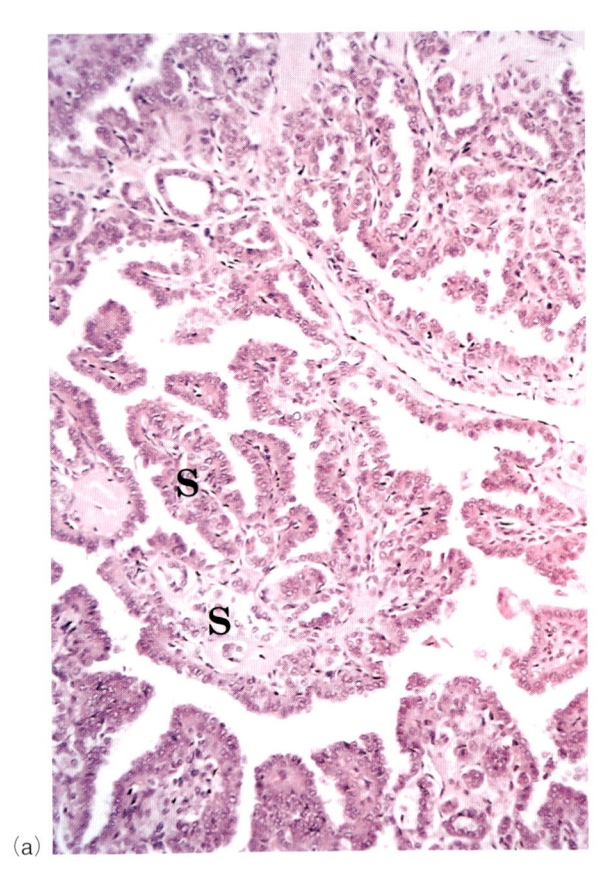

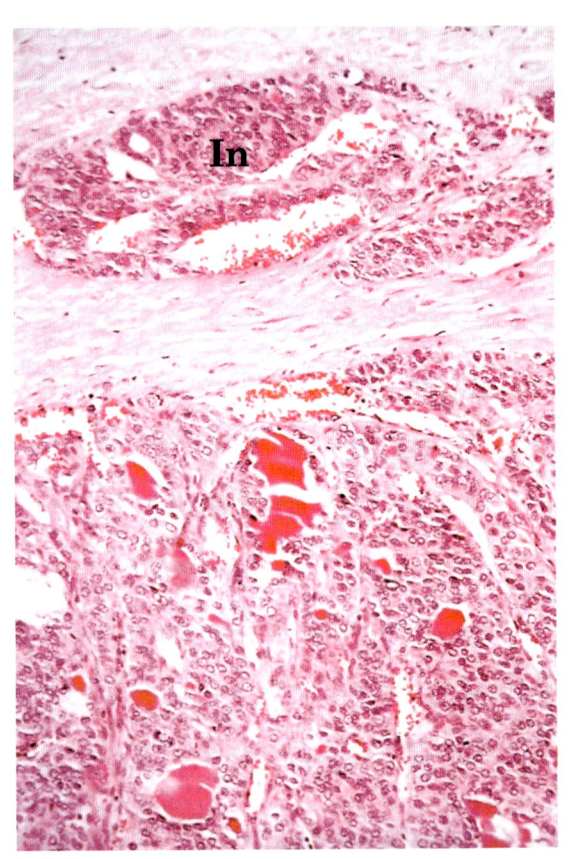

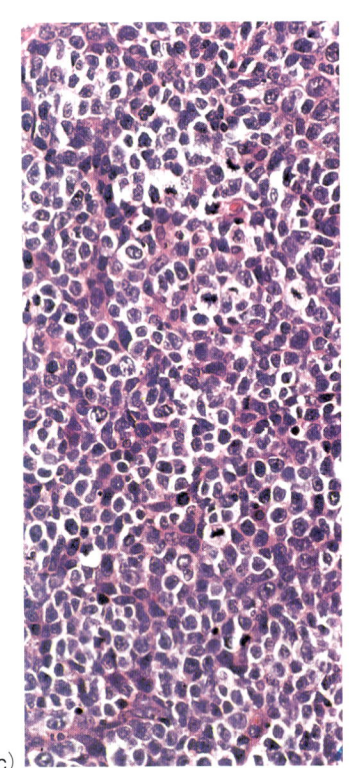

図20.6 甲状腺癌 thyroid carcinoma
(a)乳頭状癌（中倍率），(b)濾胞癌（中倍率），(c)未分化癌（高倍率）

甲状腺癌には3種類の通常よくみられる組織形態がある。

図(a)に示した**乳頭状癌** papillary carcinoma は特に40歳以下の若年女性にみられる。乳頭癌は複雑な乳頭状構築を形成するが，それぞれの乳頭状構築は狭い芯状の間質 stromal core（ S ）を腺上皮が被覆した構造を示す。その芯状の間質には層状をなす石灰化小体がみられることがあり，**砂粒体** psammoma body として知られている（本図には示されていない）。乳頭癌は発育が遅く，甲状腺周囲リンパ節にリンパ行性に転移する傾向がある。乳頭癌の予後は甲状腺癌の中で最も良い。

図(b)に示した**濾胞癌** follicular carcinoma は構築の明瞭な濾胞状構造を有しており，良性の濾胞腺腫 follicular adenoma（図20.4）と鑑別が困難な場合がある。腫瘍辺縁での脈管侵襲 vessel invasion（ In ）の所見が認められれば，これが悪性であることが明らかになる。主要な転移様式は血行性転移であり，通常は肺や骨に転移性腫瘍を形成する。

図(c)に示した**未分化癌** anaplastic carcinoma は通常は高齢者に発生し，小型で細胞質が乏しく，極めて低分化な細胞からなる腫瘍である。未分化癌は図16.4(d)にみられるような大細胞型の悪性リンパ腫と鑑別が困難な場合がある。未分化癌は極めて急速に増大し，周囲組織に広汎に浸潤する。そして頸部に大型の腫瘤を形成し，気管圧迫による臨床症状を示すこともしばしばである。

第20章 内分泌系　237

(a)

(b)

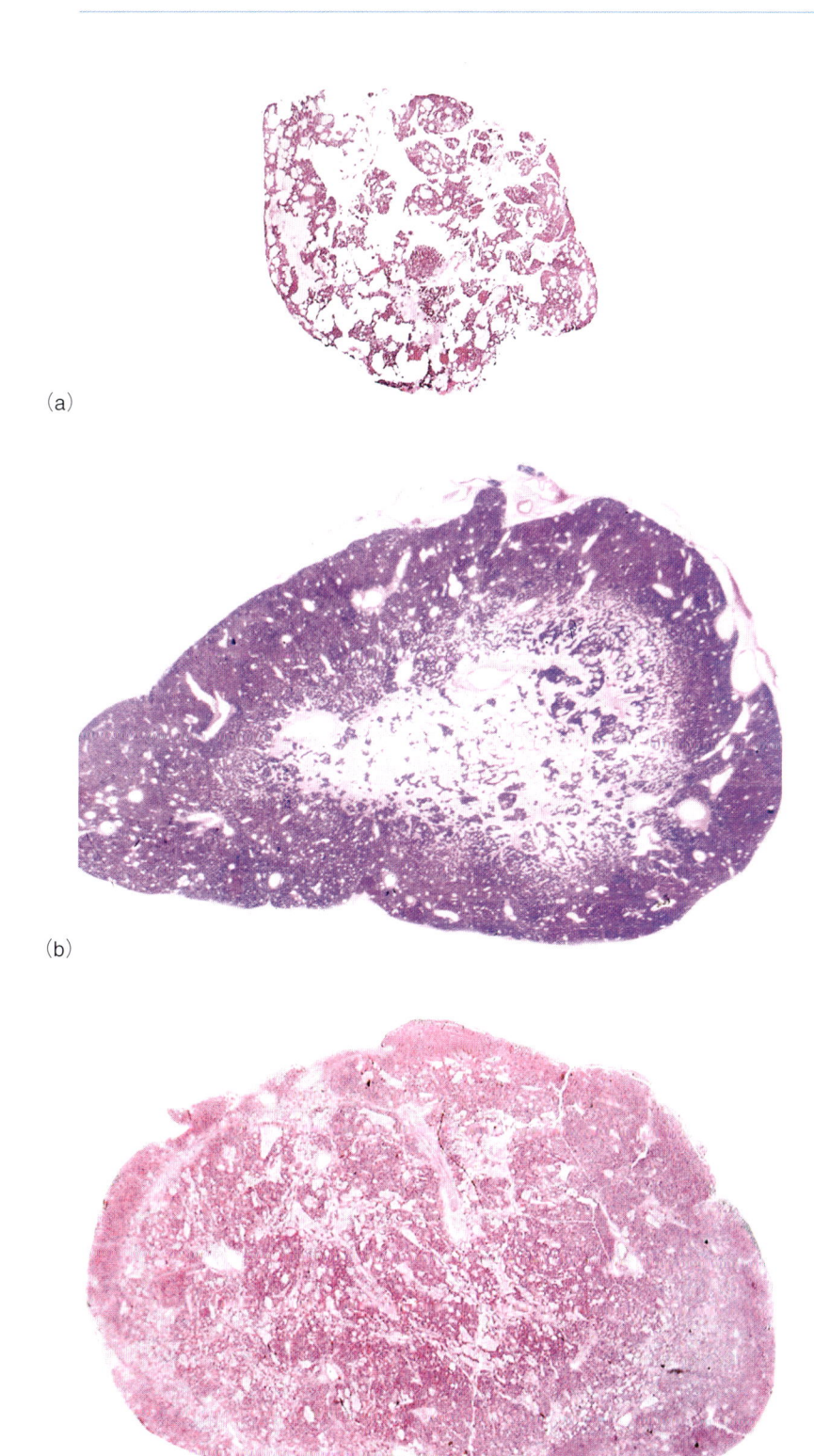

(c)

図20.7 副甲状腺の過形成と腺腫
parathyroid hyperplasia and adenoma
(a)正常の副甲状腺（低倍率）
(b)過形成性の副甲状腺（低倍率）
(c)副甲状腺腺腫（低倍率）

正常の成人の副甲状腺は，小塊状あるいは索状に配列した小型の内分泌細胞と，そこに介在する脂肪組織から構成されている。年齢を増すに従って，腺組織は徐々に脂肪組織に置換される。副甲状腺ホルモンの過剰分泌が生じる場合，例えば慢性腎不全で過剰の尿中カルシウム喪失がみられる場合，内分泌細胞は脂肪組織を置換して増殖し，過形成 hyperplasia を起こす。

図(b)の過形成性の副甲状腺と，図(a)の正常の副甲状腺を比較してみてほしい。過形成性の副甲状腺は正常の副甲状腺より大きいだけでなく，ホルモン分泌能力をもつ内分泌細胞が脂肪組織を置換し，顕著に増殖している。過剰の副甲状腺ホルモンを分泌させるような条件が持続すると，副甲状腺は著しく腫大する場合がある。このような過形成性の変化は通常，すべての副甲状に全く同様にみられる。

これに対して，副甲状腺の良性腫瘍である**副甲状腺腺腫** parathyroid adenoma は，多発する場合もあるが，通常は副甲状腺の4腺のうち1腺だけにみられる。図(c)で，副甲状腺腺腫は副甲状腺を完全に置換している。しばしば腫瘍周辺に断片状の副甲状腺組織が残存しているが，本図では認められない。副甲状腺腺腫にみられる腫瘍細胞の配列は様々であり，シート状，小濾胞状などの構築がみられる。腺腫と過形成を鑑別する際には，腫瘍周辺で圧迫され萎縮した正常副甲状腺組織 peripheral rim を見つけることが，有力な手がかりとなる。

副甲状腺腺腫の症例において，4腺のうち腫瘍のみられない(非腫瘍性の)副甲状腺では，内分泌細胞は萎縮し脂肪組織によって置換される。非腫瘍性の副甲状腺は腫瘍性の副甲状腺よりはるかに小さく，脂肪組織の比率が高いため，外科切除の際に見つけるのが難しい場合がある。

第2部　器官の病理組織学

副腎の疾患 Disorders of adrenal gland

副腎 adrenal gland は形態的，機能的に明らかに異なった2つの要素から構成されている。

- **皮質** cortex：副腎皮質は，糖質コルチコイド glucocorticoid（例：コルチゾール cortisol），鉱質コルチコイド mineral corticoid（例：アルドステロン aldosterone）および少量の性ホルモン，の3種類のステロイドホルモンを分泌する。ステロイドホルモン合成の基質となる脂質（主にコレステロール）を多量に含むため，肉眼的に副腎皮質は黄色を呈する。
- **髄質** medulla：副腎髄質は神経内分泌系の一部を構成し，カテコールアミン（アドレナリン adrenaline とノルアドレナリン noradrenaline）を産生する。

副腎皮質の疾患 disorders affecting adrenal cortex

ストレスに応答してステロイドホルモンを産生すると，通常では脂質に富む副腎皮質細胞も脂質を代謝し，**脂質脱落** lipid depletion をきたす。この現象は，特に患者がショック状態を呈して死亡した際に，死後の副腎に認められることが多い。顕微鏡では，束状帯細胞に通常認められる脂肪空胞が消失しているのが観察される。

副腎皮質の萎縮 atrophy of adrenal cortex〔図20.8(b)〕：原発性の自己免疫疾患に続発して起こる場合もあるが，今日もっと一般にみられる萎縮は医原性，すなわちステロイド治療の結果起こる萎縮である。副腎皮質ステロイド分泌不全は，臨床的に**アジソン病** Addison's disease として知られている。アジソン病は結核症により両側の副腎が破壊されて発症する場合もある。

副腎皮質過形成 hyperplasia of adrenal cortex〔図20.8(c), (d)〕：通常，下垂体からの adrenocorticotropic hormone（ACTH）や，腫瘍から分泌されたACTH類似物質により，長期にわたり副腎皮質が刺激された結果生じる。この結果，**クッシング症候群** Cushing's syndrome（コルチゾール産生過剰）を生じる。

副腎皮質は良性の**副腎皮質腺腫** adrenal cortical adenoma（図20.9）の発生母地になり，またまれに悪性の**副腎皮質癌** adrenal cortical carcinoma が発生することがある。これらの副腎皮質腫瘍は機能性（ホルモン分泌性）の場合があり，次に挙げるような内分泌症候群の原因となる。

- **クッシング症候群**：コルチゾール分泌腫瘍によって生じる。
- **コーン症候群** Conn's syndrome（原発性アルドステロン症 primary aldosteronism）：アルドステロン分泌腫瘍によって生じる。
- **副腎性器症候群** adrenogenital syndrome：男性ホルモンの過剰産生によって生じる。

副腎皮質過形成はびまん性ではなく結節性に生じる場合があり，良性の副腎皮質腺腫と，結節性副腎皮質過形成の一部の大型の結節を鑑別するのは困難な場合がある。

副腎髄質の疾患 disorders affecting adrenal medulla

副腎髄質で最も重要な疾患は腫瘍である。**褐色細胞腫** pheochromocytoma（図20.10）は過剰のアドレナリンやノルアドレナリンを分泌し，通常は良性である。**神経芽細胞腫** neuroblastoma（図20.11）は神経芽細胞 neuroblast 由来の小児腫瘍であり，高度悪性の胎児（胎芽）性腫瘍である。このいずれの種類の副腎髄質腫瘍も，例えばツッケルカンドル器官 organ of Zuckercandl のように，パラガングリオン系 paraganglionic system の要素が存在する場所であれば，腹部のいずれの場所でも発生する可能性がある。

第20章 内分泌系　239

(a)

(b)

(c)

(d)

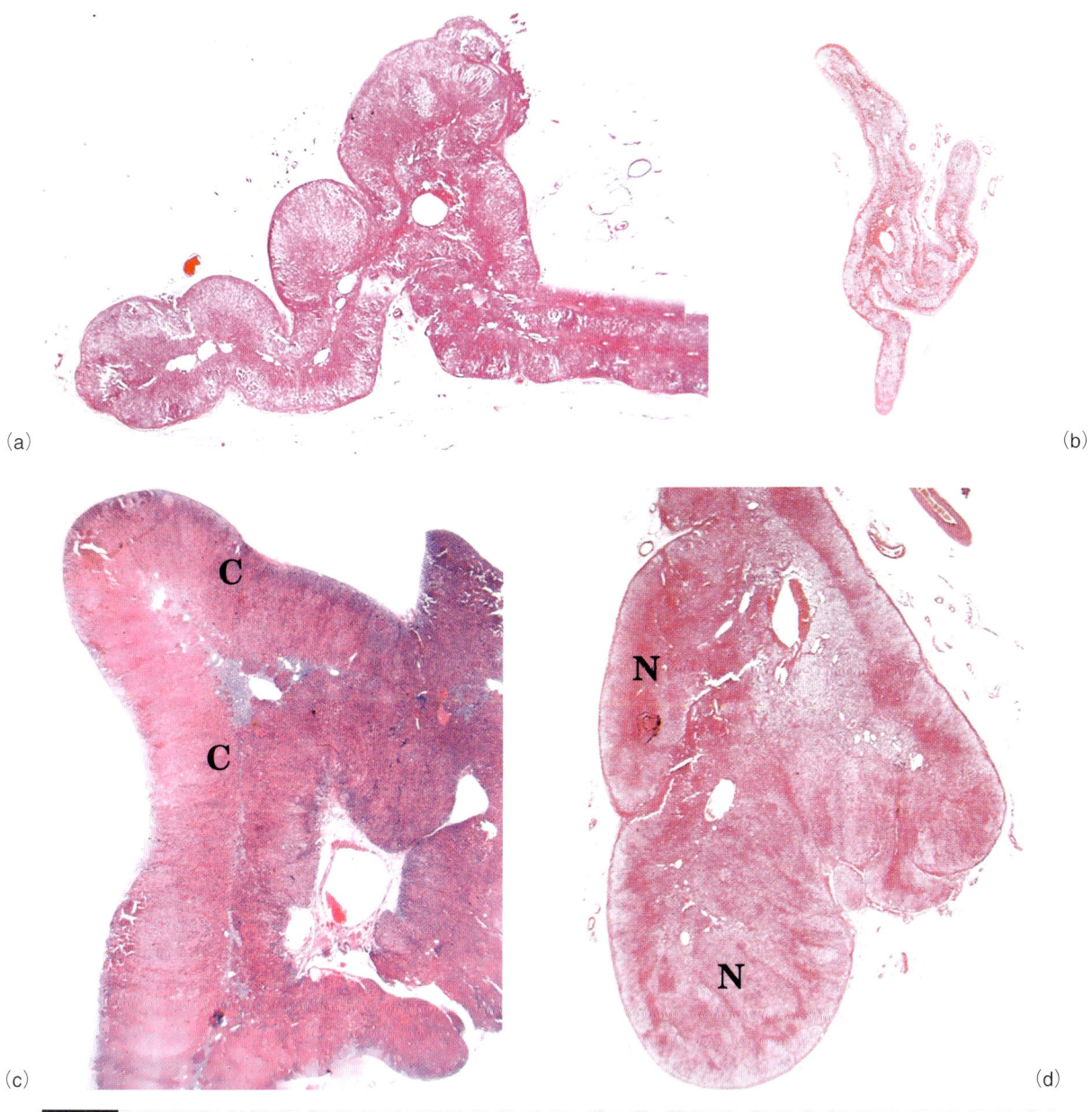

図20.8 副腎皮質の萎縮と過形成　adrenal cortical atrophy and hyperplasia
(a)正常の副腎（低倍率），(b)萎縮性の副腎（低倍率）
(c)びまん性過形成（低倍率），(d)結節性過形成（低倍率）

　図はいずれも同倍率で撮影されたもので，正常の副腎と副腎の萎縮，過形成をそれぞれ比較することができる。
　副腎萎縮 adrenal atrophy では，図(b)にみられるように，皮質の萎縮により副腎の大きさが顕著に減少している。この症例では，長期間の副腎皮質ステロイド剤の投与により，下垂体からのACTH分泌が抑制された結果，副腎皮質萎縮が生じている。
　副腎皮質過形成 adrenal cortical hyperplasia は，びまん性 diffuse〔図(c)〕あるいは**結節性** nodular〔図(d)〕の増殖様式を示す。びまん性過形成では，副腎皮質 cortex（C）は正常の構築を保ったまま一様に肥厚しており，しばしば副腎皮質細胞のうち1種類の増殖により過形成を生じる。結節性過形成は，より普通にみられる形態であり，副腎皮質中に副腎皮質細胞（多くは束状体型）の過形成からなる腺腫様の小結節 nodule（N）が複数個含まれる。びまん性副腎皮質過形成は通常，過剰のACTH刺激が副腎皮質に加わったために起こるが，ACTH刺激は**クッシング症候群**のように下垂体由来であったり，肺の小細胞癌 small cell carcinoma から分泌されるようなACTH類似物質が原因の場合もある。まれに，びまん性副腎皮質過形成は，先天性のステロイドホルモン合成酵素欠損により生じる場合がある。結節性過形成は通常原発性であり，多くは非機能性 non-functional である。

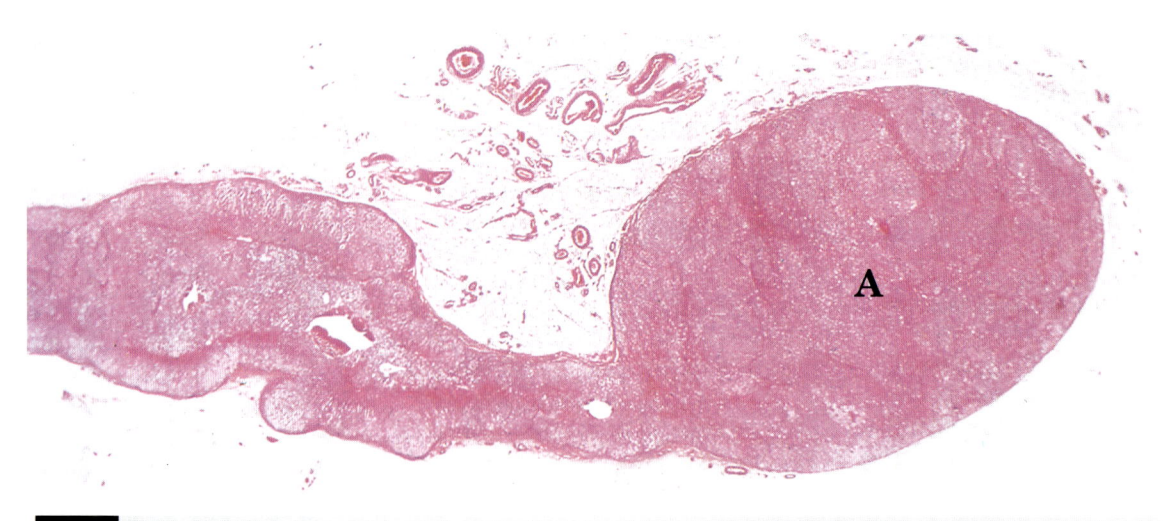

図20.9 副腎皮質腺腫 adrenal cortical adenoma（adrenocortical adenoma）（低倍率）

副腎皮質機能亢進症は，弧発性で良性の**副腎皮質腺腫**からの，過剰なホルモン分泌によって生じる場合がある。これらの腫瘍は皮質内に境界明瞭で球状の腫瘍塊（ A ）を形成し，腫瘍は，副腎皮質細胞のうち1種類（例：**コーン症候群**の際は球状体細胞）の増殖からなる場合もあるが，複数種類の副腎皮質細胞の混合からなることのほうが多い。副腎皮質腺腫と，図20.8(d)にみられる結節性副腎皮質過形成の小結節との類似性に注意してほしい。

副腎皮質腺腫はしばしば，病理解剖時に偶然発見されることがある。このことから，大部分の副腎皮質腺腫は非機能性であり，また非症候性 asymptomatic であると信じられている。ほとんどすべての副腎皮質腺腫の割面は黄色調であり，一方，褐色細胞腫の割面は茶褐色であることが識別点となる。

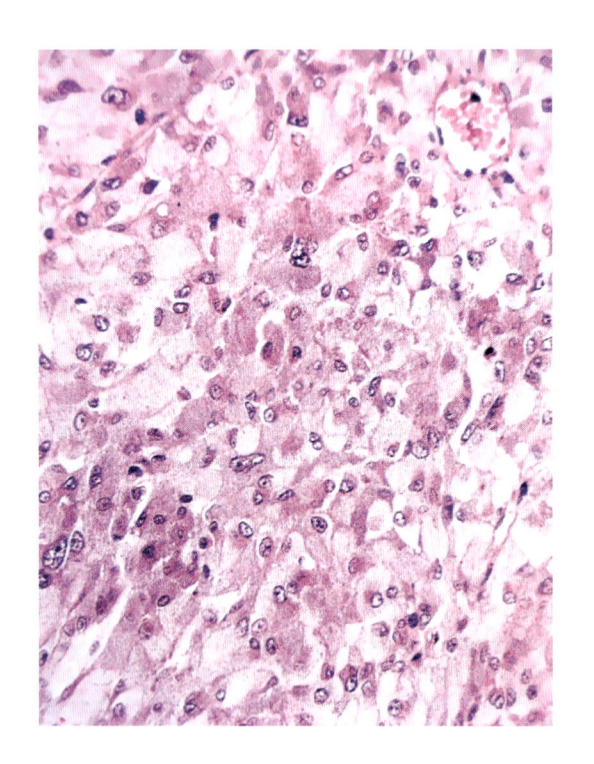

図20.10 褐色細胞腫 pheochromocytoma（高倍率）

褐色細胞腫は副腎髄質から生じる腫瘍で，アドレナリンやノルアドレナリンを分泌する。大部分の褐色細胞腫はその発育の特徴からは良性であるが，過剰のカテコールアミン分泌によって，潜在的に致死性の高血圧の原因になる場合がある。肉眼的には，腫瘍の割面は淡褐色である。組織学的には，腫瘍は腫大した不整形の細胞の集塊から構成され，腫瘍細胞はしばしば淡好酸性で顆粒状の細胞質を有しているが，これは内分泌顆粒の含有量が多いためである。真に悪性の褐色細胞腫が生じる場合もあるが，純粋に細胞学的な基準は信頼性が低く，脈管侵襲や正常組織への浸潤の有無によって診断せざるをえない。

褐色細胞腫は一般にカテコールアミンを産生することから，尿中の代謝産物である**バニリルマンデル酸** vanillyl mandelic acid（VMA）が診断上のマーカーとして有用である。

第20章 内分泌系　241

(a)

(b)

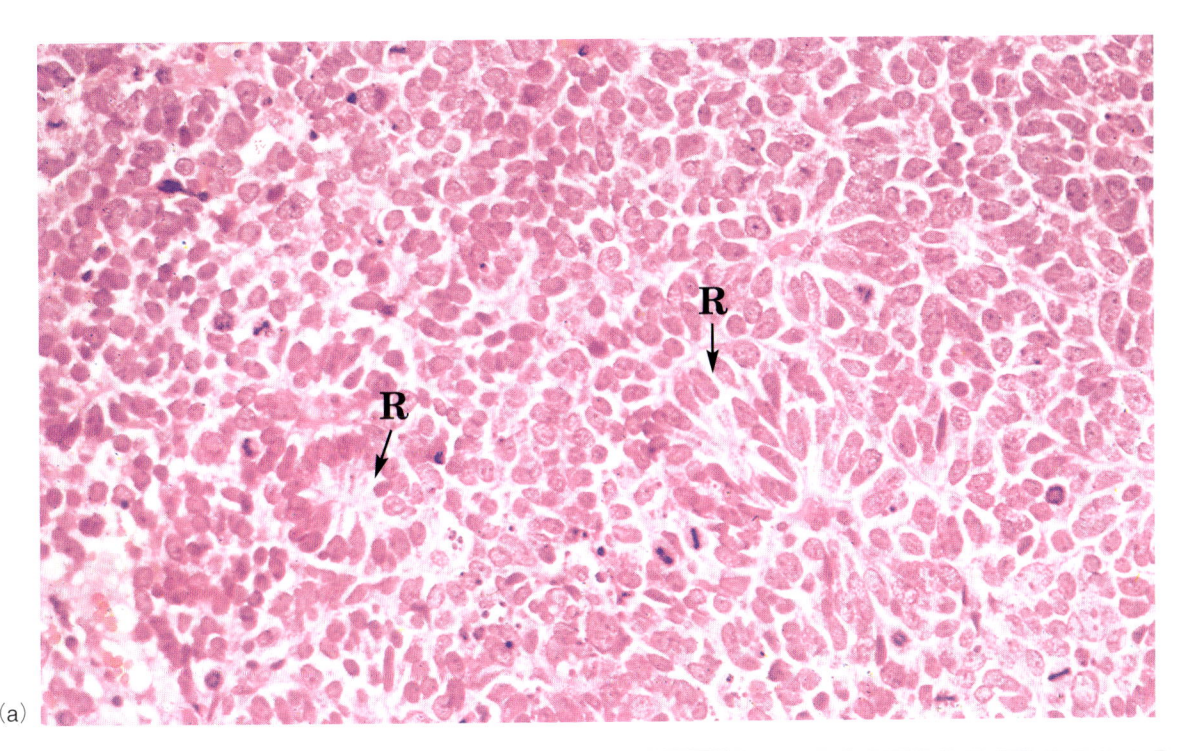

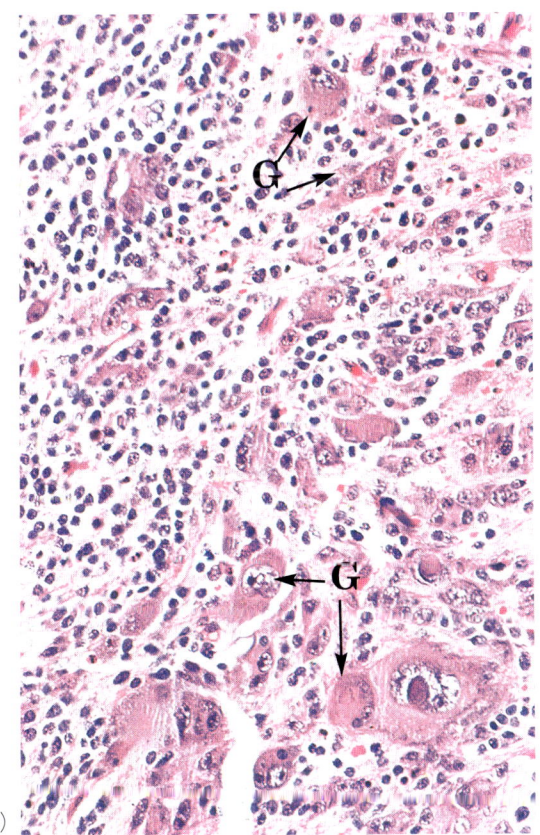

図20.11 副腎の胎児性腫瘍
adrenal embryonal tumor
(a)神経芽細胞腫（高倍率）
(b)神経節芽細胞腫（中倍率）

神経芽細胞腫 neuroblastoma は小型・円形で好塩基性の細胞から構成される腫瘍の1例である（**図7.19**参照）。神経芽細胞腫は副腎髄質の未熟な神経芽細胞から発生すると考えられている。神経芽細胞腫は小児に発生し、内臓、特に肝臓や骨に転移するが、特に骨の中でも顔面骨と頭蓋骨に転移することが多い。神経芽細胞腫は主として血行性に転移し、悪性度の高い腫瘍である。

神経芽細胞腫の典型的な像を図(a)に示す。神経芽細胞腫には広範な出血と壊死がみられるのが普通だが、ここでみられるように非壊死領域は小型で未分化な細胞からなっており、ピンク色に染まった線維性間質を背景に伴っている。細胞はクロマチンの濃染する核を有し、細胞質は乏しい。特徴的な所見としては、神経原線維を同心円状に取り巻くロゼット rosette （ R ）状に配列した細胞集塊（Homer-Wright 型ロゼット）がみられる。

この腫瘍のいくらか悪性度の低い形態として、図(b)にみられる**神経節芽細胞腫** ganglioneuroblastoma がある。神経節芽細胞腫では、様々な程度に成熟した神経節細胞 ganglion cell （ G ）が、ヘマトキシリンに濃染する小型の神経芽細胞 neuroblast と混在している。神経節芽細胞腫は未分化な神経芽細胞のみで構成された神経芽細胞腫と比較して、予後は良好である。

第21章 皮　膚
Skin

はじめに

　多くの全身性疾患では，皮膚になんらかの症候が出現する。例えば皮疹 skin rash は，麻疹 measles，水痘 chicken pox およびヘルペス（疱疹）herpes のような多くの全身性のウイルス感染症における一症候である（図4.14参照）。強皮症 scleroderma や全身性エリテマトーデス systemic lupus erythematosus，皮膚筋炎 dermatomyositis のような全身性の自己免疫疾患や，ヘノッホ-シェーンライン紫斑病 Henoch-Schönlein purpura のようなある種の血管炎疾患も，皮膚に主要な症候を生じる。さらに，皮膚は，炎症性あるいは腫瘍性の多くの特異的な原発性疾患が生じうる臓器でもある。

　皮膚には多くの異なった原因による組織損傷がみられるが，その損傷に対する反応は限定されている。この反応のうちで最も重要なものは，図21.1～図21.4に示してある。種々の皮膚疾患は，これら基本的な変化の様々な組み合わせに様々な重症度が加味される。その疾病に全く固有の組織像を呈する皮膚疾患というものはほとんどなく，大部分の症例では，臨床病歴，肉眼所見，病変の分布，そして罹患した期間などが組織像と結びつけて考慮された場合のみに正確な診断がなされる。

　皮膚炎 dermatitis は，一般的に用いられている臨床的術語であり，多くの異なった原因による種々の炎症性の皮膚病変を表現するのに用いられる。組織学的には，非特異的な急性あるいは慢性炎症像がみられる（図21.5，図21.6）が，症例によっては，正確な診断や，最も可能性のある原因を探る上での糸口を与えるような，付加的な組織学的変化も存在する。特異的であるが比較的よくみられるタイプの皮膚炎で，特徴的な組織像を有するものとして **扁平苔癬** lichen planus（図21.7）と **乾癬** psoriasis（図21.8）が挙げられる。

　ウイルスは多くの一般的な皮膚病変の原因であり，**ウイルス性疣贅** viral wart（図21.9），**ケラトアカントーマ** keratoacanthoma（図21.10），**伝染性軟属腫** molluscum contagiosum（図21.11）のようないくつかの病変は，おそらく原発性のウイルス性皮膚病変である。他方，単純ヘルペス herpes simplex，水痘および帯状疱疹 herpes zoster における水疱などの病変は，単に全身的なウイルス性疾患の皮膚症候に過ぎない。なお後二者は同一ウイルスの感染の異なった症候である。**化膿性肉芽腫** pyogenic granuloma（図21.12）は普通にみられる限局性，結節性の炎症性病変であり，しばしば外傷に続発する。

　表皮およびその附属器から生じる上皮性腫瘍もまたよくみられる病変であり，その中で最も頻度の高いものが，**基底細胞癌** basal cell carcinoma（図21.13），すなわち基底細胞に由来し，低悪性度ながら浸潤性増殖を示す腫瘍である。この基底細胞癌は特徴的な組織像を呈しており，表皮の有棘細胞層に類似した特徴を示し，より悪性度の高い腫瘍である **扁平上皮癌** squamous cell carcinoma（図21.14）とは容易に鑑別しうる。

　浸潤性の扁平上皮癌は，**上皮内癌** carcinoma in situ（**表皮内癌** intraepidermal carcinoma：図21.15）に先行される場合がある。この表皮内癌では表皮全層にケラチノサイトの異型があり，子宮頸部のCIN III（図17.6参照）に相当する皮膚病変である。さらに，より軽度の表皮異型を呈する病変がみられ，**光線（日光）角化症** actinic (solar) keratosis と呼称される。これらでは異型が表皮全層にはみられず，下1/3あるいは1/2に限定され，CIN IやCIN IIに相当する病変である。基底細胞癌，扁平上皮癌，表皮内癌および光線角化症はすべて日光露出部の皮膚に最も高頻度で生じ，紫外線への過剰曝露は重要な発癌因子である。

　皮膚はまた，**皮膚T細胞性リンパ腫** cutaneous T cell lymphoma あるいは「**菌状息肉症** mycosis fungoides」（図21.27）というTリンパ球の悪性増殖に起因する，まれな型のリンパ腫の発症の場である。

　よくみられる皮膚病変であるが，その分類が困難なものに，**表皮嚢胞** epidermal cyst および **毛嚢性嚢胞** pilar cyst と，高齢者に生じる，いわゆる **脂漏性角化症** seborrheic keratosis があり，これらは図21.16～図21.18に示してある。

　数量的にすべての皮膚病変で最も一般的にみられるものは，通称「ほくろ mole」で，皮膚のどこにでも発生しうる色素沈着病変である。この非特異的な名称は，皮膚の様々な場所に色素含有細胞（メラニン産生細胞）が集塊を形成して出来る **母斑** nevus と呼ばれる一連の病変を包括している。この母斑の3つの主要な組織型である **境界** junctional，**真皮内** intradermal および **複合母斑** compound nevus については図21.19～図21.21で比較する。臨床的に最も重要な色素沈着病変は，**悪性黒色腫** malignant melanoma（図21.24～図21.26）であり，表皮メラノサイトに由来する潜在的に高い悪性度を有する腫瘍である。良悪境界線上の性状を示すメラノサイト病変には **異形成母斑** dysplastic nevus（図21.22）および **悪性黒子** lentigo maligna（図21.23）が含まれる。

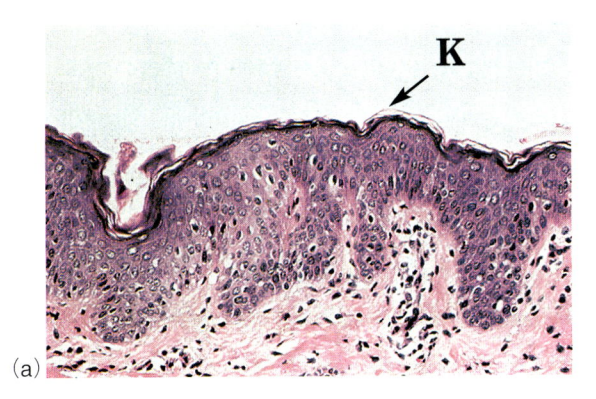

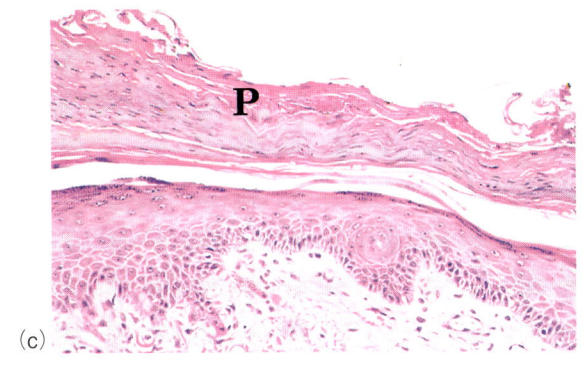

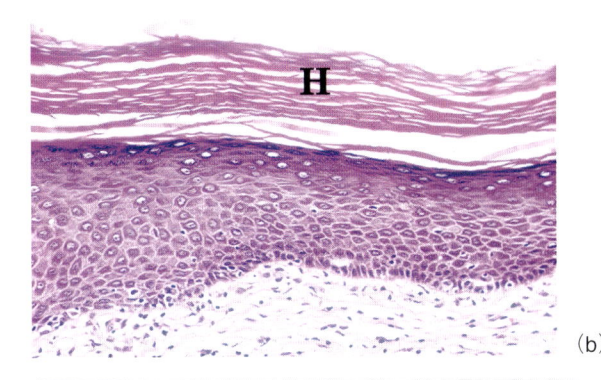

図21.1 表層の角化異常
abnormality of surface keratin

(a)正常角化（中倍率），(b)過角化症（中倍率）
(c)錯角化症（中倍率）

　この一連の図は，薄い皮膚における正常角化 normal keratin（K）〔図(a)〕と通常よくみられる2種類の角化異常症を比較したものである。図(b)の**過角化症** hyperkeratosis（H）においては角化層が肥厚しているが，他は正常である（**正角化症** orthokeratosis）。これは一般にその下方に位置する顆粒層の肥厚を伴っている。一方，図(c)の**錯角化症** parakeratosis（P）ではその角化が組織学的に異常を呈し，角層内に紡錘形の核遺残が含まれる。この錯角化は，一般にその下方の顆粒層の欠如あるいは著明な菲薄化を伴っている。

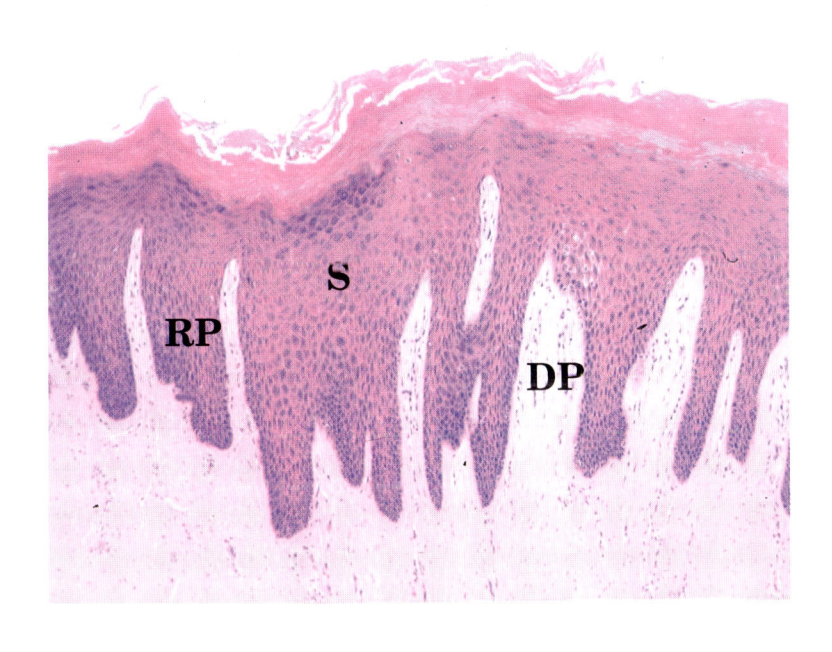

図21.2 異常な表皮の肥厚：表皮肥厚
abnormal epidermal thickening: acanthosis（中倍率）

　表皮肥厚は，一般には有棘層 stratum spinosum（棘細胞層 prickle cell layer）（S）の厚さが増すことによって生じる表皮全体の肥厚を表す用語であり，多くの皮膚病変，とりわけ慢性の炎症状態（図21.6，図21.7）に共通した像である。

　このような表皮の肥厚は，表皮丁脚 rete peg（RP）において特に顕著であり，真皮乳頭 dermal papilla（DP）と著明な相互陥入を呈しながら，拡大，延長している。顆粒層の肥厚と表層の正角化性過角化が随伴している点にも留意する必要がある。

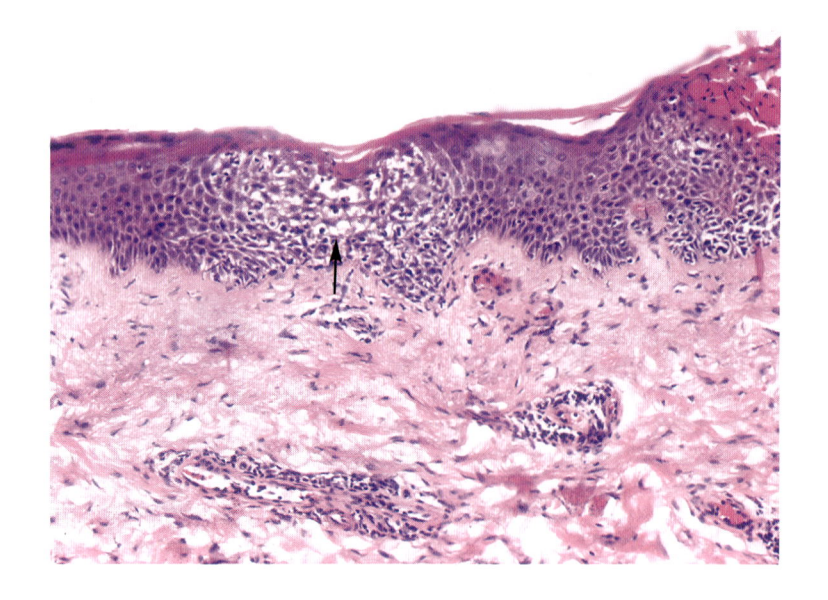

図21.3 表皮内浮腫：海綿症
intraepidermal edema: spongiosis
（中倍率）

　表皮の浮腫は，上皮細胞の遊離，特に棘細胞層において**海綿症（海綿状態）**として知られる状態を引き起こす。表皮細胞間に液体が貯留し，本図にみられるような間隙（矢印部分）が生じ，重症化するにつれてこれらは融合し，液体を満たした表皮内の小水疱を形成する。このような水疱形成を伴った海綿状態は，急性皮膚炎の特徴の1つである（**図21.5**）。

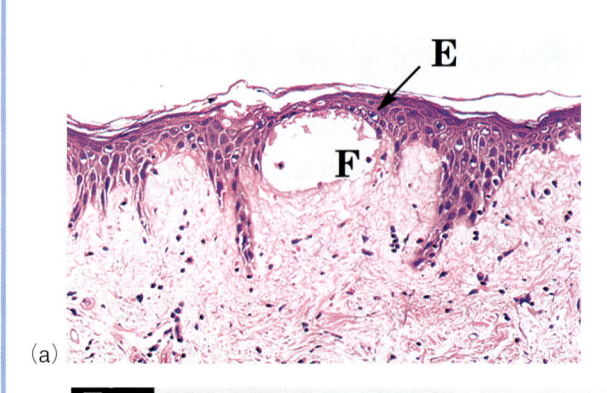

図21.4 その他の表皮の炎症反応
other epidermal inflammatory reactions

(a)小水疱（中倍率），(b)水疱（中倍率）
(c)膿疱（中倍率）

　表皮直下あるいは表皮内の液体の貯留によって，皮膚にわずかに隆起した小水疱 bleb* が形成される。この大部分は，表皮内の炎症に起因している。このような病変は，小さい場合には**小水疱** vesicle と呼ばれ，図(a)にみるように，液体の貯留した領域 fluid accumulation（ F ）が表皮 epidermis（ E ）を隆起，菲薄化させている。より大きな液体の貯留は**水疱** bulla* と呼ばれる。図(b)にみられるように，1つの水疱があり，漿液 serous fluid（ F ）の貯留はより多量で，少数の炎症細胞が混じることもある。

　膿疱 pustule という語は，表皮内あるいは表皮直下に多くの好中球とわずかな漿液が貯留しているのを表現するのに用いられる。図(c)は表皮角層直下の膿疱（ P ）を示している。

　水疱および膿疱は，さらにその局在部位によって**表皮下** subepidermal，**表皮内** intraepidermal，あるいは**角層下** subcorneal に分類される。

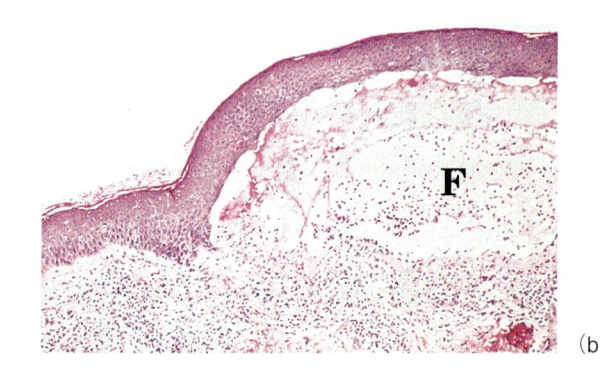

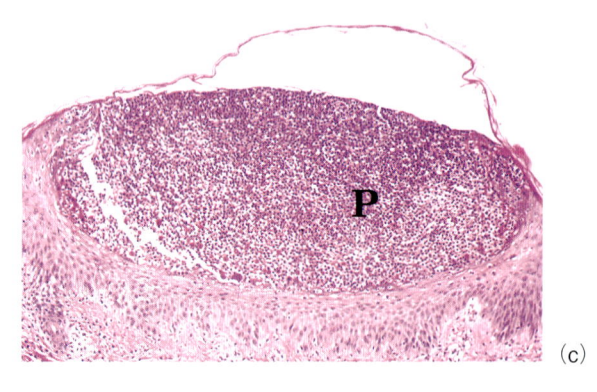

*訳註：「水疱 bleb」と「水疱 bulla」の使い方に混同があるので，整理しておきたい。皮膚科領域では，透明な水様液を貯留する隆起性病変を「水疱 bleb」と呼び，さらに大きさによって，「小水疱 vesicle（1cm未満）」と「水疱 bulla（1cm以上）」とに分ける。ただし，水疱 bleb を水疱 bulla と同義語として用いる場合もある。また，呼吸器科領域では，1cm未満の大きさの囊胞性病変を「ブレブ bleb」，1cm以上のものを「ブラ bulla」と呼ぶ傾向にある。ただし，ブレブは胸膜内囊胞で，ブラは胸膜下の囊胞である。

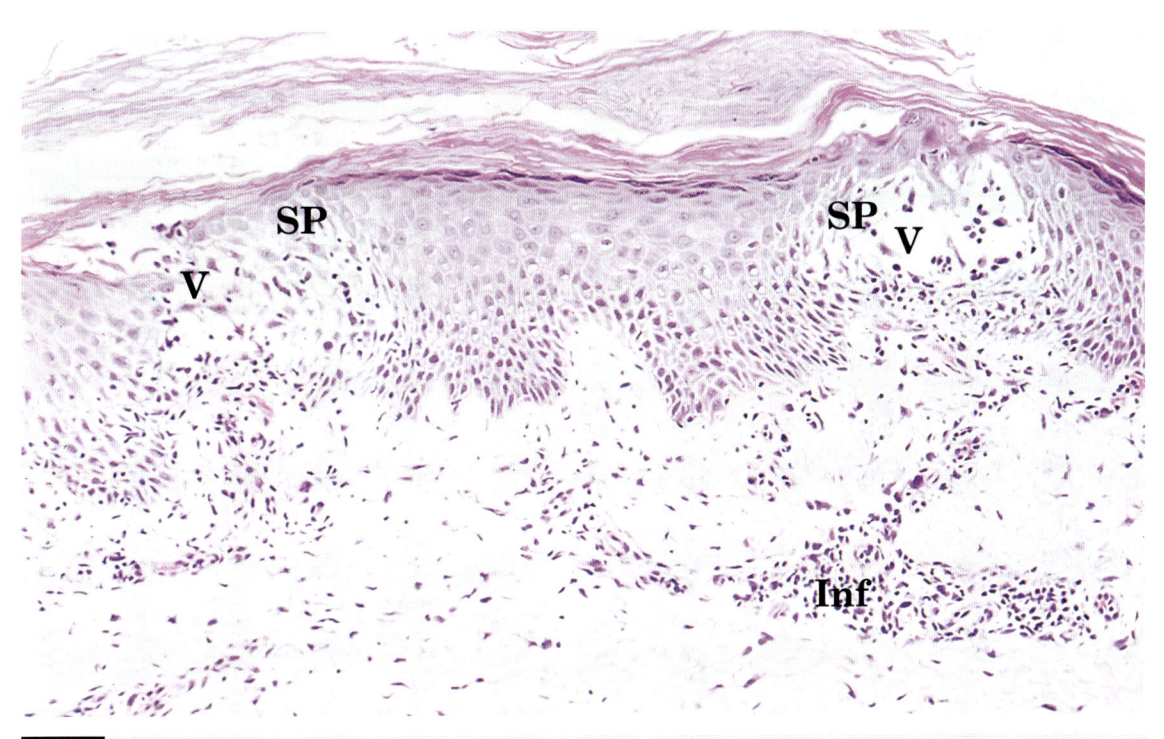

図21.5 急性皮膚炎 acute dermatitis（中倍率）

　急性皮膚炎の初期には主要な変化は表皮にみられ，棘細胞間に組織液が貯留し，海綿症（海綿状態）spongiosis（SP）を引き起こす。病変が進展するにつれて，この海綿症部分は，主としてリンパ球や好中球からなる少数の炎症細胞を含み，組織液を満たした小水疱 fluid-filled vesicle（V）へと変化してゆく。これらの炎症細胞は様々な度合いで表皮内へも浸潤している。もし，小水疱が表面に破れれば，フィブリンや多核白血球の核からなる痂皮 crust（scab）が形成される。より早期の段階では真皮上層は浮腫を示すだけであるが，後期になると，特に真皮上層の血管周囲に急性あるいは慢性炎症細胞の混在した細胞浸潤 cell infiltration（Inf）をみる。

　このパターンは，一般的な炎症性の皮膚疾患であり，なんらかのアレルギー性誘因が考慮される湿疹 eczema の急性期においてもみられる。

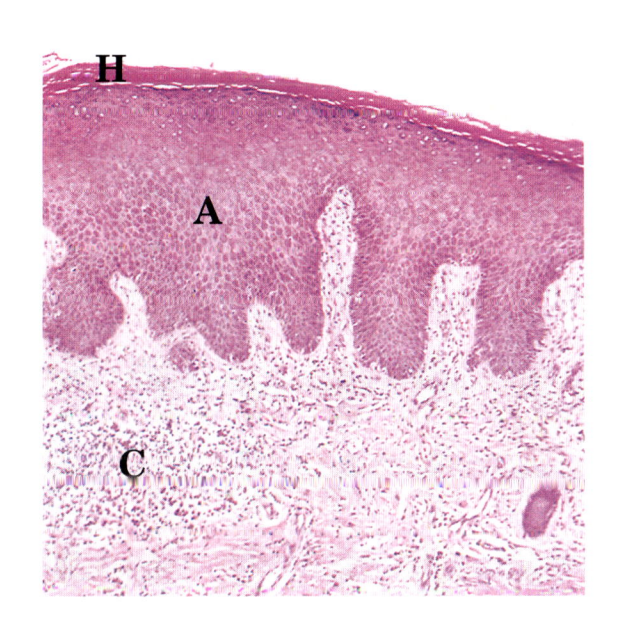

図21.6 慢性皮膚炎 chronic dermatitis（中倍率）

　慢性皮膚炎の組織像は，様々な原因によって生じる多くの皮疹に認められる。特徴的な像は，表皮の厚さの増加すなわち表皮肥厚 acanthosis（A）と，様々な度合いの過角化 hyperkeratosis（H）である。表皮内には炎症細胞の浸潤はみられないが，真皮の上層および中層では，特に血管周囲に，リンパ球や形質細胞を主体とする慢性炎症細胞 chronic inflammatory cell（C）の中等度～高度の浸潤をみる。この表皮肥厚と過角化は苔癬化 lichenification の臨床像を呈することもある。この像は，主として急性皮膚炎に罹患した皮膚の擦過に対する反応として生じ，慢性の非特異的皮膚炎の一亜型である慢性単純苔癬 lichen simplex chronicus にも認められる。また，長い経過を有する湿疹の場合のように，その皮膚炎が依然として活動性である場合には，肥厚した表皮内に図21.5でみられるのと同様の海綿状水疱が認められることもある。

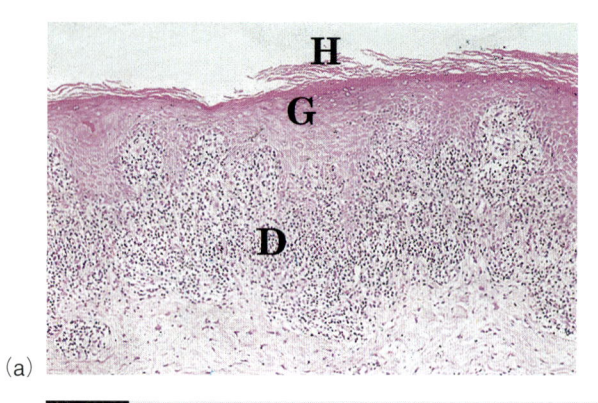

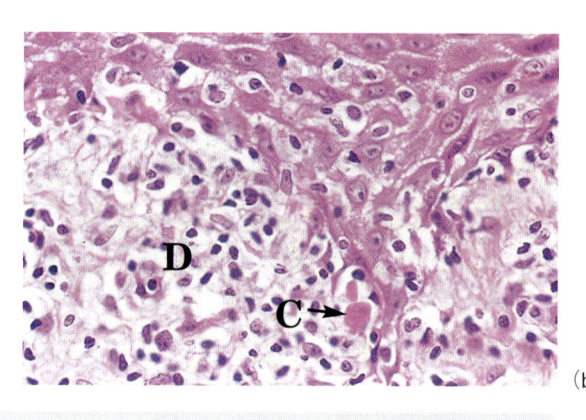

図21.7 扁平苔癬 lichen planus　　(a)中倍率，(b)高倍率

　扁平苔癬は臨床的にも組織学的にも特異な型の皮膚炎である。表皮内には，図(a)にみられるように過角化（H）や顆粒層 granular layer の肥厚（G）がみられる。特徴的な組織像の1つは，基底細胞の液状変性 hydropic degeneration と崩壊により，通常，規則的に配列する基底層 basal layer が乱壊することである。図(b)にみられるように，この乱壊は結果として，凸凹の不整な真皮-表皮境界を生じ，そこにコロイド小体 colloid body（Civatte小体）（C）（死滅基底細胞）が認められる。真皮 dermis（D）には，おおむね上1/3層に限局した密な慢性炎症細胞の浸潤をみる。扁平苔癬は口腔や外陰部の粘膜表面にみられることもあり，そのような病変では基底層の破壊に伴って水疱やびらんを生じる。

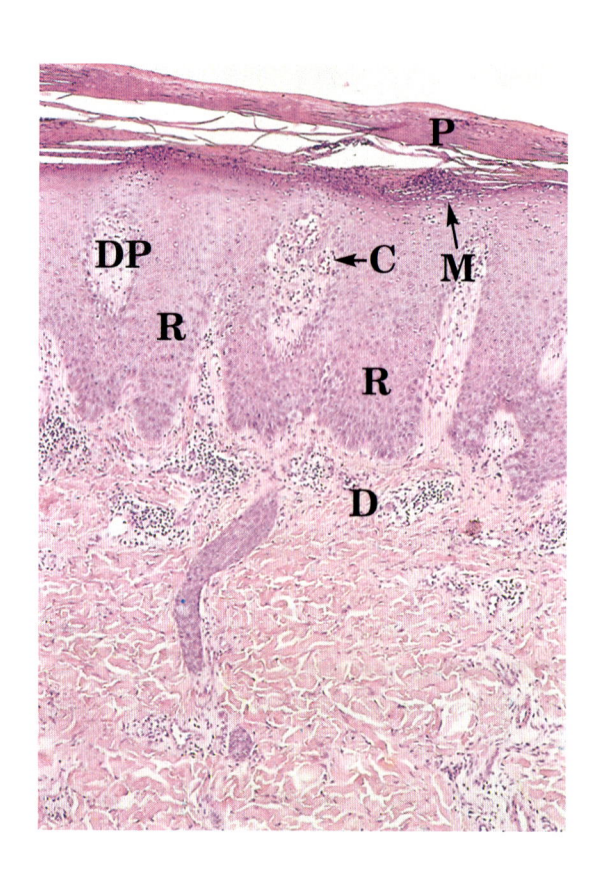

図21.8 乾癬 psoriasis（中倍率）

　乾癬は，境界明瞭な紅斑性の落屑病変によって特徴づけられる，慢性の皮膚疾患である。組織学的に，その主要な特徴は，著しく延長した幅の狭い表皮丁脚 rete peg（R）の形成を伴った表皮肥厚である。丁脚間の表皮は菲薄化し，拡張した毛細血管 capillary（C）の目立つ浮腫状で拡大した真皮乳頭 dermal papilla（DP）の上を被っている。この肥厚と菲薄化が交互にみられる表皮は錯角化層 parakeratotic layer（P）で被われ，その中に炎症細胞の核崩壊物の小集簇巣である「微小膿瘍 microabscess（M）」が含まれる。

　真皮上層 upper dermis（D）には様々な程度の慢性炎症細胞の浸潤がみられる。

第21章 皮　膚　247

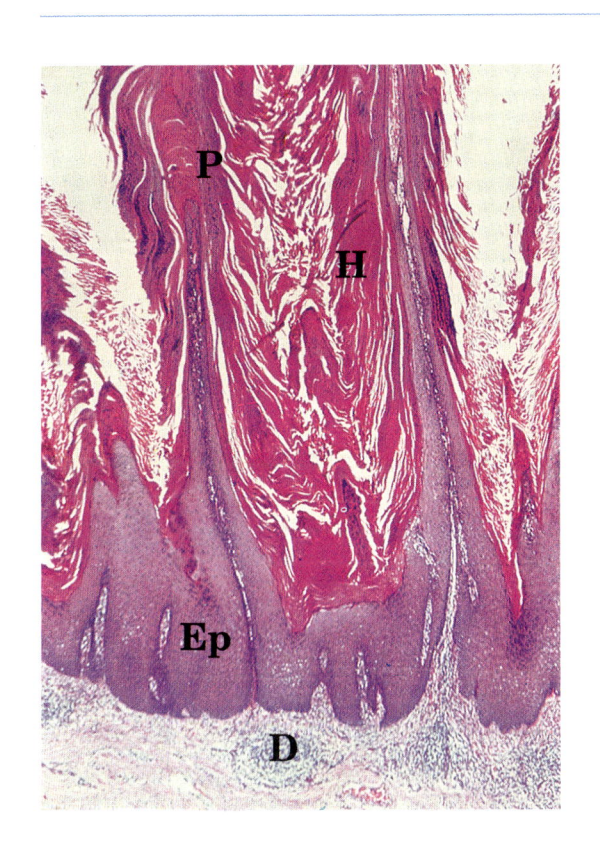

図21.9 ウイルス性疣贅：尋常性疣贅
viral wart：verruca vulgaris（中倍率）

　外傷をあまり受けない部分の皮膚に生じる**ウイルス性疣贅**は外方に向かって増殖する乳頭状病変を形成する。組織学的には表皮 epidermis（ Ep ）が不規則に肥厚し，著明な乳頭状の表皮増殖の先端を被う「錯角化尖頂 parakeratotic spire（ P ）」を含む過角化（ H ）の厚い層によって被われている。活動性のウイルス性疣贅では一般に，表皮細胞の部分的な顆粒層の発達を示し，時折，有棘層上部に空胞を有する大型で淡明な細胞の出現をみる（この拡大ではみられない）。真皮（ D ）には慢性の炎症細胞を伴う。外傷を生じやすい部位ではこの病変は乳頭状変化に乏しく，むしろドーム状（例：手の若年性疣贅 juvenile wart of hand）や退縮状（例：足底の掌蹠疣贅 plantar wart of sole of the foot）を呈する。

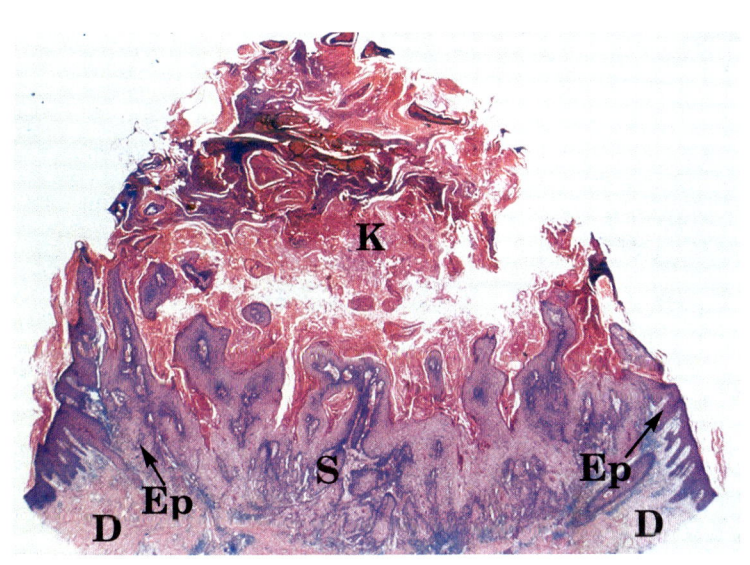

図21.10 ケラトアカントーマ
keratoacanthoma（低倍率）

　ケラトアカントーマの病因は不明であるが，数週の間に急激に隆起し，自然に退縮するといったウイルス性病変を示唆する臨床的特徴を有している。扁平上皮細胞 squamous cell（ S ）の限局的な増殖は，多量のケラチン keratin（ K ）を貯留する中央部の陥凹を伴う結節を，皮膚に生ずる。

　その辺縁部では，結節は薄い正常表皮（ Ep ）の襟状の取り巻きを有するが，この正常表皮と増殖性表皮の境界には連続性がない。増殖性の扁平上皮細胞は著明な異型を呈し，異常な核を有する大型の腫大した細胞や分裂像の増加を認め，生検標本ではしばしば扁平上皮癌と見誤る。周辺の真皮（ D ）には高度な慢性炎症細胞の浸潤があり，一部の炎症細胞は病変の底部へも波及している。

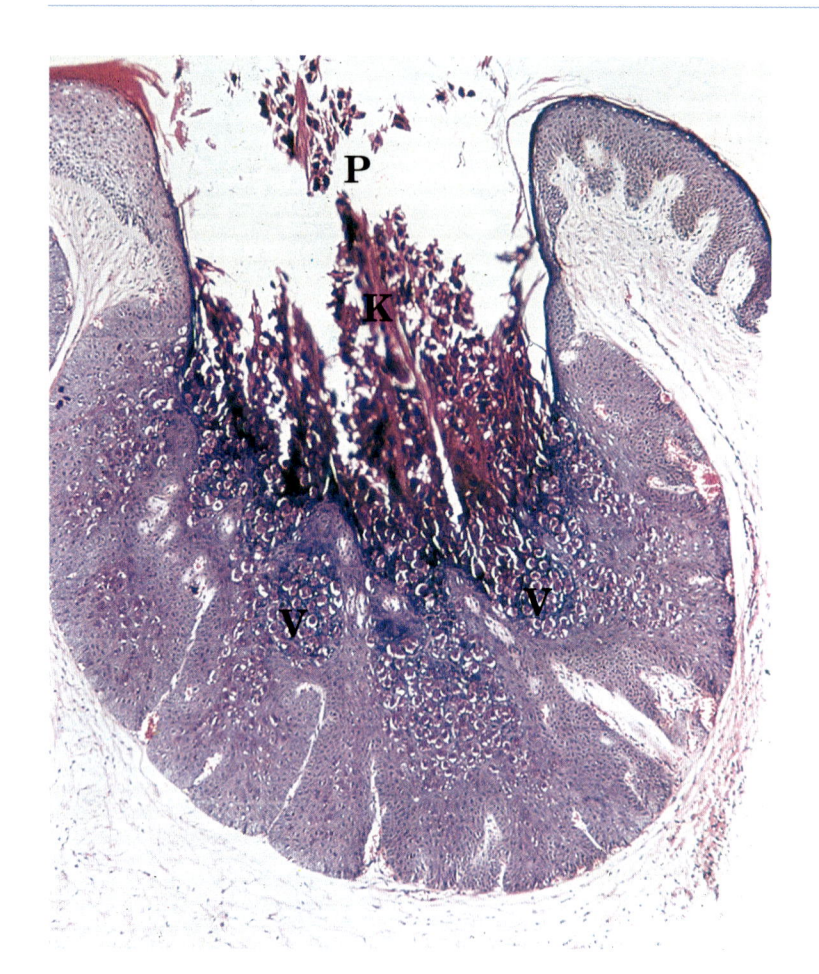

図21.11 伝染性軟属腫
molluscum contagiosum（低倍率）

　伝染性軟属腫はケラトアカントーマと同様に表皮の限局性の結節状肥厚を呈する。しかし，この病変では，ウイルスによる発症は疑いの余地がない。なぜならウイルス性の封入体 viral inclusion body（V）が，増殖性の表皮の中では赤色調に染色されて，また表層を被う角栓 keratin plug（K）の中では暗青色に染色されて，容易に認められるからである。この角栓は，正常の表皮に被われたドーム状の結節の頂点の中心小孔 central pit（P）を通して押し出される。

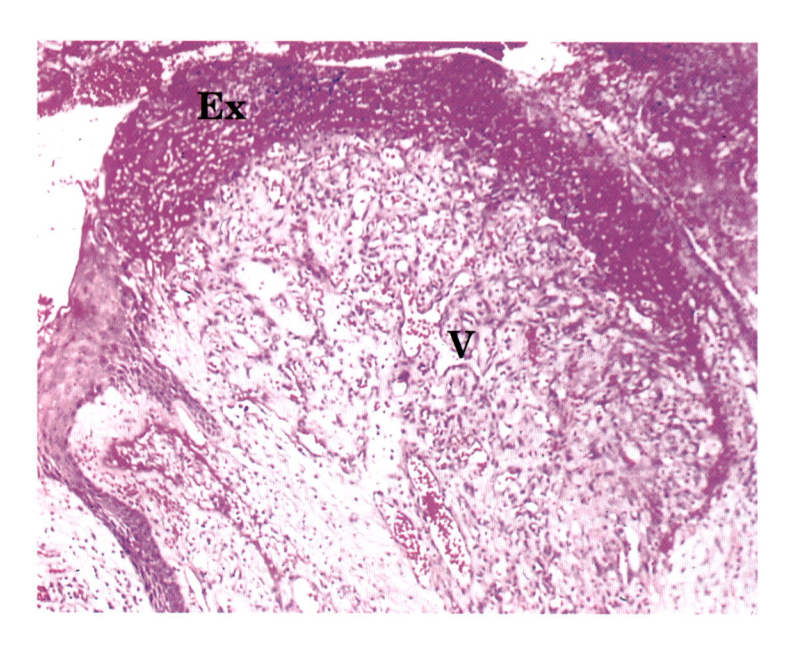

図21.12 化膿性肉芽腫
pyogenic granuloma（低倍率）

　化膿性肉芽腫はよくみかける炎症性の病変であり，おそらく軽い貫通性の外傷（例：バラの棘によるもの）に引き続いて生じると思われる。この病変は，毛細血管腫に類似した血管に富む組織 highly vascular tissue（V）からなる隆起性の結節で，通常の肉芽組織における血管成分の異常な過剰増殖状態を示しているのかもしれない。病変の表層はしばしば潰瘍を形成しており，この例ではその表面が炎症性の滲出物 exudate（Ex）で被われている。病変の辺縁部の襟巻状の上皮の増殖も特徴的な組織像の1つである。

(a)

(b)

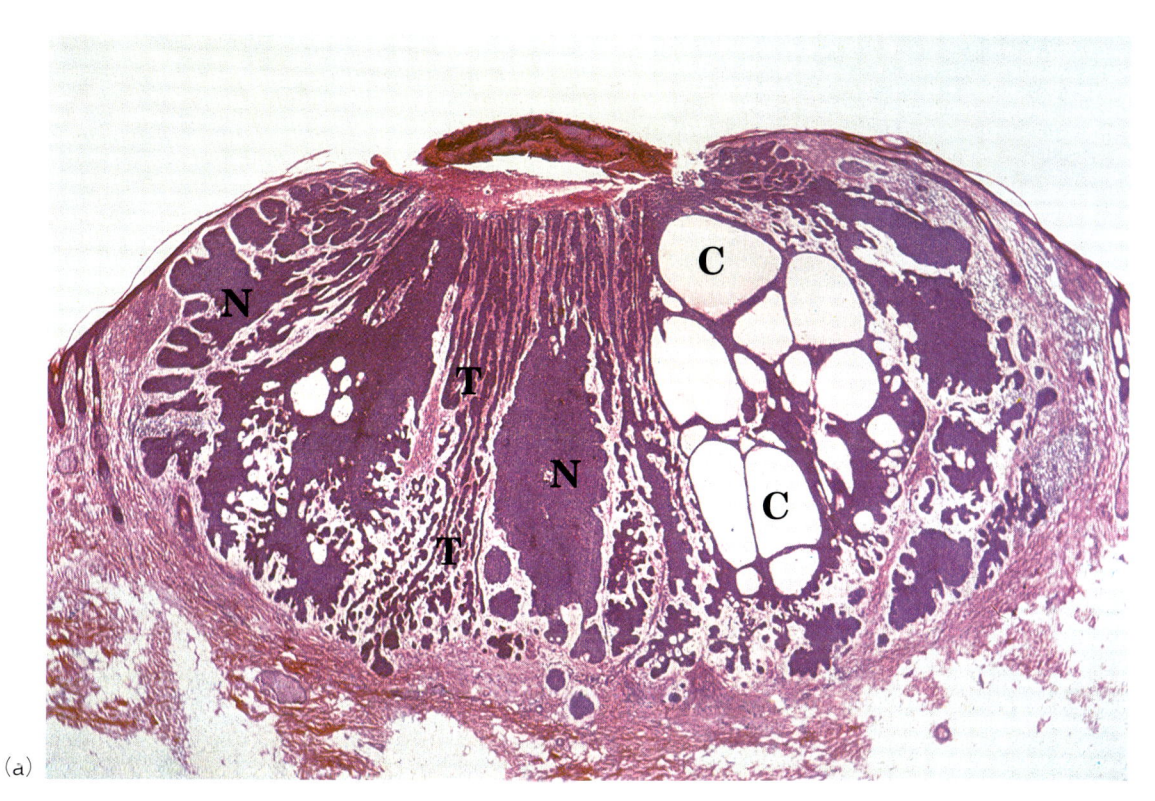

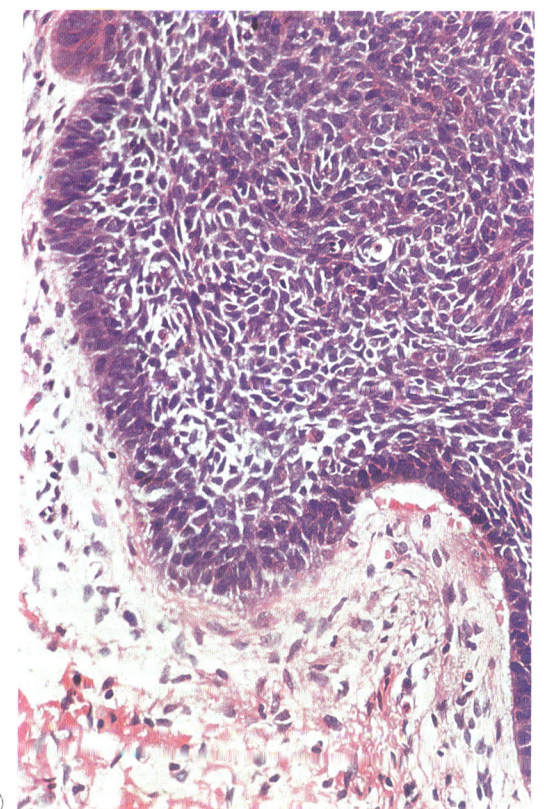

図21.13 基底細胞癌 basal cell carcinoma
(a)低倍率，(b)高倍率

　基底細胞癌は，よくみられる腫瘍の1つであり，境界の不明瞭な乏しい細胞質の中央に暗青色に染色された核を有する細胞から構成されている。

　図(a)は一般にみられる結節状病変の典型的な像を示しており，充実結節状 solid nodular（N），微小嚢胞状 microcystic（C）および索状 trabecular（T）の増殖パターンが混在している。すべての基底細胞癌がこのような結節状の増生パターンを示すわけではなく，ある場合には平坦あるいは幾分陥凹した硬化性皮膚病変（**強皮症様パターン**）を形成し，また他の場合には平坦な発赤落屑病変（**表層パターン**）を呈することもある。

　図(b)にみられるように，腫瘍細胞集塊の辺縁の細胞は特徴的な柵状配列 palisade pattern を示しており，一方，中央部の細胞は不規則に配列している。

　基底細胞癌は，表皮あるいはその附属器の基底細胞から発生し，真皮やさらに深部にある構造に浸潤し，悪性腫瘍としての増殖態度を示すが，遠隔転移はほとんど認められない。

　基底細胞癌は皮膚の日光に曝露される部位，特に顔面に最も高頻度に発生し，俗称で**蚕食潰瘍** rodent ulcer と呼ばれる不規則な潰瘍を伴った結節性病変を呈する。

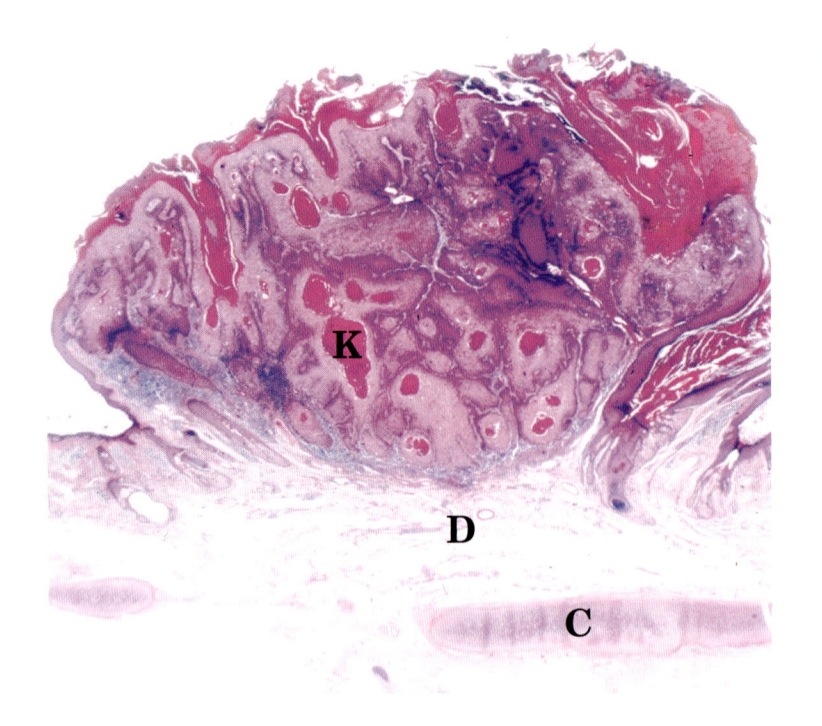

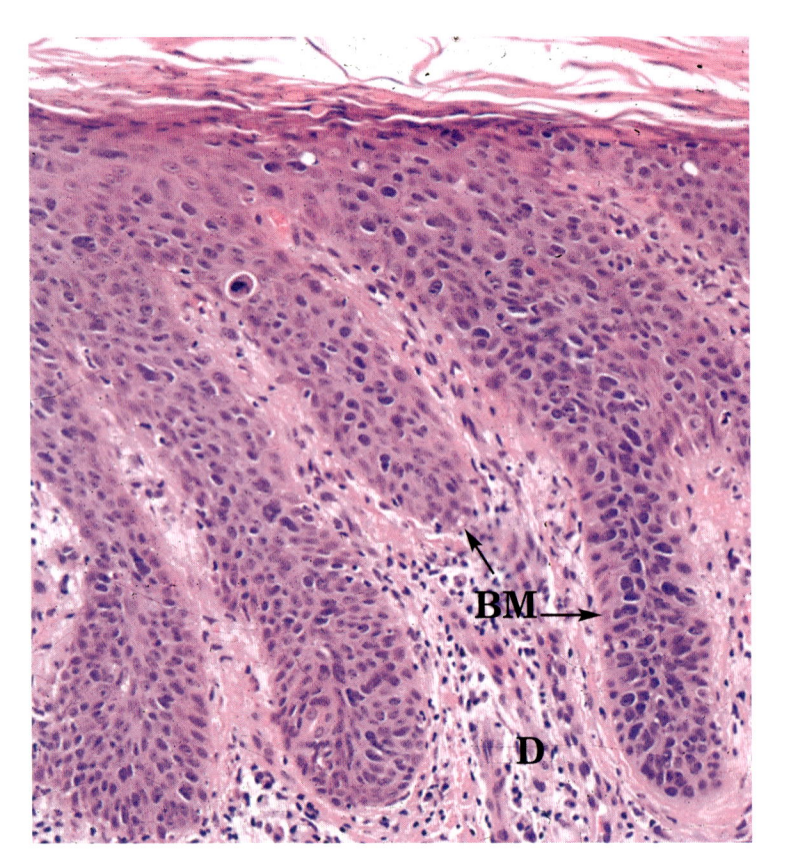

図21.14 扁平上皮癌
squamous cell carcinoma
（低倍率）

皮膚の**扁平上皮癌**は，多くの他の臓器に生じる扁平上皮癌（図7.14参照）と組織学的には類似している。ただし皮膚の場合は，一般によく分化し，高度な角化を呈し，多量の角化真珠 keratin pearl（ K ）を含む。この腫瘍は，真皮（ D ）やその下の組織に浸潤し，リンパ流を介して，所属リンパ節に及ぶこともある。皮膚の浸潤性扁平上皮癌は，皮膚における上皮内癌 carcinoma *in situ* である表皮内癌 intraepidermal carcinoma から進展することもある（図21.15参照）。本図は，腫瘍が耳翼に生じたものであるが，まだ下層の軟骨層 cartilage（ C ）には浸潤していない。

図21.15 表皮内癌
intraepidermal carcinoma
（高倍率）

浸潤性の扁平上皮癌は表皮異形成 epidermal dysplasia によって先行されることがある。この異形成の程度が強くなり，変化が表皮全層に及んだ場合には，**表皮内癌，上皮内癌あるいはボーエン病** Bowen's disease と呼ばれる。本図では，高度異型病変が表皮全体に広がり，正常の構築や層構造が消失している。ただし，基底膜 basement membrane（ BM ）は保持されており，真皮（ D ）への浸潤はみられない。

表皮異形成が表皮の下層部分に限局している場合には，**光線（日光）角化症** actinic (solar) keratosis として知られている。

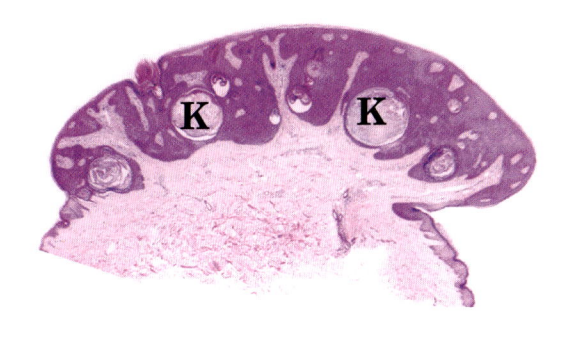

図21.16 脂漏性角化症 seborrheic keratosis （低倍率）

脂漏性角化症は高齢者によくみられる病変で，限局的な基底細胞の増生からなり，隆起した疣贅性病変を形成する。このような外方発育は慢性の外傷に弱く，表層の過角化や病巣内のケラチン嚢胞 keratin nest（ K ）の形成を引き起こす。過去には良性の皮膚腫瘍(基底細胞乳頭腫 basal cell papilloma)と考えられていたが，本症の本態は明らかではない。

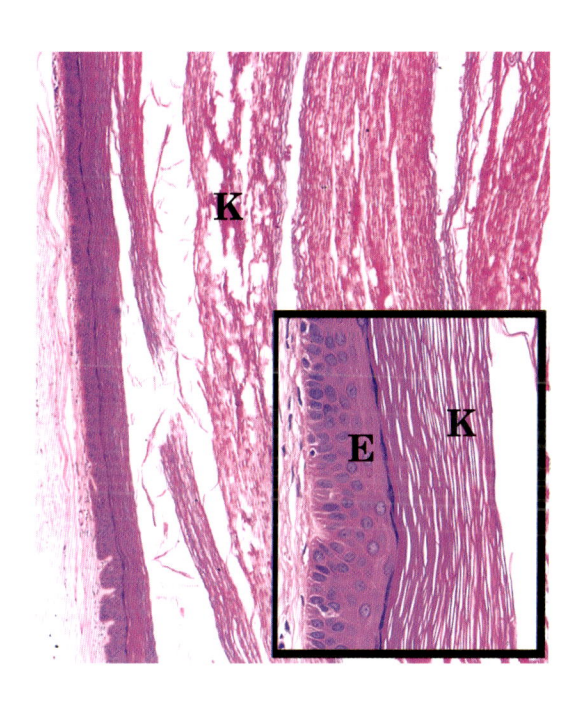

図21.17 表皮嚢胞 epidermal cyst （低倍率）

表皮嚢胞は，真皮，ときおり皮下組織に生じ，小孔を通して外へ開口していることもある。この嚢胞は多量の変性した角化物 degenerating keratin（ K ）を含み，菲薄化・扁平化しているが，表皮と同様に顆粒層を有する重層扁平上皮（ E ）で被われている(挿入図)。

外傷が加わると，薄い嚢胞壁が破れ，周囲真皮組織へケラチンが逸脱し，異物型巨細胞を伴う肉芽腫反応を引き起こし（図3.10参照），嚢胞周囲に腫脹，圧痛，発赤を生じる。

厳密には正しくないが，臨床的にはこの病変を「皮脂性嚢胞 sebaceous cyst」と呼称しており，外傷によって自潰した場合には，これもまた厳密には正しくないが，「感染性皮脂性嚢胞 infected sebaceous cyst」と呼称している。炎症の臨床兆候は漏出した角化物に対する活発な異物巨細胞反応に起因するものである。

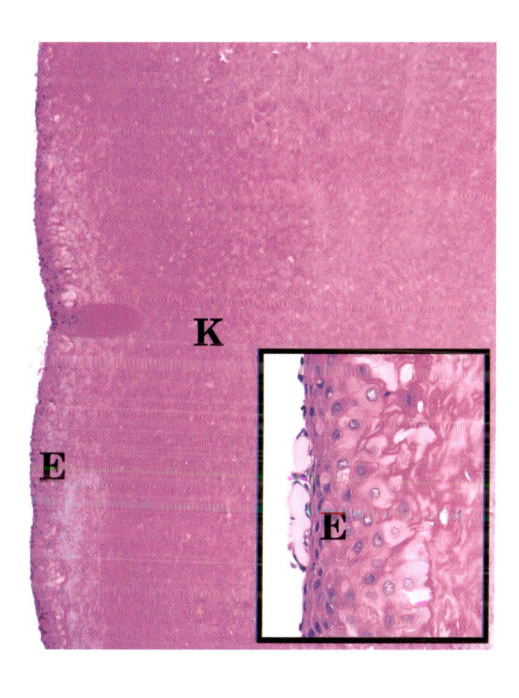

図21.18 毛嚢性嚢胞 pilar cyst （低倍率）

毛嚢性嚢胞は，表皮嚢胞と同様しばしばみられる皮膚嚢胞で，臨床的には表皮嚢胞と類似しているが，ほとんどすべてが頭皮に生じる。表皮嚢胞とは異なり，角化物 keratin（ K ）の性状は緻密で粘着性があり非麥性物である。さらに裏装扁平上皮 lining squamous epithelium（ E ）は毛嚢でみられるものと同様であり，顆粒層が欠如している(挿入図)。このような病変もまた誤って「皮脂性嚢胞」と呼称されている。

メラノサイト関連病変 Melanocytic lesion

　正常の皮膚ではメラノサイトは表皮の基底層に散在し，その微細な細胞突起はケラチノサイトの細胞間を網の目状にぬって，皮膚の表層に向かって伸びている。メラノサイトは，褐色の色素であるメラニンの合成を行い，それを隣接するケラチノサイトへ転送する。メラノサイトにおけるメラニン合成活性には人種や遺伝的背景によって大きな差があり，その結果，皮膚にみられる正常の色素沈着にも様々な度合いを呈する。日光への曝露はこのメラニン合成とケラチノサイトへの転送を増幅させる。

　臨床的に，最も重要で一般的なメラノサイトの病変は母斑 nevus として知られる良性のメラノサイトの増殖症と悪性黒色腫 maligant melanoma として知られるメラノサイトの悪性腫瘍である。

良性メラノサイト（色素細胞性）母斑
benign melanocytic nevus

　メラノサイトの増殖胞巣の局在部位によって，3種の主要な病型がある。

- **境界メラノサイト母斑** junctional melanocytic nevus：メラノサイトの胞巣が表皮内に限局する。
- **複合メラノサイト母斑** compound melanocytic nevus：メラノサイトの胞巣が表皮と真皮上層の双方に局在する。
- **真皮内メラノサイト母斑** intradermal melanocytic nevus：メラノサイトの胞巣が真皮内にのみ分布する。

　良性母斑は次のような一般的な自然経過をたどる。大部分は，色素を豊富に含有するメラノサイトが，表皮下層，すなわち，真皮-表皮境界膜の直上に限局し，平坦な色素沈着病変となる**境界母斑** junctional nevus（図21.19）から始まる。したがって，純粋な境界母斑は一般に小児に認められる。この小児が成長するにつれて，境界部のメラノサイトの一部は基底膜を越えて真皮に移動し，そこで色素の大部分を消失し，より小型になり，硬く密集するようになる。すなわち，表皮内に一部の残存する色素含有境界細胞巣を，真皮内にはより小型の非色素含有母斑細胞をみるようになり，この段階でこの病変は**複合母斑** compound nevus と呼ばれる（図21.20）。真皮内細胞巣は皮膚を上方に盛り上げ，褐色の隆起した結節を形成する。若年成人においては，メラノサイトの境界部胞巣の大部分は真皮に移動し，表皮内には存在しなくなる。この段階で病変は完全な**真皮内母斑** intradermal nevus となる（図21.21）。これらの病変はいずれも全く良性であるが，まれに良性の母斑が悪性黒色腫へ移行することがある。これは一般的に次のようなよく知られた過程を経る。すなわち，境界部胞巣は時に真皮内へ完全に移動せず，異常に増殖し，細胞学的かつ構造的な異型性を伴い，**異形成母斑** dysplastic nevus（図21.22）を形成する。もし治療がなされなければ，この一定の割合が最終的に表層拡大性悪性黒色腫 superficial spreading malignant melanoma に移行する（図21.24，図21.25）。

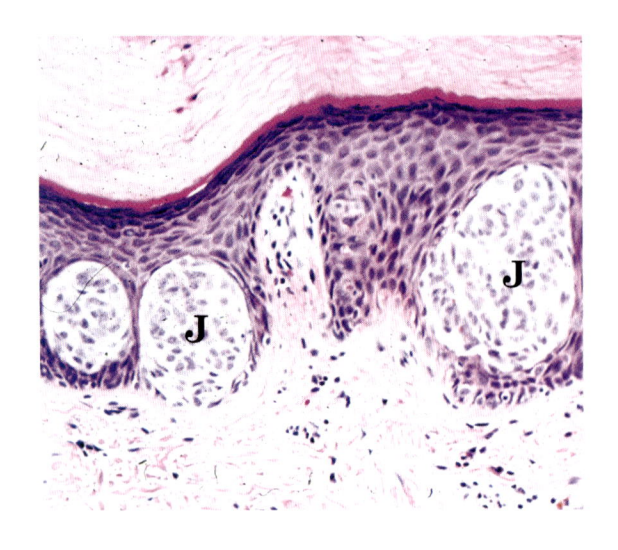

図21.19 境界母斑 junctional nevus（中倍率）

　境界母斑では表皮の基底層にメラノサイトが集簇し，境界部胞巣 junctional nest（J）を形成しているが，その下方の真皮への浸潤はみられない。胞巣は円形ないし楕円形で，境界明瞭であり，そこに集簇するメラノサイトには色素が含まれる。

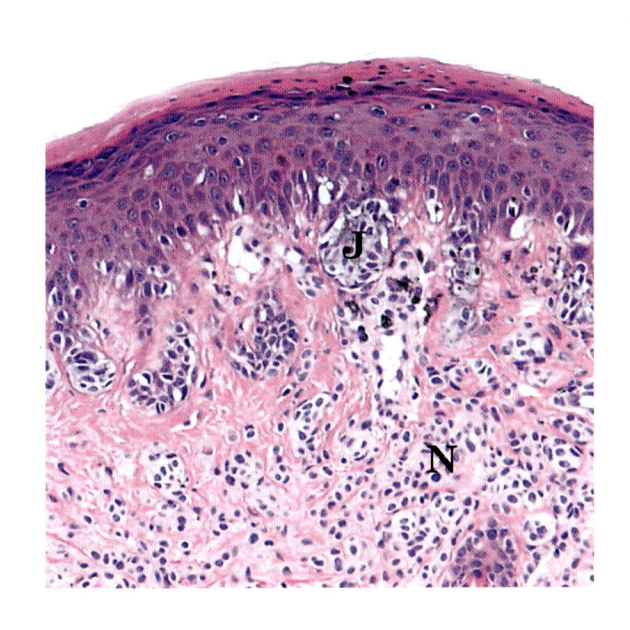

図21.20 複合母斑 compound nevus（中倍率）

複合母斑では，表皮内の境界部胞巣（ J ）と真皮内の母斑細胞の集簇 collection of nevus cells（ N ）の双方を認める。真皮内の細胞は小型でより密に集合しており，「成熟している」と表現される。時間の経過とともにより多くの母斑細胞が真皮内にみられるようになり，表皮内の境界部胞巣はごくわずかとなる。

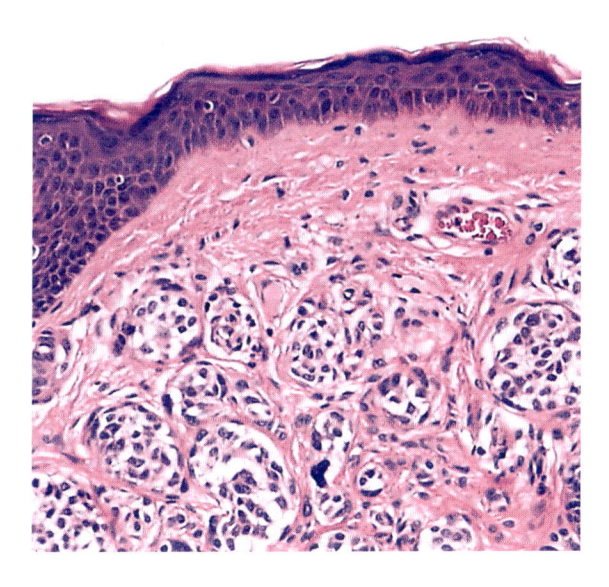

図21.21 真皮内母斑 intradermal nevus（中倍率）

最終的に，表皮内の境界部胞巣を形成するすべての母斑細胞は，真皮上層に移動し，完全な**真皮内母斑**を形成する。

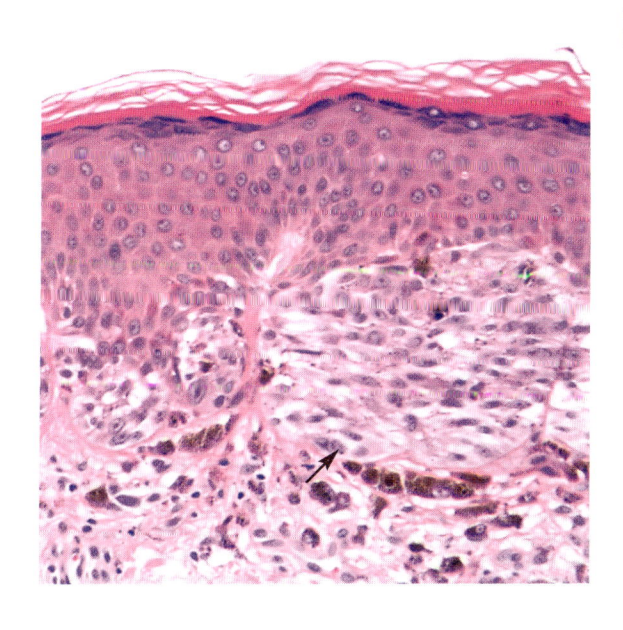

図21.22 異形成母斑 dysplastic nevus（中倍率）

時折，メラノサイトの表皮内境界部胞巣が真皮へ完全には移動せず，細胞質および核の多形性を含む細胞学的および構造的な異型性を呈するようになる。構造異型としては，隣接する表皮脚を橋渡しするような，水平方向に長く延びた，紡錘形のメラノサイトからなる胞巣の形成（矢印）がしばしばみられる。

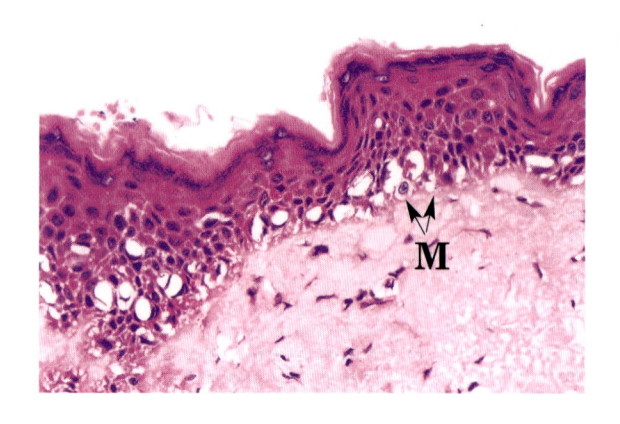

図21.23 悪性黒子 lentigo maligna（中倍率）

表皮基底層のメラノサイトが異型性を呈するもう1つのメラノサイト病変は，**悪性黒子**であり，一般に高齢者の顔面に拡大傾向を有する平坦な色素沈着斑として生じる。組織学的に，表皮基底層に連続的に一列をなした異型メラノサイト dysplastic melanocyte（M）がみられ，これらの細胞は多形性と大型でクロマチンが濃染した核からなる細胞異型を呈する。時折，この異常なメラノサイトは毛囊のような皮膚附属器の基底層にも広がり，最終的にはこの異型メラノサイトの真皮への浸潤が生じる（**悪性黒子性黒色腫** lentigo maligna melanoma）。それまで平坦であった色素沈着病変が隆起性結節を形成するので，臨床的には発見されやすい。

悪性メラノサイト増殖病変（悪性黒色腫）
malignant melanocytic lesions (malignant melanoma)

悪性黒色腫はメラノサイトに由来する悪性腫瘍であり，その頻度は世界的に白色人種に急増している。過剰な日光への曝露，特に日焼けがその主要な原因と考えられている。これまでは悪性黒色腫の発見が遅れ転移をきたした症例が多かったが，市民意識の向上により，今や多くの悪性黒色腫が早期発見されるようになり，原発巣の切除のみで完治しうるようになってきている。悪性黒色腫は初期にはリンパ流を介して所属リンパ節に拡がるが，その後血流を介して拡がるようになり，そうなると本症の治療は非常に困難なものになる。

転移の発生頻度，すなわち予後は主として次のような要因に依拠している。

- 増殖のパターン
  - 真皮への浸潤があるかどうか。これによって，病変は**浸潤性** invasive と**未浸潤** in situ に各々分類される。未浸潤病変は転移の可能性はほとんどない。
  - 増殖のパターンが**放射状** radial（つまり水平あるいは側方）か，あるいは**垂直方向** vertical か。これによって病変は**表層拡大型** superficial spreading か**結節型** nodular かに各々分類される。両方のパターンが同一の病変にみられることもある。放射状の増殖パターンを呈する病変は，もし摘除が完全になされていれば良好な予後を有するが，垂直方向の増殖が進展した場合にはその予後は不良となる。
- 腫瘍の厚さ：病変が深ければ深いほど予後も不良となる。
  - **ブレスロウ肥厚係数** Breslow thickness は顆粒層以下の腫瘍の厚さの最大値であり，0.76mm以下の場合には転移の可能性はほとんどない。
  - **クラークレベル** Clarke's level は組織学的な層構造の観点から浸潤の深さを表したもので，例えばクラークレベル2は真皮乳頭へのわずかな浸潤をみる場合を意味し，良好な予後を示している。
- **血管および神経周囲浸潤**：血管およびリンパ管，あるいは神経周囲腔内における腫瘍細胞の組織学的検出は，高率にリンパ節転移や血行性の拡大をみることから，予後不良を示している。

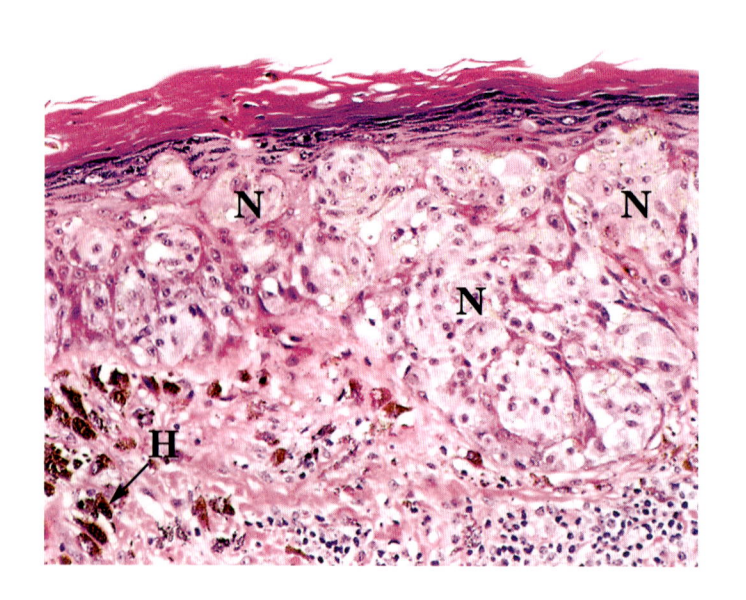

図21.24 表層拡大性表皮内悪性黒色腫 superficial spreading malignant melanoma in situ（高倍率）

表皮にはメラノサイトの胞巣 nest of melanocyte（N）をみるが，それらが基底層にのみ限局している境界母斑（**図21.19**）とは異なり，表皮全層にみられる。この胞巣は数が多く，大きさも様々で，境界は明瞭であり，中に含まれるメラノサイトには異型性および多形性を認める。真皮にはメラニンを貪食した組織球 histocyte（H）（メラノファージ melanophage）をみるが，悪性メラノサイトの浸潤は認めない。

第21章 皮 膚　255

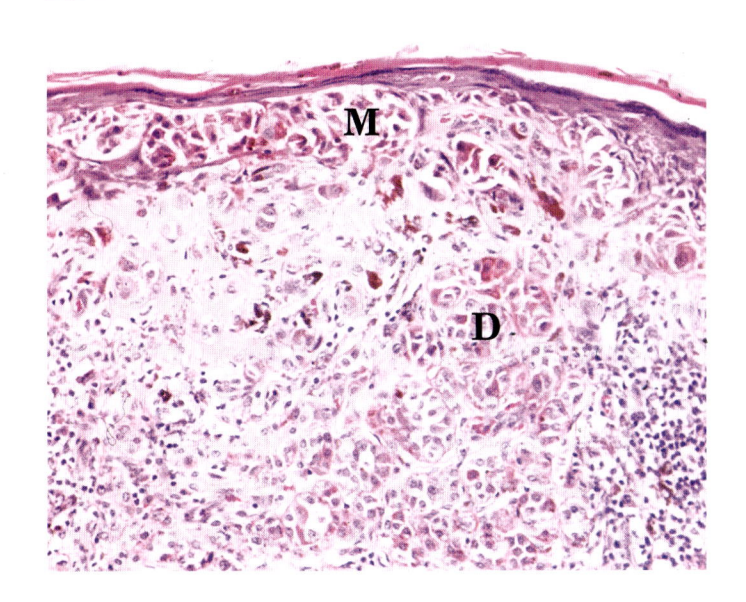

図21.25 表層拡大性悪性黒色腫：真皮浸潤 superficial spreading malignant melanoma：dermal invasion （中倍率）

図21.24に示した表層拡大性表皮内悪性黒色腫と同様に，表皮の全層に異型メラノサイトの胞巣（M）をみるが，ある部分ではそれらが表皮基底膜を破り，真皮 dermis（D）に浸潤し，放射状あるいは垂直方向の増殖パターンを呈している。

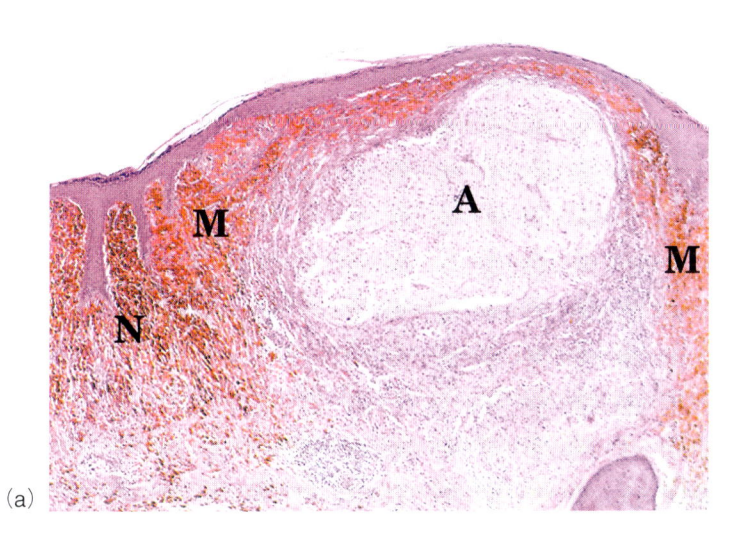

図21.26 悪性黒色腫：結節型 malignant melanoma：nodular （a）低倍率，（b）中倍率

低倍率の図（a）は，結節状（垂直方向）の増殖成分（A）を伴う悪性黒色腫の構築パターンを示している。この結節は大部分無色素性であるが，高度の色素を含有する黒色腫細胞（M）やメラニンを貪食したマクロファージ（メラノファージ）の集簇（N）によって周囲を囲まれている。臨床的には，平坦で不均等な色素沈着病変としてみられていたものが，急速に発育し，比較的蒼白な結節として認められる。

この悪性黒色腫の辺縁部の高倍率像，図（b）では，無色素性の悪性メラノサイト（A）が真皮内を深部に向かって拡大してゆくのがみられる。ブレスロウ肥厚係数は1.5mmをはるかに超えており，転移性進展の可能性が高く，予後不良である。

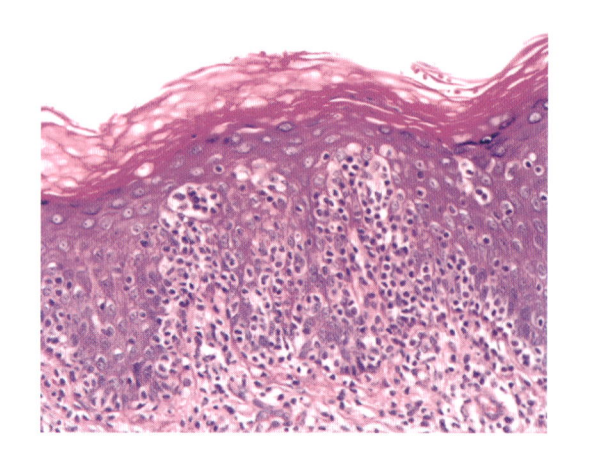

図21.27 皮膚T細胞性リンパ腫 cutaneous T cell lymphoma（中倍率）

皮膚に生じるリンパ腫の最も一般的なタイプはT細胞性リンパ腫である。これは，皮膚における原因不明で持続性の紅斑として始まり，緩徐に，しばしば数年をかけて大きくなり，紅斑の中にわずかな膨隆を呈してくる。末期には病変は多発性の隆起した赤色の結節となる（**菌状息肉症 mycosis fungoides**）。本図は早期の紅斑期の病変を示しており，多数の異型Tリンパ球が真皮から表皮へと浸潤している。

皮膚にB細胞性リンパ腫が発生する頻度は極めて少ないが，（一般的には）孤立性の隆起した赤紫色の結節として認められる。

真皮および皮下組織の腫瘍 Tumors of dermis and subcutis

神経線維腫（図23.16参照），神経鞘腫（図23.15参照），平滑筋腫，血管腫，転移性癌は，すべて真皮および皮下組織に生じる。しかし，良性の線維組織球性腫瘍である**皮膚線維腫 dermatofibroma** が真皮に最も高頻度にみられる。この悪性版である**隆起性皮膚線維肉腫 dermatofibrosarcoma protruberans** ははるかに頻度が少ない。皮下組織に最も高頻度にみられる腫瘍は，良性の**脂肪腫 lipoma** である。

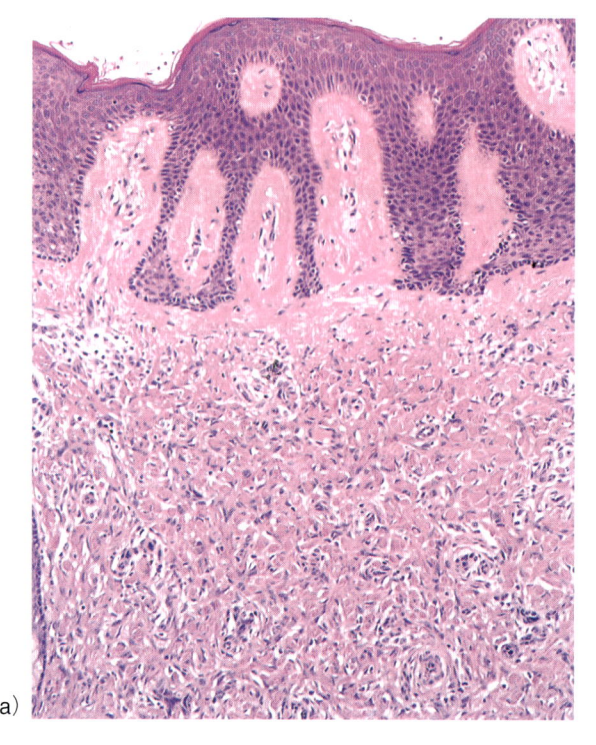

図21.28 皮膚線維腫 dermatofibroma （a）中倍率，（b）低倍率

これは皮膚に最もよくみられる腫瘍の1つであり，一般には若年者および中年者の四肢に出現しやすく，白色～褐色調の単発性で隆起した硬い結節として認められる。組織学的に，本腫瘍は真皮内に存在し，辺縁は不明瞭であり，線維芽細胞に類似した紡錘形細胞の不規則な配列からなる。一部の病変では腫瘍内に泡沫状の組織球が散見される。当該部分を被覆する表皮は図（a）でみられるようにしばしば不規則に肥厚している。

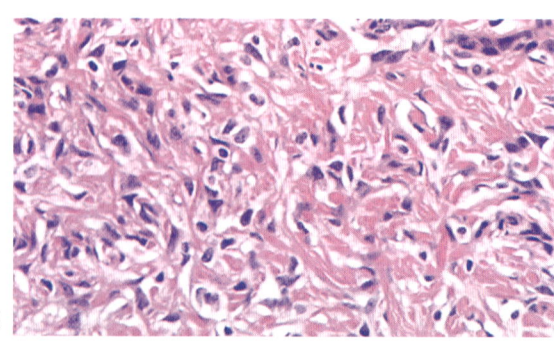

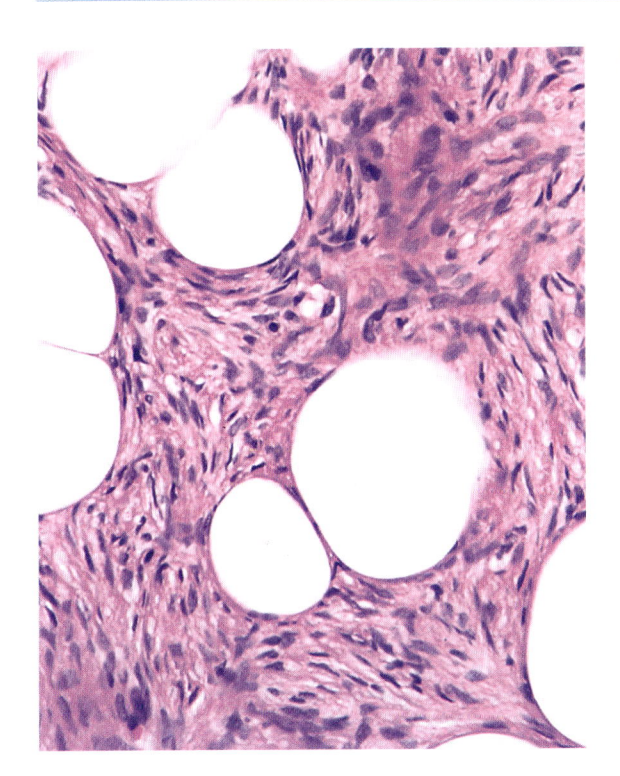

図21.29 隆起性皮膚線維肉腫
dermatofibrosarcoma protruberans（高倍率）

この低悪性度腫瘍もまた線維組織球系細胞に由来すると考えられている。これは，体幹に最も好発し，硬く緩徐に拡大する斑状病変として認められる。本腫瘍は，様々な多形性を呈し，束状に配列する紡錘形細胞からなる。真皮に原発するが，隣接する真皮組織の側方に浸潤性に拡大するとともに，深部にも浸潤し，本図のように皮下脂肪組織にも及ぶ。しばしば臨床的に認められるよりもかなり広く浸潤しており，初回の手術で完全に摘除することが困難なこともある。不完全な切除は常に再発を伴い，局所的ながら病変は拡大していく。

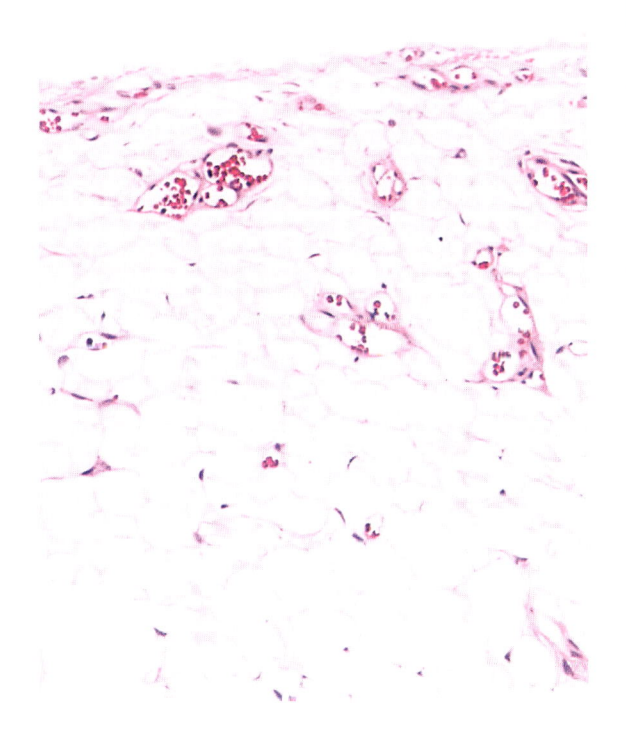

図21.30 脂肪腫 lipoma（低倍率）

皮下脂肪組織に最も高頻度にみられる腫瘍は良性の**脂肪腫**であり，体幹や四肢に，軟らかくしばしば不体裁な腫瘤として認められる。それらは単発であることも多発することもあり，無痛性あるいは圧痛を伴うこともあり，境界が不明瞭なことも明瞭なこともある。腫瘍は脂肪組織からなるが，本図にみられるようにしばしば多数の血管を含む多発性有痛性腫瘍をみることもある。この型は**血管脂肪腫** angiolipoma とも呼ばれる。

第22章　骨格系
Skeletal system

骨 Bone

　骨は，**類骨 osteoid** と呼ばれる特殊な型の膠原線維がマトリックスに埋め込まれた極めて特殊な組織である。類骨は**骨芽細胞 osteoblast** と呼ばれる特殊な細胞によって合成され，カルシウム塩の沈着によってハイドロキシアパタイトの形をとる。骨芽細胞は休止期には活動性のない紡錘形の細胞として骨表面に存在するが，類骨の合成が必要となると立方形になり，活発な蛋白合成を行う。骨は**破骨細胞** osteoclast と呼ばれる細胞による古い骨の除去と，骨芽細胞による新しい類骨の蓄積により，絶えず再構築が行われている。したがって骨は機能的要求およびストレスに応じて，量的および構築的に加減される。石灰化された骨は大きなカルシウムを貯蔵する場であり，破骨細胞による吸収活性によってカルシウムが引き出され，血清中のカルシウムのホメオスターシスを維持している。

骨折 Bone fracture

　骨折は外傷の一般的かつ重要な結果の1つである。骨にいくつかの基礎的異常(例：骨粗鬆症，骨軟化症，ページェット(パジェット)病 Paget's disease，転移性腫瘍)が存在すると，わずかな外傷または外的刺激でも骨折が生じる。これは**病的骨折** pathological fractureと呼ばれる。骨折の治癒については，組織修復の特殊型の例として図**2.12**に概説した。

骨の感染症 Bone infections

　骨の感染症は現在は極めてまれであるが，細菌性骨髄炎は化膿性，結核性ともに，以前は重要な不治の病であった。化膿性細菌(通常は黄色ブドウ球菌 *Staphylococcus aureus*)によって起こる**急性骨髄炎 acute osteomyelitis** (図**22.1**)は，通常幼小児に起こり，細菌は血流を介して髄腔に達するが，各年代層でみられる複雑骨折のような貫通性外傷に続いて生じる場合もある。病理学的に急性骨髄炎は骨髄腔に膿瘍形成を生じるが，疾患の経過は2つの因子により複雑化する。第1は，制限された空間において圧の増加により骨の広い領域に梗塞が生じること，第2は壊死骨の塊(**腐骨 sequestrum**)が異物として作用し，正常な修復過程を妨げたり，細菌が生体の防御機構に接することのできないような潜伏場所を与えることである。**慢性骨髄炎 chronic osteomyelitis** は治療が遷延あるいは不十分な場合に続発しうる。
　結核性骨髄炎 tuberculous osteomyelitis は図**4.8**に示した。

代謝性骨疾患 Metabolic bone diseases

　骨粗鬆症 osteoporosis (osteopenia) では，骨は質的には正常にみえるが，骨梁の数とサイズの減少，あるいは皮質骨の菲薄によって全身の骨梁が減少している。**骨軟化症 osteomalacia** は類骨に正常な石灰化が起こらない疾患で，通常はビタミンDの欠乏により生じるが，全身のカルシウム欠乏が原因ともなりうる。**くる病 rickets** は骨軟化症の小児型である。正常骨，骨粗鬆症および骨軟化症の所見は図**22.2**で比較できる。

　骨ページェット(パジェット)病 Paget's disease of bone は初老期に発症する原因不明の疾患で，既存の骨の無秩序で不適切な破骨細胞による侵食と，骨芽細胞による無秩序な骨新生が同時に生じることが特徴である。副甲状腺腺腫または副甲状腺過形成による副甲状腺ホルモンの過剰分泌で生じる**副甲状腺機能亢進症 hyperparathyroidism** でも，多少類似した骨の侵食像が認められる。

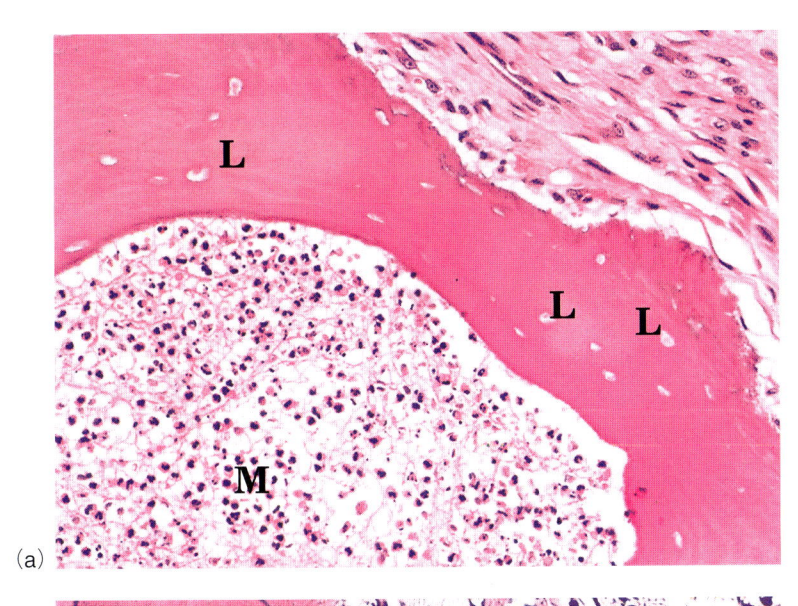

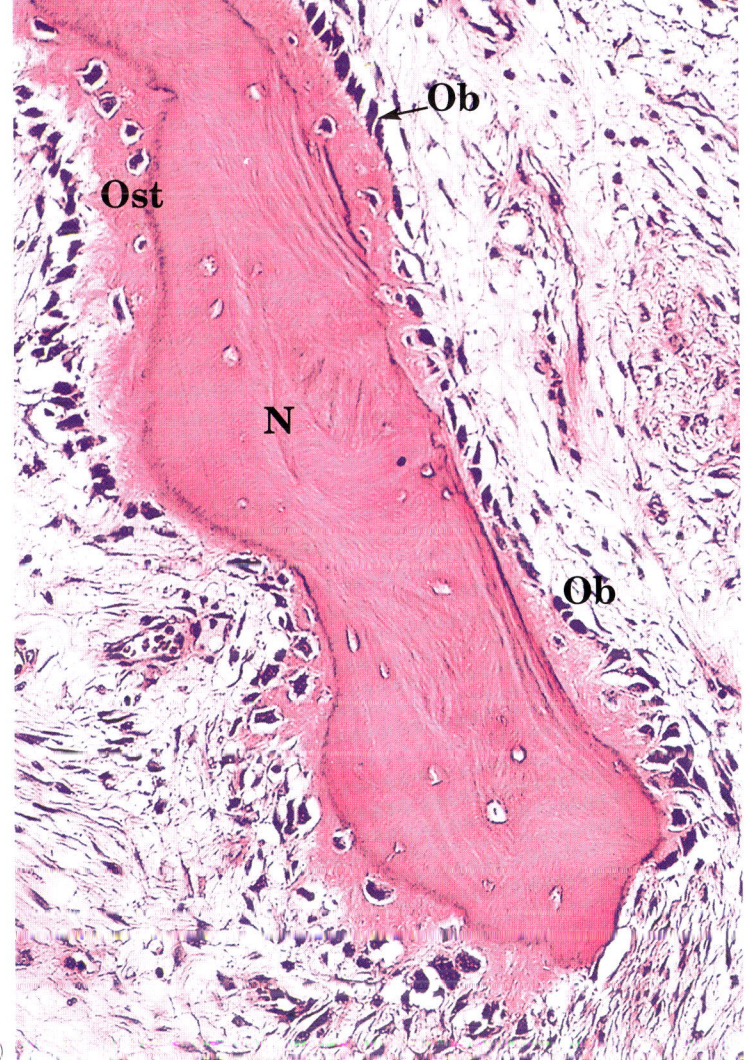

図22.1 骨髄炎 osteomyelitis
(a)(高倍率)
(b)壊死骨 necrotic bone （高倍率）

　図(a)は糖尿病患者の切断した足の趾の急性化膿性炎症の所見である。視野左下方の髄腔 marrow space（M）に，フィブリン中に多数の好中球浸潤を伴った急性炎症反応がみられる。骨梁は壊死性で，骨小腔 lacuna（L）内には生きた骨細胞はない。図の右上方では，骨髄は線維性で修復が進んでいる。

　図(b)に示したように，この過程は壊死骨 necrotic bone の再構築を伴いながら慢性期に移行したものである。中央の壊死骨（N）は活動性の骨芽細胞 osteoblast（Ob）に囲まれており，骨芽細胞は壊死に陥った骨梁の外表面に新しいマトリックスや類骨 osteoid（Ost）を形成している。

(a)

(b)

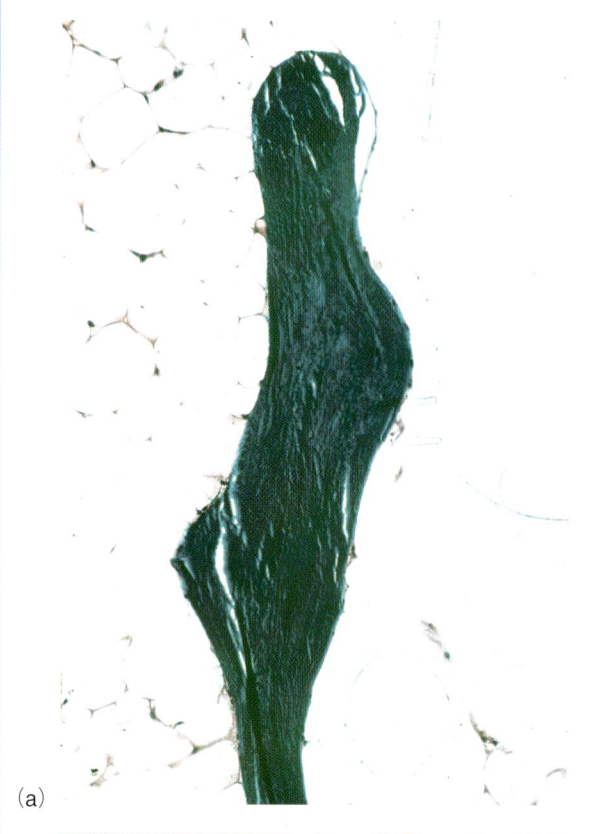

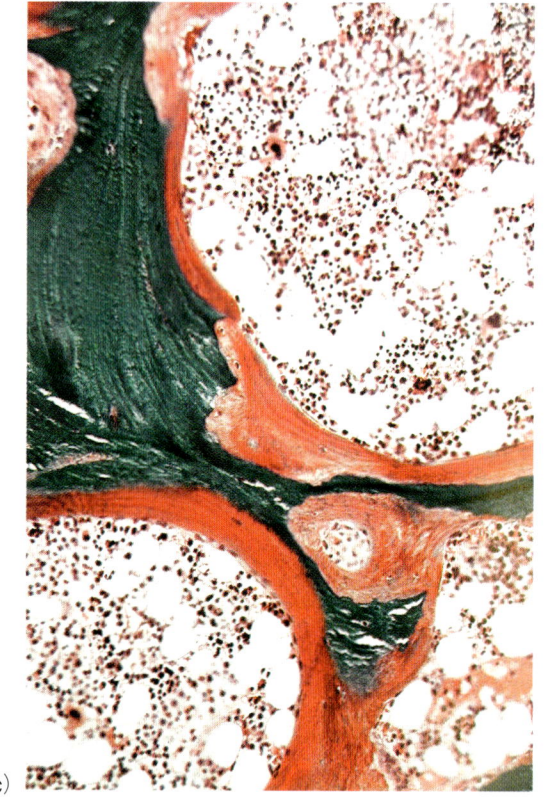

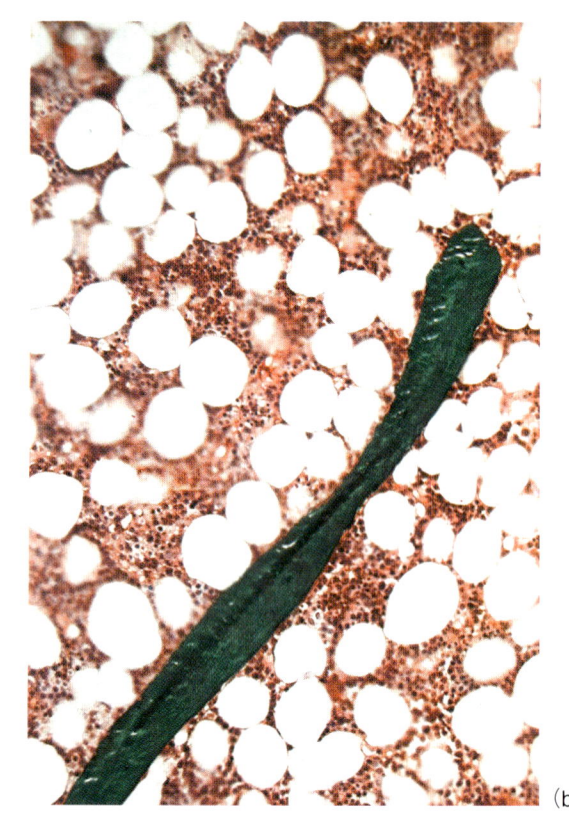

図22.2 骨粗鬆症と骨軟化症
osteoporosis and osteomalacia
（非脱灰樹脂標本，ゴルドナー・トリクローム染色，中倍率）
(a)正常骨，(b)骨粗鬆症，(c)骨軟化症

図(a)に示した**正常な骨梁**では，すべての骨梁は完全に石灰化している（ゴルドナー・トリクローム染色 Goldner's trichrome stain にて緑色に染色）。

図(b)の**骨粗鬆症**では骨は質的には正常にみえるが，骨梁の数および大きさの減少によって骨量は減っている。骨粗鬆症は老年期，特に閉経後の女性には極めて普通に発症し，運動が制限されると悪化する。また個々の四肢が何らかの原因で動かなくなったり，あるいは廃用性萎縮を呈している場合にも起こりうる。骨粗鬆症はいくつかの内分泌障害によっても引き起こされるが，特に副腎皮質ステロイド過剰の際にみられる。

図(c)の**骨軟化症**では，骨梁は厚さが正常かあるいは増加しているが，石灰化が不十分であり，各々の骨梁は石灰化した骨の芯 central core（緑色に染色）を有しており，芯の周囲は石灰化していない類骨（赤橙色に染色）の外殻 outer shell に包まれている。骨軟化症は通常ビタミンDの欠乏によって生じる。成長期の小児のビタミンD欠乏（くる病 rickets）は病理学的には骨軟化症と同じであるが，成長板における石灰化の乱れによって肉眼的な骨格の変形を生じる。

(c)

第22章 骨格系　261

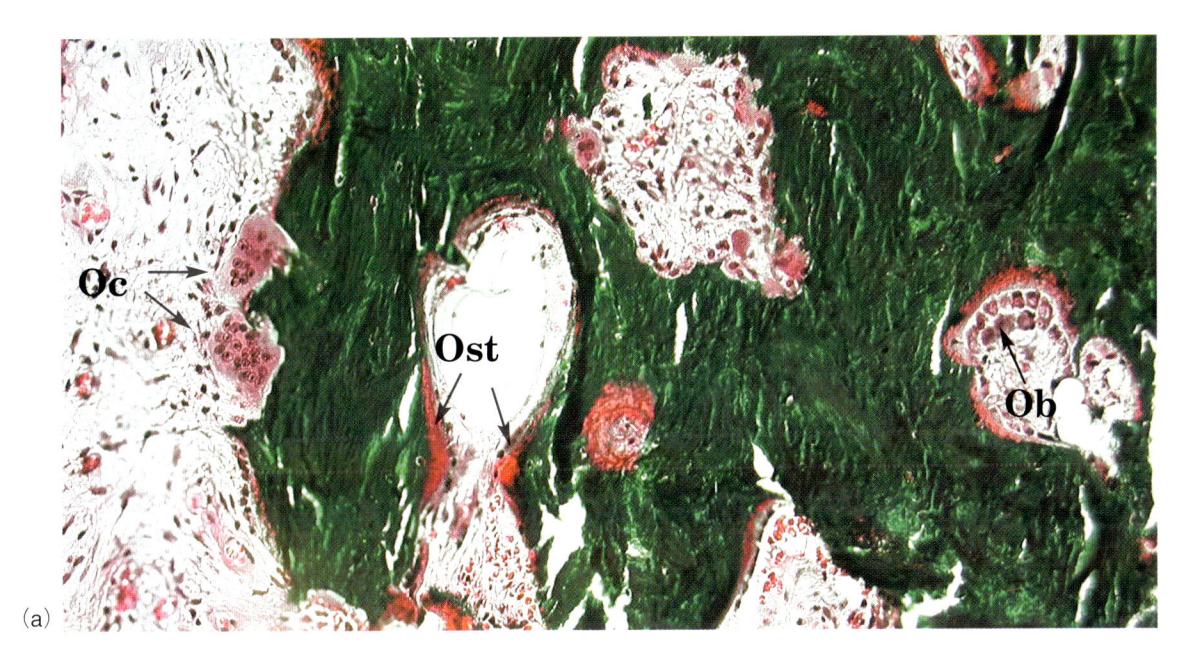

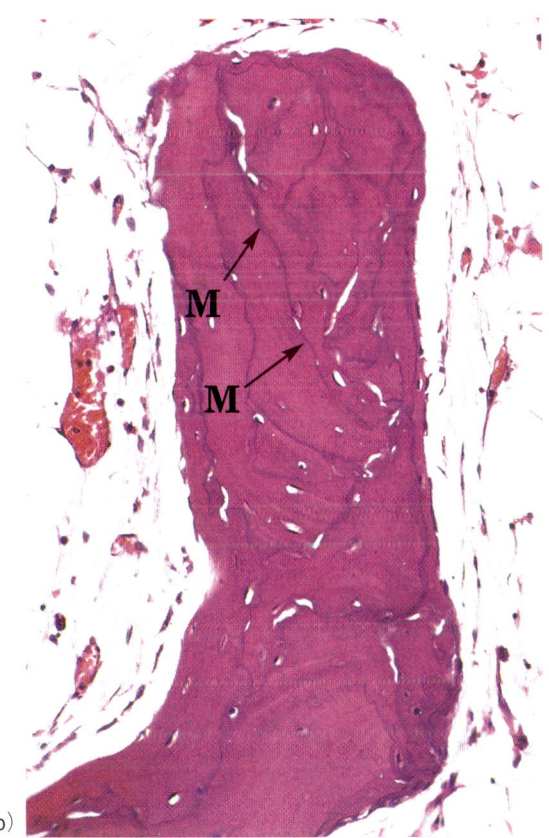

図22.3 骨ページェット（パジェット）病
Paget's disease of bone（高倍率）
(a) 活動性の骨溶解性病変（非脱灰樹脂標本，ゴルドナー・トリクローム染色）
(b) 非活動性の硬化性病変（脱灰パラフィン標本，HE染色）

　骨ページェット病では，無秩序で統制を失った骨の侵食性破壊像に続いて，過度の骨芽細胞の活性のため過剰な類骨が形成され，さらに類骨は石灰化して不規則な骨梁の肥厚を生じる。

　図(a)では，異常に大型の多核破骨細胞 multinucleated osteoclast（Oc）が活発に骨表面を侵食している。他の骨梁表面では，新しく沈着した赤染する類骨 osteoid（Ost）の層がみられ，その上に大型で立方形の活動性の骨芽細胞 active cuboidal osteoblast（Ob）が配列する。この進行性で無秩序な骨の再構築は，しばしば著しい肥厚を伴う骨の弯曲を生じる。この状態は比較的少数の長管骨，脊椎骨および頭骨に限られる傾向にあり，そのため機能的な負荷に耐えられず，重篤な骨の変形（例：長管骨の屈曲）や病的骨折をもたらすことになる。

　時間が経過すると，疾患の活動性は徐々に減少し，初めは細胞成分の豊富だった骨が次第に硬化する。通常，骨ははじめよりも肥厚してくるが，逆に弱くなっていく。これは以前の強い層状骨の多くが脆弱な織布状骨 woven bone におきかわったためである。最適な層状構造の断裂は偏光顕微鏡で容易に観察可能で，図(b)のような陳旧性の病変では，先行した骨破壊と不規則な新生骨の形成との境界は薄く暗調な**モザイク線** mosaic line（M）としてみられる。

骨腫瘍 Bone tumor

骨の原発性腫瘍 primary tumor of bone は骨にみられるすべての細胞より生じうる。これらの腫瘍の中でも，より重要なものの基本的な特徴を図22.4に示す。

類骨骨腫 osteoid osteoma は良性であるが有痛性の骨腫瘍である（図22.5）。骨原発性の悪性腫瘍で最も一般的なものは**骨肉腫** osteogenic sarcoma（図22.6）で，主に青少年に発症する。

軟骨腫 chondroma（図22.7）は硝子軟骨の良性腫瘍で，骨表面あるいは髄腔に生じ，髄腔に生じるものは**内軟骨腫** enchondroma として知られる。まれに悪性転化する。**軟骨肉腫** chondrosarcoma は主に中年および初老期に発症する悪性腫瘍である。悪性腫瘍は骨髄のリンパ球系細胞からも発生し，例として骨髄腫，リンパ腫，白血病などがある（第16章参照）。

加えて骨の新生物には，種々の**腫瘍類似病変** tumor-like lesion も存在する。その主な特徴を図22.9に示す。軟骨帽に被われた**骨軟骨腫** osteochondroma（**外骨症** exostosis）はこれらの病変のうちで最も一般的であり，図22.10に示す。

骨は上皮性悪性腫瘍，特に気管支，乳腺，腎臓，甲状腺および前立腺の癌の血行性転移の頻度が高い重要な場所である（図16.5参照）。転移性腫瘍は通常骨梁を破壊するが，前立腺癌（図19.11参照）は時に過剰な新生骨の形成を刺激し，通常みられる**骨溶解性** osteolytic の変化よりもむしろ**骨硬化性** osteosclerotic の変化を起こす。

図22.4　重要な原発性骨腫瘍 important primary tumors of bone

名称	推定される由来細胞	年齢，性差	好発部位	特徴
類骨骨腫	骨芽細胞	青年，男＞女	下肢	良性，骨硬化性，有痛性
骨肉腫	原始的骨芽細胞	1) 10～25歳 2) 65歳以上，男＞女	1) 膝の周囲 2) ページェット病の部位	悪性度が高い 早期に肺転移
軟骨腫（内軟骨腫）	軟骨細胞	若年成人，男＞女	手の骨	通常良性 膨張性発育
軟骨肉腫	軟骨細胞	30～60歳，男＞女	脊椎，骨盤	悪性，局所進展および遠隔転移
非骨化性線維腫	不明	小児・青年，男＞女	下肢の長管骨	良性，骨融解性 しばしば多発
軟骨粘液線維腫	不明	青年・若年成人，男＞女	長管骨，特に脛骨	良性，骨融解性
巨細胞腫	破骨細胞	20～40歳，男＞女	膝の周囲	ほとんど良性，再発傾向 まれに悪性
脊索腫	脊索組織	40歳代，男＞女	仙骨	局所的な骨破壊および浸潤
ユーイング肉腫	不明	小児・成人，男＞女	長管骨骨幹部	悪性，早期かつ広範囲に転移

第22章 骨格系　263

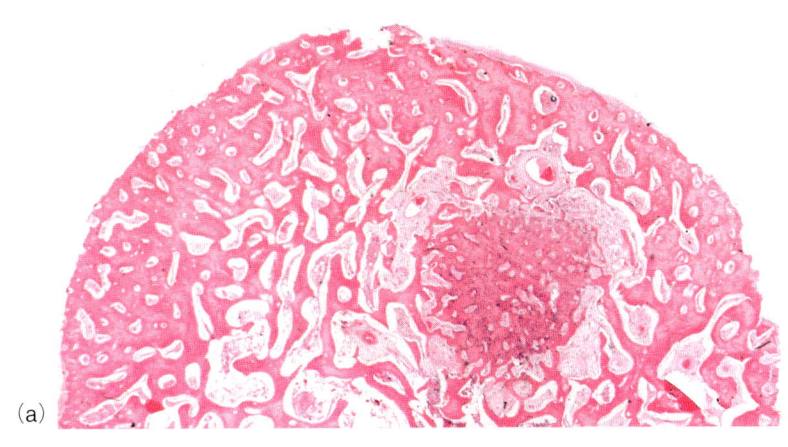

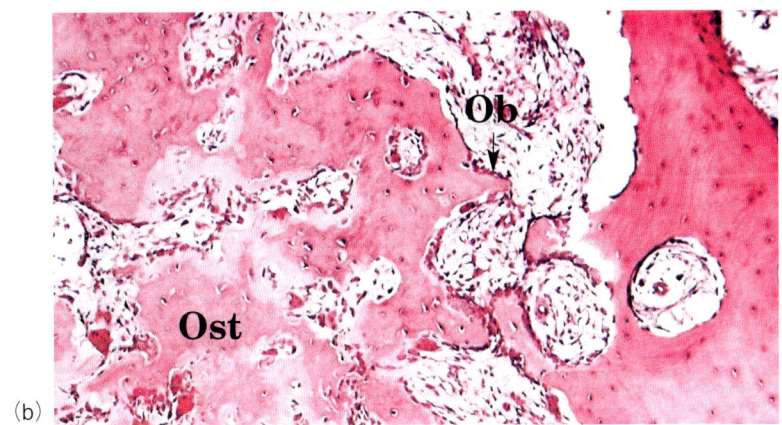

図22.5 類骨骨腫 osteoid osteoma

(a)髄腔内の類骨骨腫（低倍率）
(b)病変部の辺縁の組織（中倍率）

類骨骨腫は通常，長管骨，特に脛骨や大腿骨の骨幹部髄腔に生じる骨芽細胞由来の良性腫瘍である。図(a)にこの良性腫瘍の典型的な低倍率所見を示す。

図(b)は病変部の辺縁部である。活発に増殖する骨芽細胞（Ob）に囲まれた不規則な塊の中心に，部分的に石灰化した類骨（Ost）からなる「巣 nidus」が存在する。

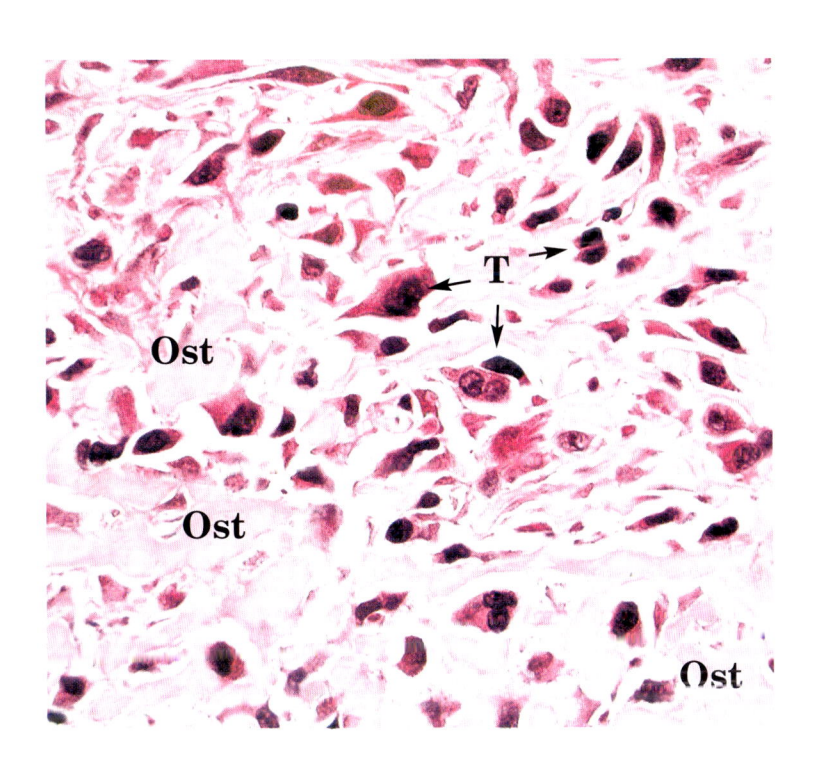

図22.6 骨肉腫 osteogenic sarcoma（osteosarcoma）（高倍率）

骨肉腫は比較的まれであるが骨の原発性悪性腫瘍としては最も頻度が高い。ほとんどの例は小児および青年期（通常は膝の周囲）に発症するが，長期にわたって，ページェット病に罹患していた高齢の患者にも発症しうる。組織学的に腫瘍は変化に富むが，淡いピンク色に染色される島状の類骨（Ost）が通常認められる。腫瘍細胞 tumor cell（T）は骨芽細胞に由来し，通常は低分化かつ多形性で多数の核分裂像を伴う。この腫瘍は一般に極めて血管に富み，早期に肺に血行性転移を示す。

第2部　器官の病理組織学

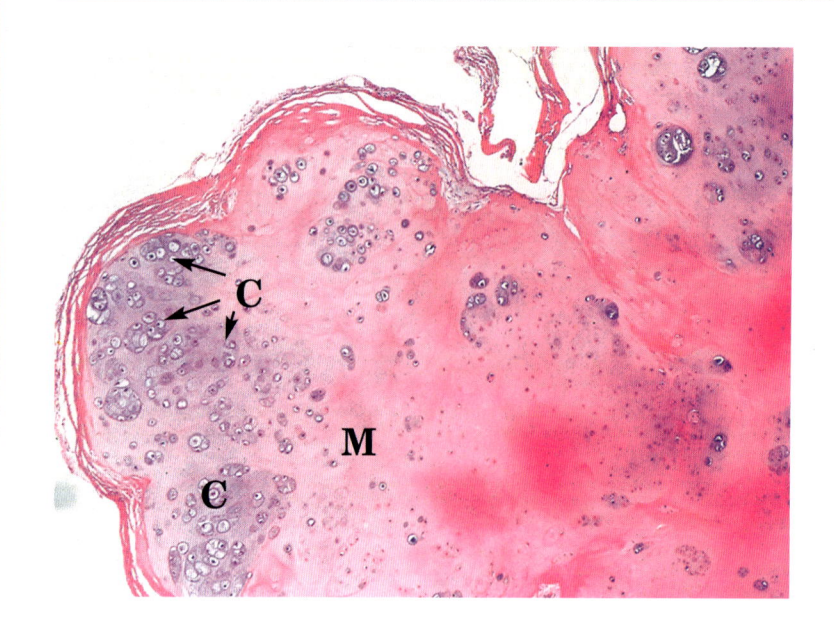

図22.7 軟骨腫 chondroma （低倍率）

軟骨腫はよく境界された良性の軟骨の小結節からなる。肉眼的には半透明で灰色がかった青色を示すのが特徴で，これは硝子様のマトリックス hyaline matrix（M）による。軟骨小腔中にみられる腫瘍性の軟骨細胞 chondrocyte（C）は異型性がなく良性であり，よく形成された軟骨のマトリックス中に存在している。

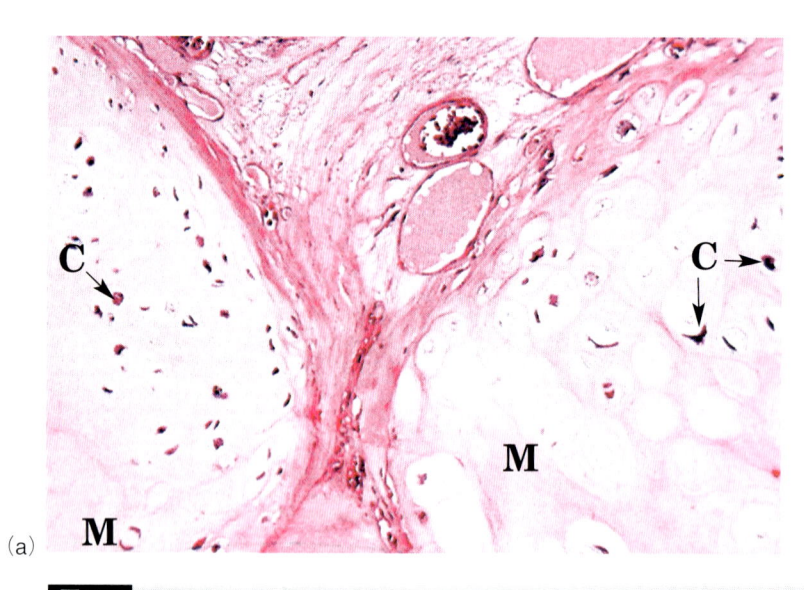

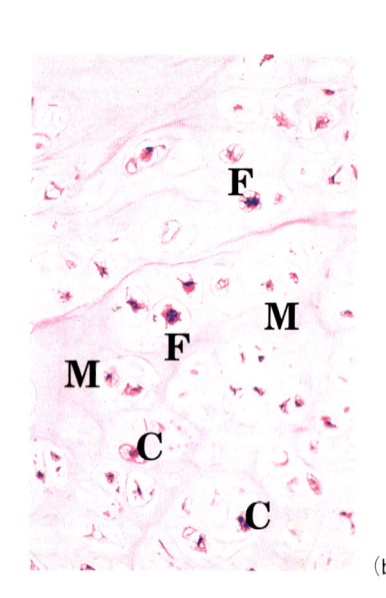

図22.8 軟骨肉腫 chondrosarcoma
（a）中倍率，（b）高倍率

この悪性軟骨性腫瘍は通常中高年の体幹骨に生じ，成長の遅い低悪性のものから，明らかな軟骨の形成がほとんどない低分化で侵襲性の強いものまで，様々な動態を示す。

本図に示す腫瘍は高分化型の軟骨肉腫で，青白色の硝子様のマトリックス（M）の結節からなる。マトリックス中にみられる軟骨細胞（C）は悪性である。これらは腫大した2核の異型細胞だったり，1つの軟骨小腔内に2個ないしそれ以上の細胞が集簇したりして，正常軟骨細胞とは異なる。また，核分裂像 mitotic figure（F）が認められる。本図に示すような高分化型軟骨肉腫は良性軟骨腫との鑑別が難しい。

図22.9　骨の腫瘍類似病変　tumor-like lesions in bone

名称	年齢, 性差	好発部位	特徴
骨軟骨腫	小児・成人, 男＞女	脛骨上部, 腓骨下部	良性（過誤腫性?），骨表面からの軟骨・骨発育，まれに悪性転化
動脈瘤状骨嚢胞	青年・若年成人, 男＞女	長管骨幹部, 脊椎	骨融解性, 骨折素因
線維性発育異常（線維性骨異形成症）	小児・青年期, 男＞女	大腿骨, 脛骨, 肋骨, 顔面骨	骨融解性, 骨折素因
上皮小体機能亢進性「褐色腫」	成人, 男＞女	すべての骨	骨融解性, しばしば多発性

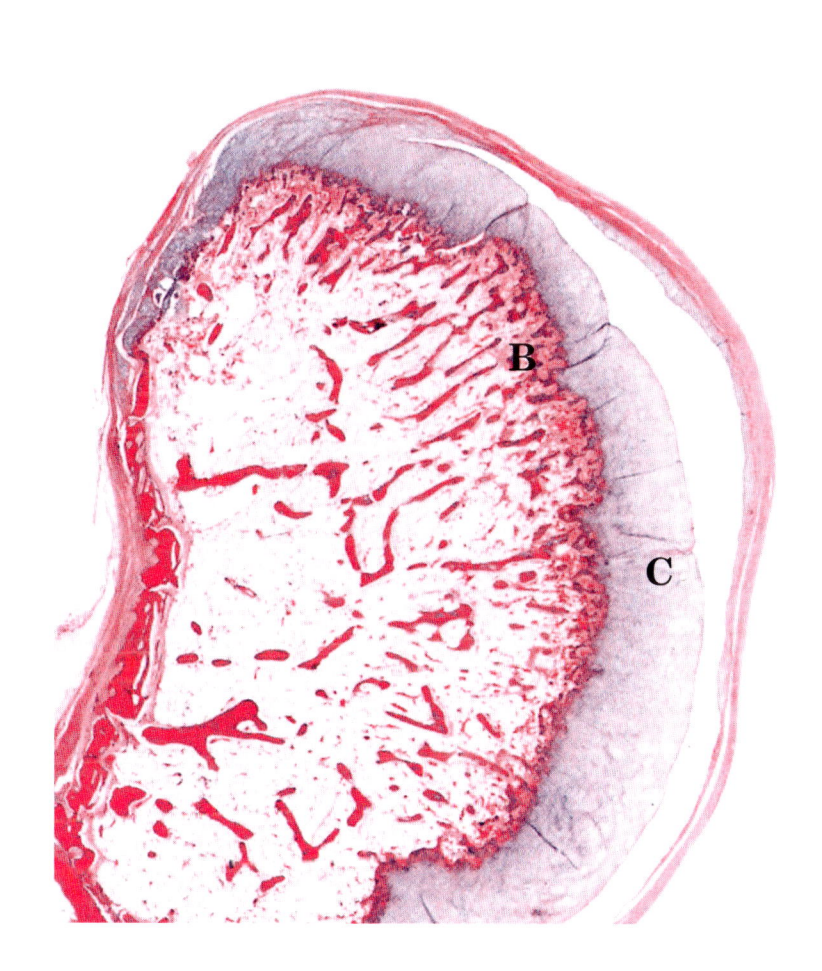

図22.10　骨軟骨腫 osteochondroma（低倍率）

骨軟骨腫または**外骨症** exostosis は軟骨帽 cartilage cap（C）を有する芽状の骨性隆起である。

軟骨の深部表面では軟骨内骨化が生じ，皮質骨 cortical bone（B）を形成している。茎部は髄様骨からなる。しばしば骨軟骨腫より軟骨肉腫を生じることがあり，これは遺伝性症候群である**多発性遺伝性外骨症** multiple hereditary exostosis の場合に多くみられる。

本図では，傍軟骨組織が人工的に分離している。

関節疾患 Diseases of joint

関節疾患のうち最も重要なものは，**骨関節炎** osteoarthritis，**痛風** gout および**関節リウマチ** rheumatoid arthritis の3つである。骨関節炎（**図22.11**）は加齢に伴っていくつかの関節に生じる摩耗性の変性疾患である。痛風は尿酸塩結晶が関節内に沈着して生じる炎症性関節疾患である（**図22.12**）。関節リウマチは慢性炎症性の滑膜炎で，おそらく自己免疫が原因の関節炎である。

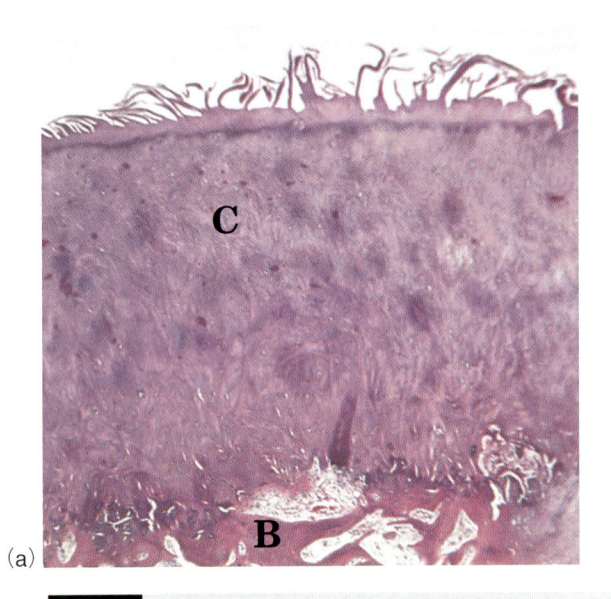

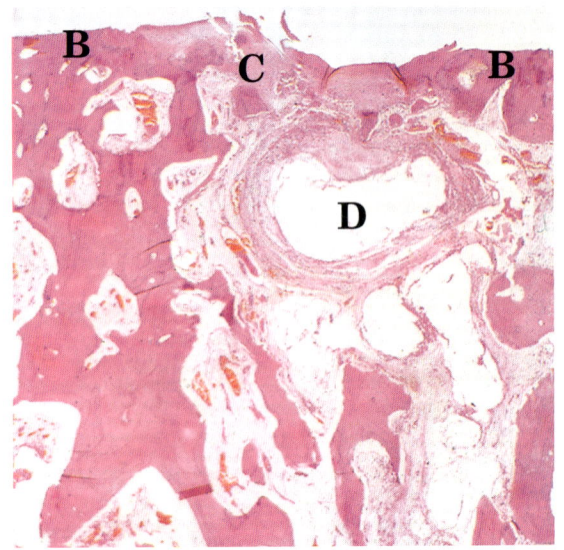

図22.11 骨関節炎 osteoarthritis
(a)初期の病変（中倍率），(b)完成した病変（低倍率）

骨関節炎は関節軟骨の変性疾患で，過度の摩耗の結果生じるとされており，二次的に関節の軟部組織に炎症性変化を生じることもある。最も早期の段階では，関節軟骨 articular cartilage（C）は滑らかさを失い，図(a)に示されるように表面は線維状，羽毛状になる。傷害を受けた軟骨は進行性に侵食され，やがてその下層にある皮質骨（B）が露出する。向かい合わせの露出した骨による関節化が遷延すると，骨はやや肥厚し硬く緻密になり，高度な光沢を示すようになる。この過程を**象牙質化** eburnation という。同時に関節縁に新生骨（**骨棘** osteophytes）の不規則な増生が生じる。

図(b)には完成した病変を示す。軟骨 cartilage（C）はわずかに残存するのみで，露出した骨（B）は象牙質化している。損傷によって象牙質化した骨面の下では，嚢胞変性 cystic degeneration（D）が生じることがある。

これらすべての変化は，関節痛や関節の進行性の運動制限につながる。腰，膝および指の関節に最も起こりやすく，かつ高度に傷害される。

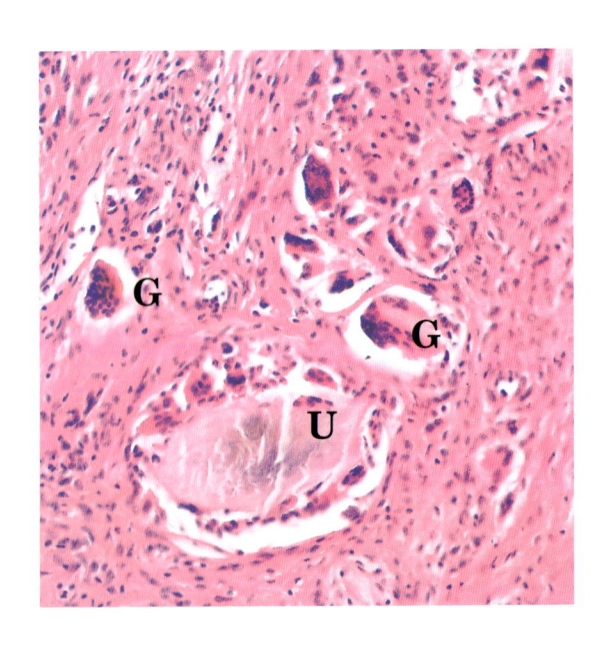

図22.12 痛風 gout（中倍率）

痛風は高尿酸血症の人の関節に生じる急性再発性の関節炎である。痛風は「原発性」すなわち不明の原因にて発症するのがほとんどであるが，少数例では，白血病のような核酸代謝の増加や，尿酸排泄が困難な慢性腎不全の患者に生じる。

痛風の急性発作は，尿酸結晶が関節内に沈着して急性炎症反応を引き起こすために生じる。時間が経過すると巨細胞 giant cell（G）を伴った慢性肉芽腫性反応を示す慢性関節炎が進行する。巨細胞は残存する尿酸結晶 urate crystal（U）の周囲に集簇して認められる。関節滑膜は線維性で充血し，この炎症性組織または**パンヌス** pannus が下にある軟骨を侵食する。

軟部組織の**痛風結節** gouty tophus はパンヌスと組織像が類似している。

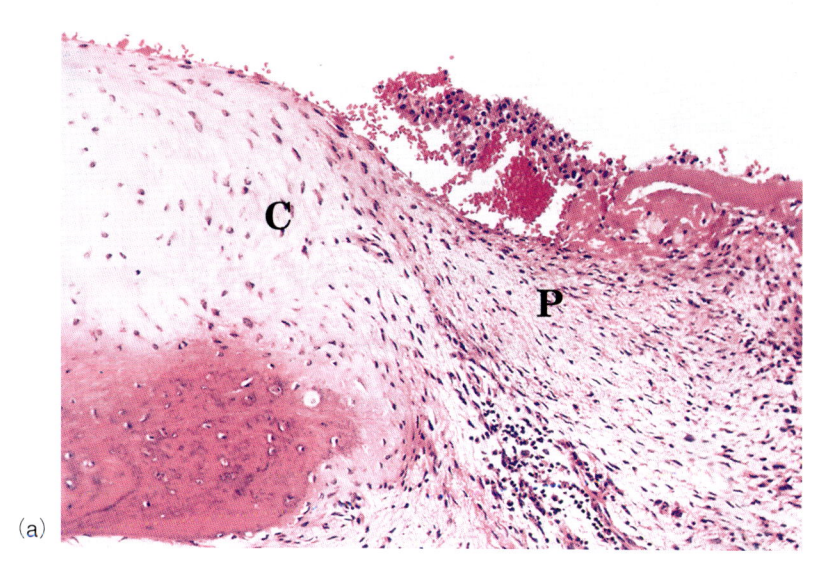

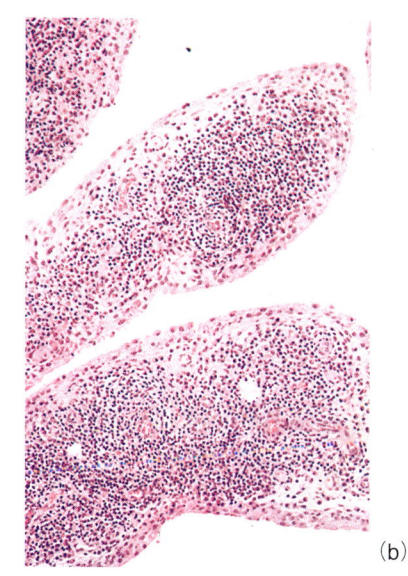

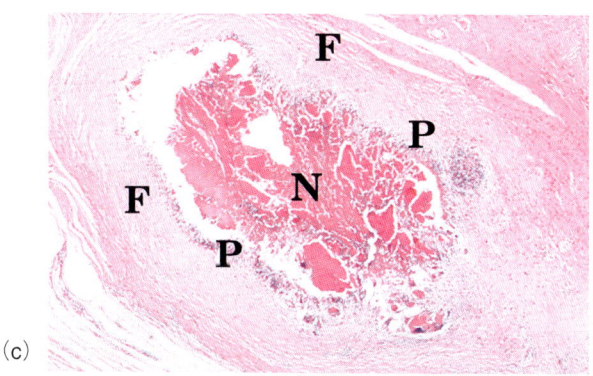

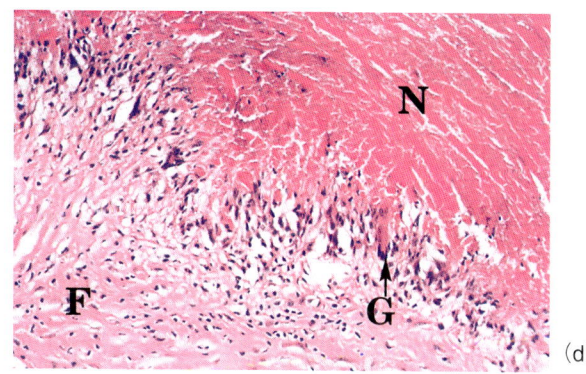

図22.13 関節リウマチ rheumatoid arthritis
(a) 関節軟骨（中倍率）
(b) 関節滑膜（中倍率）
(c) 皮膚リウマチ小結節（低倍率）
(d) 皮膚リウマチ小結節（高倍率）

　関節リウマチは全身性疾患で，その優位な病像は特に手や膝の関節の慢性再発性炎症である。この疾患では，関節包を裏打ちする滑膜と，関節表面の軟骨の両方が侵される。

　最も初期の病変は関節滑膜に生じ，滑膜は肥厚し過度に血管に富むようになり，浮腫および高度のリンパ球と形質細胞の浸潤により絨毛状になる。この所見を図(b)に示す。この滑膜の病変に，関節滑膜表面へのフィブリン沈着が伴う関節腔内への著しい滲出がみられる。

　図(a)に示す**関節軟骨**の変化が続いて起こり，軟骨（C）の限局性の破壊を生じ，**パンヌス** pannus（P）と呼ばれる血管線維性肉芽組織に置換される。関節の可動性は最初は疼痛と腫脹によって，後に軟骨と骨の破壊や関節腔をはさんだ両側の肉芽組織性パンヌスの融合した線維性強直によって障害される。

　リウマチ小結節 rheumatoid nodule は血清反応陽性の関節リウマチ，すなわち血清中にリウマチ因子 rheumatoid factor を有する患者の皮下組織に最も一般的にみられる。リウマチ小結節は通常四肢伸側表面にみられ，臨床的には硬く，痛みはなく可動性がある。リウマチ小結節はまれにではあるが，肺，脾臓などほとんどすべての組織に生じる。

　図(c)に示すように，リウマチ小結節は中心の壊死 necrosis（N）とそれを取り囲む柵状 palisade に配列する組織球および線維芽細胞（P）よりなり，さらに柵状配列は次第にリンパ球，形質細胞を含む線維化 fibrosis（F）に変化していく。

　組織球および線維芽細胞の柵状配列は図(d)によく示されており，巨細胞（G）も認められる。実際，リウマチ小結節は大型の肉芽腫である。

第23章　神経系
Nervous system

神経系の疾患 Diseases of nervous system

　神経系とその疾患群に関して他と特別に変わったことがあるわけではない。神経系でも他の組織と同じように感染，外傷，多様な経過をとる梗塞，炎症，そして腫瘍がみられる。
　神経系疾患は以下2つのタイプに分けられる。

- **すべての構成細胞を侵す全般的な病理学的変化を示すタイプ**：例えば脳梗塞や急性炎症の経過においては，神経細胞（本章では以下「ニューロン」と記載する），特殊な支持細胞としてのグリア，血管や髄膜を含む関連の支持(結合)組織に病変がみられる。神経系は低酸素や低血糖のような比較的短時間の代謝の停滞によって特に傷害を受けやすく，ニューロン死や軸索傷害を引き起こしやすい。他の組織の構成物ではそのように速やかに侵されることはない。
- **ある種の細胞を侵す特殊な経過をたどるタイプ**：例えば痴呆の1つであるアルツハイマー病 Alzheimer's disease においてはニューロンのみが侵され，やがて全体に脳萎縮 brain atrophy が起こる。パーキンソン病 Parkinson's disease では黒質 substantia nigra におけるニューロンの限局性の喪失をきたす。また，**多発性硬化症** multiple sclerosis では髄鞘 myelin sheath に特異的に障害が起き，中枢神経系全域にわたって斑状の病巣が分布するといった事例が認められる。

中枢神経系組織 tissue of CNS

- ニューロン neuron は神経系の機能的ユニットである。典型的なニューロンは粗面小胞体 rough endoplasmic reticulum（**ニッスル小体** Nissl substance/Nissl body）が豊富な細胞体からなり，**樹状突起** dendrite と呼ばれる短い求心性の突起と，**軸索** axon といわれる主要な遠心性の突起を有している。発達の時期を除いてニューロンは分裂能をもたず，そのためニューロンが一旦死に至ると再生することは不可能である。しかし，神経細胞体が保持されて軸索のみが障害された場合は，軸索が再生することによって修復されうる。
- 特殊な支持細胞（**グリア細胞** glial cell）には4つの種類がある。星状膠細胞，乏突起(希突起)膠細胞，小膠細胞と上衣細胞である。**星状膠細胞（アストロサイト）** astrocyte は，繊細な細胞突起をもち，中枢神経系のニューロンや他の細胞を取り囲み支えるような線維状の枠組みを形成している。またこれらは障害を受けた後に分裂増殖する。**乏突起膠細胞（オリゴデンドロサイト）** oligodendrocyte は中枢神経系において軸索を囲む髄鞘形成にかかわる。末梢神経系においては**シュワン細胞** Schwann cell がこれに相当する。**小膠細胞（ミクログリア）** microglia は小さな突起を有する細胞で，他の組織でみられる休止期マクロファージに相当する中枢神経系の細胞である。**上衣細胞** ependymal cell は脳室および脊髄の中心管を被うものである。
- 脳の血管は**血液脳関門** blood-brain barrier を維持するための特殊な構造をもっている。これは血管系から中枢神経系への物質の輸送と拡散を制限している。中枢神経系の結合組織は髄膜，脈絡叢，そして血管周囲のみに限局して分布している。線維芽細胞が比較的少ないということは，中枢神経系における治癒が一般的に線維性瘢痕にはよらないことを意味している。末梢神経系においては，結合組織とそれに付随する血管は個々の軸索（神経内膜 endoneurium），軸索束（神経周膜 perineurium），そして末梢神経（神経上膜 epineurium）に近接してみられる。

傷害に対する中枢神経組織の応答 Response of CNS tissues to injury

ニューロンは，代謝的あるいは物理的環境の大きな変化の中で生き残るための能力は限られており，もっと頑丈な星状膠細胞あるいは小膠細胞と比べると**選択的に脆弱性である** selectively vulnerable といわれている。ニューロンは可逆的な細胞障害の経過を取りうる。すなわちニッスル小体の崩壊 chromatolysis と呼ばれる過程であり，組織学的にはニッスル顆粒の消失を伴う細胞体の腫脹として観察が可能である。この過程は軸索突起の損傷後に，特にニューロンの細胞体において認められる。第1章で述べたように，脳組織の壊死はふつう液化壊死となり，液状物質を容れた腔をつくる。

中枢神経系では相対的に線維芽細胞に乏しいため，損傷あるいは壊死の後に肉芽組織や線維性瘢痕を伴った治癒に向かうことはない。最初に限局性の小膠細胞の活性化を伴う滲出性反応が起こり，貪食性マクロファージが出現して壊死組織を貪食する。次いで星状膠細胞が増殖し，**星状膠細胞性瘢痕** astrocytic scar を形成する。この過程を一般に**グリオーシス** gliosis と呼び，これは中枢神経系の特殊な構造が損傷した際の共通の終末現象である。もし大量の組織壊死があった場合，例えば梗塞の後では，このようなグリアの反応は欠損した組織全体を修復するには不十分であり，その場合，グリア性瘢痕で囲まれた液を容れた腔として残る。

脳膿瘍のように細菌感染による炎症経過での治癒にかかわる場合には，肉芽組織や膠原線維による線維化が起こる。また，急性髄膜炎(図2.6参照)や結核性髄膜炎(図4.9参照)などの髄膜が侵される疾患の場合にも，このような変化がみられる。

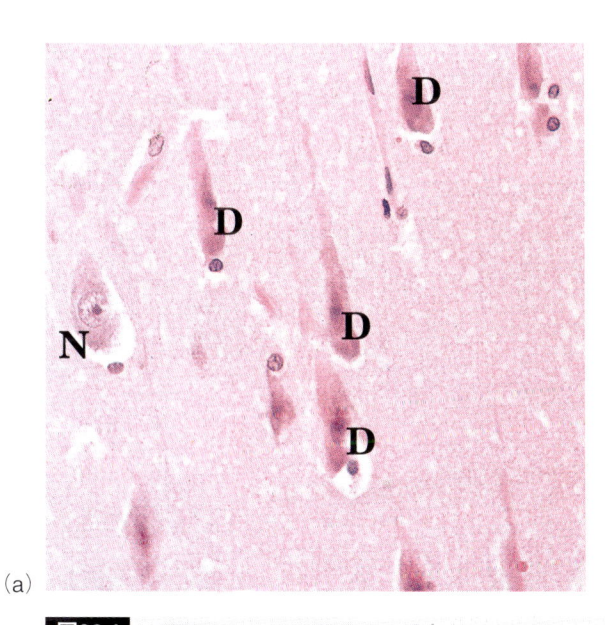

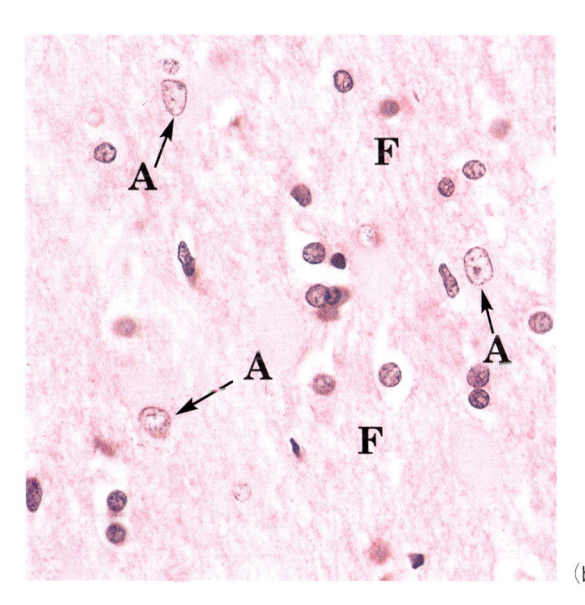

図23.1 神経細胞死と星状膠細胞の反応 neuronal death and astrocytic response
(a)早期の反応（高倍率），(b)晩期の反応（高倍率）

ニューロンは，心停止や呼吸停止によって生じるような低酸素状態に対して特に脆弱である。早期においては死んだニューロンは縮小し，核の濃縮を伴って胞体が好酸性になる。この変化は特に大型錐体ニューロンでみられる。図(a)では，海馬における最近死んだニューロン（D）と正常な生きた細胞（N）が対照的に示されている。周囲の乏突起膠細胞や星状膠細胞は侵されていないことに注目されたい。

これらの傷害の後，傷害部位では死んだニューロンは貪食細胞によって取り除かれ，星状膠細胞の増殖が起こる。図(b)は図(a)と同様に海馬の部位の顕微鏡写真であるが，数週間前に低酸素状態を生じた場合のものである。ニューロンは全く認められず，大型でピンク色に染色された星状膠細胞 astrocyte（A）とそれらの線維（F）によって置き換わっている。このグリオーシスと呼ばれる過程は，中枢神経系でニューロンが傷害された場合の最終的な結果としてよくみられるものである。

中枢神経系の血管障害 Vascular disorders of CNS

脳動脈は第11章に述べたような血管を侵すすべての疾患，特に粥状硬化症，動脈硬化症，血栓症，動脈瘤形成や血管炎によって傷害されうる。

脳血管の傷害の結果，**卒中** stroke が起こる。これは運動麻痺，言語障害や協調運動障害，あるいは感覚障害などの持続性の局所神経症状が突然現れることをいう。卒中の多くは粥腫や血栓症あるいは塞栓症の結果による**脳梗塞** cerebral infarction が原因となる。**脳出血** cerebral hemorrhage もまた脳卒中の重要な原因であり，これは脳内小血管の破綻によって起こる。このような突然起こる血管障害のことを一般的な臨床的表現として**脳血管障害** cerebro-vascular accident (CVA)という。

脳梗塞は脳動脈の血栓によることが多く，一般には脳血管のアテローム性変化を伴っている。通常，椎骨脳底動脈領域 vertebro-basilar territory にみられ，脳幹部梗塞を引き起こす。さらに，脳梗塞は塞栓子による血管の閉塞によっても起こりうる。このような塞栓子は，内頸動脈の粥腫（たいていは分岐部に生じる），左心系（しばしば心筋梗塞後の心臓の壁在血栓による），心房細動による心房内血栓，あるいは大動脈や僧帽弁の血栓性疣贅などに由来することが多い。より潜在性の経過をとる疾患では，脳の小血管の進行性動脈硬化によって，大脳皮質の小梗塞による小さな病巣を伴う白質の変性を生じる。これは高齢者において進行性の知能低下（知的退化）である痴呆 dementia を引き起こす原因となり，**多発梗塞性痴呆** multi-infarct dementia と呼ぶ。

脳内出血 intracerebral hemorrhage は通常高血圧症に合併する。脳の小血管の筋層は膠原線維組織によって置き換えられ，このため血管は破裂しやすくなる。脳内出血の最も発生頻度の高い3つの部位は，大脳基底核，橋，小脳である。

頭蓋内出血 intracranial hemorrhage は脳の外側の血管から起こることもある。**クモ膜下出血** sub-arachnoid hemorrhage は，クモ膜下腔の血管の破綻によって起こる。主要な大脳動脈の1つに生じた**漿果状動脈瘤** berry aneurysm と呼ばれる小さな動脈瘤の破裂が原因になることが最も多い（**図11.12**参照）。脳内出血あるいはクモ膜下出血は，**動静脈奇形** arteriovenous malformation を形成するような脳血管の先天異常によっても引き起こされる。**硬膜下出血** subdural hemorrhage は，硬膜下腔を横走する破綻しやすい静脈からの出血によって起こる。これは高齢者において，比較的些細な外傷の結果起こりがちである。**硬膜外出血** extradural hemorrhage は，硬膜外にある動脈からの出血によって生じる。これは特に頭蓋骨骨折を伴った頭部外傷においてよくみられる合併症であり，中硬膜動脈がもっとも傷害されやすい。

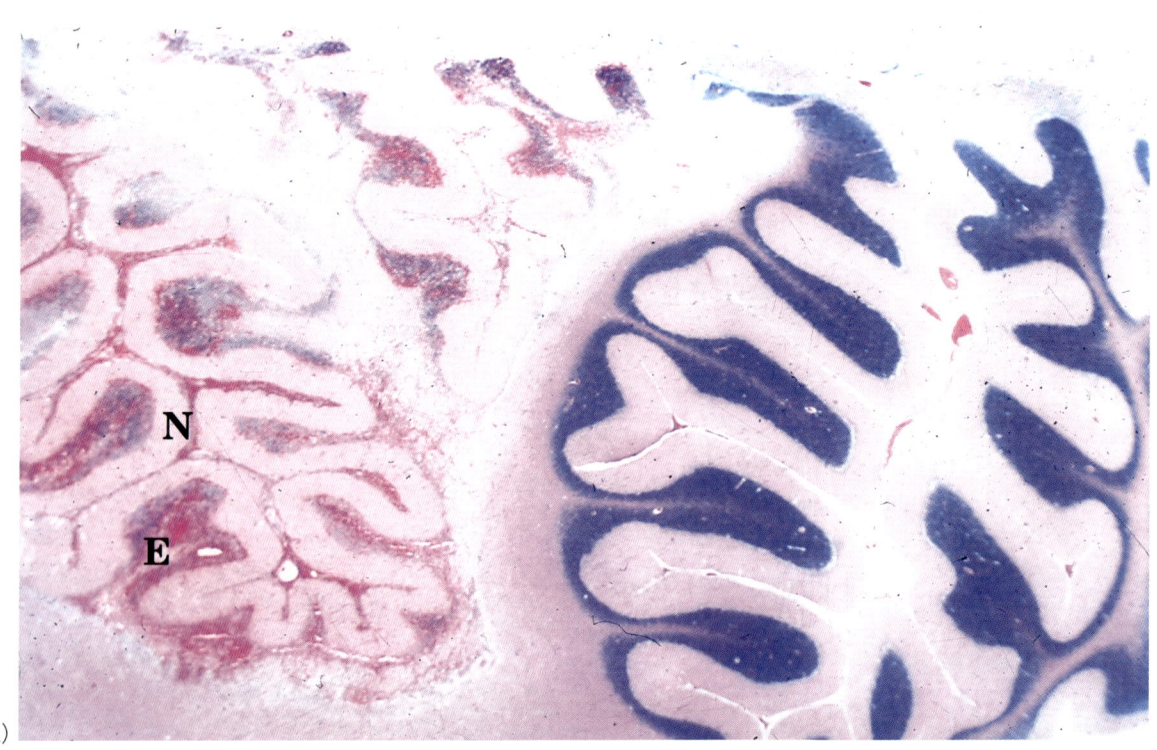

(a)

図23.2 脳梗塞　　▶解説は次ページ

第23章 神経系 271

図23.2 脳梗塞 cerebral infarction
(a) 早期梗塞（低倍率）　　▶図(a)は前ページ
(b) 後期梗塞（中倍率）
(c) 陳旧性（嚢胞性）梗塞（低倍率）

　これらの3つの図は，脳梗塞における重要な組織学的特徴を示している。

　最も早期の組織学的変化は，ニューロンが萎縮し，胞体は好酸性になり，核の濃縮を認めることである。これらの変化は梗塞後6〜12時間の間にみられ，やっと顕微鏡で確認できるくらいの毛細血管の小さな損傷と赤血球の血管外漏出を伴っている。他の組織と異なり，脳梗塞では好中球の反応は一過性であり，梗塞後2日くらいからマクロファージの浸潤が壊死組織における細胞反応の主体となる。梗塞領域の辺縁では小血管の増生を認める。

　肉眼的には，脳梗塞は出血性あるいは貧血性（蒼白）のいずれかである。出血性の場合は，はじめの虚血状態によって障害された毛細血管に血液が流れ込むことによって生じると考えられる。

　図(a)は，梗塞の2日後に亡くなった患者の小脳における梗塞巣を示している。左側の梗塞部では顆粒細胞層の小さいニューロンの壊死 necrosis（ N ）により，好塩基性を示す青色の部分がなくなっていて，出血（ E ）がみられる。

　梗塞に引き続いて器質化と修復が行われる。死んだ組織には血中の単球 monocyte から分化したマクロファージ macrophage が浸潤し，それらの細胞は脂質に富む髄鞘を貪食し，泡沫状の形態になる。梗塞後7〜10日くらいで梗塞巣は液化し，部分的に嚢胞状になる。図(b)は，この時期の大脳皮質の梗塞部を示している。梗塞部 infarcted area（ Inf ）は断片化した核が残存する壊死組織の均一な塊で構成されている。これを取り囲み，脂質を胞体内にもつマクロファージ（ M ）の層があり，その外側には星状膠細胞や血管が増生する辺縁層（ G ）が存在する。グリアの増殖（**グリオーシス gliosis**）は脳以外の組織での梗塞における肉芽組織に相当し，梗塞領域全体を埋めようとする。この結果として生じるグリア性瘢痕 glial scar は，線維組織を形成せず，星状膠細胞の細胞体やその突起で構成される。この状態は梗塞後2ヵ月まで持続する。

　梗塞が大きい場合には，グリオーシスは欠損部位を完全に埋めることはなく，密な星状膠細胞の組織によって縁取られた嚢胞状の腔として取り残される。図(c)は，内包における古い嚢胞性梗塞を示しており，中心の腔 cavity（ C ）をグリア組織（ G ）が取り囲んでいる。脳梗塞後にはニューロンの再生は生じない。脳梗塞の早期に現れる臨床症状の一部は，梗塞巣の周辺で比較的ダメージを受けていない組織に生じた浮腫によるものかもしれない。この浮腫は消退するので，患者が時間経過に伴って経験する臨床的な改善の一部は，これによって説明がつくだろう。

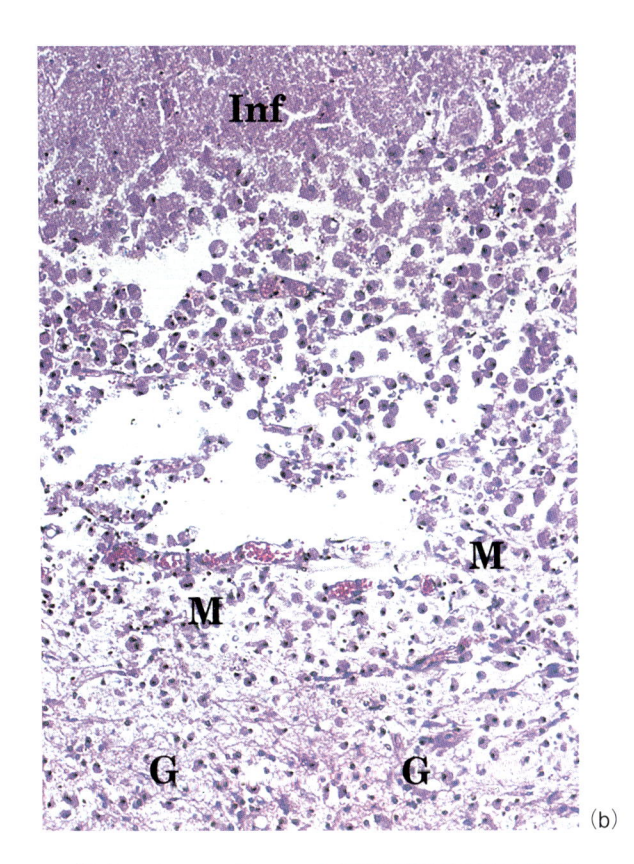

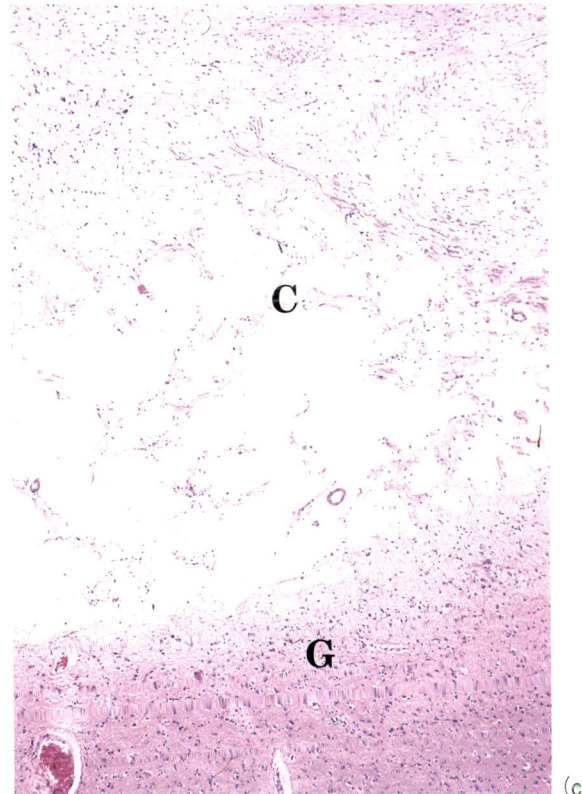

中枢神経系の変性疾患 Degenerative diseases of CNS

中枢神経系の特定の疾患群は，ニューロン或いは白質の進行性の変性，またはその両方を特徴とする。

- **アルツハイマー病**：主として初老期に痴呆を引き起こす。病因は不明であるが，多発梗塞性痴呆や皮質レーヴィ小体病とは明らかに異なる特徴的な組織学的異常を認める(図23.3)。
- **パーキンソン病**(図23.4)：振戦，動作緩慢，固縮などの臨床的特徴を示すもので，黒質の神経細胞の変性によって起こる。病因は不明である。
- **皮質レーヴィ小体病** dementia with Lewy body：臨床的にアルツハイマー病に類似し，痴呆を呈する。パーキンソン病でみられるものと同一の病理学的変化を脳幹に認めるが，これに加えて同じタイプの病理学的変化が皮質ニューロンを破壊し，痴呆を生じる。
- **運動ニューロン病** motor neuron disease：大脳皮質，脳幹や脊髄の運動ニューロンの特異的な変性によって起こる。細胞変性は数年間の経過で起こり，この結果進行性に筋肉が脱神経されることによって麻痺が起こり，死に至る。この疾患の病因は不明である。
- **クロイツフェルト-ヤコブ病** Creutzfeldt-Jakob disease (CJD)：大脳皮質における広汎なニューロンの崩壊の結果，急激な痴呆に陥る疾患である(図23.8)。この疾患は，まだあまり解明されてはいないものの，ひとまず感染性の病因が明らかにされているという点で，変性疾患の中ではユニークなものである。**プリオン蛋白** prion protein として知られている感染性物質は，ヒツジのスクレイピー scrapie やウシ海綿状脳症を引き起こす物質と密接に関連している。
- **白質変性症** leukodystrophy：一般的には先天性代謝異常によって生じる白質の変性疾患の一群である。これらは通常，小児期に進行性の神経学的脱落症状を引き起こす。

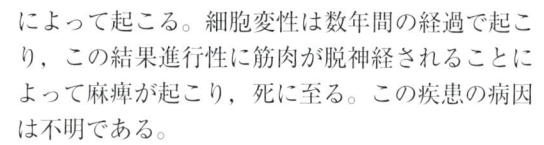

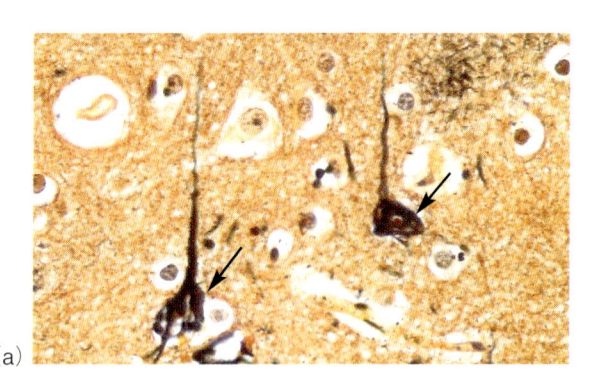

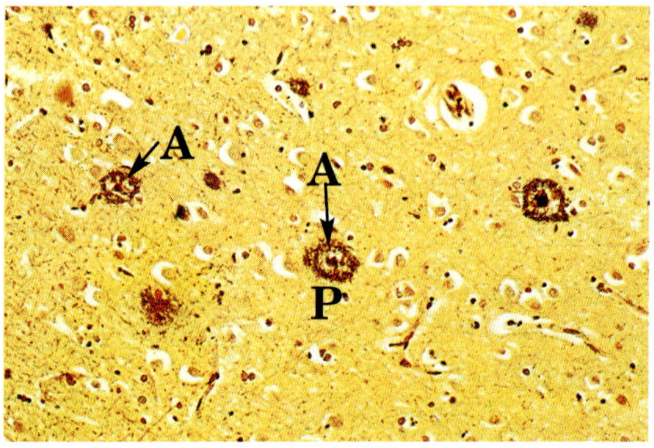

図23.3 アルツハイマー病 Alzheimer's disease
(a)鍍銀染色（高倍率）
(b)鍍銀染色（中倍率）

アルツハイマー病は，通常70歳以降に起こる痴呆の原因となるが，時には若い年齢にも発症する。この疾患の原因は不明である。しかし，脳には特徴的な変化を認め，組織学的に診断が可能である。

肉眼的には，脳回が薄くなる（大脳萎縮 cerebral atrophy）。特に前頭葉や側頭葉で顕著である。

図(a)でみられるように，ニューロンには炎のような形に捻れた長いらせん状構造を示す異常なフィラメントが蓄積する(図中矢印)。これを**神経原線維変性** neurofibrillary tangle という。これらは微小管関連蛋白であるタウ蛋白 tau protein からなる。

さらに，変形した樹状突起を伴うアミロイドの細胞外沈着(図5.2参照)を認め，これらは**老人斑** senile plaque と呼ばれる構造を形成する。老人斑(P)は変形した神経細胞突起を伴うアミロイド蛋白の沈着である。アミロイドと神経突起からなる辺縁部(A)は，成熟した病巣部における密なアミロイド中心からは区別される。アミロイドは**β-アミロイド前駆蛋白** beta amyloid precursor protein (β-APP)と呼ばれる正常なニューロンの蛋白の断片によって構成されている。

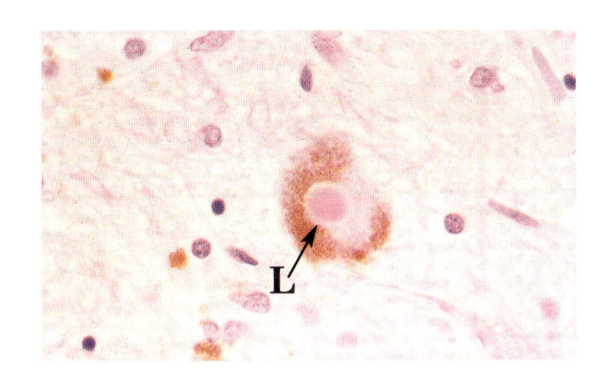

図23.4 パーキンソン病 Parkinson's disease
（高倍率）

パーキンソン病は，黒質ニューロンの特発性の崩壊の結果，神経伝達物質であるドパミンdopamineが枯渇することによって引き起こされる。組織学的には，残存するニューロン中に特徴ある封入体がみられる。

パーキンソン病患者の黒質からとったこの標本では，レーヴィ小体 Lewy body（L）として知られるピンク色に染まった丸い封入体をもつ典型的なメラニン保有ニューロンを示している。これらの封入体はα-シヌクレイン蛋白 protein alpha synuclein と他の蛋白の凝集体からなる。同様の封入体は，最近多くの痴呆の原因として認識されはじめたレーヴィ小体を伴う痴呆（**レーヴィ小体病** dementia with Lewy body）の大脳皮質ニューロンにも認められる。

中枢神経系の炎症性および炎症関連性疾患 Inflammatory and related conditions of CNS

中枢神経系を侵す炎症性経過は，髄膜を侵すもの（**髄膜炎** meningitis と呼ぶ），あるいは中枢神経実質を侵すもの（脳では**脳炎** encephalitis，脊髄では**脊髄炎** myelitis と呼ぶ）の2つに大別することができる。

脳脊髄炎 encephalomyelitis と**髄膜脳炎** meningoencephalitis は，それぞれの病巣が混在している状態をいう。炎症性疾患は細菌性，ウイルス性，あるいは免疫学的な原因によって起こる。

髄膜炎 meningitis

ウイルス性髄膜炎 viral meningitis は通常エンテロウイルスによって起こり，致命的になることは少ない。髄膜では一過性のリンパ球浸潤による反応を示す。

これに対して**細菌性髄膜炎** bacterial meningitis は重篤で，生命に関わる疾患であり，生還しても多くの場合重篤な脳障害を残す。多くは髄膜炎菌 meningococcus（*Neisseria meningitidis*），肺炎連鎖球菌 pneumococcus（*Streptococcus pneumoniae*），あるいはインフルエンザ菌 *Haemophilus influenzae*が感染因子となる。

結核でも髄膜炎を引き起こすが，この場合髄液 cerebrospinal fluid (CSF)におけるリンパ球反応や，髄膜での乾酪性肉芽腫の形成が特徴的である（**図4.9**参照）。**真菌性髄膜炎** fungal meningitis はクリプトコッカス cryptococcus属によって引き起こされることがあり（**図4.22**参照），AIDSのように免疫が抑制された状態の患者で増加傾向がある。第3期梅毒 syphilis は慢性髄膜炎を惹起し，その結果として生じた髄膜の線維化が脳神経を圧迫することがある。

脳炎と脊髄炎 encephalitis and myelitis

脳炎と脊髄炎は通常ウイルス感染によって起こるが，ウイルスによっては特定のタイプのニューロンに感染する傾向をもつ。ウイルス性脳炎および脊髄炎においては主として3つの組織学的特徴がある。

- ウイルス感染の直接的な結果による限局性のニューロンの喪失と貪食像。
- 小膠細胞の増殖を伴った血管周囲性のリンパ球浸潤 lymphocytic cuffing：これは限局性の免疫反応に起因する。
- ニューロンの喪失に対応して数および大きさの増加を伴った星状膠細胞の反応。

ヘルペスウイルス herpes virus は，広汎な脳組織の壊死を伴った重篤な全脳炎を引き起こす（**図23.5**）。これと対照的に，ポリオウイルス polio virus は脊髄前角にある運動ニューロンを侵し，**ポリオ脊髄炎** poliomyelitis を引き起こしやすく（**図23.6**），それゆえ神経親和性ウイルスと呼ばれている。狂犬病ウイルス rabies virus も神経親和性で，神経細胞内にウイルス封入体を有する髄膜脳炎を起こす。中枢神経系への**パポバウイルス** papovavirus の感染は，免疫抑制状態の患者に起こり，特に乏突起膠細胞を侵すことによって白質の髄鞘が喪失する。この疾患を**進行性多巣性白質脳症** progressive multifocal leucoencephalopathy という。AIDSを起こす**ヒト免疫不全ウイルス** human immunodeficiency virus (HIV-1)もまた中枢神経系を侵し，結果としてHIV脳炎 HIV encephalitis を引き起こす（**図23.7**）。脳の持続的なウイルス感染は時に麻疹ウイルス measles virusによって引き起こされ，結果的に**亜急性硬化性全脳炎** subacute sclerosing panencephalitis と呼ばれる慢性的な神経細胞の変性を生じる。

脳膿瘍 brain abscess

脳膿瘍は髄膜炎の部分変化として生じるほか，中

（→本項目，次ページにつづく）

耳から側頭葉に炎症が直接波及したり，肺など身体のどこかの炎症が血行性に伝搬した結果，引き起こされることがある。脳膿瘍では，通常嫌気性菌を含む混合感染がみられることが多い。組織学的には，肉芽組織から産生された線維によって隔離された腔が膿で満たされている。この線維性の腔壁の周囲には，反応性星状膠細胞の応答がある。

中枢神経系の真菌感染 fungal infection は，主に免疫抑制状態の患者に限定して起こり，その大半はアスペルギルス aspergillus 属，接合菌類 zygomycoses，クリプトコッカス cryptococcus 属によることが多い。これらの病巣は，通常脳膿瘍の形をとる。

他の中枢神経系炎症性疾患
other CNS inflammatory disorders

中枢神経系は寄生虫感染によっても傷害される。特にトキソプラズマ症 toxoplasmosis は，新生児にみられるほかに，免疫抑制状態の患者に多くみられるようになってきている。

中枢神経系の傷害は免疫学的機序 immunological mechanism によっても引き起こされる。最も多くみられるパターンは，血管周囲のリンパ球浸潤と免疫を介した髄鞘の破壊と貪食である。このような経過がみられる疾患の1つが**感染後脳脊髄炎** post-infectious encephalomyelitis で，最近のウイルス感染あるいはワクチン接種がこのような免疫反応の引き金になっている。**多発性硬化症** multiple sclerosis はより多くみられる疾患で，異常な免疫反応によって髄鞘が破壊されると考えられている（図23.9）。しかしながら，この疾患の引き金となるような要因はまだ不明である。

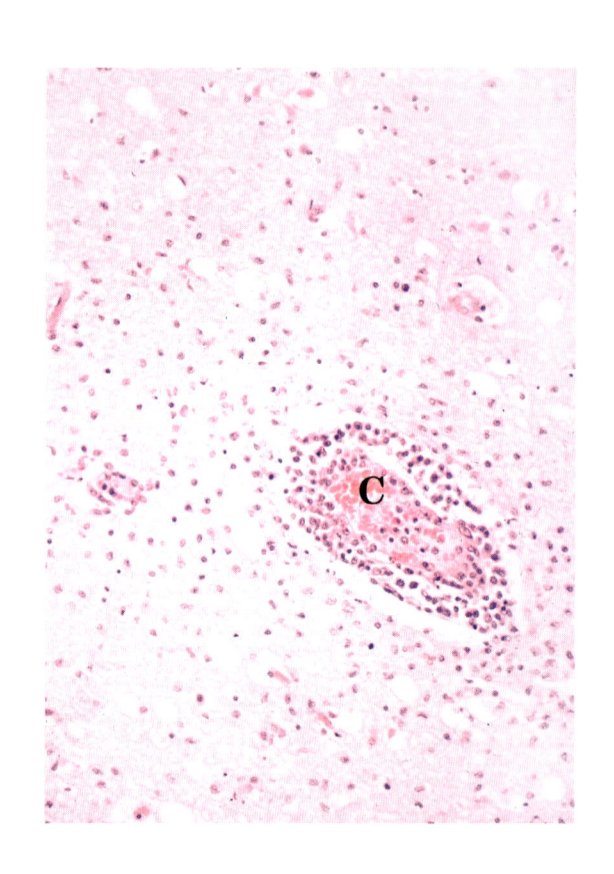

図23.5 単純ヘルペス脳炎
herpes simplex encephalitis（中倍率）

ウイルス性脳炎は，口唇疱疹 cold sore を起こすウイルスと同一の**単純ヘルペス1型**によって引き起こされることがある。このウイルスは脳において前頭葉，大脳辺縁系 limbic system と側頭葉に広がる。ニューロン死，血管周囲のリンパ球集積 lymphocytic cuffing と星状膠細胞の増殖といった脳炎の典型的な組織学的特徴を認める。しかし，脳には重篤な壊死性病巣が存在し，この部分はマクロファージが死んだ組織を貪食することによって，半ば液状となっている。

本図はリンパ球によって囲まれた小血管（C）と，マクロファージや星状膠細胞（この倍率では細胞の詳細は明らかではない）によって置き換えられた大脳皮質の部位を示している。注意深く組織を観察することによって，残存したニューロンの核内に存在する好酸性のウイルス封入体を見出すことがある。免疫蛍光染色で単純ヘルペスウイルス抗原を検出することが可能であり，これが診断に用いられている。電子顕微鏡でもウイルスを検出しうる。早い時期に**アシクロビル** acyclovir を投与することによって病気の進行を抑えられる可能性がある。しかし，投与が遅れた場合，多くは死に至るか，あるいは重篤な神経後遺症を残す結果となる。

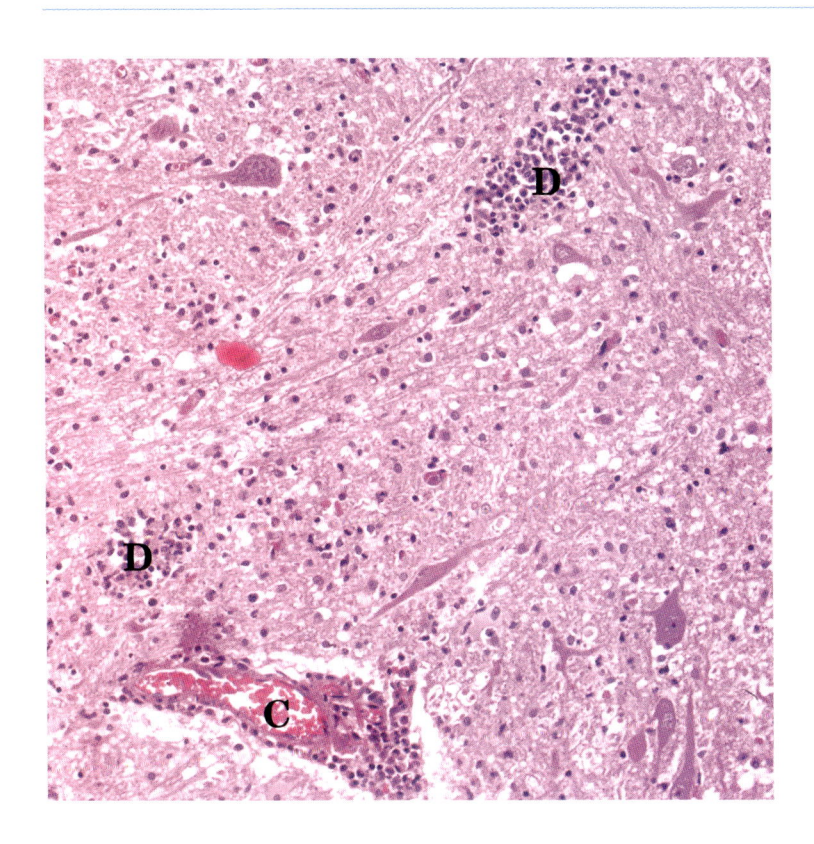

図23.6 ポリオ脊髄炎
poliomyelitis（中倍率）

ポリオウイルスは，びまん性脳脊髄炎を起こすこともあるが，多くの場合，脊髄の前角細胞（下位運動ニューロン）を好んで侵し，これらが支配する骨格筋の麻痺を引き起こす。また脳神経の運動核を傷害し，その結果，球麻痺 bulbar paralysis を起こすこともある。

神経細胞はウイルス粒子によって傷害され，死に至る。この死んだ細胞は貪食反応を誘発し，細胞断片を飲み込んだ小膠細胞の細胞塊 cellular debris（D）がみられる。神経系の他のウイルス感染と同様に，リンパ球の血管周囲浸潤 vascular cuffing（C）が組織学的特徴として目立っている。死んだ細胞によって占められた領域は，グリオーシスによって置き換えられる。

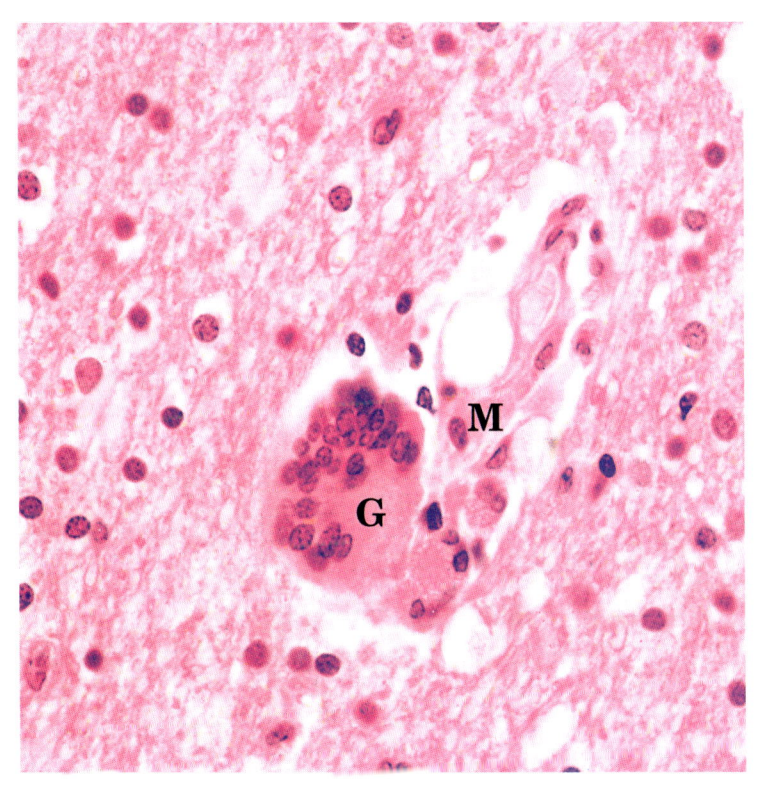

図23.7 HIV脳炎
HIV encephalitis（高倍率）

AIDS患者では，日和見感染や原発性中枢神経系リンパ腫，そしてHIVウイルス自体の直接的あるいは間接的影響などによる神経障害が非常によくみられる。これらの状態の1例である HIV脳炎 を本図に示す。白質における単核細胞 mononuclear cell の凝集（M）とそれに伴う多核巨細胞 multinucleate giant cell（G）の浸潤が特徴的な所見である。これらは中枢神経系のいたるところで，主に小血管に近接して認められ，壊死巣や反応性グリオーシスを伴うことがある。ウイルスは，これらの部位の細胞中に検出されうる。臨床症状は，重篤な痴呆，気分障害，運動異常である。

(a)

(b)

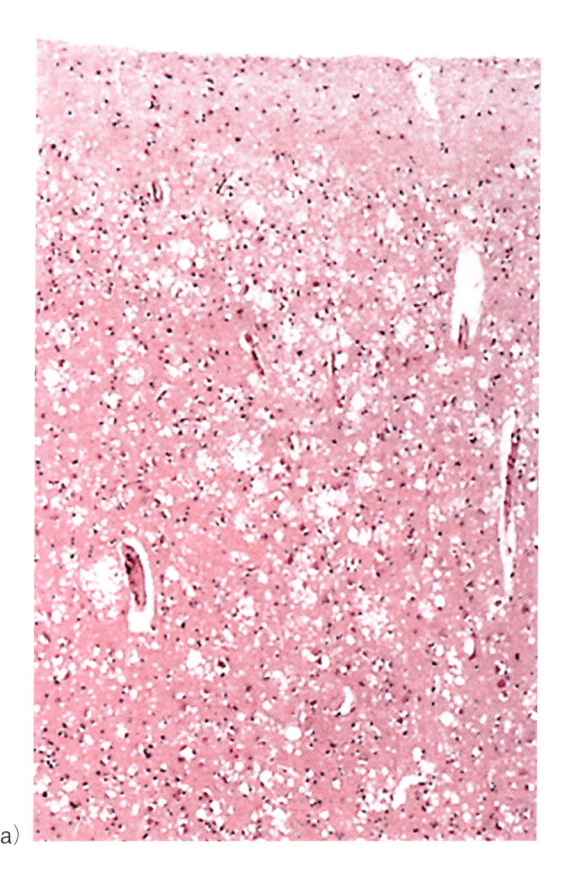

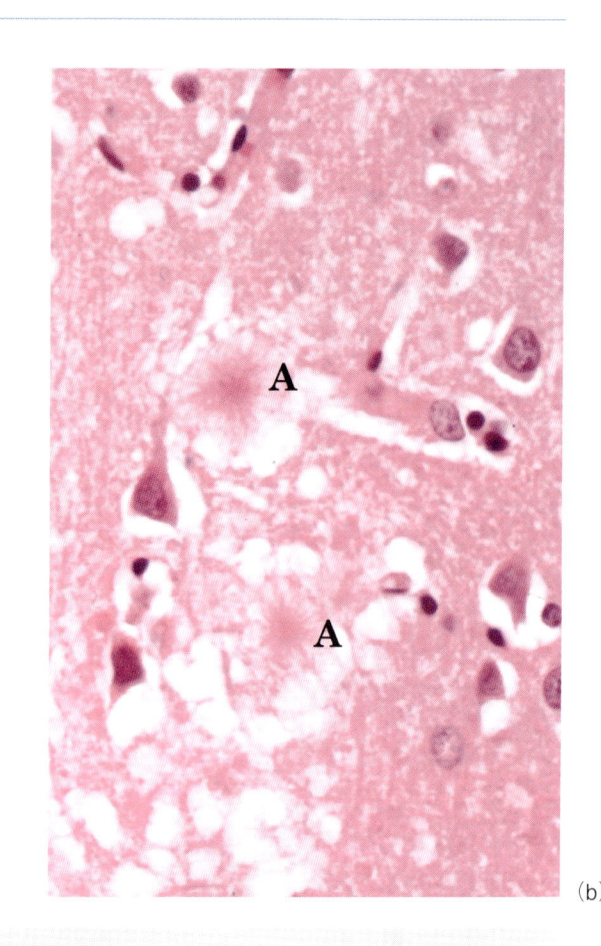

図23.8 プリオン病 prion disease
(a)大脳皮質における海綿状変化（低倍率）
(b)異型クロイツフェルト-ヤコブ病におけるアミロイド斑（高倍率）

　プリオン病は，伝染性海綿状脳症 transmissible spongiform encephalopathy としても知られていて，これらは共通の分子病理学的基盤をもつ。これらには次のような神経変性疾患が含まれる。クロイツフェルト-ヤコブ病 Creutzfeldt-Jakob disease (CJD)，異型クロイツフェルト-ヤコブ病 variant Creutzfeldt-Jakob disease (vCJD)，ゲルストマン-シュトロイスラー-シャインカー症候群 Gerstmann-Sträussler-Sheinker (GSS) syndrome や致死性家族性不眠症 fatal familial insomnia (FFI)などである。プリオン病はヒト以外にも様々な動物種に起こるが，最も有名なのはヒツジのスクレイピーと畜牛に起こるウシ海綿状脳症 bovine spongiform encephalopathy (BSE)である。

　これらの疾患は，蛋白のみからなる感染因子によって伝搬されると信じられている点で，生物学的にユニークな疾患である。プリオン蛋白は細胞膜に存在する正常な細胞性蛋白である。この疾患では，蛋白の三次構造が変化することによって，それが細胞内に凝集し分解されにくくなると信じられている。異常な構造をもった蛋白が，正常なプリオン蛋白を病的な型に変換させることによって，疾患が伝搬されうるという点は重要である。

　神経系にみられる主な病理学的変化は，ニューロンの喪失，空胞化（海綿状変化）および星状膠細胞の変化と，星状膠細胞によるグリオーシスである。これらの特徴は，図(a)の中にみることができる。本図では，大脳皮質はニューロンが喪失し，大きな円形の空胞によって置き換えられている。星状膠細胞性グリオーシスは，星状膠細胞の分裂を検出するための特別な染色をした際に，最もよく観察することができる。場合によって，蓄積したプリオン蛋白がアミロイド斑を形成することがある。このような変化は特に vCJD で顕著であり，図(b)にみられるように，海綿状変化に囲まれたアミロイド斑 plaque of amyloid (A) が存在する。vCJD においては他の型とは異なり，免疫組織化学的手法によってプリオン蛋白がリンパ組織に蓄積しているのを検出することができる。

　多くのヒトプリオン病は孤発性に生じる。しかし，それらは他の動物種からの接種によって伝搬されたり，ヒトからヒトへの医原性の接種，例えば角膜移植や死体硬膜移植片の使用，汚染された手術器具を用いた脳外科手術，および死体から得られた成長ホルモンや性腺刺激ホルモンなどを用いた治療などによって伝搬されうる。vCJD は汚染された牛肉を食べることによって，ウシの BSE がヒトに伝搬されたと信じられている。さらに，もしプリオン遺伝子に突然変異があって異常な蛋白構造が生じた場合，いくつかのヒトプリオン病は常染色体優性に遺伝することもありうる。遺伝的な原因によって生じた蛋白もまた，接種によって病気を伝搬しうるのは重要な点である。

　健康管理という面からすれば，プリオン病は主に接種によってもたらされる生物学的危険物でありうるため，病理解剖や組織学的な解析は，健康や安全性に関する適切な基準に基づいて行われなければならない。

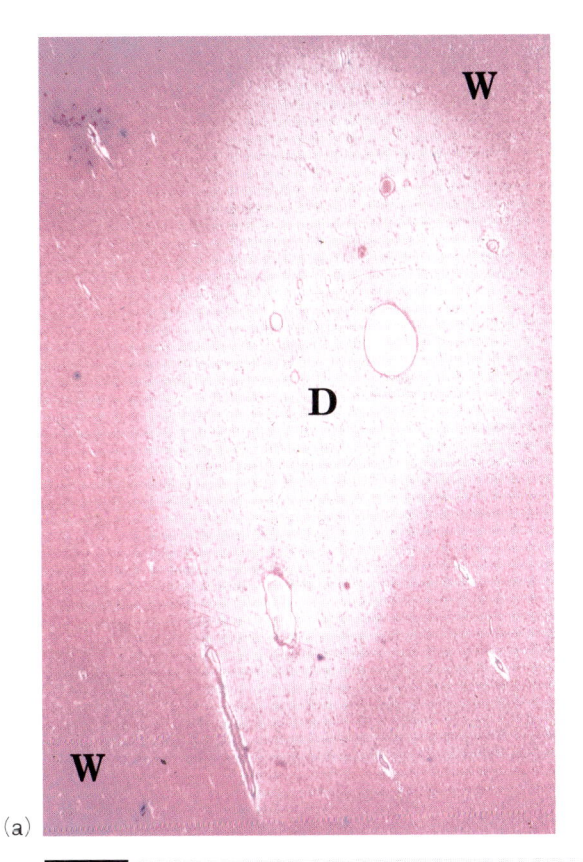

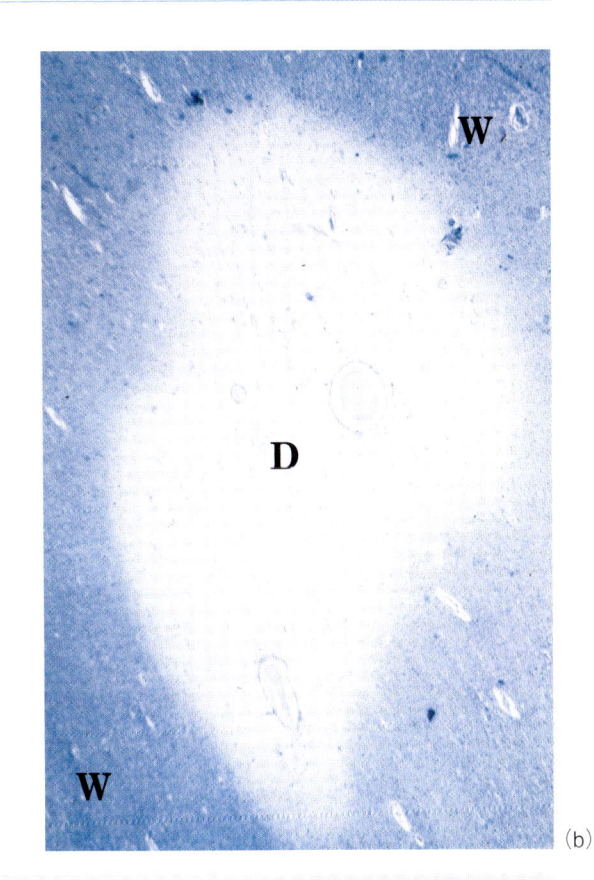

図23.9 多発性(播種性)硬化症 multiple (disseminated) sclerosis
(a) HE染色(低倍率)，(b) ロイエッツ染色法(低倍率)

多発性硬化症は，中枢神経系における選択的な髄鞘の破壊によって起こる疾患である。そのために**脱髄性疾患 demyelinating disease** とも呼ばれている。おそらくウイルス感染が引き金となって起こったような中枢神経系の異常な免疫反応によって，巣状の脱髄が生じると考えられている。

脱髄の経過には3つの組織学的変化が存在する。第1に，急性期において，リンパ球やマクロファージが浸潤した病巣を伴う髄鞘の崩壊が生じ，これは**脱髄斑** plaque と呼ばれる。この時期，臨床的には限局した神経学的な機能障害が現れる。この時期には髄鞘が直接傷害されるが，軸索にも二次的な傷害を引き起こす。第2期においては，星状膠細胞が増殖し，脱髄領域に徐々に侵入していく。そこではリンパ球の浸潤が持続的に認められる。最終的な脱髄斑の発達段階では，細胞浸潤は減少し，星状膠細胞は縮小して，「燃えかす burnt out」といわれる状態となる。

肉眼的には陳旧性の脱髄巣は，蒼白でゴムのようで，境界明瞭な領域として認められる。

図(a)は，出来上がった脱髄巣の典型的なHE染色所見を示している。蒼白な脱髄領域 demyelinated area (D)は正常に染色された白質 white matter (W)と容易に区別できる。図(b)は，髄鞘を染め出す方法で染色した，図(a)と同一の部位を示している。脱髄した部分は染色されていない。

多発性硬化症は様々な経過をとるが，中枢神経系内に多数生じる脱髄巣の分布の違いや発生時期に応じた特徴を示しながら，通常，遷延性の経過をたどることが多い。急性に脱髄が起きている間は，限局性の神経症状がしばしば現れるが，寛解期においては，神経症状が部分的あるいは完全に改善することがある。これはおそらく急性の病巣周囲組織にあった炎症性浮腫が吸収されることによるものであろう。

中枢神経系の腫瘍 Tumors of CNS

中枢神経系の原発性腫瘍は4つの主な母細胞より発生する。ニューロンとその前駆細胞，神経膠細胞，クモ膜細胞，リンパ網内系細胞である。神経系の原発腫瘍は緩慢な増殖（**低悪性度** low grade）から急速な増殖（**高悪性度** high grade）まで非常に多様な様相を示す。これら腫瘍は，腫瘍が正常な部分に増殖したり，あるいは腫瘍周囲の脳組織が腫脹したりすることによって，健常部が二次的に圧迫されて，より重篤な症状を呈する。異なる組織型の原発性脳腫瘍の好発部位と年齢などを**図23.10**に示す。

図23.10 原発性中枢神経系腫瘍 primary tumors of CNS

腫瘍	細胞起源	部位	年齢	悪性度
乏突起膠細胞腫	乏突起膠細胞	大脳半球	成人	低〜高
星状膠細胞腫	星状膠細胞	大脳半球	成人	低〜高
		小脳	小児	低
多形膠芽細胞腫	星状膠細胞	大脳半球	成人	高
上衣腫	上衣細胞	第4脳室	小児	高
		脊髄	成人	低
髄膜腫	クモ膜細胞	髄膜	成人	低
髄芽細胞腫	神経外胚葉	小脳	小児	高
血管芽細胞腫	不明	小脳	全世代	低
リンパ腫	リンパ球	大脳半球	成人	高

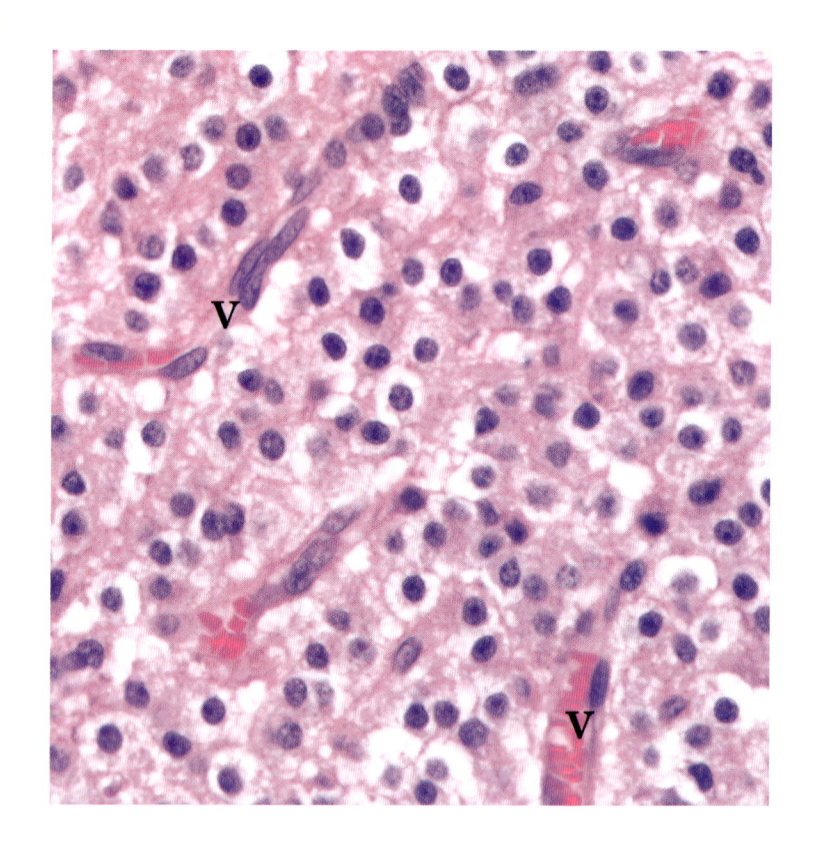

図23.11 乏突起膠細胞腫 oligodendroglioma（高倍率）

この腫瘍は大脳半球に好発し，細胞形態の類似性や特異マーカーを発現するという最近の結果より，乏突起膠細胞から発生すると信じられている。この腫瘍は，均一な円形の核と核周囲にハロー halo をつくる明るい細胞質を有し，細い分岐した小血管 small blood vessel（V）に枠組みされた単調なシート状の細胞から構成される。顕微鏡でみると，しばしば石灰沈着を認める。

多くの腫瘍は比較的低悪性度であるが，核の多形性，壊死，高頻度の核分裂や内皮細胞の増殖を示すものでは急激な進展と再発を伴う。このような特徴を示す腫瘍は**退形成性乏突起膠腫** anaplastic oligodendroglioma と呼ばれる。

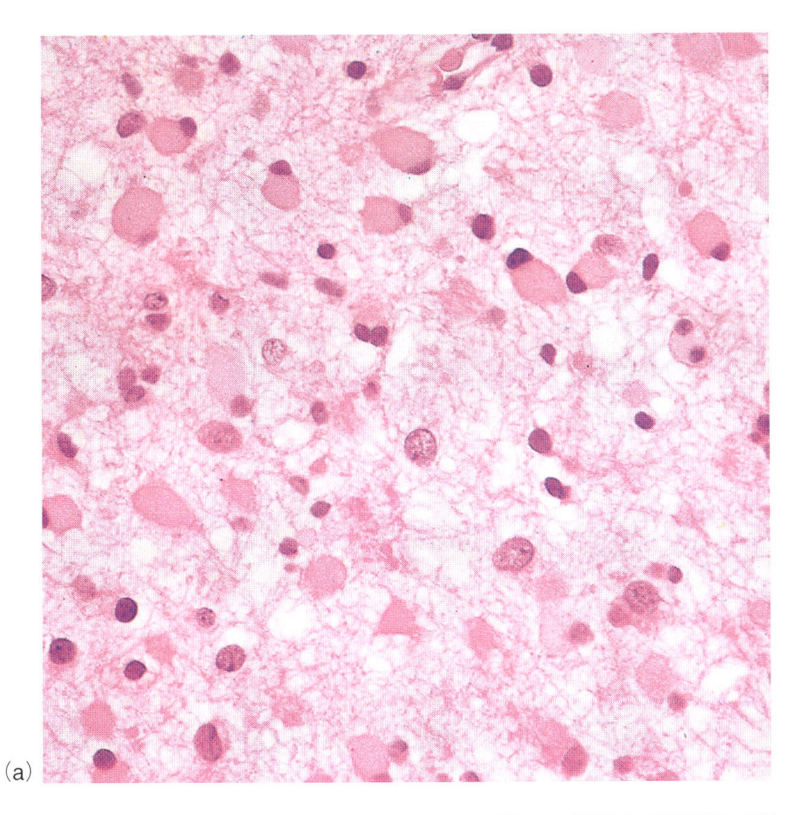

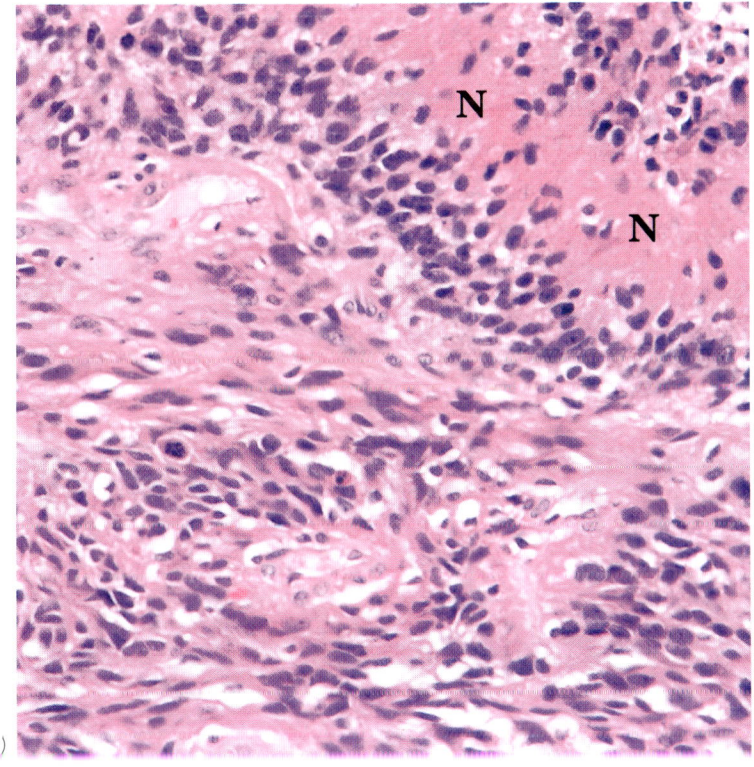

図23.12 星状膠細胞由来の腫瘍
tumor of astroglial origin
(a)低悪性度星状膠細胞腫（低悪性度星細胞腫）（高倍率）
(b)多形膠芽[細胞]腫（中倍率）

星状膠細胞から発生する腫瘍には，低悪性度（良性）～高悪性度（悪性）の分化の異なるスペクトルがある。

大脳半球の**低悪性度星状膠細胞腫** low grade astrocytoma を図(a)に示す。腫瘍細胞はピンク色に染色された細胞質と星状膠細胞の特徴である細胞突起をもつ。低悪性度星状膠細胞腫は細胞密度は高くなく，壊死や血管内皮細胞の増殖を示さない。

多形膠芽腫 glioblastoma multiforme は，様々な大きさの多形性のあるグリア細胞からなる腫瘍である。図(b)にみられるように，分化傾向に乏しい小型細胞や，図(a)にみる星状膠細胞の形態を示すものから，大型の奇怪な形をした巨大核をもつものまで多彩である。壊死 necrosis（N）はこの腫瘍の典型的な特徴で，高い細胞密度と血管内皮細胞の増殖を伴う。この腫瘍は外科手術や放射線療法を行っても予後不良である。

これら両極の星状膠細胞腫の間にあって，細胞密度の高い，分裂像，血管内皮増殖を示す組織型がある。これを**退形成性星状膠細胞腫** anaplastic astrocytoma と呼び，腫瘍の増殖と再発の頻度は中程度である。

星状膠細胞由来の腫瘍の悪性度を組織学的基準により分類することができる。St. Anne/Mayo分類は，細胞多形性，分裂像，血管増殖，壊死の程度で評価するもので，大脳半球の星状膠細胞由来の腫瘍の悪性度分類として確立されている。この分類に準拠すると，図(a)はgrade IIに，図(b)はgrade IVに相当する。

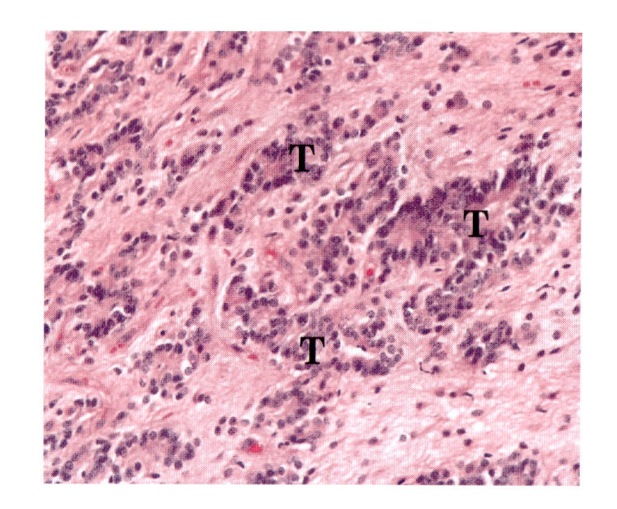

図23.13 上衣腫 ependymoma（高倍率）

この腫瘍は，正常で脳室系を被覆する上衣細胞に由来する。組織学的には，腫瘍細胞は一様で，血管周囲に核のない間隙（無核帯）をつくり配列する（**血管周囲性偽ロゼット** perivascular pseudorosette）。さらに，脊髄中心管の構造を再現するような上皮性管腔 epithelial tubule（ T ）が形成される（**上衣ロゼット** ependymal rosette）。

上衣腫は第4脳室領域に最も好発し，さらに小児期では脊髄に発生する，頻度のより高い内在性腫瘍である。腫瘍は低悪性度～高悪性度（退形成性）のものが含まれる。腫瘍は髄膜に散布されたり，脳脊髄液循環系に播種される傾向がある。

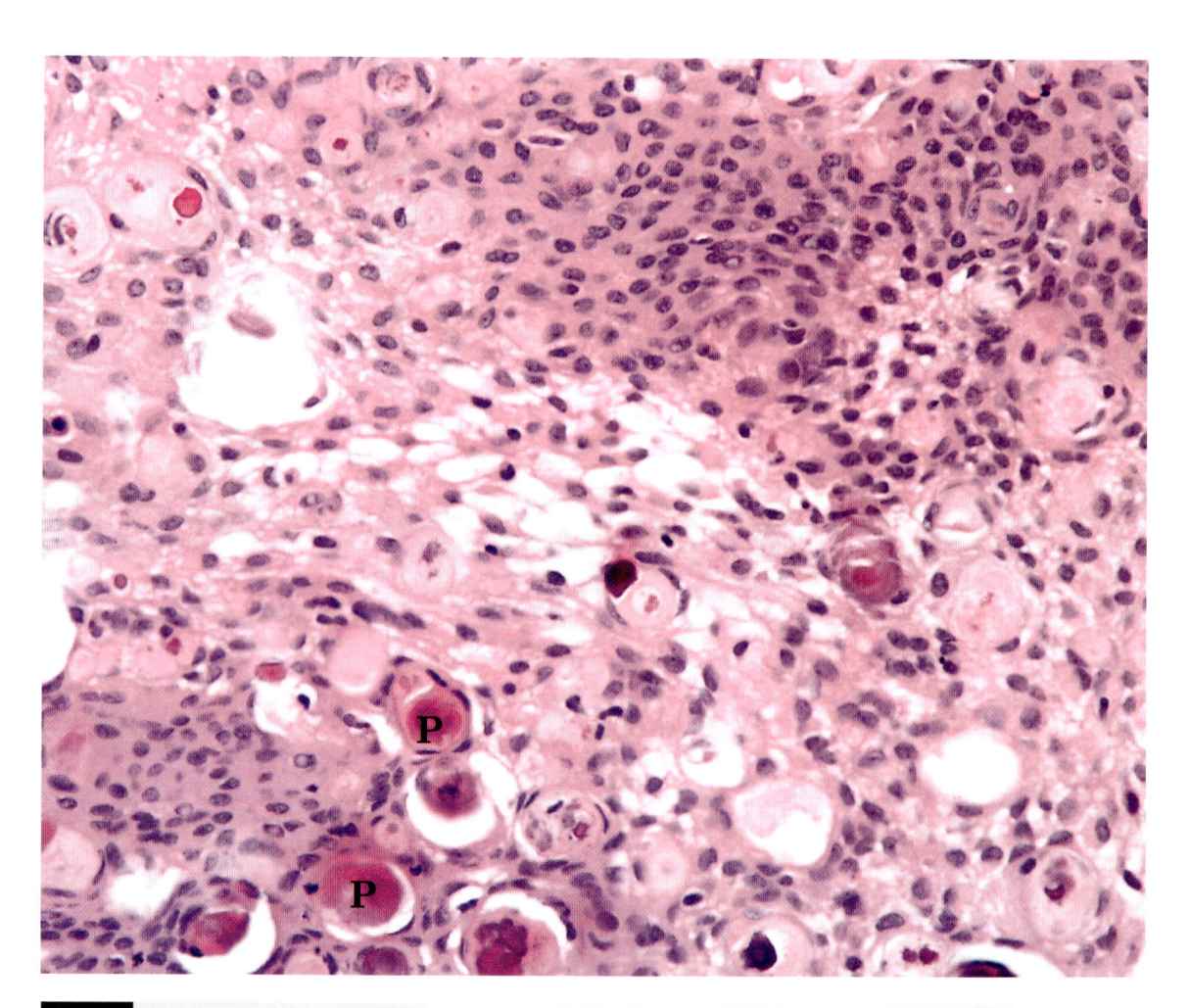

図23.14 髄膜腫 meningioma（高倍率）

髄膜腫は髄膜のクモ膜上皮細胞から発生すると考えられ，成人によくみられる。腫瘍のほとんどは良性で，腫瘍の下部におかれた脳や脊髄を緩慢に圧迫することで症状が明らかになる。組織像は，上皮性格をもつものから紡錘形細胞よりなるものまで様々である。

本図は，紡錘形細胞や上皮細胞の混在した渦巻き状の配列を示している。この渦巻き配列の中心部には，**砂粒体** psammoma body （ P ）と呼ばれる石灰化巣がみられる。核分裂像は通常ない。腫瘍の多くは良性であるが，核分裂像と壊死を認める髄膜腫があり，**異型髄膜腫 atypical meningioma** と呼ばれる。このような症例では再び増殖して局所再発する傾向がある。

末梢神経系の異常 Disorders of peripheral nerve

末梢神経系の疾患，**末梢性ニューロパチー** peripheral neuropathy は，侵された神経支配領域の運動あるいは知覚機能の異常をもたらす。2つの主な病変のパターンがある。**軸索変性** axonal neuropathy は軸索の一次性傷害によるもので，**脱髄性ニューロパチー** demyelinating neuropathy はシュワン細胞と髄鞘に一次性傷害が引き起こされたものである。

系統的な末梢神経疾患は糖尿病，鉛中毒，アルコール中毒，尿毒症や，ある種の悪性腫瘍に随伴して見出される。いくつかの特殊な末梢神経疾患は，髄鞘の分節状の喪失に伴い生じる。これには，**感染後多発神経炎** post-infectious polyneuropathy，ギラン-バレー症候群 Guillain-Barré syndrome や**遺伝性感覚運動ニューロパチー** hereditary sensory-motor neuropathy などの大きな疾患群が含まれる。中毒，外傷や虚血による末梢性ニューロパチーは軸索変性である。世界的な問題となっているように，末梢神経疾患の重要な原因として，癩病 leprosy（図4.12参照）が挙げられ，そこでは癩菌 *Mycobacterium leprae* を貪食した大量のマクロファージが神経束に浸潤して，神経線維の喪失をきたしている。

末梢神経の腫瘍はまれではなく，シュワン細胞（末梢の髄鞘を形成する細胞）や神経周鞘細胞から発生する。例を図23.15，図23.16に示す。

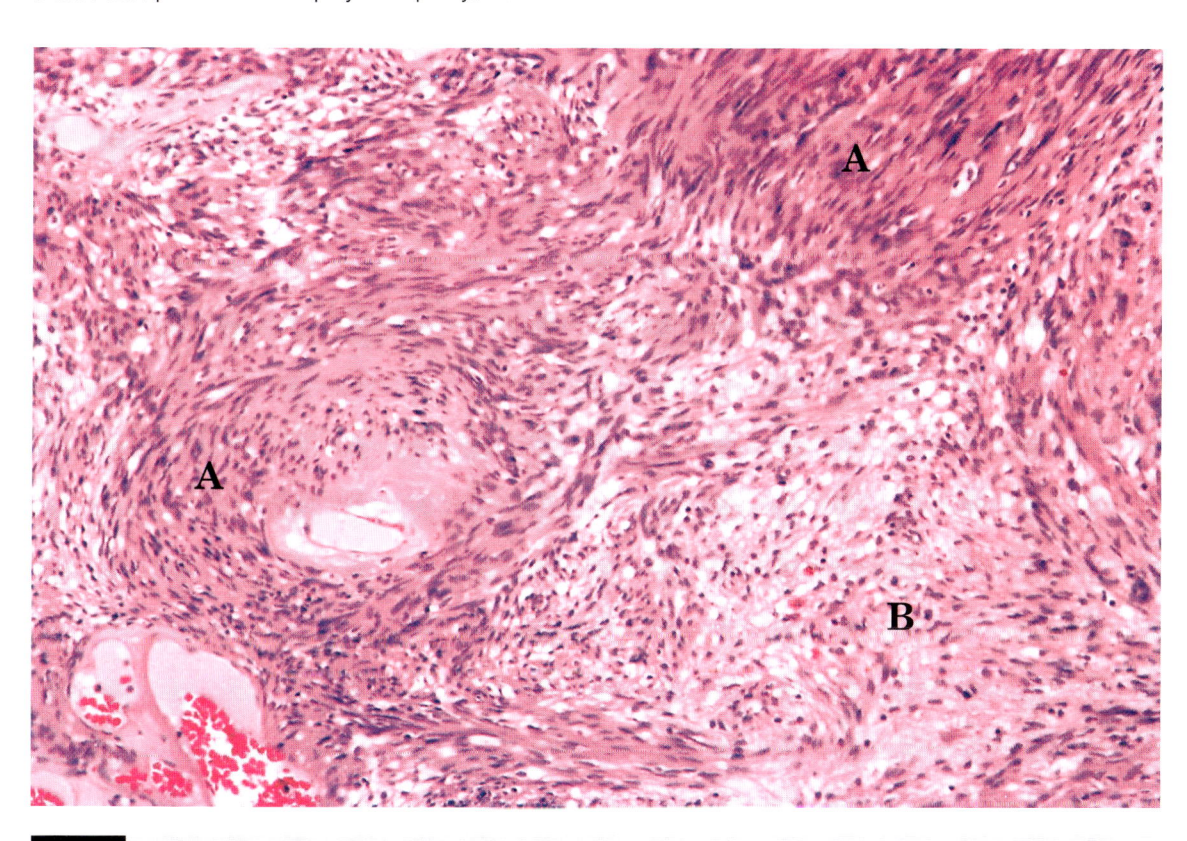

図23.15 神経鞘腫 schwannoma（中倍率）

これらの腫瘍はシュワン細胞 Schwann cell から発生し，末梢神経に腫瘍を形成する。第8脳神経から発生することが多く，これは**聴神経鞘腫** acoustic neuroma と呼ばれる。

組織学的に2つの増殖密度をとる。ピンク色の細胞質をもつ紡錘形細胞が密に増殖するところでは，柵状や渦巻き状に配列し，アントニーA型 Antoni A tissue（A）といい，腫瘍内の変性で，空胞状を呈した疎な腫瘍部分はアントニーB型 Antoni B tissue（B）という。

神経鞘腫は通常，単発し，円形で，神経幹と関連して見出される。多くは良性で，発育も緩慢である。聴神経から発生する両側神経鞘腫（聴神経鞘腫）は神経線維腫症2型 neurofibromatosis type 2 の部分症とされる。

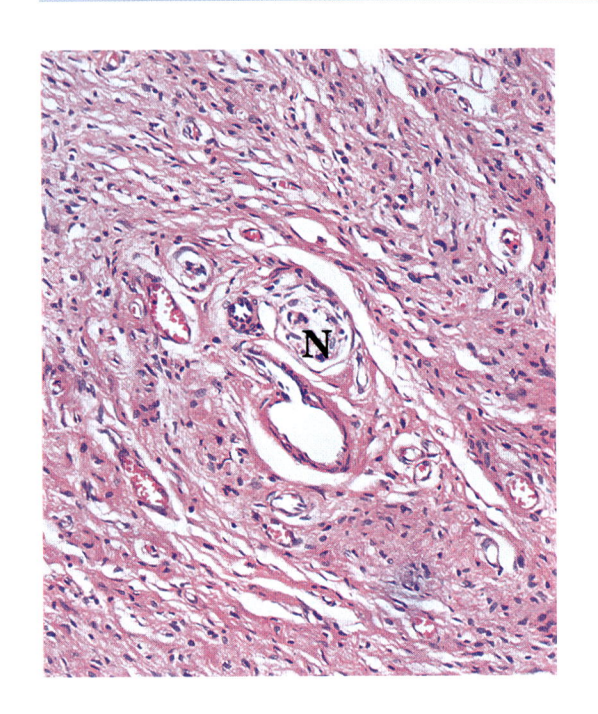

図23.16 神経線維腫 neurofibroma（高倍率）

神経線維腫は神経周鞘細胞より発生する末梢神経の腫瘍である。腫瘍は孤立性であるが、しばしば多発し、特に遺伝性疾患である**神経線維腫症1型** neurofibromatosis type 1（フォン・レックリングハウゼン病 von Recklinghausen's disease）でみられる。末梢神経に形成された病変は皮下結節としてみられる。脊椎管内での末梢神経根部の腫瘍は脊髄を圧迫しやすい。

組織学的に、腫瘍は膠原線維を介在した紡錘形細胞の疎な配列よりなる。結合組織の粘液多糖類の蓄積がしばしばみられるのが特徴で、膠様あるいは粘液様腫瘍となる。神経鞘腫と対照的に、神経線維腫はびまん性に神経幹を巻き込む。図中に、既存の神経（N）の軸索と神経線維を確認できる。神経線維腫は良性であるが、神経周鞘細胞から悪性腫瘍が発生することがあり、これを**神経線維肉腫** neurofibrosarcoma という。

骨格筋の異常 Disorders of skeletal muscle

骨格筋の疾患では、臨床的に筋力低下、筋の消耗や運動痛が出現する。これらの症状や徴候は筋自身の疾患（**ミオパチー** myopathy）か、筋の神経支配が変性により二次的に変化（**脱神経支配** denervation）することで生じる。この後者の理由で、通常、筋疾患は神経疾患と一括して考慮される。ミオパチーとある種の神経疾患との鑑別には、組織学的検索が唯一の方法である。

ミオパチーは病因から3つの主な群に分類される。

- **筋ジストロフィー** muscular dystrophy：遺伝性が決定された骨格筋の異常による。
- **筋炎** myositis：炎症性疾患による。
- **全身疾患に合併する二次的な筋疾患** myopathy secondary to systemic disease

筋ジストロフィーは、筋線維の変性を特徴とした疾患で、筋の荒廃と筋力低下をもたらす。年齢と性による頻度、発症時期、臨床経過が異なるいくつかの病型よりなる。現在、原因は筋の構造蛋白をコードする遺伝子の変異によると考えられている。Duchenne型筋ジストロフィー Duchenne muscular dystrophy を図23.17に示す。組織学的には、筋線維の大きさと構造の異常がみられ、しばしば罹患筋組織は線維性組織で置換される。

筋炎の多くは免疫学的機序を介した障害で、**多発性筋炎** polymyositis（図23.18）という。クッシング病、甲状腺中毒症や癌腫症では、疾患の進行により二次的に筋力低下や荒廃を伴うことがある。**神経原性筋萎縮** neurogenic muscular atrophy（図23.19）の例は図説を参照されたい。

第23章 神経系　283

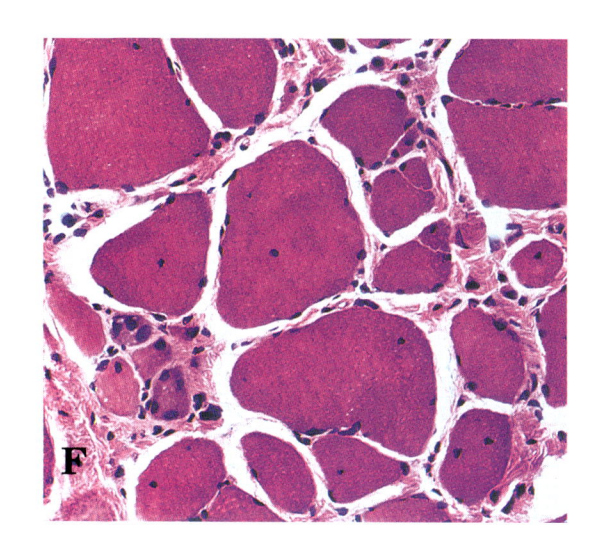

図23.17 Duchenne型筋ジストロフィー Duchenne muscular dystrophy （高倍率）

この型の筋ジストロフィーは伴性劣性遺伝（X染色体連鎖劣性遺伝）の形式をとり，男児のみに発症する。小児期の早い時期から近位筋に筋力低下の徴候が進行し，立ち上がることが難しくなる。

組織学的には，線維組織（F）で置換されて筋線維の崩壊がみられる。残存した筋線維は，ある部分で萎縮し他では肥大するために，筋束は大きさの不揃いな筋線維からなる。病気の進行により筋はほとんど線維組織に置き換えられ，ついには脂肪組織に変わる。この状態は傷害された筋の腫脹としてみられることから，罹患児の腓腹筋（ふくらはぎ）の**仮性肥大** pseudohypertrophy という。

Duchenne型筋ジストロフィーは悲惨な経過をたどり，成人の早い時期に死に至る。筋ジストロフィーの他の型は，より良好な臨床経過をとる。

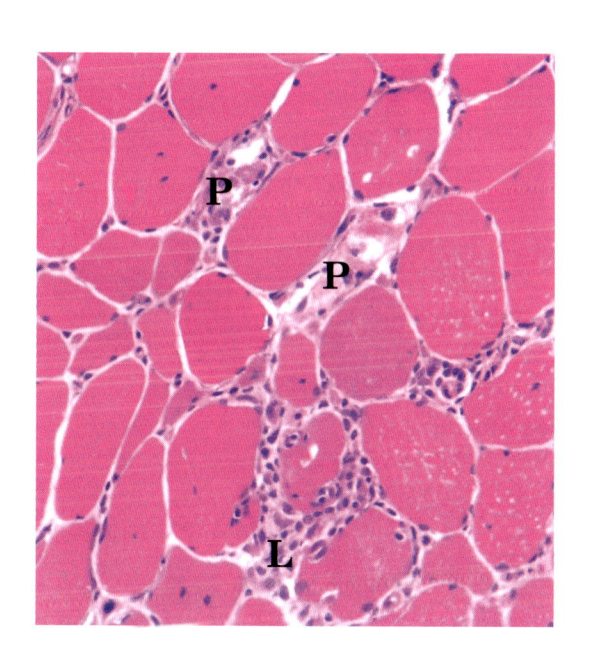

図23.18 多発性筋炎 polymyositis （高倍率）

この筋生検組織をみると，**多発性筋炎**は個々の筋線維の壊死，リンパ球浸潤 lymphoid infiltration （L）を伴い，筋組織破砕物を貪食 phagocytosis したマクロファージ（P）の出現により特徴づけられる。自己免疫が原因と考えられ，免疫抑制により治療が可能である。臨床的には，患者は筋力低下が進行し，急性期の筋壊死の影響で，血清 creatine kinase の値が上昇する。

皮膚筋炎 dermatomyositis は，他の型の炎症性ミオパチーで，皮膚の紅斑が特徴である。

封入体筋炎 inclusion body myositis は，頻度の低い炎症性ミオパチーで，高齢者に好発し，病理学的には筋壊死と炎症が特徴である。傷害された筋では，細胞質内封入体の形成が特徴である。多発性筋炎や皮膚筋炎と対照的に，この型では免疫抑制療法は効果が期待できない。

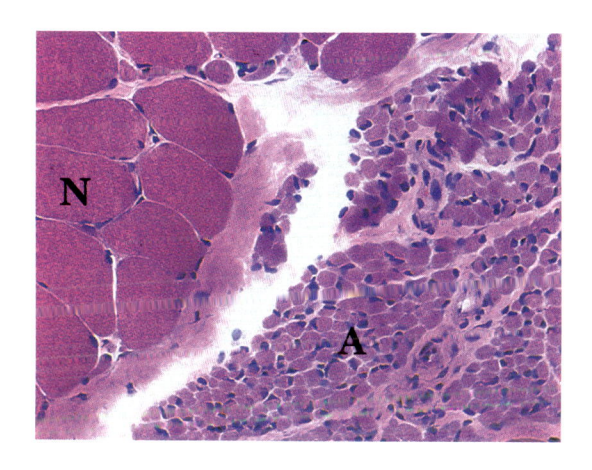

図23.19 神経原性筋萎縮 neurogenic muscular atrophy （高倍率）

骨格筋の筋力低下と荒廃が，原発性筋疾患よりも下位運動ニューロン障害の結果として起こる。組織学的に，筋ジストロフィーで筋萎縮が不規則に分布してみられるのに対して，**神経原性萎縮**では1個の運動ユニットで支配される筋線維のグループが萎縮に陥る。

本図では，正常な大きさの筋線維（N）と脱神経により生じた萎縮筋線維 atrophic fiber のグループ（A）とが際立って対照的である。これは**脊髄性筋萎縮症** spinal muscular atrophy の例で，脊髄前角細胞の喪失によるものである。同様の変化は種々の末梢神経疾患でも認められる。

第2部　器官の病理組織学

通常よく利用される染色法についての注釈

●ヘマトキシリン・エオジン(HE)染色
　hematoxylin and eosin stain
　これは，動物の組織学や日常の病理学で最もよく使用される染色法である。ヘマトキシリンは酸性構造物を青紫色に，エオジンは塩基性構造物を赤桃色に染め出す染料である。動物の細胞ではほとんどの酸性構造物はDNAとして核内に存在し，一方，ほとんどの塩基性構造物は細胞質内に存在する。したがって，核は青紫色に，細胞質は赤桃色に染め出される。もし，形質細胞（図3.2参照）のように細胞が豊富なRNAをもっている場合には，細胞質はほのかに紫色を帯びる。
　HE染色には特殊な試薬を用いる幾つかの染色法があり，これらを含む多くの因子によってHE染色による細胞の染色性が左右される。しかし，組織切片の厚さが最も重要であり，低倍率写真に適した厚い切片では濃く染色され〔例：図13.21(c)〕，高倍率写真向けのごく薄い切片ではより薄く染色される〔例：図13.21(d)〕。

●過ヨウ素酸シッフ反応
　periodic acid-Schiff (PAS) reaction
●ジアスターゼ消化過ヨウ素酸シッフ反応
　diastase-periodic acid-Schiff (DPAS) reaction
　PAS反応は，原則として複合炭水化物（糖類）を美しい深紅色に染め出す。グリコーゲンのような単純多糖類を染色するのみならず，蛋白や脂質と複合体をなす炭水化物（複合多糖類）も染め出す。これらの複合体の多くは，例えば基底膜〔図15.9(e)参照〕，真菌壁（図4.19参照），ある上皮細胞から分泌されるムチンのように構造蛋白として動物組織内に存在する。組織切片を特殊な酵素であるジアスターゼ（アミラーゼ）で前処理するとグリコーゲンはPAS反応で染色されなくなる。

●チール-ネールセン(ZN)染色 Ziehl-Neelsen stain
●ウェード-ファイト染色 Wade-Fite stain
　両者の染色法は，マイコバクテリウム属細菌の同定に使用される。菌体は脂質からなる保護被膜を有しており，これが染色時における染料の細菌内外への移動率に影響する。フェノール含有塩基性フクシンとメチレン青の2つの染料が使用される。前者は赤色染料で，加熱すると切片内のどんな組織にも浸透し，マイコバクテリウム菌を染め出す。次いで切片を酸とアルコールに浸すと，マイコバクテリウム菌以外に付着した赤色染料が洗い出され，細菌の脂質含有被膜上のものだけが残存する。さらに他のすべての組織は青色染料に染まり，青みがかった背景にマイコバクテリウム菌のみが際立って赤色に染め出される。

●ギムザ染色 Giemsa stain
　この染色法は，幾つかの微生物を観察するときに用いられる〔図13.7(b)参照〕。また，多少の変更を加えた方法が，血液および骨髄塗抹標本中の赤血球と白血球などを観察するのに利用される。

●グラム染色 Gram stain
　この方法は，主に塗抹標本で微生物（細菌）を同定するときに使用されるが，組織切片で細菌がグラム陽性か陰性かを判別するときにも利用される〔図11.8(b)参照〕。

●コンゴ赤染色 Congo red stain
●シリウス赤染色 Sirius red stain
　両者の染料は，例えばアミロイドのようなβ-プリーツ配列をもつ蛋白に特殊な親和性をもつ。アミロイドは双方の染色法で赤染し〔図5.3(b)参照〕，さらに偏光顕微鏡下で観察すると青リンゴのような緑色の複屈折を示す。

●ファン・ギーソン染色 van Gieson stain
　ピクリン酸（黄色）と酸性フクシン（赤色）の2色の水溶液の混合液を用いた方法である。酸性フクシンは膠原線維を赤橙色に，他のすべての組織を黄色に染める〔図14.9(c)参照〕。現在，この染色法を単独で用いることはまれとなっており，通常はエラスチン染色と組み合わせて用いる（エラスチカ・ファン・ギーソン染色 elastic-van Gieson stain）。この方法は，特に動脈の染色に有用で，弾性板（黒色），中膜平滑筋（黄色）と膠原線維（赤色）を明確に識別できる。また，皮膚の真皮内における膠原線維と弾性線維の混ざり具合を評価するときにも利用される。

●ペルレス染色 Perls stain
　古くから使用されている方法で，組織中の塩化第二鉄の存在を証明するものである。通常，塩化第二鉄は古い出血巣に鉄含有色素であるヘモジデリンの凝集物として存在し，その場で崩壊したヘモグロビンに由来する。また，原発性鉄蓄積病であるヘモクロマトーシスの各組織において過剰に蓄積した鉄の証明にも用いられる。

●ゴルドナー・トリクローム染色
　Goldner's trichrome stain
　骨軟化症やページェット病 Paget's disease といった代謝性骨疾患の未脱灰骨の樹脂包埋切片に使用する目的で開発された。異なった石灰化骨（青緑色）

と未石灰化類骨(赤橙色)を区別するために，複数の染料を組み合わせて使用する。ヘマトキシリンで骨芽細胞と破骨細胞の核を染めるので，細胞密度も評価できる(図22.2参照)。

●鍍銀染色 silver stain
　硝酸銀水溶液のような銀塩を用いた多くの組織学的鍍銀染色法があり，真菌，細胞，線維を含む広範囲にわたる構造物を観察できる。特に中枢神経系における細胞と線維の同定に有用である。一般に，これらの染色結果は安定しにくく，使用頻度は低くなっている。例を図4.20(d)，図23.3に示す。

●ロイエッツ・ヘマトキシリン法
　Loyez hematoxylin method
　ヘマトキシリンはとても鋭敏な染料で，過去には広範囲にわたる特殊な構造物の観察に利用されてきた。ロイエッツ法は鉄ヘマトキシリン法で，ミエリンを染め出す〔図23.9(b)参照〕。

●免疫細胞化学的および免疫蛍光法 immunocyto-chemical and immunofluorescent method
　この方法の開発は組織技術にかなりの進歩をもたらした。詳細は複雑であるが，基本的には組織中に存在する抗原に特異的な単クローン性抗体を作製し，これを組織切片上にのせ，そこに存在する抗原と選択的に結合させる。この抗体の結合部位を蛍光，あるいは色素を介して目でみることができる。このような技術を利用することで，組織中のインスリンや他のホルモン，免疫グロブリン，その他種々の物質の局在を知ることができる〔図13.17(b)，図15.4(b)参照〕。

和文索引

- 冒頭の語が日本語，ローマ数字の場合は和文索引に示した。
- 1字下げの語は上位語の関連・派生を示す。
- 省略可能な語は〔　〕内に，言い換え可能な語は（　）内に示した。
- 漠然として分かりにくい語には［　〕内に言葉を補った。

ローマ数字

II型肺胞上皮　31

あ

亜急性硬化性全脳炎　273
亜急性細菌性心内膜炎　112,113
悪性高血圧症　116,179
悪性黒子　242,254
悪性黒子性黒色腫　254
悪性黒色腫　242,254,255
悪性腫瘍　68,70
悪性線維性組織球腫　84
悪性度分類　76
悪性リンパ腫　233
アシクロビル　274
アジソン病　238
アショフ体　111,112
アストロサイト　268
アスベスト　30,128,133
アスベスト小体　130
アスベスト肺　130
アスペルギルス　51
アスペルギローマ　→　菌球
アスマン病巣　38
アテローム　→　粥腫
アニチコフ〔筋〕細胞　111
アニリン色素　184
アポトーシス　3,9
アポトーシス小体　9
アミロイド　56
　カルシトニン由来──　57
　限局性──　56
　全身性──　56
アミロイドーシス　56
アミロイド小体　229
アミロイド前駆体蛋白　57
アミロイド蛋白P　56
アミロイド斑　276
アメーバ症　54
アメーバ性大腸炎　147
アメーバ赤痢　54
アメーバ膿瘍　54
アルコール性肝炎　156
アルコール性肝硬変　156,160
アルツハイマー病　268,272
アレルギー性気管支肺アスペルギルス症　51
アレルギー性肺胞炎　30
アレルギー性鼻炎　122
アントニーA型　281
アントニーB型　281

い

胃異形成　141
異角化症　80
胃癌　141,142
異型［細胞の］　66
異型クロイツフェルト-ヤコブ病　276
異型髄膜腫　280
異形成　3,28,65,66
異形成母斑　242,252,253
異型増殖症　61
移行上皮　183
移行上皮癌　81,184
移行上皮乳頭腫　183
移行帯　200
萎縮　64
　褐色──　64
　虚血性──　64
　大脳──　272
　副腎──　239
移植片拒絶　32
移植片対宿主病　9
移植片対宿主反応　138
異所性ホルモン　131
異所性ホルモン分泌　70
イチゴ腫　30
一酸化窒素　12
遺伝性感覚運動ニューロパチー　281
イヌ回虫　53
異物反応　30,34
胃リンパ腫　138
陰窩膿瘍　148
印環細胞　142
印環細胞癌　83
インターロイキン1　15
インターロイキン6　15
インディアンファイル　222
陰部ヘルペス　46

う

ウイルス感染症　45
ウイルス性癌遺伝子　200
ウイルス性肝炎　155
ウイルス性髄膜炎　273
ウイルス性疣贅　242,247
ウィルヒョウの3条件　95
ウィルムス腫瘍　181
ウェゲナー肉芽腫症　120,121
ウェード-ファイト染色　36,284
ウシ海綿状脳症　48
右心不全　154
運動ニューロン病　272

え

エイズ　187
液性反応　185
壊死　3,7
　乾酪──　8,30,36,38
　急性肝──　154
　急性尿細管──　165,176,179
　凝固──　8
　削り取り──　159
　コメド──　221
　細胞──　7
　脂肪──　164,216
　点状──　155
　乳頭──　176,177
　囊状中膜──　118
　フィブリノイド──　116,121,179
　融解(液化)──　8
　類線維素(フィブリノイド)──　8
壊死塊　26
壊死性乳頭炎　177
エストロゲンレセプター　223
壊疽性虫垂炎　144
炎症性偽ポリープ　147,148
円柱　166
エンテロウイルス　273

お

黄色ブドウ球菌　23,112
黄体囊胞　210,212
オプソニン化　12
オリゴデンドロサイト　268
オンコサイトーマ　181

か

外因性アレルギー性肺胞炎　51,128
外陰腟カンジダ症　49
外陰部上皮内腫瘍　198,200
外骨症　262,265
外反［子宮頸管円柱上皮の］　65
海綿症(海綿状態)　244,245
海綿状血管腫　118
海綿状脳症　48
潰瘍　26
潰瘍性大腸炎　28,29,147〜149
解離性大動脈瘤　114,118
カウンシルマン体　155
過角化症　243
化学性胃炎　139
化学遊走　12
化学遊走因子　10
角化異常細胞　80
角化真珠　250
核内封入体　46
核濃縮　7
隔壁　51
核崩壊　7
核融解　7
過形成　61,63,68,237
　異型乳管──　217,218
　結節性──　62
　甲状腺──　234
　甲状腺中毒性──　234
　子宮内膜──　63
　上皮──　217
　洞──　185,186
　乳管──　218
　反応性──［リンパ組織の］　185
　副腎皮質──　238,239
　傍皮質(傍濾胞)──　185,186
　濾胞──　185,186
過形成性ポリープ　147,150

かこう〜けもか

鵞口瘡 49
過誤腫 79
仮骨
　骨性—— 22
　予備—— 22
下垂体機能低下症 232
下垂体腺腫 232
化生 65
　アポクリン—— 217
　骨—— 65
　扁平上皮—— 65,199
仮性肥大 283
家族性遺伝性アミロイドーシス 56,60
家族性大腸腺腫症 150
褐色硬化肺 127
褐色細胞腫 238,240
滑石 30
化膿菌 16
化膿性炎症 16
化膿性肉芽腫 36,242,248
過敏性血管炎 121
カポジ肉腫 114,119,187
過ヨウ素酸シッフ反応 284
カルチノイド腫瘍 85,138,143
カルチノイド症候群 85,147
川崎病 120
肝外胆管癌 163
間欠性跛行 92
肝硬変 154,160
幹細胞 61,68
肝細胞癌 154,162
カンジダ症 49
間質性肺炎 31
癌腫 78
管周囲型線維腺腫 220
管状癌 219,222
管状絨毛腺腫 147,150
管状腺腫 147,150
癌真珠 80,123,134
間接嵌頓鼠径ヘルニア 108
関節リウマチ 266,267
乾癬 242,246
感染後多発神経炎 281
感染後脳脊髄炎 274
感染性心内膜炎 112
肝内胆管癌 163
肝膿瘍 155
貫壁性梗塞 104

き

気管支拡張症 28,29,123
気管支癌 130
気管支喘息 124,127
気管支肺炎 125,129
奇形癌 228
奇形腫 79,85
器質化 13,17
基底細胞癌 242,249
機能障害 15
偽被膜 71
偽ポリープ 28
偽膜性大腸炎 35
ギムザ染色 139,284
吸収不良症候群 143
急性胃炎 138
急性ウイルス性肝炎 155

急性炎症 10,12,15
急性化学作用性胆嚢炎 163
急性化膿性炎症 13
急性化膿性気管支炎 124
急性肝炎 154,155
急性気管気管支炎 123
急性骨髄炎 258
急性骨髄性白血病 194,195
急性細菌性心内膜炎 112〜114
急性腎盂腎炎 176,177,183
急性腎炎症候群 169
急性心外膜炎 16
急性腎不全 166
急性膵炎 164
急性髄膜炎 16
急性精巣上体-精巣炎 224
急性増殖性〔管内性〕糸球体腎炎 169
急性虫垂炎 144
急性膿瘍 23
急性白血病 194
急性半月体形成性糸球体腎炎 172
急性皮膚炎 245
急性腹膜炎 140
急性卵管炎 209
急性リンパ芽球性白血病 194
急速進行性糸球体腎炎 172
吸虫類 55
球麻痺 275
境界悪性 77
境界型漿液性腫瘍 214
境界型粘液性腫瘍 213
境界母斑 252
狂犬病ウイルス 273
狭心症 92
蟯虫 53
胸膜炎 15,124
胸膜下ブラ 125
莢膜細胞腫 215
虚血 101
虚血性心疾患 110
巨細胞 32
　異物型—— 32
　多核—— 30
　ラングハンス—— 32,36
巨細胞性動脈炎 120
巨人症 232
拒絶反応
　急性血管性—— 180
　急性細胞性—— 180
　腎移植—— 180
　超急性—— 180
　慢性—— 180
ギラン-バレー症候群 281
キール分類 190
筋炎 282
菌球（アスペルギローマ） 51
筋ジストロフィー 282
菌状息肉腫（症） 190,191,242,256
キンメルスティール-ウィルソン結節 171

く

クッシング症候群 232,238,239
グッドパスチャー症候群 120,168
クモ膜下出血 270
クラークレベル 254

グラム染色 114,284
グリア細胞 268
グリオーシス 269,271
グリオーマ 79
グリーソン分類システム 230
クリプトコッカス 52,187
クルケンベルグ腫瘍 211
くる病 258,260
グレーヴス病 233,234
クロイツフェルト-ヤコブ病 272,276
クロモグラニンA 147
クローン病 34,138,143,146

け

頸管ポリープ 199
珪酸 30
憩室炎 34,147,153
形質細胞 26,185
形質細胞腫 191
憩室症 153
珪肺症 128,129
頸部外反 200
頸部上皮内腫瘍 77,200
頸部腺上皮内腫瘍 204
頸部びらん 200
下痢 44,198
下血 26,138
血液脳関門 268
血塊 95
結核
　一次—— 38
　喉頭—— 39
　骨—— 41
　孤立性臓器—— 40
　腎—— 40
　粟粒—— 39
　転移性臓器—— 40
結核菌 36,42
結核結節 36
結核性回腸炎 39
結核性気管支肺炎 36,39
結核性骨髄炎 41,258
結核性食道炎 39
結核性髄膜炎 41
結核性精巣上体炎 224
結核性脊椎炎 41
結核性膿腎症 40
血管炎 120,165
血管筋脂肪腫 181
血管脂肪腫 257
血管腫 114,118
血管周囲性偽ロゼット 280
血管新生 19
血管内腫 114,118,218
血腫 22
血小板活性化因子 12
血清アミロイドA（血清AA）蛋白 57
結節硬化型ホジキンリンパ腫 188
結節性多発性動脈炎 121,177
結節性糖尿病性糸球体硬化 174
結節性リンパ球優勢型ホジキンリンパ腫 188
血栓 88,94,95
血栓症 95,97
血栓性塞栓症 94,98,99
ケモカイン 12

ケラトアカントーマ 242,247
ゲルストマン-シュトロイスラー-シャインカー症候群 276
原因不明性肝硬変 161
嫌色素細胞癌 183
原虫 53
原発性アルドステロン症 238
原発性萎縮性甲状腺炎 233
原発性血小板血症 195
原発性糸球体腎炎 168
原発性腫瘍 70
原発性胆汁性肝硬変 159
顕微鏡的多発性動脈炎 120,121

こ

コイロサイト 47,201,202
好塩基性腺腫 232
硬化 14,173
硬化性腺症 217,218
硬化性苔癬 198
口腔カンジダ症 49
高血圧性腎硬化症 177,179
膠原性大腸炎 147,148
抗好中球細胞質抗体 120,121
好酸球 26,122
抗酸菌 30
抗酸菌感染症 36
好酸性腺腫 232
甲状腺化 166
甲状腺癌 233,236
甲状腺機能亢進症 233
甲状腺機能低下症 233
甲状腺刺激免疫グロブリン 234
甲状腺髄様癌 60
紅色肥厚症 231
光線(日光)角化症 242,250
梗塞 88,98,101
梗塞腎 8
好中球 13,26
好中球増多症 13
後天的免疫不全症 187
喉頭癌 123
高尿酸血症 266
硬膜外出血 270
硬膜下出血 270
小型円形細胞腫瘍 79,84
呼吸バースト(爆発) 13
黒色アスペルギルス 51
骨芽細胞 258
骨関節炎 266
骨棘 266
骨髄炎 259
骨髄腫 191
骨髄線維症 195,196
骨髄増殖疾患群 194
骨折 258
骨粗鬆症 258,260
骨軟化症 258,260
骨軟骨腫 262,265
骨肉腫 262,263
骨盤内炎症性疾患 209
骨ページェット病 258,261
古典的結節性多発性動脈炎 120,121
古典的精上皮腫 225,226
ゴナドトロピン細胞腫 232
ゴム腫 44

コラーゲン 21
コラーゲン線維 21
ゴルドナー・トリクローム染色 260,284
コルポスコピー 200
コロイド癌 83
コロイド甲状腺腫 235
コロイド小体 246
コンゴ赤染色 57,284
混合型胚細胞腫 228
混合性腎炎-ネフローゼ症候群 167
混合細胞型ホジキンリンパ腫 188
コーン症候群 238,240
ゴーン初期変化群 36,38
混濁腫脹 3,6

さ

細気管支肺胞上皮癌 132
細菌感染症 35
細菌性血管腫症 119
細菌性髄膜炎 273
細菌性乳腺炎 216
破骨細胞 258
細静脈炎 120
再生 17
再疎通 99,100
細動脈硬化症 86
サイトメガロウイルス 47,187
細胞異型 66
細胞診 200
細胞性免疫反応 32
細胞反応 3,4
錯角化症 243
柵状配列 249
サゴ脾 59
錯角化症 66
サブスタンスP 12
砂粒体 214,236,280
サルコイドーシス 33,128
サルコイド肉芽腫 33
蚕食潰瘍 249
産褥熱 204

し

ジアスターゼ消化過ヨウ素酸シッフ反応 49,174,284
ジアルジア症 143,144
ジアルジア鞭毛虫 53
敷石状外観 146
子宮外妊娠 210
子宮頸部上皮内腫瘍 47,202
子宮腺筋症 207
糸球体腎炎 165,168
子宮内膜炎 204,,207,211
子宮内膜増殖症 205
子宮内膜ポリープ 204
子宮溜膿腫 204
軸索 268
自己免疫性胃炎 139
自己融解 5
子実体 51
湿疹 245
脂肪腫 138,256,257
脂肪線条 87
シャウマン体 33

住血吸虫
　日本── 55
　ビルハルツ── 55
　マンソン── 55
　幼── 55
住血吸虫症 53,55
重層化［上皮細胞の］ 68
修復 17
終末腎 166,168
絨毛癌 208,209,228
絨毛腺腫 72,78,147,150
粥腫(アテローム) 86
粥腫斑 88,91
粥状動脈硬化症 86
粥状動脈瘤 91
樹状突起 268
腫脹 15
腫瘍 68
腫瘍壊死因子 70
腫瘍関連内分泌症候群 131
腫瘍随伴現象 70
腫瘍塞栓 74
腫瘍の病期 76
シュワン細胞 268
上衣細胞 268
上衣腫 280
上衣ロゼット 280
漿液性炎症 16
漿液性乳頭状囊胞腺癌 214
漿液性囊胞性腺線維腫 214
漿液性囊胞腺癌 214
漿液性囊胞腺腫 214
消化管カルチノイド腫瘍 147
消化管神経内分泌腫瘍 147
漿果状(囊状)動脈瘤 114,117,270
消化性潰瘍 26,138
消化性潰瘍穿孔 140
小結節性肝硬変 161
小膠細胞 268
小細胞癌 130,131
小細胞リンパ球性リンパ腫 191
消散 10,13,17
硝子化 166,174
硝子質(ヒアリン) 64,115
硝子膜 128
硝子膜症 31,128
硝子様細小動脈硬化症 115
小児腫瘍 79
上皮異形成 199
上皮内癌 66,77,242
上皮内腫瘍 77
上皮内腺癌 199,204
上皮内リンパ球 143,148
小胞体 5
静脈炎 120
静脈性梗塞 101
静脈瘤 160
消耗性心内膜炎 112,113
小葉癌 219
初期硬結 44
女性化乳房 216,219
シラー-デュバル小体 227
シリウス赤染色 57,58,284
脂漏性角化症 242,251
腎盂腎炎 176
腎炎症候群 167
心外膜炎 15

と未石灰化類骨(赤橙色)を区別するために，複数の染料を組み合わせて使用する。ヘマトキシリンで骨芽細胞と破骨細胞の核を染めるので，細胞密度も評価できる(図22.2参照)。

●鍍銀染色 silver stain

硝酸銀水溶液のような銀塩を用いた多くの組織学的鍍銀染色法があり，真菌，細胞，線維を含む広範囲にわたる構造物を観察できる。特に中枢神経系における細胞と線維の同定に有用である。一般に，これらの染色結果は安定しにくく，使用頻度は低くなっている。例を図4.20(d)，図23.3に示す。

●ロイエッツ・ヘマトキシリン法
Loyez hematoxylin method

ヘマトキシリンはとても鋭敏な染料で，過去には広範囲にわたる特殊な構造物の観察に利用されてきた。ロイエッツ法は鉄ヘマトキシリン法で，ミエリンを染め出す〔図23.9(b)参照〕。

●免疫細胞化学的および免疫蛍光法 immunocytochemical and immunofluorescent method

この方法の開発は組織技術にかなりの進歩をもたらした。詳細は複雑であるが，基本的には組織中に存在する抗原に特異的な単クローン性抗体を作製し，これを組織切片上にのせ，そこに存在する抗原と選択的に結合させる。この抗体の結合部位を蛍光，あるいは色素を介して目でみることができる。このような技術を利用することで，組織中のインスリンや他のホルモン，免疫グロブリン，その他種々の物質の局在を知ることができる〔図13.17(b)，図15.4(b)参照〕。

和文索引

- 冒頭の語が日本語，ローマ数字の場合は和文索引に示した。
- 1字下げの語は上位語の関連・派生を示す。
- 省略可能な語は〔　〕内に，言い換え可能な語は（　）内に示した。
- 漠然として分かりにくい語には［　］内に言葉を補った。

ローマ数字

II型肺胞上皮　31

あ

亜急性硬化性全脳炎　273
亜急性細菌性心内膜炎　112,113
悪性高血圧症　116,179
悪性黒子　242,254
悪性黒子性黒色腫　254
悪性黒色腫　242,254,255
悪性腫瘍　68,70
悪性線維性組織球腫　84
悪性度分類　76
悪性リンパ腫　233
アシクロビル　274
アジソン病　238
アショフ体　111,112
アストロサイト　268
アスベスト　30,128,133
アスベスト小体　130
アスベスト肺　130
アスペルギルス　51
アスペルギローマ　→　菌球
アスマン病巣　38
アテローム　→　粥腫
アニチコフ〔筋〕細胞　111
アニリン色素　184
アポトーシス　3,9
アポトーシス小体　9
アミロイド　56
　カルシトニン由来——　57
　限局性——　56
　全身性——　56
アミロイドーシス　56
アミロイド小体　229
アミロイド前駆体蛋白　57
アミロイド蛋白P　56
アミロイド斑　276
アメーバ症　54
アメーバ性大腸炎　147
アメーバ赤痢　54
アメーバ膿瘍　54
アルコール性肝炎　156
アルコール性肝硬変　156,160
アルツハイマー病　268,272
アレルギー性気管支肺アスペルギルス症　51
アレルギー性肺胞炎　30
アレルギー性鼻炎　122
アントニーA型　281
アントニーB型　281

い

胃異形成　141
異角化症　80
胃癌　141,142
異型〔細胞の〕　66
異型クロイツフェルト-ヤコブ病　276
異型髄膜腫　280
異形成　3,28,65,66
異形成母斑　242,252,253
異型増殖症　61
移行上皮　183
移行上皮癌　81,184
移行上皮乳頭腫　183
移行帯　200
萎縮　64
　褐色——　64
　虚血性——　64
　大脳——　272
　副腎——　239
移植片拒絶　32
移植片対宿主病　9
移植片対宿主反応　138
異所性ホルモン　131
異所性ホルモン分泌　70
イチゴ腫　30
一酸化窒素　12
遺伝性感覚運動ニューロパチー　281
イヌ回虫　53
異物反応　30,34
胃リンパ腫　138
陰窩膿瘍　148
印環細胞　142
印環細胞癌　83
インターロイキン1　15
インターロイキン6　15
インディアンファイル　222
陰部ヘルペス　46

う

ウイルス感染症　45
ウイルス性癌遺伝子　200
ウイルス性肝炎　155
ウイルス性髄膜炎　273
ウイルス性疣贅　242,247
ウィルヒョウの3条件　95
ウィルムス腫瘍　181
ウェゲナー肉芽腫症　120,121
ウェード-ファイト染色　36,284
ウシ海綿状脳症　48
右心不全　154
運動ニューロン病　272

え

エイズ　187
液性反応　185
壊死　3,7
　乾酪——　8,30,36,38
　急性肝——　154
　急性尿細管——　165,176,179
　凝固——　8
　削り取り——　159
　コメド——　221
　細胞——　7
　脂肪——　164,216
　点状——　155
　乳頭——　176,177
　囊状中膜——　118
　フィブリノイド——　116,121,179
　融解（液化）——　8
　類線維素（フィブリノイド）——　8
壊死塊　26
壊死性乳頭炎　177
エストロゲンレセプター　223
壊疽性虫垂炎　144
炎症性偽ポリープ　147,148
円柱　166
エンテロウイルス　273

お

黄色ブドウ球菌　23,112
黄体囊胞　210,212
オプソニン化　12
オリゴデンドロサイト　268
オンコサイトーマ　181

か

外因性アレルギー性肺胞炎　51,128
外陰腟カンジダ症　49
外陰部上皮内腫瘍　198,200
外骨症　262,265
外反［子宮頸管円柱上皮の］　65
海綿症（海綿状態）　244,245
海綿状血管腫　118
海綿状脳症　48
潰瘍　26
潰瘍性大腸炎　28,29,147～149
解離性大動脈瘤　114,118
カウンシルマン体　155
過角化症　243
化学性胃炎　139
化学遊走　12
化学遊走因子　10
角化異常細胞　80
角化真珠　250
核内封入体　46
核濃縮　7
隔壁　51
核崩壊　7
核融解　7
過形成　61,63,68,237
　異型乳管——　217,218
　結節性——　62
　甲状腺——　234
　甲状腺中毒性——　234
　子宮内膜——　63
　上皮——　217
　洞——　185,186
　乳管——　218
　反応性——［リンパ組織の］　185
　副腎皮質——　238,239
　傍皮質（傍濾胞）——　185,186
　濾胞——　185,186
過形成性ポリープ　147,150

腎芽腫　181
心筋炎　110
真菌感染症　48
心筋梗塞　16,18,93,104
心筋症　111
真菌性心内膜炎　112
真菌性髄膜炎　273
神経芽〔細胞〕腫　84,238,241
神経原性筋萎縮　282,283
神経鞘腫　281
神経親和性ウイルス　273
新形成　3,68
神経節芽細胞腫　241
神経線維腫　282
神経線維腫症1型　282
神経線維肉腫　282
神経内分泌〔カルチノイド〕腫瘍
　　　　　　　79,85,143
進行性多巣性白質脳症　273
進行性麻痺　44
腎細胞〔腺〕癌　181,183
心室瘤　106
腎周囲性膿瘍　177
滲出液　16
滲出物　12
浸潤　70
　　局所――　70,71
　　経体腔性――　70,74
　　血行性――　70
　　リンパ行性――　70
浸潤性小葉癌　222
浸潤性乳管癌　221
浸潤性篩状癌　222
尋常性疣贅　200,247
腎生検　168
新生児呼吸窮迫症候群　128
真性赤血球増多症　195
新生物　68
心内膜炎　110,112
心内膜下梗塞　104
塵肺症　128
真皮内母斑　252,253
深部静脈血栓症　97
心膜炎　110
心膜血腫　104

す

膵炎　164
水腎症　165,228
水痘ウイルス　46
水尿管　228
水疱　244
髄膜炎　273
髄膜炎菌　273
髄膜腫　280
髄膜脳炎　273
髄様癌　219,222,233
スパイク〔膜性腎症の〕　171

せ

正角化症　243
精細管内胚細胞腫瘍　225
性索間質性腫瘍　211
精子肉芽腫　224
成熟(型)奇形腫　228

星状膠細胞　268
星状膠細胞腫　279
精上皮腫　225,226
成人型呼吸窮迫症候群　128
精巣炎　224
星芒体　33
精母細胞性精上皮腫　225,226
脊髄炎　273
脊髄性筋萎縮症　283
脊髄癆　44
赤痢アメーバ　54
舌癌　134
接着因子　10
セリアック病　143
ノカルジア　55
セロトニン　147
線維化　25,28
線維化乾酪性結核結節　38
線維芽細胞　26
線維脂肪斑　87,91
線維腫　211
線維性粥腫（アテローム）斑　91
線維腺腫　219,220
線維素　→　フィブリン
線維素性炎症　16
線維素性滲出物　13
線維素帽　174
線維斑　91
腺癌　72,78,83
前癌病変　134
全奇胎　208
腺筋症　204,207
尖圭コンジローム　47,200,231
穿孔　138
穿刺吸引細胞診　216
腺腫　78
腺症　217
全身性エリテマトーデス　30,120,168
全身性リンパ節症　187
先端肥大症　232
腺様嚢胞癌　136
前立腺癌　230,231
前立腺上皮内腫瘍　228,230
前立腺特異抗原　194
腺リンパ腫　136

そ

象牙質化　266
創傷治癒　13
創傷の一次治癒　19,20
創傷の二次治癒　19,20
巣状分節性糸球体腎炎　173
塞栓　98
側頭動脈炎　120
続発性ヘモシデローシス　161
続発性膜性腎症　171
組織球性肉芽腫　159
卒中　270

た

退形成性腫瘍　68
退形成性星状膠細胞腫　279
退形成性乏突起膠腫　278
大結節性肝硬変　161
大細胞未分化癌　132,133

胎児性癌　225,227,228
退縮　63,64
帯状疱疹　46
苔癬化　245
大腸腺癌　72
大動脈瘤　44
大葉性肺炎　14,18,123
唾液腺混合腫瘍　135
高安動脈炎　120
多形膠芽腫　279
多形性　66,69,76
多形腺腫　135
多結節性甲状腺腫　233,235
唾石　134
脱神経支配　282
脱髄性疾患　277
脱髄性ニューロパチー　281
脱髄斑　277
多発梗塞性痴呆　270
多発性遺伝性外骨症　265
多発性筋炎　282,283
多発(性)(播種性)硬化症　268,274,277
多発性骨髄腫　197
単形腺腫　135
胆汁うっ滞　162,163
胆汁性肉芽腫　163
単純型〔嚢胞性〕増殖症　204,205
単純ヘルペスウイルス1型　46
単純ヘルペスウイルス2型　46
単純ヘルペス脳炎　274
胆嚢癌　163
淡明細胞癌　183

ち

遅延型過敏性反応　30
致死性家族性不眠症　276
腟炎　199
腟上皮内腫瘍　200
治癒　10
　　線維化による――　17
　　瘢痕を伴っての――　17
　　骨における――　22
虫垂炎　15,143
中皮腫　130,133
聴神経鞘腫　281
腸捻転　108
チョコレート嚢胞　207
チール-ネールセン(ZN)染色
　　　　　　　36,42,284

つ

ツァーンの線条　97
椎骨脳底動脈症候群　92
通常型間質性肺炎　31,129
痛風　266
痛風結節　266

て

低悪性度　77
低悪性度平滑筋腫瘍　204,206
低形成　64
低酸素血症　18
摘出生検　216
デュークス分類(病期)　153

と

転移 70
    血行性―― 74
    リンパ行性―― 73
転移性腫瘍 194
転移巣 70
伝染性海綿状脳症 276
伝染性軟属腫 242,248

頭蓋内出血 270
糖原病 154
動静脈奇形 270
洞組織球症 185
疼痛 15
糖尿病 165
糖尿病性糸球体硬化 174
糖尿病性腎硬化症 174
動脈炎 120
動脈硬化症 86,88
動脈性梗塞 101
動脈瘤 88,114
トキソプラズマ症 187,274
鍍銀染色 51,272,285
特異的(原発性)慢性炎症 25,30
特定心筋症 111
特発性心筋炎 110
特発性線維化肺胞炎 31
特発性肺線維症 31,128
特発性膜性腎症 171
吐血 26,138
ドパミン 273
飛び石病変 146
トランスサイレチン(プレアルブミン)
    60
トレポネーマ 30
トレポネーマ感染症 44

な

内向性乳頭腫 183
内軟骨腫 262
内胚葉洞腫瘍 227
内膜ポリープ 205
ナボット囊胞 199
軟骨腫 262,264
軟骨肉腫 262,264
軟骨帽 265

に

肉芽腫 30
肉芽腫性炎症 25,30
肉芽腫性精巣炎 224
肉芽組織 19
    血管性―― 19,26
    線維性―― 19,26
肉眼的結節性多発性動脈炎 120,121
肉腫 84
二次性腫瘍 70
ニッスル小体 268
ニッスル小体の崩壊 269
乳癌 216
乳管癌 219,221
乳管内乳頭腫 220
乳管内乳頭腫症 219
乳管乳頭腫症 220

乳腺膿瘍 216
乳頭腫 78
乳頭状〔好色素性〕癌 183,233,236
乳頭ページェット病 219,223
ニューモシスティス・カリニ 53
ニューモシスティス・カリニ肺炎 187
尿細管炎 32,180
尿道炎 183
尿路上皮 183
尿路(移行)上皮癌 81,184

ね

熱帯熱マラリア 54
ネフローゼ症候群 167
粘液癌(膠様癌/粘液性腺癌)
    83,142,219,222
粘液水腫 233
粘液性囊胞腺癌 143,213
粘液性囊胞腺腫 213
粘液瘤 143
捻転 147,224,225
粘膜下筋腫 206

の

膿 13,16,17,23
脳炎 273
脳血管障害 270
脳梗塞 270,271
脳出血 270
囊状動脈瘤
    → 漿果状動脈瘤
膿腎症 176
脳内出血 270
脳軟化 8
脳膿瘍 273
膿疱 244
囊胞性奇形腫 215
脳マラリア 54
膿瘍 16,23
膿瘍形成 13,17,23

は

肺アスペルギルス症 50,51
肺うっ血 124
肺炎双球菌 14
肺気腫 123,125
肺梗塞 107,124
胚細胞腫瘍 225
胚上皮封入囊胞 210,212
肺水腫 124,127
肺線維症 31,129
肺塞栓 98,99
肺塞栓症 124
胚中心細胞 142
梅毒 30,44,134
    第1期―― 44
    第2期―― 44
    第3期―― 44
梅毒性大動脈炎 44,120
梅毒トレポネーマ 44
パーキンソン病 268,272,273
白質変性症 272
白・赤芽球性貧血 197
パジェット → ページェット

橋本甲状腺炎 233
白血球核崩壊性血管炎 121
白血病 79
発熱 15
鼻ポリープ(鼻茸) 122
バニリルマンデル酸 240
パパニコロウ法 201
パポバウイルス 273
針生検 216
バレット食道 65,137
バンクロフト糸状虫 53
半月体 172
半月体形成 169
瘢痕 10,21
    星状膠細胞性―― 17,269
    線維性(膠原線維性)―― 17,19,21
    放射状―― 217
瘢痕形成 17
ハンセン病 43
パンヌス 266,267

ひ

ヒアリン → 硝子質
鼻咽頭癌 122
非細菌性血栓性心内膜炎 112
皮質レーヴィ小体病 272
非小細胞癌 130
微小浸潤癌 203
微小乳頭状パターン 221
微小膿瘍 246
非浸潤癌[乳腺の] 217
非浸潤性小葉癌 219,222
非浸潤性乳管癌 218,219,221
非精上皮腫性胚細胞腫瘍 225
肥大 61,62
ビタミンD欠乏 260
ビダール苔癬 198
非定型抗酸菌感染 36,42
非定型抗酸菌症 30
非特異の慢性炎症 25
ヒト白血球抗原 180
ヒトパピローマウイルス
    45,47,198,200
ヒト免疫不全ウイルス 273
ヒト免疫不全ウイルス1型 187
皮膚T細胞性リンパ腫 191,242,256
皮膚炎 198,242
皮膚筋炎 283
皮膚線維腫 256
非分泌性(非機能性)腺腫 232
非ホジキンリンパ腫 187
びまん性大B細胞リンパ腫 191
びまん性糖尿病性糸球体硬化 174
びまん性肺胞傷害 31
ヒュルツル細胞化 233
病的骨折 258
皮様囊胞 215
表皮内悪性黒色腫 254
表皮内癌 77,231,242,250
表皮内浮腫 244
表皮囊胞 242,251
日和見感染症 187
平織りパターンの骨 22
びらん 65

ふ

ファン・ギーソン染色　160,284
フィブリノーゲン　10,12
フィブリン(線維素)　10,12,13,95
フィブリン融解酵素　18
風船化　156
封入体筋炎　283
フォン・レックリングハウゼン病　282
複合硬化巣　217
副甲状腺機能亢進症　258
副甲状腺腺腫　237
複合性粥腫(アテローム)　87,91
複合母斑　242,252,253
複雑型異型増殖症　205
複雑型増殖症　204,205
副腎性器症候群　238
副腎皮質癌　238
副腎皮質腺腫　238,240
腹膜炎　144
腹膜癒着　108
腐骨　258
部分奇胎　208
プリオン　48
プリオン蛋白　48,272
プリオン病　48,276
篩状構造(パターン)　136,221
ブレスロウ肥厚係数　254,255
プロスタグランジン　12,15
プロラクチン細胞腫(プロラクチノーマ)　232
分化　68,76
分生子　51
分葉肝　44

へ

平滑筋腫　204,206
平滑筋肉腫　84,204,206
閉鎖性乾燥性亀頭炎　231
閉塞[動脈の]　88
閉塞性動脈内膜炎　44
壁在血栓　98
ページェット細胞　223
ベセスダ分類方式　201
ヘノッホ-シェーンライン紫斑病　120,168
ヘパトーマ　162
ヘマトキシリン・エオジン(HE)染色　6,57,284
ヘモクロマトーシス　154,161
ヘモジデリン　18
ヘモジデリン色素　8
ヘリコバクター・ピロリ　26,138,139,142
ベリリウム　30
ヘルペスウイルス　273
ヘルペスウイルス感染症　46
ヘルペス肺炎　46
ベルヘス染色　161,284
ベンス・ジョーンズ蛋白　197
変性　3
　軸索――　281
　脂肪――　3,6,156
　硝子様――　173
　神経原線維――　272

水腫状――　3,6
線維嚢胞――　217
中膜粘液――　118
網状――　162
扁平円柱上皮境界　199,200
扁平上皮癌　80
扁平上皮桑実様細胞巣　206
扁平苔癬　134,198,242,246
弁膜炎　110,112

ほ

ポイツ-イェーガース・ポリープ　147
蜂窩肺　129
膀胱炎　183
膀胱上皮内癌　184
胞状奇胎　208
蜂巣[窩]織炎　15
蜂巣肺　31
乏突起膠細胞　268
乏突起膠細胞腫　278
ボーエン病　250
ホジキンリンパ腫　187,188
舗装　12
補体C3a　12
補体C5a　12
補体カスケード　10
発赤　15
ポップコーン細胞　188
母斑　242
ポリオウイルス　273
ポリオ脊髄炎　273,275
本態性(良性)高血圧症　115,179

ま

マイコバクテリア感染症　187
膜性腎症　168,170,171
膜性増殖性(メサンギウム性毛細血管性)糸球体腎炎　172
マクロファージ　13,18,26,30
麻疹ウイルス　273
末梢性ニューロパチー　281
マラリア原虫　54
マロリー硝子体　156
慢性胃炎　138,139
慢性萎縮性胃炎　139
慢性炎症　10,13,17,23,25
慢性炎症性細胞　26
慢性化学性胃炎　138
慢性活動性肝炎　30
慢性肝炎　154,157,158
慢性肝炎の活動度　157
慢性肝炎の病期　157
慢性気管支炎　123,126
慢性頸管炎　199
慢性甲状腺炎　233
慢性骨髄炎　258
慢性骨髄性(慢性顆粒球性)白血病　101,190
慢性自己免疫性胃炎　138
慢性消化性潰瘍　26
慢性腎盂腎炎　176
慢性腎不全　100
慢性膵炎　164
慢性唾液腺炎　134
慢性単純(性)苔癬　198,245

慢性胆嚢炎　163
慢性膿瘍　23,28
慢性白血病　194
慢性皮膚炎　245
慢性閉塞性気道疾患　123
慢性卵管炎　209
慢性リンパ球性白血病　194,195
慢性消化性潰瘍　137

み

ミオパチー　282
ミクログリア　268
未熟奇形腫　226
三日熱マラリア　54
ミトコンドリア　5
未分化癌　233,236
ミラシジウム　55

む

無形成　64
ムコ多糖症　154
無症候性血尿　167
無症候性蛋白尿　167

め

メサンギウム性毛細血管性糸球体腎炎1型　168
メサンギウム増殖性糸球体腎炎　171
メラノファージ　254,255
免疫グロブリン　10
免疫蛍光顕微鏡　168
免疫細胞化学的および免疫蛍光法　285
免疫複合体　165

も

毛細管炎　120
毛巣嚢胞(毛巣瘻)　28
毛嚢性嚢胞　242,251
モザイク線[骨ページェット病の]　261
門脈圧亢進症　154,160

や

薬剤毒性　165,179

よ

葉状腫瘍　219,220
葉状嚢胞肉腫　220
溶連菌感染後腎炎　168
四日熱マラリア　54

ら

癩菌　36
扁腫型　43
癩病　43
ラテント癌　228
卵黄嚢腫瘍　227,228
卵管炎　15
卵管子宮外妊娠　209
卵管-卵巣膿瘍　209
卵管留血症　210

卵管留水症(卵管水腫)　209
卵管留膿症　209
卵形マラリア　54
ランゲルハンス細胞組織球症　187
ランブル鞭毛虫　144
卵胞嚢胞　210,212

り

リウマチ因子　267
リウマチ(小)結節　267
リウマチ性心炎　111
リウマチ性心内膜炎　112
リウマチ性多発筋痛　120
リウマチ熱　111
リード-ステルンベルグ細胞　187,188
リピドーシス　154
リブマン-サックス心内膜炎　112
リボソーム　5
リポフスチン　64
隆起性皮膚線維肉腫　256,257
良性結節性増生(肥大)　228
良性(本態性)高血圧症　115,179
良性腫瘍　68,70
良性前立腺肥大　229

良性乳管内乳頭腫　219
両側性肺門リンパ節腫脹　33
緑色連鎖球菌　112
リンパ芽球性リンパ腫　191
リンパ管肉腫　119
リンパ球　26
リンパ球減少型ホジキンリンパ腫　188
リンパ球性(顕微鏡性)大腸炎　147,148
リンパ球豊富型ホジキンリンパ腫　188
リンパ腫　79,83,143,190,225
リンパ上皮病変　142

る

類結核型　43
類骨　22,258,259
類骨骨腫　262,263
類上皮細胞　32
類上皮マクロファージ　30,32
ルークス-コリンズ分類　190

れ

レーヴィ小体　273
レーヴィ小体病　273

裂溝状潰瘍　146

ろ

ロア糸状虫　53
ロイエッツ・ヘマトキシリン法　277,285
ロイコトリエン　12
瘻孔　146
瘻孔洞　28
老人斑　272
ロキタンスキー-アショフ洞　163
濾出液　16
濾胞癌　233,235,236
濾胞腺腫　235,236
濾胞中心細胞　191

わ

ワルチン腫瘍　136

欧文索引

- 冒頭の語がアルファベット，ギリシア文字の場合は欧文索引に示した．
- 省略可能な語は〔　〕内に，言い換え可能な語は（　）内に示した．

ギリシア文字

α-シヌクレイン蛋白（protein alpha synuclein） 273
α-フェトプロテイン（AFP） 162,227
β-APP（beta amyloid precursor protein） 272
β-アミロイド前駆蛋白（β-APP） 272
β-シート（β-pleated sheet） 56

A

AA amyloid protein 56
abscess 16
abscess formation 23
accelerated (malignant) hypertension 179
acoustic neuroma 281
acute abscess 23
acute appendicitis 144
acute bacterial endocarditis 112〜114
acute cellular rejection 180
acute chemical cholecystitis 163
acute crescentic glomerulonephritis 172
acute dermatitis 245
acute epididymo-orchitis 224
acute gastritis 138
acute hepatic necrosis 154
acute hepatitis 154,155
acute inflammation 10
actinic (solar) keratosis 242,250
acute leukemia 194
acute meningitis 16
acute nephritic syndrome 169
acute osteomyelitis 258
acute pancreatitis 164
acute pericarditis 16
acute peritonitis 140
acute proliferative (endocapillary) glomerulonephritis 169
acute purulent bronchitis 124
acute purulent inflammation 13
acute pyelonephritis 177,183
acute renal failure 166
acute salpingitis 209
acute tracheobronchitis 123
acute tubular necrosis 165,176,170
acute vascular rejection 180
acute viral hepatitis 155
acyclovir 274
Addison's disease 238
adenocarcinoma 70,00
adenocarcinoma in situ 199,204
adenocarcinoma of colon 72
adenocystic (adenoid cystic) carcinoma 136
adenolymphoma 136
adenoma 78,237

adenomyosis 204,207
adenomyosis of uterus 207
adenosis 217
ADH（atypical ductal hyperplasia） 217,218
adhesion molecule 10
adrenal atrophy 239
adrenal cortical adenoma 238,240
adrenal cortical carcinoma 238
adrenal cortical hyperplasia 239
adrenogenital syndrome 238
AFP（alpha-fetoprotein） 227
agenesis 64
AIDS（acquired immune deficiency syndrome） 42,46,53,114,119,187
alcoholic cirrhosis 156
alcoholic hepatitis 156
ALL（acute lymphoblastic leukemia） 194
allergic alveolitis 30
allergic bronchopulmonary aspergillosis 51
Alzheimer's disease → アルツハイマー病
AL amyloid protein 56
amebiasis 54
amebic abscess 54
amebic colitis 147
amebic dysentery 54
AML（acute myeloid leukemia） 194,195
amyloid protein P 56
amyloidosis 56
anaplastic astrocytoma 279
anaplastic carcinoma 236
anaplastic neoplasm 68
anaplastic oligodendroglioma 278
ANCA（anti-neutrophil cytoplasmic antibody） 120,121
aneurysm 88,114
angina pectoris 92
angiogenesis 19
angiolipoma 257
angiomyolipoma 181
angiosarcoma 114,119,219
Anichikov (Anitschow) myocyte 111
Antoni A tissue 281
Antoni B tissue 281
aortic aneurysm 44
apocrine metaplasia 217
apoptosis 3,9
apoptotic body 9
appendicitis 15,143
ARDS（adult respiratory distress syndrome） 128
arterial infarction 101
arteriosclerosis 86,88
arteriovenous malformation 270
arteritis 120
asbestos 30
asbestos body 130

asbestosis 130
Aschoff body → アショフ体
aspergilloma (fungus ball) 51
aspergillus 51
Aspergillus niger 51
Assmann focus 38
asteroid body 33
asthma 124,127
astrocyte 268
astrocytic scar 17,269
astrocytoma 279
atheroma 86,97
atheromatous aneurysm 91
atheromatous plaque 88
atherosclerosis 86
atrophy 64
atypia 66
atypical hyperplasia 61
atypical meningioma 280
atypical mycobacterial infection 42
autolysis 5
axon 268
axonal neuropathy 281

B

bacillary angiomatosis 119
bacterial infection 35
bacterial mastitis 216
bacterial meningitis 273
balanitis xerotica obliterans 231
ballooning degeneration 156
Barrett's esophagus → バレット食道
basal cell carcinoma 242,249
Bence Jones protein 197
benign (essential) hypertension 115,179
benign intraduct papilloma 219
benign neoplasm 68,70
benign nodular hyperplasia (hypertrophy) 228
benign prostatic hyperplasia 229
berry aneurysm 114,117,270
beryllium 30
Bethesda classification system 201
bile granuloma 163
bladder carcinoma in situ 184
bleb 244
blood clot 95
blood-brain barrier 268
bone fracture 258
borderline malignancy 77
borderline mucinous tumor 213
borderline serous tumor 214
Bowen's disease 250
brain abscess 273
breast abscess 216
breast cancer 216
Breslow thickness → ブレスロウ肥厚係数
bronchiectasis 28,123

bronchogenic carcinoma　130
bronchopneumonia　123,125
brown atrophy　64
brown induration　127
BSE (bovine spongiform encephalopathy)　48
bulbar paralysis　275

C

calcitonin-derived amyloid　57
Candida albicans　49
candidal vulvo-vaginitis　49
candidiasis　49
capillaritis　120
carcinoid syndrome　85,147
carcinoid tumor　85,138,143
carcinoma　78
carcinoma *in situ*　66,77,217,242
carcinoma of gallbladder　163
carcinoma of larynx　123
carcinoma of prostate　230
carcinoma of tongue　134
cardiomyopathy　111
cartilage cap　265
caseous necrosis　8,30
cast　166
cavernous hemangioma　118
celiac disease　143
cell necrosis　7
cell-mediated immune response　32
cell-mediated response　185
cellular atypia　66
cellulitis　15
centrocyte　142
cercaria　55
cerebral atrophy　272
cerebral hemorrhage　270
cerebral infarction　270,271
cerebrovascular accident　270
cervical ectropion　200
cervical erosion　200
cervical glandular intraepithelial neoplasia　204
chancre　44,198
chemokine　12
chemotactic factor　10
chemotaxis　12
chicken pox virus (*Herpes zoster*)　46
chocolate cyst　207
cholestasis　162,163
chondroma　262,264
chondrosarcoma　262,264
choriocarcinoma　208,209,228
chromatolysis　269
chromogranin A　147
chromophobe carcinoma　183
chronic abscess　23
chronic active hepatitis　30
chronic atrophic gastritis　139
chronic autoimmune gastritis　138
chronic bronchitis　123,126
chronic cervicitis　199
chronic chemical gastritis　138
chronic cholecystitis　163
chronic dermatitis　245
chronic granulocytic (chronic myeloid) leukemia　194〜196
chronic gastritis　138,139
chronic hepatitis　154,158
chronic inflammation　10
chronic inflammatory cell　26
chronic inflammatory infiltrate　25
chronic leukemia　194
chronic obstructive airway disease　123
chronic osteomyelitis　258
chronic pancreatitis　164
chronic peptic ulcer　26
chronic peptic ulceration　137
chronic rejection　180
chronic renal failure　166
chronic salpingitis　209
chronic sialadenitis　134
CIN (cervical intraepithelial neoplasia)　47,200,202
cirrhosis　154,160
CJD (Creutzfeldt-Jakob disease)　→　クロイツフェルト-ヤコブ病
Clarke's level　254
classic PAN (classic polyarteritis nodosa)　120,121
classical seminoma　225,226
clear cell carcinoma　183
CLL (chronic lymphocytic leukemia)　194,195
Clostridium difficile　35
cloudy swelling　3,6
CML (chronic myeloid 〈chronic granulocytic〉 leukemia)　194〜196
CMV (cytomegalovirus)　47
coagulative necrosis　8
cobblestone appearance　146
collagenous colitis　147,148
colliquative necrosis　8
colloid body (Civatte body)　246
colloid carcinoma　83,222
colloid goiter　235
colposcopy　200
comedo necrosis　221
complement cascade　10
complete mole　208
complex hyperplasia　204,205
complex hyperplasia with atypia　205
complex sclerosing lesion　217
complicated atheroma　87,91
compound nevus　242,252,253
condyloma acuminatum　47,200,231
Congo red stain　284
conidia　51
Conn's syndrome　→　コーン症候群
consolidation　14
core biopsy　216
corpora amylacea　229
corticotroph adenoma　232
Councilman body　155
crescent　172
crescent formation　169
cribriform carcinoma　222
cribriform pattern　221
cribriform (sieve-like) appearance　136
Crohn's disease　→　クローン病
crypt abscess　148
cryptococcus　52,187,273
Cryptococcus neoformans　52
cryptogenic cirrhosis　161
cryptogenic fibrosing alveolitis　31
Cushing's syndrome　→　クッシング症候群
cutaneous T cell lymphoma　191,242,256
cystic medionecrosis　118
cystic teratoma　215
cystitis　183
cystosarcoma phyllodes　220
cytology　200
cytomegalovirus infection　187

D

DCIS (ductal carcinoma *in situ*)　218,219,221
deep vein thrombosis　97
delayed hypersensitivity response　30
dementia with Lewy body　272,273
demyelinating disease　277
demyelinating neuropathy　281
dendrite　268
denervation　282
dense deposit disease　172
dermatitis　198,242
dermatofibroma　256
dermatofibrosarcoma protruberans　256,257
dermatomyositis　283
dermoid cyst　215
diabetes mellitus　165
diabetic glomerulosclerosis　174
differentiation　68,76
diffuse alveolar damage　31
diffuse diabetic glomerulosclerosis　174
diffuse large B cell lymphoma　191
dissecting aneurysm　114,118
diverticular disease　153
diverticulitis　34,147,153
dopamine　273
DPAS (diastase-periodic acid-Schiff) reaction　284
drug toxicity　165,179
Duchenne muscular dystrophy　282,283
duct papillomatosis　220
ductal carcinoma　219
ductal carcinoma of breast　221
ductal hyperplasia　217,218
Dukes' classification　153
dyskeratosis　80
dyskeratotic cell　80
dysplasia　3,28,65,66
dysplastic nevus　242,252,253

E

eburnation　266
EB (Epstein-Barr) virus　122
ectopic hormone　131
ectopic hormone secretion　70
ectopic pregnancy　210
ectropion　65

eczema 245
embolization 98
embolus 98
embryonal carcinoma 225,227,228
emphysema 123
encephalitis 273
encephalomyelitis 273
enchondroma 262
endarteritis obliterans 44
endocarditis 110
endocarditis of valve 112
endocervical polyp 199
endodermal sinus tumor 227
endometrial hyperplasia 205
endometrial polyp 204,205
endometriosis 204,207,211
end-stage kidney 166,168
Entamoeba histolytica 54
Enterobius vermicularis 53
eosinophil 122
ependymal cell 268
ependymal rosette 280
ependymoma 280
epidermal cyst 242,251
epithelial dysplasia 199
epithelioid cell 32
epithelioid macrophage 30,32
erosion 65
erythroplasia of Queyrat 231
Escherichia coli 176
essential (benign) hypertension 115,179
estrogen receptor 223
excisional biopsy 216
exostosis 262,265
extradural hemorrhage 270
extrahepatic cholangiocarcinoma 163
extrinsic allergic alveolitis 51,128
exudate 16

F

Falciparum malaria 54
familial polyposis coli 150
facultative dividers 61
fat necrosis 164,216
fatty change 3,6,156
fatty streak 87
feathery degeneration 162
FFI (fatal familial insomnia) 276
fibrin 10,95
fibrin cap 174
fibrinogen 10
fibrinoid necrosis 8,116,121,179
fibrinolysin 18
fibrinous exudate 13
fibrinous inflammation 16
fibroadenoma 219,220
fibrocystic change 217
fibrolipid plaque 87,91
fibroma 211
fibrosis 25
fibrous atheromatous plaque 91
fibrous granulation tissue 19,26
fibrous plaque 91
fibrous (collagenous) scar 17,19,21
fissured ulcer 146

fluke 55
FNAB (fine needle aspiration biopsy) 216
focal segmental glomerulonephritis 173
follicular adenoma 236
follicular carcinoma 236
follicular center cell 191
follicular cyst 210,212
follicular hyperplasia 185,186
foreign body giant cell 32
foreign body reaction 34
fruiting body 51
functio laesa 15
fungal meningitis 273
fungus ball (aspergilloma) 51

G

ganglioneuroblastoma 241
gangrenous appendicitis 144
gastric carcinoma 141,142
gastric dysplasia 141
gastric lymphoma 138
gastrointestinal carcinoid tumor 147
gastrointestinal neuroendocrine tumor 147
general paralysis of insane 44
generalized lymphadenopathy 187
germ cell tumor 225
germinal (epithelial) inclusion cyst 210,212
Ghon focus 36
giant cell arteritis 120
Giardia lamblia 53,144
giardiasis 143,144
Giemsa stain 284
GIST (gastrointestinal stromal tumor) 138
Gleason grading system 230
glial cell 268
glioblastoma multiforme 279
glioma 79
gliosis 269,271
glycogen storage disease 154
GN (glomerulonephritis) 165,168
Goldner's trichrome stain 284
gonadotroph adenoma 232
Goodpasture's syndrome
→ グッドパスチャー症候群
gout 266
gouty tophus 266
grade 157
grading 76
Gram stain 284
granulation tissue 19
granuloma 30
granulomatous inflammation 25
granulomatous orchitis 224
Graves' disease → グレーヴス病
group A beta hemolytic streptococci 111
GSS (Gerstmann-Sträussler-Sheinker) syndrome 276
Guillain-Barré syndrome
→ ギラン-バレー症候群
gumma 44

GVHD (graft-versus-host disease) 9,138
gynecomastia 216,219

H

hamartoma 79
Hashimoto's thyroiditis 233
HE (hematoxylin and eosin) stain 284
heal 10
healing by fibrosis 17
healing by primary intention 19
healing by secondary intention 19
heat 15
Helicobacter pylori 26,138,139
hemangioma 114,118
hematemesis 26,138
hematogenous spread 74
hematoma 22
hematosalpinx 210
hemochromatosis 154,161
hemopericardium 104
hemosiderin 18
hepar lobatum 44
hepatic abscess 155
hepatocellular carcinoma 154,162
hepatoma 162
hereditary sensory-motor neuropathy 281
heredo-familial amyloidosis 56,60
herpes simplex encephalitis 274
herpes simplex virus type1 46
herpes simplex virus type2 46
herpes virus 273
herpes virus infection 46
Herpes zoster 46
histiocytic granuloma 159
HIV-1 (human immunodeficiency virus type 1) 187,273
HIV encephalitis 273,275
HLA (human leukocyte antigen) 180
Hodgkin lymphoma 187,188
honeycomb lung 31,129
HSP (Henoch-Schönlein purpura)
→ ヘノッホ-シェーンライン紫斑病
human papilloma virus 47,200
humoral response 185
Hürthle cell transformation 233
hyaline 64,115
hyaline arteriolosclerosis 115
hyaline membrane 128
hyaline membrane disease 31,128
hyalinization 166,174
hydatidiform mole 208
hydronephrosis 165,228
hydropic degeneration 3,6
hydrosalpinx 209
hydroureter 228
hyperacute rejection 180
hyperemia 10
hyperkeratosis 243
hyperparathyroidism 258
hyperplasia 61,63,68
hyperplasia of adrenal cortex 238
hyperplasia of endometrium 63

hyperplastic polyp 147,150
hypersensitivity vasculitis 121
hypertensive nephrosclerosis
　　　　　　　　　　177,179
hyperthyroidism 233
hypertrophy 61,62
hypopituitarism 232
hypoplasia 64
hypoxia 18

I

idiopathic membranous nephropathy
　　　　　　　　　　171
idiopathic myocarditis 110
idiopathic pulmonary fibrosis 128
IgA nephropathy 168
immature teratoma 226
immune complex 165
immunocytochemical and
　immunofluorescent method 285
immunofluoresence microscopy 168
immunoglobulin 10
in situ neoplasia 77
incarcerated indirect inguinal hernia
　　　　　　　　　　108
inclusion body myositis 283
Indian file 222
infarction 88,98,101
infective endocarditis 112
inflammatory pseudopolyp 147,148
intermittent claudication 92
interstitial pneumonitis 31
intracerebral hemorrhage 270
intracranial hemorrhage 270
intradermal nevus 252,253
intraduct papilloma 220
intraduct papillomatosis 219
intraepidermal carcinoma
　　　　　　　　231,242,250
intraepidermal edema 244
intraepithelial lymphocyte 143,148
intrahepatic cholangiocarcinoma 163
invasion 70
invasive ductal carcinoma 221
invasive lobular carcinoma 222
inverted papilloma 183
involution 63,64
IRDS (infant respiratory distress
　syndrome) 128
ischemia 101
ischemic atrophy 64
ischemic heart disease 110
isolated organ tuberculosis 40
ITGCN (intratubular germ cell
　neoplasia) 225

J

junctional nevus 252

K

Kaposi's sarcoma → カポジ肉腫
karyolysis 7
karyorrhexis 7
keratin pearl 123,250

keratoacanthoma 242,247
Kimmelstiel-Wilson nodule 174
koilocyte 47,201,202
Krukenberg tumor 211

L

Langerhans cell histiocytosis 187
Langhans' giant cell 32,36
large cell undifferentiated carcinoma
　　　　　　　　　　132,133
latent carcinoma 228
LCIS (lobular carcinoma *in situ*)
　　　　　　　　　　219,222
leiomyoma 204,206
leiomyosarcoma 84,204,206
lentigo maligna 242,254
lentigo maligna melanoma 254
lepromatous form 43
leprosy 43
leucocytoclastic vasculitis 121
leucoerythroblastic anemia 197
leukemia 79
leukodystrophy 272
leukotriene 12
Lewy body 273
Libman-Sacks endocarditis 112
lichen planus 134,198,242,246
lichen sclerosus 198
lichen simplex chronicus 198,245
lichenification 245
line of Zahn 97
lipidosis 154
lipofuscin 64
lipoma 138,256,257
Loa loa 53
lobar pneumonia 18,123
lobular carcinoma 219
local invasion 70,71
localized amyloid 56
Loyez hematoxylin method 285
low malignant potential 77
lung infarction 107
luteal cyst 210,212
lymphangiosarcoma 119
lymphatic spread 70,73
lymphoblastic lymphoma 191
lymphocyte-depleted Hodgkin
　lymphoma 188
lymphocyte-depleted pattern 188
lymphocytic (microscopic) colitis
　　　　　　　　　　147,148
lymphocytic-rich pattern 188
lymphoepithelial lesion 142
lymphoma 79,83,143,190,225

M

macronodular cirrhosis 161
macrophage 13
macroscopic PAN 121
malabsorption syndrome 143
malignant fibrous histiocytoma 84
malignant hypertension 116
malignant melanoma 242,254,255
malignant melanoma *in situ* 254
malignant (accelerated) hypertension
　　　　　　　　　　179
malignant lymphoma 233
malignant neoplasm 68,70
Mallory's hyaline 156
MALToma 142
marantic endocarditis 112,113
measles virus 273
medial myxoid degeneration 118
medullary carcinoma 219,222,233
melanophage 254
melena 26,138
membranous nephropathy 168,171
meningioma 280
meningitis 273
meningococcus 273
meningoencephalitis 273
mesangiocapillary
　(membranoproliferative)
　glomerulonephritis 172
mesangiocapillary glomerulonephritis
　type I 168
mesangioproliferative
　glomerulonephritis 171
mesothelioma 130,133
metaplasia 65
metastases 70
metastasis 70
metastatic organ tuberculosis 40
microabscess 246
microglia 268
microinvasive carcinoma 203
micronodular cirrhosis 161
micropapillary pattern 221
microscopic polyarteritis 120,121
miliary tuberculosis 39
miracidium 55
mixed cellularity Hodgkin lymphoma
　　　　　　　　　　188
mixed cellularity pattern 188
mixed germ cell tumor 228
mixed salivary tumor 135
molluscum contagiosum 242,248
mosaic line 261
motor neuron disease 272
mucinous adenocarcinoma 142
mucinous carcinoma 83,219,222
mucinous cystadenocarcinoma 213
mucinous cystadenoma 143,213
mucocele 143
mucopolysaccharidosis 154
multi-infarct dementia 270
multinodular goiter 233,235
multinucleate giant cell 30
multiple hereditary exostosis 265
multiple myeloma 197
multiple (disseminated) sclerosis
　　　　　　　　268,274,277
mural thrombus 98
muscular dystrophy 282
mycobacteria 30
mycobacterial infection 36,187
mycobacterium 42
Mycobacterium leprae 36,43
Mycobacterium tuberculosis 36
mycosis fungoides 190,191,242,256
myelitis 273
myelofibrosis 195,196

myeloma 191
myeloproliferative disorders 194
myocardial infarction 16,93,104
myocarditis 110
myopathy 282
myositis 282
myxedema 233

N

nabothian follicle 199
nasal polyp 122
nasopharyngeal carcinoma 122
necrosis 3,7
necrotic slough 26
necrotizing papillitis 177
Neisseria meningitidis 16,273
neoplasia 3,68
neoplasm 68
nephroblastoma 181
neuroblastoma 84,238,241
neuroendocrine (carcinoid) tumor 79,85,143
neurofibrillary tangle 272
neurofibroma 282
neurofibromatosis type 1 282
neurofibrosarcoma 282
neurogenic muscular atrophy 282,283
neutrophil leukocytosis 13
nevus 242
Nissl body 268
Nissl substance 268
nitric oxide 12
nodular diabetic glomerulosclerosis 174
nodular hyperplasia 62
nodular lymphocyte-predominant Hodgkin lymphoma 188
nodular lymphocyte-predominant pattern 188
nodular sclerosing Hodgkin lymphoma 188
nodular sclerosing pattern 188
non-dividers 61
non-Hodgkin lymphoma 187
non-secretory adenoma 232
non-seminomatous germ cell tumor 225
non-small cell carcinoma 130
non-specific chronic inflammation 25

O

occlusion 88
oligodendrocyte 268
oligodendroglioma 278
oncocytoma 181
oral candidiasis 49
orchitis 224
organization 17
orthokeratosis 243
osseous metaplasia 65
osteoarthritis 266
osteoblast 258
osteochondroma 262,265
osteoclast 258

osteogenic sarcoma 262,263
osteoid 22,258,259
osteoid osteoma 262,263
osteomalacia 258,260
osteomyelitis 259
osteophytes 266
osteoporosis (osteopenia) 258,260

P

PAF (platelet activating factor) 12
Paget's cell 223
Paget's disease of bone 258,261
Paget's disease of nipple 219,223
pain 15
palisade pattern 249
pancreatitis 164
pannus 266,267
Papanicolaou method 201
papillary (chromophil) carcinoma 183,236
papovavirus 273
paracortical (parafollicular) hyperplasia 185,186
parafollicular 185
parakeratosis 66,243
paraneoplastic phenomenon 70
parathyroid adenoma 237
parathyroid hyperplasia 237
Parkinson's disease
→ パーキンソン病
partial mole 208
PAS (periodic acid-Schiff) reaction 49,174,284
pathological fracture 258
pavementation 12
pelvic inflammatory disease 209
peptic ulceration 138
perforaion 138
perforation of peptic ulcer 140
pericanalicular pattern 220
pericarditis 15,110
perinephric abscess 177
peripheral neuropathy 281
Perls stain 161,284
peritoneal adhesion 108
peritonitis 144
perivascular pseudorosette 280
Peutz-Jeghers polyp 147
pheochromocytoma 238,240
phlebitis 120
phyllodes tumor 219,220
piecemeal necrosis 159
pilar cyst 242,251
pilonidal fistula (sinus) 28
PIN (prostatic intraepithelial neoplasia) 228
pituitary adenoma 232
plaque 277
plaque of amyloid 276
plasma cell 26,185
plasmacytoma 191
plasmodium 54
pleomorphic adenoma 135
pleomorphism 66,69,76
pleurisy 15,124
pneumoconiosis 128

Pneumocystis carinii 53
Pneumocystis carinii pneumonia 187
polio virus 273
poliomyelitis 273,275
polyarteritis nodosa 121,177
polycythemia rubra vera 195
polymyalgia rheumatica 120
polymyositis 282,283
popcorn cell 188
portal hypertension 154,160
post-infectious encephalomyelitis 274
post-infectious polyneuropathy 281
post-streptococcal GN 168
Potts disease 41
premalignant lesion 134
primary aldosteronism 238
primary atrophic thyroiditis 233
primary biliary cirrhosis 159
primary complex 38
primary GN 168
primary lesion 44
primary syphilis 44
primary thrombocythemia 195
primary tumor 70
prion 48
prion disease 48,276
progressive multifocal leucoencephalopathy 273
prolactinoma 232
prostatic intraepithelial neoplasia 230
Proteus 176
provisional callus 22
PrP (prion protein) 48,272
PSA (prostate-specific antigen) 194
psammoma body 214,236,280
pseudocapsule 71
pseudohypertrophy 283
pseudomembranous colitis 35
pseudopolyp 28
psoriasis 242,246
puerperal fever 204
pulmonary aspergillosis 51
pulmonary congestion 124
pulmonary edema 124,127
pulmonary embolism 124
pulmonary embolus 98,99
pulmonary emphysema 125
pulmonary fibrosis 31,129
pulmonary infarction 124
purulent inflammation 16
pus 13
pustule 244
pyelonephritis 176
pyknosis 7
pyogenic bacteria 16
pyogenic granuloma 242,248
pyometra 204
pyonephrosis 176
pyosalpinx 209

R

rabies virus 273
radial scar 217

rapidly progressive
　glomerulonephritis　172
reactive hyperplasia　185
recanalization　99,100
redness　15
Reed-Sternberg cell　187
regeneration　17
renal adenocarcinoma（renal cell
　carcinoma）　181,183
renal transplant rejection　180
repair　17
resolution　17
resolve　10
respiratory burst　13
rheumatic carditis　111
rheumatic endocarditis　112
rheumatic fever　111
rheumatoid arthritis　266,267
rheumatoid factor　267
rheumatoid nodule　267
rickets　258,260
right-sided cardiac failure　154
rodent ulcer　249
Rokitansky-Aschoff sinus　163

S

salpingitis　15
sarcoid granuloma　33
sarcoidosis　33
sarcoma　84
scar formation　17
scarring　10
Schaumann's body　33
Schiller-Duvall body　227
schistosomiasis　53,55
schistosomulum　55
Schwann cell　268
schwannoma　281
sclerosing adenosis　217,218
sclerosis　173
seborrheic keratosis　242,251
secondary hemosiderosis　161
secondary membranous nephropathy
　　　　　　　　　　　　　171
secondary tumor　70
seminoma　225,226
senile plaque　272
septa　51
sequestrum　258
serotonin　147
serous cystadenocarcinoma　214
serous cystadenofibroma　214
serous cystadenoma　214
serous inflammation　16
serous papillary cystadenocarcinoma
　　　　　　　　　　　　　214
sex cord-stromal tumor　211
S（Schisto somiasis）. haematobium　55
shingles　46
sialolith　134
signet ring cell　142
signet ring cell carcinoma　83
silica　30
silicosis　129
silver stain　285
simple〔cystic〕hyperplasia　204,205

sinus histiocytosis　185
sinus hyperplasia　185,186
Sirius red stain　284
S. japonicum　55
skip lesion　146
small cell carcinoma　130,131
small cell lymphocytic lymphoma
　　　　　　　　　　　　　191
small round cell tumor　79,84
S（Schisto somiasis）. mansoni　55
smooth muscle tumor of low
　malignant potential　204,206
somatotroph adenoma　232
specific cardiomyopathy　111
specific（primary）chronic
　inflammation　25,30
sperm granuloma　224
spermatocytic seminoma　225,226
spike　171
spinal muscular atrophy　283
spongiform encephalopathy　48
spongiosis　244,245
spotty necrosis　155
squamocolumnar junction　199
squamous cell carcinoma　80
squamous metaplasia　65,199
squamous morules　206
staging　76,157
Staphylococcus aureus　112
stem cell　61,68
stratification　68
Streptococcus pneumoniae　14,16,273
Streptococcus viridans　112
stroke　270
subacute bacterial endocarditis
　　　　　　　　　　　112,113
subacute sclerosing panencephalitis
　　　　　　　　　　　　　273
subarachnoid hemorrhage　270
subendocardial myocardial infarction
　　　　　　　　　　　　　104
submucous fibroid（leiomyoma）
　　　　　　　　　　　204,206
subpleural bulla　125
substance P　12
suppurative inflammation　16
swelling　15
syphilis　30,44,134
syphilitic aortitis　44,120
systemic amyloid　56
systemic lupus erythematosis
　　　　　　　　　　30,120,168

T

tabes dorsalis　44
Takayasu's arteritis　120
talc　30
temporal arteritis　120
teratocarcinoma　228
teratoma　79,85
tertiary syphilis　44
theca cell tumor　215
thromboembolism　94,98,99
thrombosis　88,95
thrombus　94,95
thrush　49

thyroid carcinoma　236
thyroid hyperplasia　234
thyroidization　166
thyrotoxic hyperplasia　234
thyrotroph adenoma　232
TNM system　76
torsion　224
Toxocara canis　53
toxoplasmosis　187,274
trans-celomic spread　70,74
transformation zone　200
transitional cell（urothelial）
　carcinoma　81,184
transitional cell papilloma　183
transitional epithelium　183
transmissible spongiform
　encephalopathy　276
transmural infarction　104
transudate　16
treponema　30
Treponema pallidum　44
TSI（thyroid stimulating
　immunoglobulin）　234
tubal ectopic pregnancy　209
tubercle　36
tuberculoid form　43
tuberculosis of bone　41
tuberculous bronchopneumonia　39
tuberculous epididymitis　224
tuberculous esophagitis　39
tuberculous ileitis　39
tuberculous laryngitis　39
tuberculous meningitis　41
tuberculous osteomyelitis　41,258
tuberculous pyonephrosis　40
tuberculous spondylitis　41
tubo-ovarian abscess　209
tubular adenoma　147,150
tubular carcinoma　219,222
tubulitis　32,180
tubulovillous adenoma　147,150
tumor　68
tumor necrosis factor　70
tumor-related endocrine syndrome
　　　　　　　　　　　　　131
tverruca vulgaris　247

U

UIP（usual interstitial pneumonitis）
　　　　　　　　　　　　　129
ulcerative colitis　28,147,148
urethritis　183
urothelial（transitional cell）
　carcinoma　81,184
urothelium　183
usual interstitial pneumonitis　31

V

vaginal intraepithelial neoplasia　200
vaginitis　199
valvulitis　110,112
van Gieson stain　160,284
varix　160
vascular granulation tissue　19,26
vascular spread　70

vasculitis 120,165
vCJD (variant Creutzfeldt-Jakob disease) 276
venous infarction 101
ventricular aneurysm 106
venulitis 120
verruca vulgaris 200
vertebro-basilar syndrome 92
villous adenoma 72,78,147,150
VIN (vulval intraepithelial neoplasia) 198,200
viral hepatitis 155
viral infection 45
viral meningitis 273
viral oncogene (v-oncogene) 200
viral wart 242,247
Virchow's triad 95
VMA (vanillyl mandelic acid) 240
volvulus 108,147,225
von Recklinghausen's disease 282

W

Wade-Fite stain 36,284
Warthin's tumor 136
Wegener's granulomatosis → ウェゲナー肉芽腫症
WHO classification 190,191
Wilms'tumor 181
wire-loop lesion 172
woven bone 22
Wucheria bancrofti 53

Y

yaws 30
yolk sac tumor 227

Z

ZN (Ziehl-Neelsen) stain 36,42,284

■監　訳
今井　大　山形大学 名誉教授
山川光徳　山形大学医学部 発達生体防御学講座 病態病理学分野 教授

カラーアトラス 基礎組織病理学 第4版
2004年4月5日　初版第1刷発行

著　者　A.スティーヴンス，J.S.ロウ，B.ヤング
監訳者　今井　大　山川光徳
発行人　西村正徳
発行所　西村書店

東京 出版編集部　〒102-0071　東京都千代田区富士見 2-4-6
　　　　　　　　Tel. 03-3239-7671　Fax. 03-3239-7622
本社 出版部　　　〒951-8122　新潟市旭町通 1-754-39
　　　　　　　　Tel. 025-223-2388　Fax. 025-224-7165

www.nishimurashoten.co.jp
印刷・製本　三美印刷株式会社

本書の内容を無断で複写・複製・転載すると著作権および出版権の侵害
となることがありますので，ご注意ください。　ISBN 4-89013-323-2